診査・診断に基づく
総義歯の臨床

阿部 晴彦 著

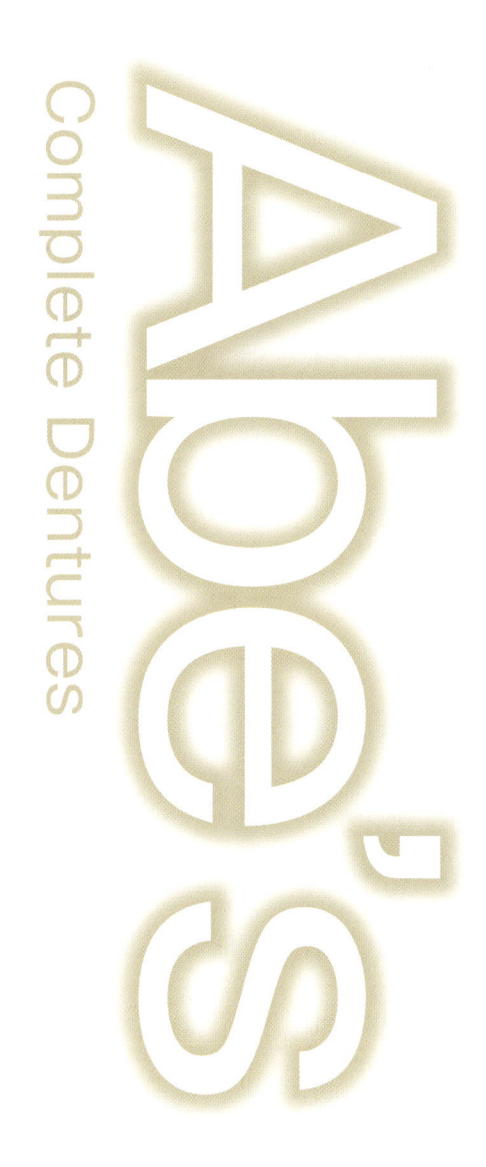

Abe's
Complete Dentures

クインテッセンス出版株式会社　2009

Tokyo, Berlin, Chicago, London, Paris, Barcelona, Istanbul, Milano, São Paulo, Moscow, Prague, Warsaw, New Delhi, Beijing, and Bukarest

刊行にあたって

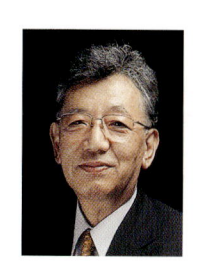

　1961年，日本大学歯学部を卒業以来，当時の補綴の花形，無から有を生む総義歯に魅せられ興味を抱き，総義歯学を専攻し，過去約10冊の著書，約60編の文献を著すことができた．一方，理想的総義歯像を意図に，その調製に必要とする器具ならびに機器などを開発し，自分の歯科医人生は総義歯と咬合に賭けてきた．

　3年前に古希も過ぎ，歯科医人生50年の集大成として本書を出版することになった．この歳月は，光陰矢のごとく流れた．院内生のときにはじめて患者と接したときの想い出，補綴学教室助手の時代，当時の日本の社会環境とは一変したアメリカでの留学生活の金銭・精神的苦労，父の診療所に勤務しながら新設の岩手医科大学の講師をしていた時代，石油ショックの時代に非保険医として開業したこと，1976年にセミナーをはじめたことなど，いろいろなことが走馬灯のように思い出だされる．父母兄弟，家族をはじめ，総義歯学を師事したいまは亡き多くの先達に改めて感謝の意を表したい．

　総義歯学ならびにその補綴臨床は，昭和初期からいろいろ変遷を経て今日にいたっているが，極論すると筆者が学生時代に習った技法とあまり大差がないといえる．とくに無歯顎は無歯顎でも作製できない症例も多いのに，作製可否に対する診断が現在でもないことは残念といえる．というのは筆者の総義歯臨床で一番重視したいのは，「義歯の受容」の問題であり，可撤性補綴物である総義歯は受容できなければ，臓器移植外科医療の拒否反応に等しいからである．受容できない最大の問題は，術者サイドの技量研鑽不足もさることながら，作製不可能な症例に対する無理な作製にあるといっても過言ではない．

　この問題に対する解決策として，無歯顎のみならず有歯顎補綴に対する機能・審美的咀嚼器の理想像を追及し，1980年初期に SHILLA SYSTEM を開発した．SHILLA SYSTEM に基づく診断，それを基にした診療計画・構築が重要と考え，1990年に著した拙著でも触れたが，本書ではより詳細にわたる解説を行った．

　また一般的総義歯の成書にはみられない自ら開発したエイブ咬合器，咬合堤設置機器 SHILLA Ⅰ，上顎咬合平面診断・設定機器 SHILLA Ⅱ，下顎咬合平面診断・設定機器 SHILLA Ⅲ，正中矢状面記録機器エステティック・フェイス・ボウなどに対する使用技法，S-A ブレード臼歯，H-A ブレード臼歯など人工臼歯に対する見解，あらゆる無歯顎症例に適応できる最終印象技法に対する自説を述べさせていただいた．

　総義歯学に関するする知識は，下顎位の問題，咬合様式，咬合平面，咬合高径，歯列構成，審美補綴などあらゆる歯科臨床の基本であり，インプラント学が進歩した今日，有歯顎補綴に対しても必須，不可欠のものと強調したい．

　本書の出版は，過去の出版経験以上に感極まるものがあり，読者諸賢の臨床の糧となればと願う次第である．ここで出版に協力を惜しまなかったクインテッセンス出版株式会社の佐々木社長に感謝するとともに，編集に活躍していただいた玉手一成氏に労をねぎらいたく厚く御礼申しあげたい．

2009年水無月の仙台にて

阿部晴彦

目次

1 無歯顎補綴医療の問題点と対策 ─── 11

リハビリテーションとしての無歯顎補綴医療 ─── 11
- リハビリテーションという用語 ─── 11
- 無歯顎者のリハビリテーション ─── 13
  - 機能回復について ─── 14
  - 心理性の回復について ─── 21

無歯顎補綴医療の問題点と対策 ─── 27
- 対象患者年齢と, 義歯受容能力 ─── 27
- 医療媒体としての総義歯の問題点 ─── 27
  - 可撤性補綴物と維持・安定性 ─── 27
  - 咬合支持は完全粘膜負担である ─── 28
  - 歯槽堤形態の変化への対応 ─── 29

総括 ─── 30

2 診断と予後 ─── 33

新患との出会い ─── 34
- 無歯顎患者に見受けられる心理 ─── 34
- 来院時の接遇 ─── 35
  - 高齢者に配慮した診療室 ─── 35
  - デンタル・スタッフの態度 ─── 35

診査・診断と予後 ─── 36
- 問診 ─── 36
  - よい聴き手になること ─── 36
  - 患者に術者の考えを十分に伝える ─── 38
- 口腔外所見 ─── 38
  - 年齢 ─── 38
  - 性別 ─── 38
  - 職業と趣味 ─── 38
  - 義歯の経験 ─── 39
  - 既往歴および健康状態 ─── 39
  - 体の姿勢 ─── 39
  - 顔面所見 ─── 40
  - 口腔周囲筋の状態 ─── 40
  - ディスキネジア ─── 40
  - エックス線診査 ─── 41
  - 性格 ─── 41
- 口腔内所見 ─── 42
  - 開口状態と顎関節の評価 ─── 42
  - 歯槽堤の状態 ─── 43
  - 歯槽堤粘膜の状態 ─── 45

口蓋面形態と口蓋隆起	46
上顎歯槽結節	47
下顎隆起	47
歯肉唇・歯肉頬移行部	48
ポスト・ダム域	48
口蓋反射	49
舌の姿勢と大きさ	49
唾液	50
旧義歯の評価	50
・研究模型の咬合器上での所見	51
・人工歯列と歯槽堤との関係	51
上下顎人工歯列対向関係と咬合	53
顎の大きさと骨吸収度	53

診療計画とコンサルテーション — 55

- **診療計画の立案** … 55
  - 準備医療の適用 … 55
  - 本義歯調製にすぐ入れる場合 … 56
- **コンサルテーション** … 56

3 無歯顎の印象調製 — 59

最終印象技法の理論と考察 — 59

- **義歯周囲筋の運動限界と形態からの分類** … 59
  - 粘膜静止の概念 … 59
  - 機能印象 … 62
  - 動的印象 … 82
- **加圧量から印象技法の分類** … 86
  - 加圧印象 … 86
  - 最少圧印象 … 87
  - 選択圧印象 … 89
- **開口度から印象技法の分類** … 90
  - 閉口印象 … 90
  - 開口印象 … 92

私の主張したい最終印象 — 93

- **無歯顎粘膜面に対する考え方と予備印象技法** … 93
- **研究模型とワックスデンチャーの作製** … 95
  - 研究模型 … 95
  - 顎間関係位での咬合器付着とトレーサーの設置 … 95
  - ゴシックアーチ・トレースと中心位採得 … 96
  - 咬合器付着と人工歯排列 … 98
  - リプレースメント・ジグによる咬合面コアの採取 … 100

- **最終印象** ······ 100
  - 最終印象材の装填 ······ 100
  - 同等沈下を目標とした義歯内面の印象 ······ 100
  - 辺縁封鎖性に富む義歯辺縁の印象 ······ 104
  - 辺縁封鎖域拡張のため義歯把持面の印象 ······ 105
  - ポスト・ダム(口蓋後縁封鎖部)の印象 ······ 107
  - 印象面の滑沢化 ······ 108
  - 結語 ······ 109

4 SHILLA SYSTEM とエイブ咬合器 ── 111

SHILLA SYSTEM ······ 111
- **正中矢状面の意義** ······ 111
  - THAを基準とする通法的フェイス・ボウ・トランスファーに対する考察 ······ 113
  - SHILLA SYSTEM における診査・診断技法の基本 ······ 119
- **正中矢状面の記録** ······ 121
  - ### SHILLA Ⅰ ······ 121
    - 正中矢状面分析器具 SHILLA Ⅰ による正中矢状面の記録採取 ······ 121
    - 正中矢状面分析器具 SHILLA Ⅰ ······ 122
  - ### エスティック・フェイス・ボウ ······ 128
    - エイブ・エスティック・フェイス・ボウによる正中矢状面の記録採取 ······ 128
    - エイブ・エスティック・フェイス・ボウ ······ 129
- **咬合器上における垂直・正中矢状座標と水平・側方座標の具現化** ······ 138
  - ### SHILLA Ⅱ ······ 140
    - 咬合平面・設定器具 SHILLA Ⅱ ······ 140
    - 咬合平面診断・設定器具 SHILLA Ⅱ の基本的活用法と両座標の具現化 ······ 143
    - 正中矢状面を基準にした上顎模型の咬合器付着／その1
    - 正中矢状面分析器具 SHILLA Ⅰ により分析記録した正中矢状面を基準にする方法 ······ 147
    - 正中矢状面を基準にした上顎模型の咬合器付着／その2
    - 正中長軸線を基準にしたエスティック・フェイス・ボウによるトランスファー ······ 150
  - ### SHILLA Ⅲ ······ 154
    - 咬合湾曲面診断・設定器具 SHILLA Ⅲ ······ 154
    - 咬合湾曲面診断・設定器具 SHILLA Ⅲ の基本的活用法と両座標の具現化 ······ 155

エイブ007咬合器 ······ 160
- **エイブ007咬合器の誕生** ······ 160
  - 左右対称的歯列,左右同高で同傾斜な咬合平面を備えた咀嚼器の診断・構築を意図した咬合器 ······ 160
  - フェイス・ボウ・トランスファーの問題点と SHILLA SYSTEM ······ 162
  - 機能運動路の再現が可能な平衡側側方顆路指導機構,作業側顆路指導機構を備える咬合器 ······ 163
  - 多岐にわたるインサイザルテーブル(切歯指導板)の具備 ······ 165
  - マウンティングプレート着脱機構 ······ 169
  - 後方斜倒支持桿(インクライン・サポーター) ······ 170
  - セントリック・ラッチ ······ 170

・結語 170

5 人工歯列の構成と咬合採得 — 173

人工歯列に対する考察 173
- ・力学的思考からの人工歯列 173
- ・生理学的思考からの人工歯列 176
  - 構音機能を利用した方法 176
  - 筋圧中立位に排列位置を求める方法 177
  - 有歯顎時の歯牙萌出植立位置への排列方法 178
- ・筆者の考える人工歯列構成 180

咬合床 184
- ・基礎床の作製 184
- ・咬合堤の設置法 184
  - 上顎の咬合堤設置 184
  - 下顎の咬合堤設置 190

最大咬頭嵌合位（中心咬合位）の記録 194
- ・リップサポート（Lip Support）の調整 194
- ・咬合平面の設定 195
- ・下顎位の設定 195
  - 咬合堤による咬合採得 196
  - 適正顆頭位への下顎位誘導 197
  - ゴシックアーチ（Gothic Arch）記録による咬合採得 201

顆路測定についての見解 203

6 人工歯の選択と排列 — 205

前歯部人工歯の選択 205
- ・前歯部人工歯の色調の選択 205
- ・前歯部人工歯の大きさの選択 207
  - 口内法 207
  - 口外法 208
- ・前歯部人工歯の形態の選択 209
- ・前歯部人工歯の材質の選択 211

臼歯部人工歯の選択 212
- ・臼歯部人工歯の色調の選択 212
- ・臼歯部人工歯の大きさの選択 212
- ・臼歯部人工歯の咬合面形態の選択 213
- ・臼歯部人工歯の材質の選択 213

人工歯排列 214

7 ブレード臼歯について —————————— 223

天然歯と総義歯との咀嚼機能差の要因 …………… 224
ブレード臼歯の設計意図 …………… 227
- 天然歯に近い咀嚼効果を期待するには …………… 227
- 必要なことは咬合面接触面積の減少 …………… 227
- 有効な咬合面接触形態 …………… 228

ブレード臼歯の誕生 …………… 230
S-A ブレード臼歯 …………… 232
- S-A ブレード臼歯の開発 …………… 232
- S-A ブレード臼歯の特性 …………… 232
  - 機械的な咬合面形態 …………… 232
  - 簡単な排列操作 …………… 233
  - 床下組織の健全保護 …………… 233
- S-A ブレード臼歯排列の要点 …………… 234
  - ブレード臼歯の咬合採得 …………… 234
  - ブレード臼歯排列における注意点 …………… 234

H-A ブレード臼歯 …………… 239
- 下顎ブレード臼歯の発想と咬合面形態 …………… 239
  - 下顎ブレード臼歯の発想 …………… 239
  - 有効な咬合面接触形態を備えた下顎ブレード臼歯 …………… 239
- 下顎ブレード臼歯排列の要点 …………… 240
  - 前歯部の排列 …………… 241
  - 下顎ブレード臼歯の排列 …………… 241
  - 上顎臼歯の排列 …………… 242
- 下顎ブレード臼歯の臨床的考察 …………… 243

8 ワックスデンチャー —————————— 245

義歯研磨面のワックスアップ …………… 245

9 完成義歯の装着と患者教育 —————————— 251

完成義歯の検査と調整 …………… 251
- 基礎床部の検査と調整 …………… 251
  - 疼痛点 …………… 251
  - アンダーカット …………… 252
  - 同等沈下を意図した調整(不等沈下点の削除) …………… 253
  - 義歯床辺縁の評価 …………… 254
- 咬合関係の検査と調整 …………… 254
  - リマウントによる咬合の検査 …………… 255
  - 咬合調整と選択点削合 …………… 259

試食による咬合調整 ································ 264
完成義歯の装着と患者教育 ································ 265
　・**完成義歯の装着** ································ 265
　・**患者教育** ································ 265
　　　咀嚼機能と構音機能 ································ 266
　　　異物感 ································ 267
　　　審美性 ································ 267
　　　義歯の管理 ································ 267

10　システマティックな診断　269

無歯顎補綴医療への対応 ································ 269
　　　診査・診断の重要性 ································ 269
　　　一般的診断技法の問題点 ································ 271
　　　義歯調製と優れた連携を図る診査・診断 ································ 271

システマティックな診査・診断の実際 ································ 273
　　　口腔内・研究模型から最終印象できるかどうかを診査・診断 ································ 273
　　　咬合平面が設定できるかを診査・診断 ································ 276
　　　咬合平面の評価と顎機能に対する診査・診断 ································ 280
　　　適正顆頭位でのチェックバイトと診断のための人工歯排列 ································ 285
　　　咬合咀嚼圧に対する支持性の診査・診断 ································ 286

診断情報からの診療計画の立案 ································ 288

11　リニア・テクニックによる総義歯調製法の実際　289

　　　診査・診断 ································ 289
　　　診療計画の立案 ································ 291
　　　義歯調製の開始 ································ 293

12　治療用義歯を活用した総義歯調製　305

治療用義歯 ································ 305
　　　治療用義歯の役割 ································ 305
　　　臨床例 ································ 306
　　　診療計画の立案 ································ 310
　　　治療用義歯の作製 ································ 311

イニシャルプレパレーション ································ 312
　　　ティッシュトリートメント粘膜調整 ································ 312
　　　修正治療としての下顎位整復 ································ 319
　　　最終義歯の調製と装着 ································ 320

使用器材一覧 ································ 328
索引 ································ 329

1 無歯顎補綴医療の問題点と対策

リハビリテーションとしての無歯顎補綴医療

障害者とは，ということを考えた場合，「器官に欠損または異常をもち，そのため機能と行動に不都合が生じ，結果的に社会生活上の不便と不利益をもつ人」とするならば，無歯顎者はまさに歯科的に完全な障害者である．ここで，歯科医療における障害者医療の観点から，無歯顎補綴医療をリハビリテーションとして再考を試みることにしたい．

リハビリテーションという用語

リハビリテーションという言葉は，人間であることの権利・尊厳が何かの理由で否定され，人間社会から差別されたものが復権することが元来の意味である．現在では医学用語として，身体的・精神的に問題があり社会参加に支障のある患者を，治療や訓練によって元の健康状態に回復し，社会復帰させる意味に用いられることが多く，いまや社会的にこの意味を現す言葉として日本語化している．

ここで，もともとのリハビリテーションという言葉の用いられ方を示すよい例として，オルレアンの少女ジャンヌ・ダルク(図1-1)をあげてみよう．ジャンヌ・ダルクが武運つたなくイギリス軍に捕われ，異端者として1431年に火あぶりの刑に処せられた．しかし約20年後にシャルル七世により再審が命ぜられ，ときの法王カリクストゥス三世により1431年の判決が取り消され，復権した．さらにそれから500年もたった1920年，法王ベネディクトゥス十五世によって「聖徒」として加列され，5月30日に教会が祝い，以来この日を祭日としている．これがジャンヌ・ダルクのリハビリテーションといわれる有名な用例である．

また，別の用例としては，ジョイ・アダムソンの著書を映画化した『野生のエルザ』のなかの台詞がある(図1-2)．その粗筋は野性であるべきライオンを子どものころからエルザと命名し，人間社会に溶け込ませて飼育するが，成長するにつれ飼育がむずかしくなり，やがてやむをえず自立訓練を与えて，元の「野生の世界」に連れ戻してや

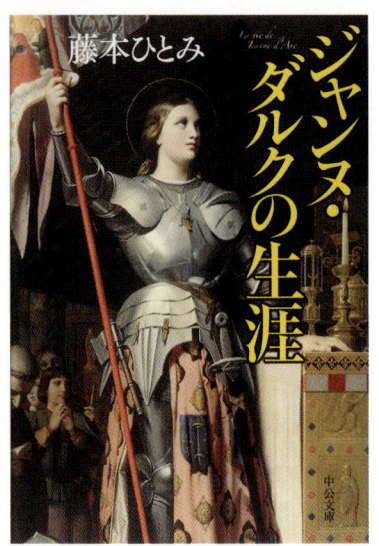

図1-1 『ジャンヌ・ダルクの生涯』（中公文庫）.

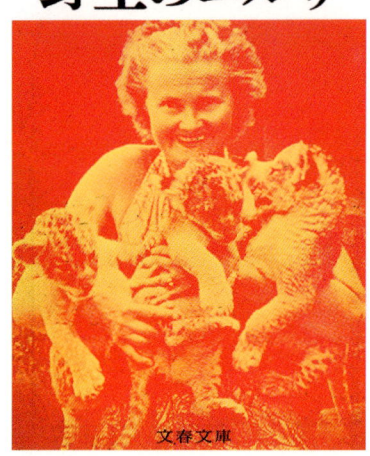

図1-2 J．アダムソンの『野性のエルザ』（文春文庫）.

るといった，実際の記録物語である．この映画のなかで，エルザを荒野に放して別れる際にアダムソン夫人が口にした「エルザ！　さようなら！　リハビリテーションするのよ！」といった心配・悲哀そして願いをこめた台詞がそれである．この台詞に用いられているリハビリテーションは，まさに「ライオン社会への社会復帰」である．

　以上のように，リハビリテーションという言葉が元来もつ意味は，いろいろな種類の障害のために不利な立場にあった障害者が，1個人としての権利を主張し，それを回復することであり，その目標を，生活体，自活者としての社会的存在の個人においていることから，社会が進むにしたがい，リハビリテーションの元来のもつ意義・理念が理解・拡大され，医学的リハビリテーション，職業的リハビリテーション，社会的リハビリテーションというように分類され，慣用されるようになった．また，心理的リハビリテーション，教育的リハビリテーションとして用いられる場合も多い．

　医学領域で用いられるリハビリテーションの定義の代表的なものとして，1943年アメリカのNational Council on Rehabilitation[1,2]で，「リハビリテーションとは，障害者をして身体的，精神的，社会的，職業的ならびに経済的にできる限りの有用性を発揮しうるように回復せしめること」とあり，多くの人びとが今日最も要を得たものと受けとめている．

　医学分野におけるリハビリテーションの概念は，このように全人間的復権を目指す包括的な医療思想であり，また，それを支える医療技術である（**図1-3**）．

　歯科領域におけるリハビリテーションも究極目標は同じであり，著しいう蝕や歯周病，多数歯にわたる歯牙欠損，咬合由来性疾患，外傷などといった先天的あるいは後天的な歯科的障害が原因し，咀嚼機能をはじめとした口腔顎系の機能はもとより身心面に至るまで，社会生活に支障をもつ歯科的障害者に対して全人間的復権を果たせるように導くことを考えている．

　しかし，現在，歯科領域でいうリハビリテーションは，対象患者が前述した重症者も当然含まれるものの，疾患歯，欠損歯があったとしても患者個人が社会での自活不能に結びつかないいわゆる障害程度がそれほど著しくない場合においても，その治療思想，方法が一口腔・顎系の優れた機能回復，将来性を考慮し，顎関節と歯列との調

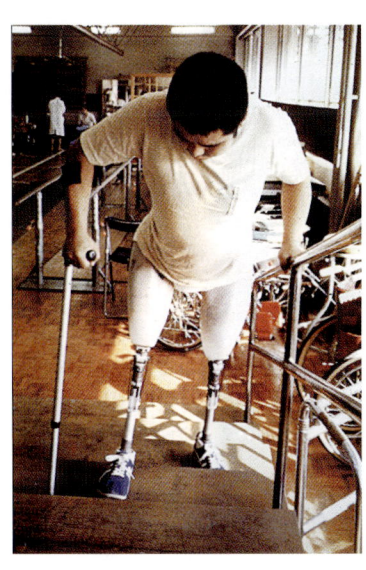

図1-3　医学的リハビリテーション．

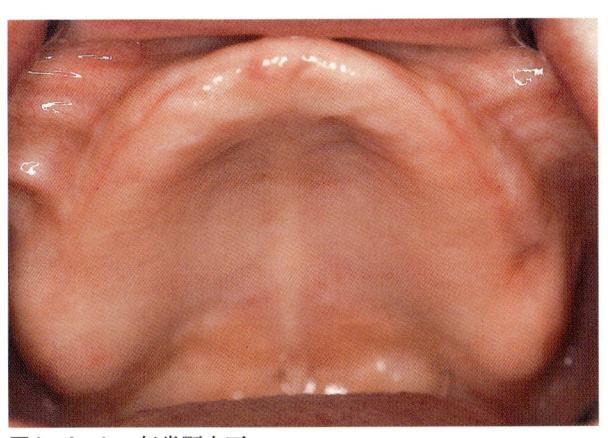

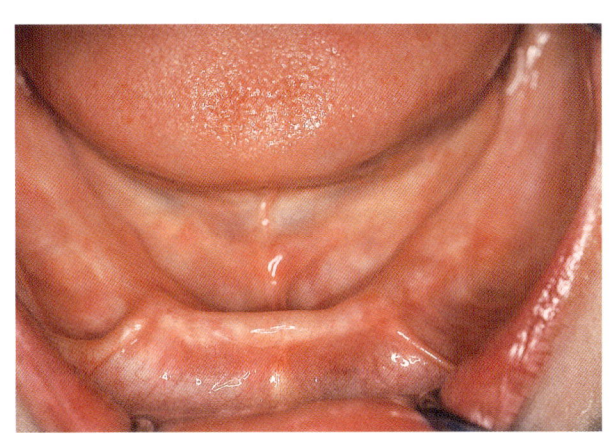

図1-4a, b　無歯顎上下．

和を究極の目的とした場合にも用いられることが多く[3]，この点で一般社会ならびに医学領域での慣用性と比較し，意味合いを異にしている．

無歯顎者のリハビリテーション

　現在の歯科医学の水準が，う蝕や歯周病に対する予防・治療という面で，基礎的研究ならびに臨床技術が進歩しているにもかかわらず，天然歯をすべて喪失する人がいることは，まことに残念なことである．

　不幸にも，無歯顎状態（図1-4a, b）に陥った患者の顔貌は，静的審美としての外観ならびに動的審美としての表現構成能を欠き，さらに咀嚼・発音といった口腔の2大機能が大きく障害される．このように，有歯顎時代とは一変した別の境遇におかれ心の負担が，2次的に心理的障害といった複雑な状況をも生むことになる（図1-5）．

　その結果，家庭生活，職業的立場はもとより，社会生活を営むうえでもその障害は大きく，恍惚の人となり，「人」としての生きがいを失うことになる．今後，高齢社会になればなるほど，このような患者は増加の傾向にある．

　この全歯牙の喪失による諸障害を，人工臓器の一種である総義歯により代償される

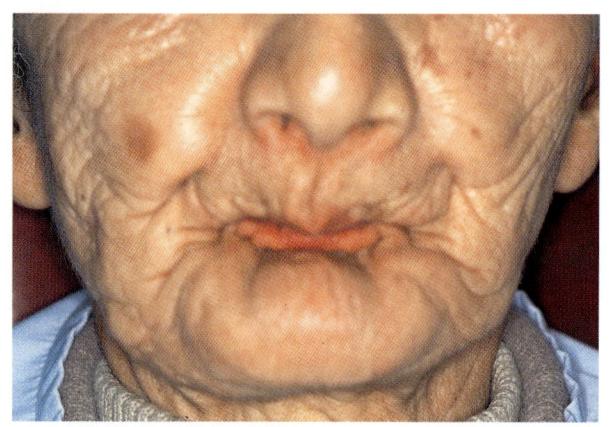

図1-5 無歯顎者は，咀嚼・発音といった機能面のみならず，外観・表情構成能も障害され，結果的に，心理面でも有歯顎時とは別の境遇におかれる．

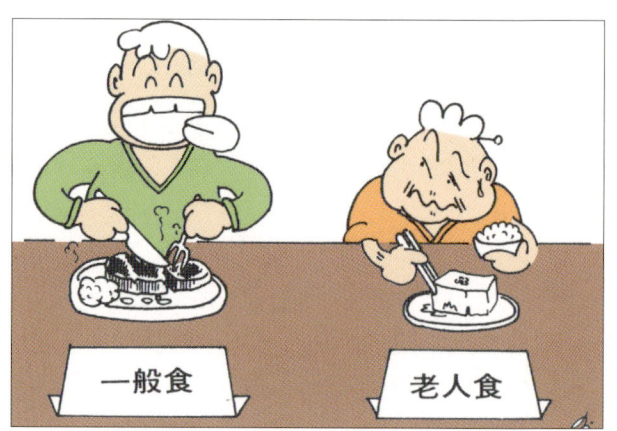

図1-6 咀嚼機能に障害があると，いつでも誰とでも同じ食事をともにする社会共同生活ができにくい．

ことにより咀嚼・発音といった「機能」，外観・表情構成能などの「形態」，または「審美性」，さらに心の負担や歪みを除くことにより，「心理状態」といったものの回復を成就しようとする医療体系が無歯顎補綴医療であると考える．

したがって無歯顎補綴医療は，日常臨床においてあまり切実に考えないことと思われるが，灯台下暗しと同様に，われわれにとって最も身近かつ頻繁に行っている，まさに障害に対する「回復」の医療であるリハビリテーションそのものなのである．

そこで，無歯顎者のリハビリテーションを成就するうえで必要となる事柄を考察してみたい．

機能回復について

咀嚼機能の回復（食の回復）

「口」は咀嚼機能のほか，発音，呼吸，ときには闘争，性差，愛情表現といったいろいろな大切な機能を果たす[4,5]．なかでも食物を食べるための口の働き，とりわけ歯の役割は，生活維持，健康保持，発育・成長にとって欠くことのできないものである．

したがって，口腔の機能回復の第一に，咀嚼機能の回復をあげて述べてみたいと思う．

「咀嚼機能の回復」はさらに視点を広げて「食の回復」と考えたい．それは，人間にとって「食」は生命維持，発育・成長，健康保持といった生を保証する生理的，生物的側面だけでなく，人間を人間らしく保つために重要な文化的，社会的側面が含まれているためである．たとえば人間が交流する際に，家庭において食卓をともに囲み，また外交交渉の場でも晩餐をすることで相互の円滑化をはかる．さらに調理を専門とする人，料理の本を書く人，評論を業とする人までが人間社会には存在する．これは人のもつ「食の文化」の証しである．

このような観点から無歯顎者の咀嚼機能障害を考えると，対自己だけでなく対社会的にまで大きく関連する著しい障害であり，リハビリテーションの第一歩は，咀嚼機能の回復を意図することが多い．咀嚼機能の障害がある以上，職場，宴席，出張，旅行，祭り，ピクニック，家庭などで，同僚，上司，客人，友人，家族らといった健常者と等しく，同じ食物や料理をともにするという社会共同生活はできないためである

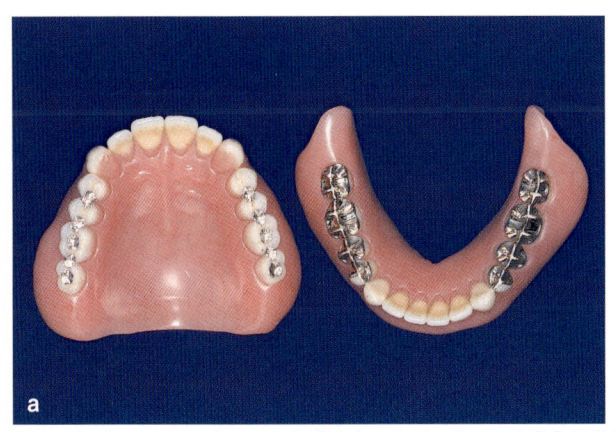

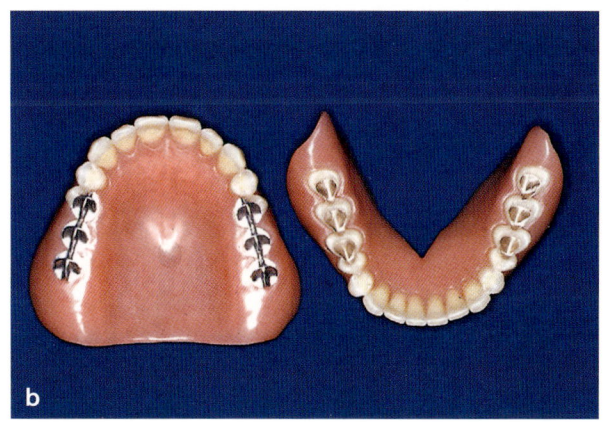

図1-7a,b　H-Aブレード臼歯(**a**)，S-Aブレード(**b**)臼歯による総義歯の咬合面観．

(図1-6)．

　咀嚼能力の回復は，社会的意味を含んだ「食の回復」につながっている．さらにまた，日常の臨床で無歯顎者から要求されることは，食を満たすためによく物が食べられる義歯を望まれる一方で，健全時と同様に繊維性の食物をよく噛みしめたり，硬い食物を噛める義歯を求められる．

　食を求める衝動は食欲であり，食物を噛む衝動は咀嚼欲求[6]と名づけられている．咀嚼欲求のわかりやすい例としては，乗り物や家のなかで動き回る子どもでも，食物を与えておくと，口のなかに噛むものがある間はおとなしいといったことがあげられる．これは，咀嚼欲求が満たされているためである．

　また，アポロ計画の宇宙飛行士たちの献立も，初期には栄養素を抽出したゼリーをチューブに入れたり，乾燥食品が工夫されたが，このように栄養だけを考え，香りも味もなく，しかも噛むことを必要としない食品では食欲もでないことがわかった．健康人が長時間，流動食や丸薬で生命維持を試みても精神的にまいってしまい，神経症に陥ってしまうそうである．咀嚼欲求が満たされないといろいろの精神的葛藤を誘発することがあり，咀嚼行動が人間に及ぼしている心理的役割は大きいものがあるとされている．そのため，最近の宇宙食はつとめて普通食に近い食品で献立が工夫されているといわれる．

　このようなことを臨床上よく経験する例として，総義歯を使用していて客観的にみても食べられる義歯を装着している患者が，以前歯牙のあるころに食べた食物を食べたい，噛みしめたいといった，食物や食事に対する郷愁や懐古から，さらに噛める義歯の調製を求められることでもわかる．

　筆者の恩師であるSosin MBも，両親が総義歯で，みずからつくった総義歯を装着させたところ，さらに噛める鋭い人工臼歯を要求され，このことが契機となってメタル・ブレード臼歯を開発したと聞かされている[7,8]．人間は食物を噛み，味わうことに基本的な人生の大きな喜びと楽しみとをもっていることをわれわれ歯科医師は再確認し，その要請に応えられるようにしなければならない．

　総義歯といった人工臓器のおかれている条件のもとに，どのような人工臼歯によりどのような咬合関係を付与するかは大きな論点であり，筆者はメタル・ブレード臼歯による咬合に1つの解決を見出している(図1-7)．

コミュニケーション能力の回復

われわれが社会生活に参加していくうえで大切なコミュニケーションとは何を意味し、また無歯顎者のリハビリテーション医療にいかなる意味をもつかということを考慮するならば、コミュニケーションとは主として同種の個体に対する働きかけをいい、通信、伝達と翻訳され、コミュニティ、いわゆる社会、共同生活体のような言葉に通じている。

リハビリテーションの目標は、このコミュニティへの復帰であり、コミュニケーション能力はそのための手段として大きな役割をもっている。

コミュニケーションを媒体によって分けると、①化学物質を媒介とする嗅覚や味覚に基づく化学的コミュニケーション、②接触による触覚的コミュニケーション、③音波による聴覚的コミュニケーション、④光による視覚的コミュニケーションが存在する。一般には、コミュニケーションは「言葉」によって成立していると思っていることが多い。しかし実際には、その大半が言葉以外の要素に依存していることがわかる。

これらのコミュニケーションは、動物社会、人間社会両者に存在するが、人間社会を中心に簡略に説明すると、化学的コミュニケーションは、菅原道実が亡き天皇をしのんで「恩賜の御衣今ここにあり、謹んで余香を拝す」と詠じたように、嗅覚による意思表示を意味する。このほか、来客を迎える際にその人の好きなお香を焚き、歓迎の意を表すとか、香水などが用いられる程度で、むしろ動物社会で多く活用されるコミュニケーションであり、総義歯との関連はないものといえる。

触覚的コミュニケーションは、人間社会では握手、抱擁、接吻、頬ずりなどの愛情表現のほか、盲人の使用する点字などがあげられ、無歯顎者のリハビリテーションとは関係しない事柄である。

無歯顎者のリハビリテーションに関与するコミュニケーション能力は、視覚によるコミュニケーションと聴覚的コミュニケーションであり、この点を絞り、リハビリテーションを考察することにする。

・視覚的コミュニケーション能力と形態回復

視覚的コミュニケーションは、動物社会では両生類や鳥類における婚姻色、ホタルの発光、鳥類の羽根の色どり、顔面の表情、耳の傾き、尾の傾き、全身的姿勢などのように、異性誘引、喜怒哀楽の伝達に使用されている。

人間社会においては、顔の表情、目の動き、ジェスチャー、姿勢などがある。また、最近テレビ画面で多く見受けられる手話もその代表である。

通常のコミュニケーション活動では、言語、非言語が有機的に働いているが、非言語の果たす役割はかなり大きいとされている[9]。メッセージを述べる場合、7%が言語、38%が準言語(トーン、イントネーション、ピッチ、ストレス)、そして55%が顔の表情といわれ、ここでも視覚的コミュニケーションの重要性がわかる。この点でドイツ語におけるGesicht(顔)は、「みられるもの」といった意味をももった含蓄の深い言葉といえる。

人の心の動きとしての幸福感、驚き、恐れ、愁い、悲しみ、嫌悪、侮辱、興味、当惑、決意といった情動は、顔に表情として表現される。この点で、顔は視覚的コミュニケーション上、大きな役割を果たしている[10,11]。

リハビリテーションとしての無歯顎補綴医療

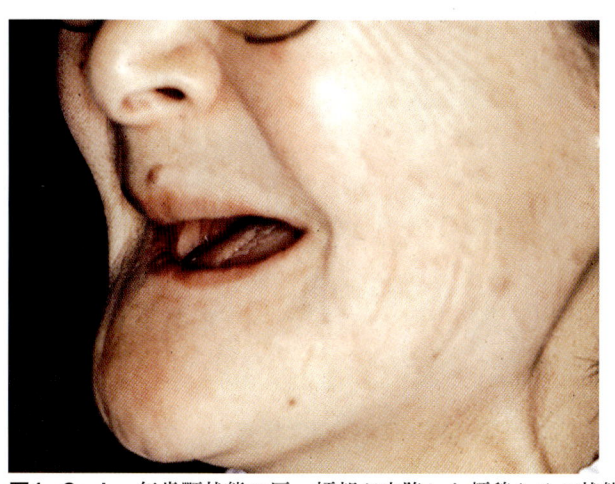

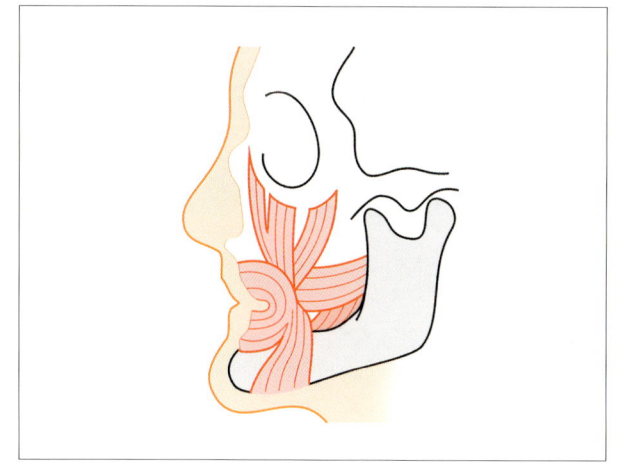

図1-8a, b 無歯顎状態で唇・頬部が内陥した顔貌とその状態における表情筋の状態.

　この豊かな表現能力の源泉は，顔面表情筋の活動特性によるものである．表情筋はほかの筋肉と比べて高度に分化していること，ならびに筋付着の起始は骨にあっても，停止は筋，皮膚あるいは粘膜といった解剖学的特性からのたくみな非相称性の運動が可能なためである．

　ここで無歯顎者の顔貌を観察すると，有歯顎者と異なり，特有の容貌変化がみられる．有歯顎時代は前歯部から小臼歯にかけて白いほぼ相似形の歯牙が正中から左右対称的に植立し，その切縁を連ねる線が口唇の線と調和をもつといった，形態としての外観(静的審美)がある．また，動的審美として優れた表情構成を示す．

　一方，無歯顎者においては，眼窩下の顔面下半分は，形態上，前後的，左右的そして上下的に豊隆を失い，顔だちは大きく変貌する(**図1-8a, b**)．これは歯牙喪失，歯槽骨の吸収に伴い，表情筋が支持を失い，筋付着部を支点として起始の方へ牽引され弛緩するためである．また，顎間距離を保持する咬合もないことから，顔面は上下的につぶれた様相となる．したがって，頬はこけ，口唇も内方に翻転，陥没して薄状観を呈し，立体的顔面豊隆だけでなく，表面的にも，鼻唇溝，オトガイ唇溝などに深い溝が生じ，口唇，頬といった皮膚面にも細い縦ジワが生じてくる．

　このような状態におかれた無歯顎での表情筋は本来の活動特性を失い，静的審美としての外観はもとより，動的審美とその表情構成能も低下するため，無歯顎者は視覚的コミュニケーション能力を著しく障害される結果となる．

　これら視覚的コミュニケーション機能障害を回復し，無歯顎者をリハビリテーションに導くためには，第1に，無歯顎となって牽引・弛緩した状態の表情筋の筋線維を有歯顎時代に等しい生理的緊張に戻して甦らせ，解剖学的に調和のとれた咬合高径のもとで，優れた口唇支持(Lip Support)，頬支持(Buccal Support)を得ることが可能な，立体物としての総義歯をオーラル・キャビティに装着することである(**図1-9a, b**)．

　第2に，動的審美と関連する人工歯の色調，大きさ，形態のほか，床材料の色調も吟味し選択しなければならないが，それを唇舌・頬舌的にまた垂直的にどの位置に排列するか，かつどのような厚みと面形態を備えた床翼形成を行うかといった義歯構成に対し，十分な配慮が要求される．

　優れた口唇支持や頬支持をもった自然的顔貌は，とくに前歯部，小臼歯部の排列位

17

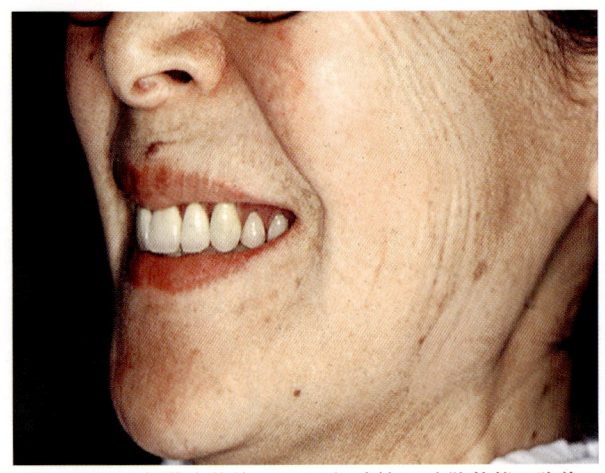

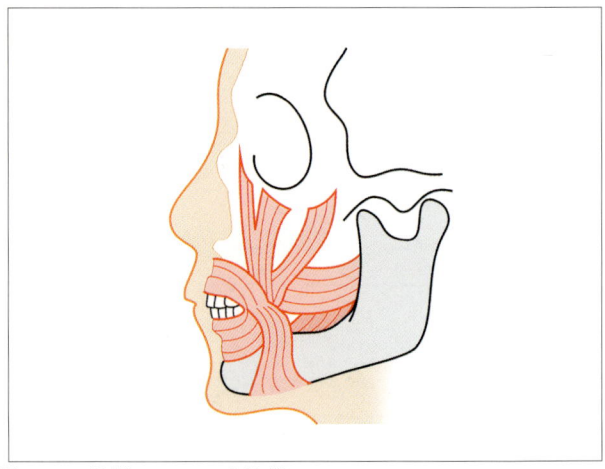

図1-9a, b　総義歯装着により唇・頬部の内陥状態が改善された顔貌とその状態における表情筋.

置に負うところが大きく，一般に有歯顎時における歯牙萌出・植立位置に復元排列することがすすめられている．これは，ひいては後述する聴覚的コミュニケーション機能の回復にも通じることである[12].

以上，総義歯といった人工臓器に期待される形態回復とは，単に，自然観，解剖学的復元といったものにとどまらず，その背後にコミュニケーション能力の回復，コミュニティへの復帰といったリハビリテーション医療の重要な目標が含まれていることを強調したい．

・聴覚的コミュニケーション能力および発音・談話機能の回復

人間は音を組み合わせて言葉をつくり，言葉を組み合わせて文章をつくり，思考を組み立て，互いの意志を通じ合わせ社会生活を構成し，文化的で高度に抽象化した価値を生みだしている．

このような点から，総義歯に求められる発音・談話機能の回復には，コミュニケーション能力の回復といったものが背後に内包されている．聴覚的コミュニケーションにおいて口腔は発信機として重要な役目を果たし，その不良はコミュニティへの参加に対し大きな障害となる．また，受信機としての耳に関して，咬合高径の低い義歯は顎関節異常を生み，耳孔を圧迫し，難聴の原因になるといわれている．

無歯顎者における発音・談話機能の障害は，歯牙喪失による口腔形態の異常によって惹起される構音障害であるとされている[13].

正しい構音を得るためには，完全な口腔の形態と機能が必須条件とされており，とくに噛む，咀嚼する，嚥下するといった咀嚼機能を円滑に行えることが，構音の前提条件であるとされている．それは，構音運動に食事摂取動作の一部を利用しているためとされている．

構音運動の構成には，静止的器官では歯牙歯列と硬口蓋が関与し，可動的器官では口唇，下顎，舌，軟口蓋，咽頭　口蓋垂などが関与する．構音に際しては引用した**図1-10**[24]のように静的な器官に動的な器官が運動してより接近・遠隔し「狭め」をつくり，各種の音色をつくり分ける．これは構音運動といわれている．

日常の臨床において，総義歯を装着している人が義歯を外すとすぐに発音障害を呈

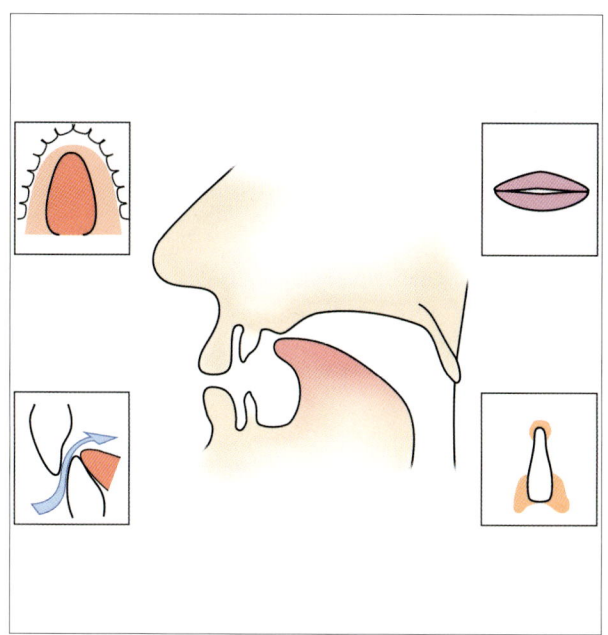

図1-10 S音を発音しているときの構音運動(Boucherら[24]より引用).

表1-1 日本語音の国際音声記号による分類(山縣[20]より引用).

		a	i	w	e	o
両唇音	[p]	パ	ピ	プ	ペ	ポ
	[b]	バ	ビ	ブ	ベ	ボ
	[m]	マ	ミ	ム	メ	モ
	[ɸ]			フ		
	[w]	ワ				
歯音	[s]	サ		ス	セ	ソ
	[ts]			ツ		ツォ
	[dz]	ザ		ズ	ゼ	ゾ
歯茎音	[t]	タ			テ	ト
	[d]	ダ			デ	ド
	[n]	ナ	ニ	ヌ	ネ	ノ
	[ʃ]	シャ	シ	シュ		ショ
	[tʃ]	チャ	チ	チュ		チョ
	[dʒ]	ジャ	ジ	ジュ		ジョ
	[r]	ラ	リ	ル	レ	ロ
硬口蓋音	[ɲ]	ニャ	ニ	ニュ		ニョ
	[ç]	ヒャ	ヒ	ヒュ		ヒョ
	[j]	ヤ		ユ		ヨ
軟口蓋音	[k]	カ	キ	ク	ケ	コ
	[g]	ガ	ギ	グ	ゲ	ゴ
	[ŋ]	カ°	キ°	ク°	ケ°	コ°
喉腔音	[h]	ハ			ヘ	ホ
口蓋化音	[pj]	ピャ		ピュ		ピョ
	[bj]	ビャ		ビュ		ビョ
	[mj]	ミャ		ミュ		ミョ
	[rj]	リャ		リュ		リョ
	[kj]	キャ		キュ		キョ
	[gj]	ギャ		ギュ		ギョ
母音		ア	イ	ウ	エ	オ

することをよく体験する．これは歯牙の喪失により，歯牙によって構音されていた音が障害されていたのを補綴処置により回復できた身近な例である．

無歯顎状態では，子音や母音の構音に多くの障害を受けるが，とくに子音で歯音といわれる[s]，[ts]，[dz]，両唇音[p]，[b]，[m]，[ɸ][w]，唇歯音[f]，[v]などでは，前歯の欠損や口唇支持の喪失などで生じた発音・談話の障害を訴えることが多い(**表1-1**)．これは歯や歯列，口唇に構音点や構音体が存在し，発音がそこに依存していた構音障害を無歯顎者が受けていると分析できる．

このような発音・談話機能の障害の解決を，調製する総義歯に委ねるとなると，人工歯排列位置は有歯顎時における天然歯の生理的萌出・植立位置に再現し，解剖学的に調和を備えた歯列，口唇支持の回復が，基本的問題として必要であると経験上感じられる．このことは，前述したように審美性のうえでの自然観，表情構成能といった視覚的コミュニケーションに対してもあい通じることである．

総義歯装着後の構音運動を考察すると，総義歯歯列および口蓋面形態は，有歯顎時の状態に近い方が，機能回復上，順応性にまさると考えられる．したがって人工歯排列は，歯槽堤の吸収パターンをよく理解し，上顎では切歯乳頭，第一横口蓋皺襞，舌側歯肉縁を，下顎では，前歯部における口腔前庭溝，臼歯では歯槽頂といった残遺基

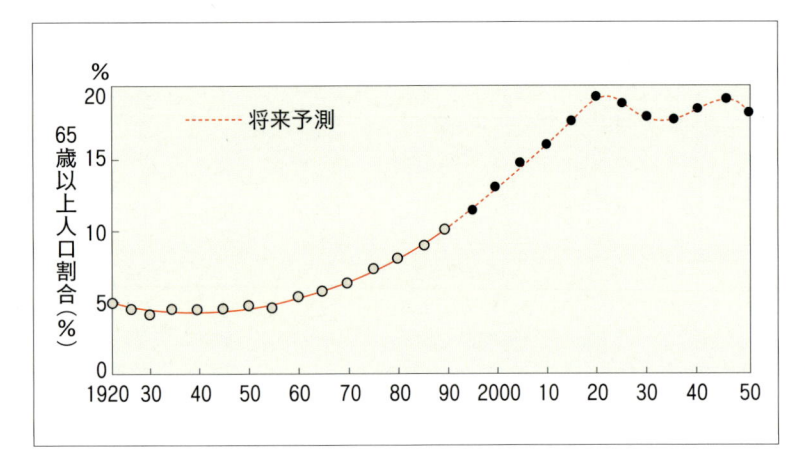

図1-11 65歳以上の人口推移（福田[29]より改変）．
注：将来値については厚生省人口問題研究所中位推計値(1976. 11. 19)による

標を参考にして行うべきと考えている[12]．

　この概念は，今日でも最も正統的と考えられる排列法である歯槽頂間線法則と対立，否定するものである．これは歯槽堤の吸収パターン[14](175頁参照)を理解すれば，どうしても否定せざるをえない事柄であり，舌房，舌姿勢はもとより口蓋面形態，発音機能にも直結してくる問題だからでもある．やはり本来の口腔内における歯牙の占有空間は，極力おかさないことが賢明と考えている．

　また，排列位置の決定に際し，あるいは排列結果の評価・修正のほか，口蓋面の床形態の形成において，有歯顎時の生理的発音機能の研究結果を応用することも肝心である．

　Pound[15〜19]は，総義歯調製術式において，咬合採得の工程から発音機能の応用を取り入れていることであまりにも著名である．
その手順は，
①上顎中切歯は[f]，[v]音発音時の切縁と下唇との位置から解剖的調和を図る
②下顎前歯を[s]，[z]音を利用し，いわゆる"S" clearance を求めて位置決めを行う
③この上下前歯の位置関係から下顎を後・上方に誘導し咬合位とする
という方法である．

　発音機能を媒体としての有歯顎時の前歯の位置再現を行い，その症例のもつインサイザル・ガイダンスを求め，かつ咬合高径の設定にあてる．視覚，聴覚といったコミュニケーション能力の生理を術式化し，かつその結果，機能回復が自動的に達せられる興味ある方法といえる．

　総義歯装着によって，発音の改善がなされる反面，新たに義歯装着に起因する別の発音障害が生ずる．これは義歯装着により口腔環境が一変し，内容積が狭められ，口蓋がおおわれ，舌の運動が制約されることによるものである．構音点，構音体が突然変化し，その状態にすぐに順応しきれないためでもある．

　義歯の発音に関する研究によれば[20]，新たな総義歯に対する発音の順応は，自覚的，他覚的にも約30日後には90％回復しているとの結果を報告している．

　しかし，ときには順応しきれない場合もある．とくに，軟口蓋音[k]，[q]，硬口蓋音[p]，[c]，[j]などがあげられるが，このような場合には，患者教育として，総義歯の人工臓器の宿命として，支持・維持・安定を得るために口蓋面をおおう必要性を知らせ，人工臓器によって代償される可能性と限界を認識させるとともに，別の方

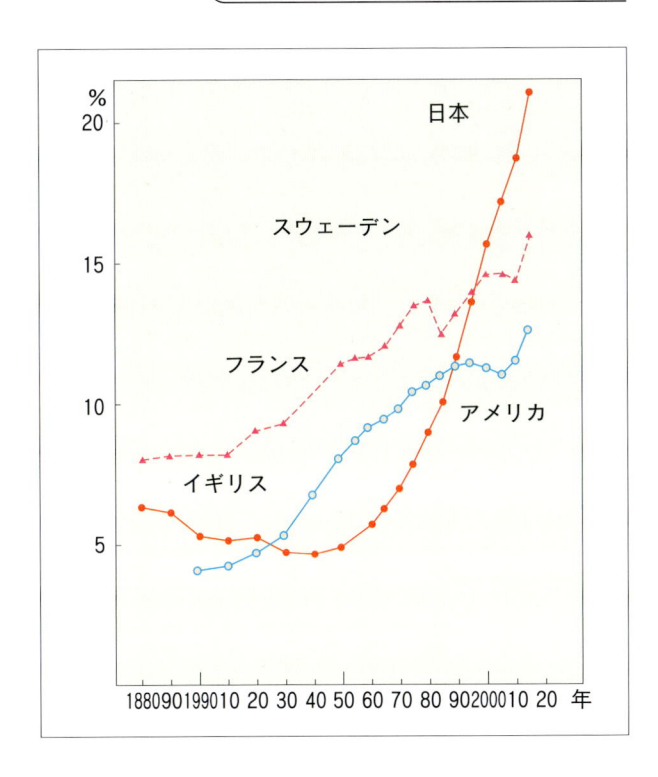

図1-12　65歳以上の人口国際比較．

面での可能性を肯定し，自己訓練によって使いこなそうとする努力の必要性を説くことも重要な医療手段である．

心理性の回復について

今日，高齢社会をむかえ，老人医学が重要視されてその確立が今後の課題として取り上げられつつあり，また将来その傾向は強いことが予想される．このことは，われわれの従事する歯科領域においても同様である．

老人とは，昭和38年に老人福祉法が制定されてからは法律的には65歳以上の人となった．そして，この65歳以上の老人人口が7％以上を高齢化社会，14％以上になると高齢社会，21％以上を超高齢社会と国連で定めている．

わが国における老人人口の割合を厚生労働省の発表[29]から引用すると，**図1-11**のように，日本は1970年に高齢化社会，1994年に高齢社会となり，2007年には超高齢社会に入った．

このことは，**図1-12**に示すように他の先進国においても同様であり，そのなかにあってアメリカの無歯顎者に関する報告[25]によれば，無歯顎者の1/2が65歳以上の人びとであるといわれ，さらに高齢化に伴ってその数も増加の傾向にあるといわれている．

こうした高齢社会が実現した理由は，先進工業国が物力により，①生活環境を改善し，②栄養を十分に供給でき，③化学療法により感染症を制圧できたといった医学の発達に起因する平均寿命の延長によるものである．とくに日本ではかつて人類が経験したことのない速さで超高齢社会を迎え，マスコミが高齢者の雇用，年金，医療費，福祉などを社会的次元の問題として取り上げているとおりであり，今後の行政サービスに委ねられる期待は大きいものがある．

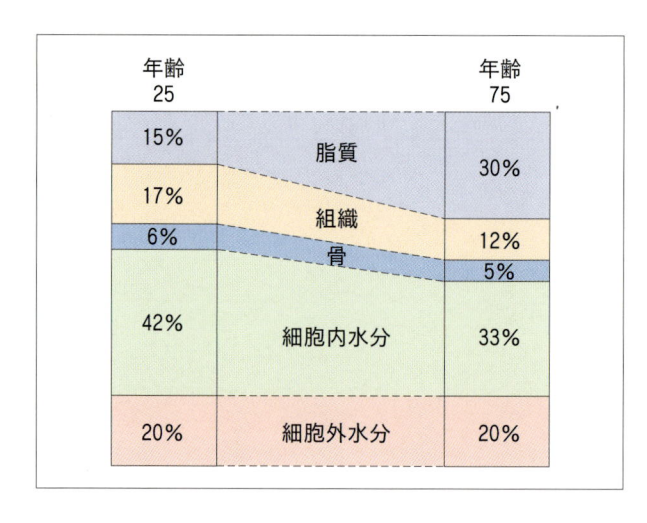

年齢 25		年齢 75
15%	脂質	30%
17%	組織	12%
6%	骨	5%
42%	細胞内水分	33%
20%	細胞外水分	20%

図1-13 主要体構成要素分布の年齢比較(Goldman, R：Hand Book 老年学，岩崎学術出版より).

　われわれ歯科医師にとっては，高齢者の歯科医療が委任されることになり，それを担当する以上，個人的次元で高齢者を理解することが必要であり，とくに先述したように無歯顎補綴医療に携わるとなると，その年齢層からいってもいっそう不可欠な事柄となる．

　ここで無歯顎者の心理を取り上げる前に，先に高齢者を理解する[26〜32]必要上，高齢者の境遇について老化に付随する身体的変化，ならびにそれに起因する精神心理的変化を述べることにし，無歯顎者＝高齢者と絞り，無歯顎者の心理性の回復の一助になればと考えている．

高齢者の境遇

・身体面からみた老化

　すべての生物は，時間の経過に伴って，成長，成熟，そして退縮の3つの経過をたどる．この過程を総称して加齢(aging)という．また退縮過程には老化という表現が用いられ，病気とは考えられず，その意味から生理的老化という言葉が用いられ，病気と区別されている．生理的老化はほぼ40歳前後から自覚的にも他覚的にも認められるようになり，形態的，機能的，代謝的，精神的なさまざまな面から客観視することができる[26]．

　では，年齢現象に伴う身体の変化を認識するうえで，これらの事柄に触れて解説する．

［形態面からみた老化］

　老化過程を形態面からみると，一般に各臓器の重量はゆるやかに減少していくといわれる．その程度は臓器によって異なり，骨格筋，肝臓，膵臓などの重量減少は程度的に高く，脳などはその程度が少ない．重要臓器の減少がみられるのは，主として加齢に伴う実質細胞の減少によるものといわれる．

［機能面からみた老化］

　人体の重要臓器の加齢に伴う機能の低下は，多くの機能が生理的加齢に伴ってゆるやかに低下し，80歳代では30歳代の約1/2になるといわれる．

［代謝面からみた老化］

　老化に伴う主要な体構成要素の変化は，**図1-13**のように模型的に示される．すなわち実質組織は減少し，これに伴って細胞内水分も減少するが，血液，リンパ液など

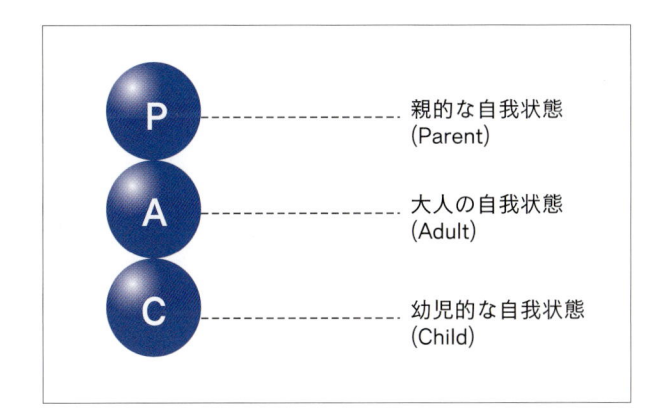

図1-14 自我状態(池見[33]より).

- P ······ 親的な自我状態 (Parent)
- A ······ 大人の自我状態 (Adult)
- C ······ 幼児的な自我状態 (Child)

の細胞外水分は変化しない．骨組織も減少し，一方，脂質は加齢に伴って増加するといわれる．

その他の血清化学の値は，一般に老年者でも健康なときには若年健康者の値に維持される場合が多い．しかし，病気やストレスなどで容易に変化しやすい傾向にあるといわれる．このような状況は，老年者が水や塩類の過不足によって浮腫や脱水症状を起こしやすいことを示している．

・精神心理面からみた老化

心身医学を提唱されている池見酉次郎教授の『セルフ・コントロール』[33]からエリック・バーン博士の「自我」についての研究を引用したい．われわれの現実的な自我は，親(P)，子ども(C)，大人(A)の3つのタイプの自我に区別し分析している(図1-14)．

親としての自我には保護と規範の2つの基本要素があり，親の自我として子どもの行動に対する許可や支持に対して，自然に子どもの自我が現れ，規範としての親の規制や禁止に対応・順応して子どもの自我が発育する．これらに対して，大人の自我は，冷静，客観的に物事を観察でき，受け止めることができるものを指す．

「意見を聞くときゃ頭を下げろ．下げりゃ意見が通り越す」という都々逸は，規範の親の前で従順を装いながら反抗する，順応の子どもの状態をよく表現しているといえる．また人形を抱いて頭をなでたり，「オイタヲチテハイケマチェンヨ」と戒めたりする幼児は，親と同じ自我状態にあるといえる．これは，実の親や周囲の大きい人たちの反映，複写といえる．

一般に，われわれの社会生活においては自然の子どもは抑えられがちで，これが原因で心の患いが起こる．そのため，それをストレスと解釈し，酒でうさを払ったり，パチンコに夢中になってすべてを忘れようとする行動は，自然の子どもになり開放を求めているわけである．

われわれが執筆に夢中になっているときなどは，自然の子どもになっていると感じられてしかたがない．というのは，助手から「先生！　患者さんですよ」とか，「先生，おソバが届きましたよ」と中断されると，いやな気持ちになるからである．もし，従順な子どもで「勉強しているときだと，ホッとするはずであり，その瞬間に自然の子

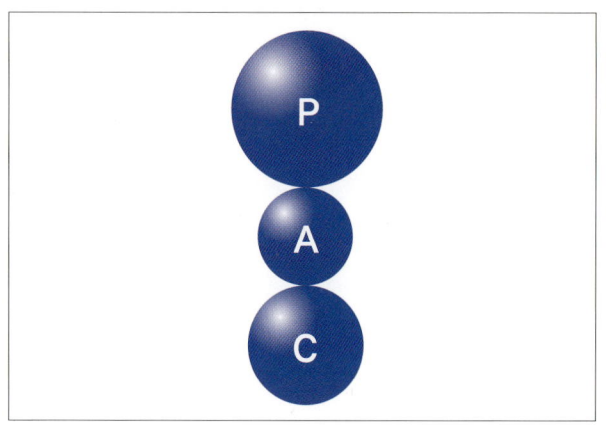

図1-15 老人の自我状態1(池見[33]より).

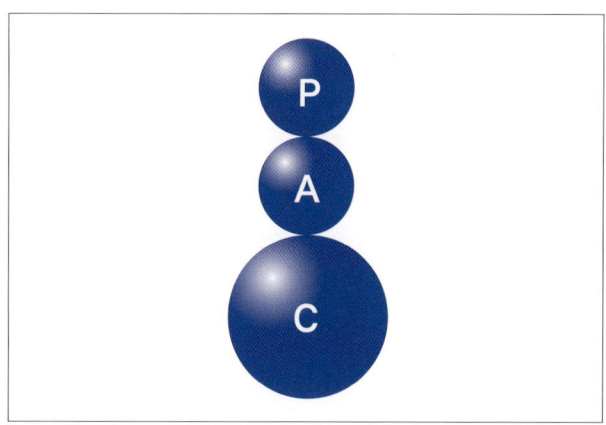

図1-16 老人の自我状態2(池見[33]より).

どもになることと考える．

「学び」は勉強と違って，自然の子どもの遊びであると考える．したがって，多くの工夫が生まれるし，快い疲れはあっても精神的には充実する．昔，刀工とか芸術家に変人が多かったのも，彼らは子どもの状態で打ち込んでいたからであるといえる．自然の子どもは自己中心だから，その状態でしかいられない人は変人とみられるわけである．

ここに「大人」の役割が大事になる．大人は，自分の状態を親にしたり子どもにしたり，また大人でいたり，自由に切り替える．理論闘争も大人の状態下でしないと，取り組み合って撲る，蹴るのけんかに進展する．

この(P), (A), (C)の均衡がうまくとれている状態が精神的健康者と考えられる．しかし，老年期には老年期特有な(P), (A), (C)のアンバランスが生じやすい．その1つのタイプとして，**図1-15**のように巨大な(P)と，老化した(A)との間に葛藤を起こすタイプがあげられる．すなわち，時代を経ても子ども時代から身につけた価値観は簡単に変化しないけれども，老化により現実認知の(A)の方が衰退してくる．また，体力やバイタリティ(C)も低下してくるため，(P)が古めかしい価値観や理想をいかに主張しても実行に移せない状態になる．この状態下での(P), (A), (C)間のあつれきとアンバランスは，多かれ少なかれ，老人の自我状態の特色である．

また**図1-16**のようなアンバランスもよく見受けられる．この場合，育児，教育といった(P)的機能からの後退はもとより，仕事や社会的活動の第一線からの引退によって(A)の活動範囲も大幅に狭められている．これと同時に，心身の老化による他人への依存は日に日に増し，結局は精神的な意味での「年寄り子ども」といった状態への退行が起こることになる．

以上のように，精神心理面から老化を考察すると，肉体的能力に非常に個人差があるように，精神的状態にも個人差が大きいことがいえ，無歯顎補綴医療として対象患者が高齢者層であることから，高齢者の境遇を理解することはたいへん重要と考え，無歯顎補綴医療といった障害医療への対策の1つとしての「心理性の回復」への緒論として取り上げた．

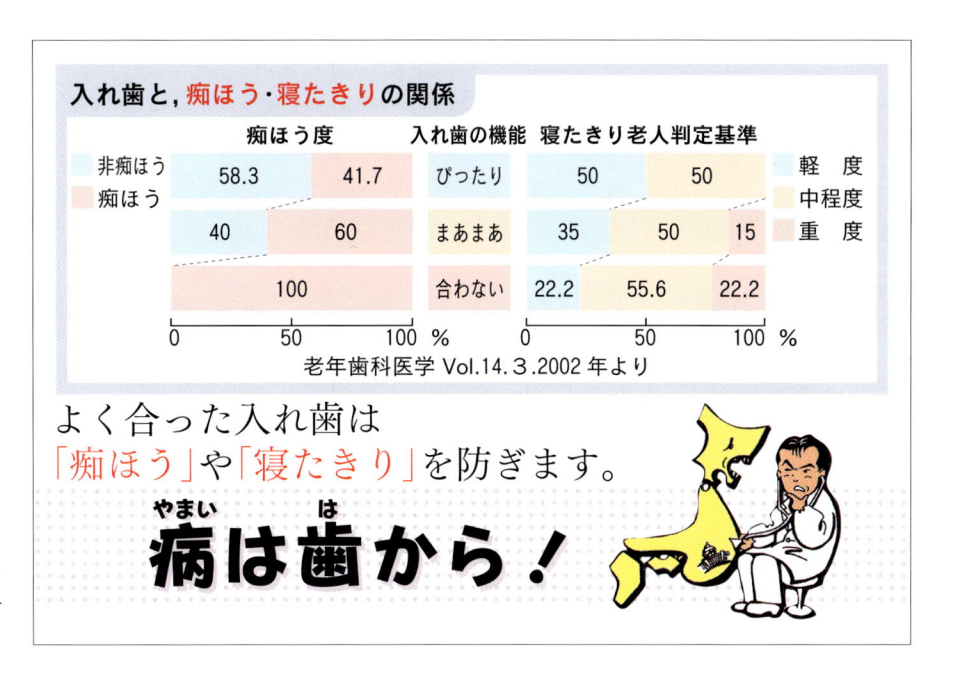

図1-17 入れ歯と痴ほう・寝たきりの関係(国会議員桜井充ポスター改変).

心理性の回復とその対策

　現代の医療においては，心身一如といわれるように，ストレス学説をはじめ，心療内科，心身症など，身体の異常と心の相関が重視されている．本来，仏教用語では身心一如であり，精神は身体の上部構造であり，身体のあり方に心のあり方が一如であるとするのが本意とされている．

　われわれが従時する歯科医療においても，とくに無歯顎補綴医療において，心身の相関の重要性が著しく感じられる．

　日常臨床で数多くの無歯顎者に接していると，確かに喪失した機能や形態を回復しなければならないといった差し迫った状況にあるばかりでなく，無歯顎であるがゆえに生じた心理的状態をまず改善しなければならないと感じさせられる人に遭遇することも多い．ここで無歯顎者に対するリハビリテーションの一面において，前項で取り上げた機能回復と同等に，また裏表的に同等なものとして「心理性の回復」を重要目的と考えたい．

　そのためには，無歯顎者に多く見受けられる心理的問題点を熟知し，その対策として患者の訴えをよく聴き，また術者の考え方を訴えて，言葉による働きかけで患者を癒すことも大切である．これと平行して初診時には必要に応じた施術や，エックス線写真，研究模型を得，咬合床を準備し，咬合採得を行い，前歯部だけでも排列してみるといった診査・診断を行う．

　また，旧義歯があればそれも咬合器上にマウントし，なぜ噛めなかったのかといった診断結果を患者にも観察させることにより，患者自身もよく理解できるとともに予知性を与えるようにする．このため，診査，診断にコサルテーションを含み3～4回の通院は必要である．この診断行為による癒しは，言葉による働きかけでの癒しをより効果的なものにし，患者の心理向上が約束される．

　患者が少しでも心境を好転し，義歯を受け入れる気持ちを示し，医療の委任が得られたならば，ただちに治療用義歯を作製することも多い．この際，先述した診断の際

に行った咬合採得，人工歯排列といったものは無意味なものとはならず，この際おおいに役立つものであり，患者の問題点を十分に考慮し，治療用義歯として作製，装着を行う．

治療用義歯で形態と機能が再建できるとしても，患者の備える順応性には個人差があり，3〜4か月の試行錯誤が一般には必要である．この間，歯槽堤粘膜の調整(ティッシュコンディショニング)で疼痛点の解消はもとより，必要に応じた外科処置，顎関節の調整といった治療用義歯本来のもつ医療効果のほか，将来調整する最終義歯に対して，咬合高径，咬合平面，咬合位，人工歯の選択，人工歯の排列位置などに対する示唆が得られる．また接遇を重ねることにより，術者対患者の人間関係，患者の心理性の向上が自然に生まれてくるのが一般である．

このような過程を経て患者が治療用義歯に順応でき，最終義歯に対する期待と希望が得られたならば，本義歯の調製工程に入るが，このころには通常，心理的な問題はほとんど解消されているといえる．

筆者は，このように日常臨床で治療用義歯を活用することが多く，最終義歯に対し，治療用義歯が示唆する咬合高径，咬合位，義歯の大きさといった床辺縁の問題，人工歯の色調，大きさ，形態ならびに排列位置などに対し，粋を集めた最終義歯の調製がなされることを経験している．

総義歯装着による心理回復の成果

最終義歯調製の工程が進展し，義歯装着に順応でき，満足感が得られると，心理的にもよいサイクルへ導入される．その結果として表情は明るくなり，姿勢すら改善される．

とくに女性では，化粧気のなかった人でも口唇の翻転状態が回復されたため口紅が塗れるようになり，お化粧をしたり着物すら別人のような好みとなる場合がある．このとき，この女性は化粧気がなかった理由も，実はできなかったためであり，義歯装着による心理性の回復の要因の1つがこんな点にも現れることは興味深いことがらである(図1-17)．

男性では，社会生活に積極性が回復されてくる．「朝礼や訓辞，会議での発言が前よりも大声で話せるようになった」とか，「若い人たちと焼鳥屋で砂ぎもの塩焼を試してみて久しぶりに食べられてうれしかった」，「嫁に献立が楽になったと喜ばれた」，「家内に若返ったといわれた」，「噛みしめられるからゴルフのスコアが上がった」などといったことは，義歯装着により患者の心理状態が改善された証しである．

こうした総義歯調製過程の背後に得られる心理性の回復といった一面は，技術によって「治す」ばかりでなく，「病める人の心を癒す」といった医療本来の姿であり，個人的範囲であれ，リハビリテーション医療(医学的リハビリテーション)として無歯顎補綴医療に携わるわれわれ歯科医師の果たす役割，責任は大きいものと満足している．

無歯顎補綴医療の問題点と対策

　無歯顎補綴医療は，対象患者層の年齢，総義歯といった補綴物が媒体となるなどの点で，他の医療と対比して考察すると，いろいろな特性を秘めた医療であり，多くの問題点が存在する．したがって，この問題点にいかに対処するかということが医療成功への道となる．

対象患者年齢と，義歯受容能力

　無歯顎補綴医療の対象患者はもちろん，全歯牙を喪失した無歯顎者であり，加齢に比例し喪失歯数も増える事実から，当然，高齢者層が一般に患者対象といえる．とくに，高齢化しつつある今日，この傾向は増加することが考えられる．

　人間ばかりでなく動物はすべて，高齢になればなるほど，生体のあらゆる組織，器官も器質的に加齢現象から劣化をよぎなくされ，機能面でも運動機能，順応機能（能力）も低下する．したがって，高齢者の生体とくに総義歯が装着される口腔内の条件として，顎関節，床下粘膜組織，床下骨組織，唾液などの器質的性状はもとより，総義歯に対する順応・受容能力も不利なむずかしい条件にあるといえる．

　ここでわれわれは，この不利な条件におかれた患者に対し，いかにすれば装着感に優れ，容易に受容・順応できる総義歯といった補綴物を調製できるかということを，対策として考えなければならない．

医療媒体としての総義歯の問題点

　無歯顎補綴医療は，総義歯という一種の人工臓器を媒体とした障害医療の1つである．ここで，総義歯という補綴物のもつ特性から，それに基づく対処策を解説してみたい．

可撤性補綴物と維持・安定性

　総義歯は，特殊なものは別として一般には可撤性である．しかも残存歯が数本でもあれば，何らかの維持機構に依存できるが，無歯顎という文字どおりの全歯牙を喪失した環境に装着せざるをえない補綴物である．

　また，装着使用に関しても眼鏡などとは異なり，装着すればすぐに機能するものではなく，まずは口腔内に装着し存在させておくことに慣れなければならない．しかし，装着使用中にもときとして維持を失いやすく，維持が悪ければ安定性も悪く，装着感の不良，義歯による疼痛を訴え，患者自身が簡単に外せるため，どうしても順応しにくい．

その結果，総義歯に最も要求される問題の1つは，優れた維持・安定性であり，それをいかに獲得するかということを考えなければならない．

そのためには，義歯周囲筋の機能運動に逆らわない義歯辺縁による辺縁封鎖，床下組織によく適合する義歯床下面による密着を印象調製によって求めること，適切な人工歯列の排列，そして重要なことは均衡のとれた咬合関係の付与でしかない．

咬合支持は完全粘膜負担である

天然歯における咬合支持は，いわゆる歯根膜負担である．それは，歯根，歯根膜，歯槽窩という堅固な広い面積の機構をもつものである．しかも鋭敏な自己受容性の感覚機能を備えたるため，食塊形成は円滑に行われる．

一方，総義歯における咬合支持は床下粘膜によるほかなく，完全な粘膜負担である．歯槽粘膜は軟組織であり，本来，咬合・咀嚼圧を受け止める機構をもつ組織ではなく，脆弱なものである．この点で，総義歯は人間が考えたものであり，不自然なものといえる．

そのため，床下粘膜は食塊形成のための強力な咀嚼圧により傷害されやすく，疼痛を訴える原因となる．とくに粘膜下にある骨組織の表面形態が平坦でなく，棘状あるいは鋭利な刃状の場合には，その骨面と義歯床下面とで粘膜を狭縮し，粘膜は外傷を受けやすく，炎症，びらん，褥創性潰瘍をつくり，疼痛は著しくなる．

この問題をもつ総義歯の機能を極力天然歯に近づける対応策として，下記のようなことが考えられる．

①歯冠支持面積の点で天然歯と総義歯とを比較，認識したうえでの印象調製が重要となる．

　無歯顎になると，有歯顎時に咬合・咀嚼圧を負担していた歯根，歯根膜，歯槽窩は喪失し，そこには抜歯された歯牙の歯頸部断面積に相当する天然歯歯根の展開面積の約1/4の小面積の歯槽粘膜でおおわれた状態となる．

　無歯顎には歯根膜はすでにない．したがって総義歯には，咀嚼機能として天然歯の歯根膜が司る鋭敏な優れた自己感覚受容は期待できない．しかし，この歯冠支持面積という点で，天然歯の人と総義歯装着者とが同等とはいわなくても，近似した咀嚼効果を期待するならば，解決策は総義歯（とくに下顎総義歯）に対して天然歯と同等に近い支持が得られるよう，できるだけ支持面積の拡大をはかった辺縁形成を行う必要がある．

②少ない咬合・咀嚼圧でも食塊形成が可能な人工臼歯咬合面形態を検討，採用すべきである．

　軟組織である歯槽粘膜は，本来，機構的に咬合・咀嚼圧負担に適したものではなく，脆弱な組織である．したがって，その環境に歯根支持の天然歯の咬合面形態を模倣した人工臼歯を平行移動的に排列することは，形態模倣にはなるが機能回復上問題がある．

　そのため歯槽粘膜のもつ低い圧許容性を考慮し，少ない咬合・咀嚼圧でも食塊形成が可能な人工臼歯咬合面を検討し，咬合面接触面積を天然歯の1/7に減じたS‐Aブレード臼歯の採用が必須となり，歯槽堤の健全保持，義歯による疼痛回避を意図することが可能となる．環境に適した道具選びが大切である．

③また，著しく脆弱な粘膜組織をもつ症例に対しての解決策としては，クッション・マテリアルによる裏装も有効である．

義歯による疼痛の要因が，粘膜下にある骨面と義歯床下面とで粘膜を狭縮し，粘膜が外傷を受けやすいことにあるとなれば，この方法は臨床上きわめて有効である．

④その他の対策としては，床下骨組織の表面形態を，歯槽整形によりスムーズな形態に改善するとか，脆弱な粘膜を皮膚移植により強化し，支持性向上をはかることが考えられる．

歯槽堤形態の変化への対応

歯槽堤形態は，残念ながら多かれ少なかれ経時的に骨吸収するために形態変化は免れない．そのため，物体としての総義歯はこの生体の形態変化についていけず，装着後いつの日かは不適合になる．

この状態の不適合な義歯の継続使用は，結果として生体側の床下組織の骨吸収を助長するだけでなく，病的変化としてフラビーガムや義歯性線維腫の原因となり，条件をいっそう悪化することに結びつく．

一方，不適合な義歯は義歯破損の原因ともなる．また，ときには義歯不適合に起因する咬合関係の乱れから，咬合由来性症候群の引き金ともなる．

したがって義歯装着後は定期的にリコールを行い，咬合調整，時に応じたリライン，リベースを行い，再適合を図るかあるいは再調製が必要となる．

以上，無歯顎補綴医療における「無歯顎」の特性や，補綴における問題点と対策を述べた．

総 括

　無歯顎とは，予防医療が奏効せず，治療医療としての外科的処置の後に生じた欠損治癒の障害を抱えた状態であるといえ，障害医療(リハビリテーション医療)の対象と考えられる．外科分野の発展は，初期には原因や病的部位を除くといった，①切除外科より発生し，②形成外科へと発達し，現代は臓器移植，人工臓器を用いた機能的治癒へ導く，③置換外科への時代へ推移している．この点で，歯科分野における「無歯顎」を人工臓器の先駆である「総義歯」によって代償することは，置換外科処置の一種と考えられる．このような処置は，心臓に人工弁を嵌植して健康な人と同等に近い生活に回復することと比較し，何らそん色のない歴史的な先進性のある誇れる医療であると思われる(図1-18, 19)．

　ひるがえって無歯顎に陥る背景は，患者側の口腔管理の貧困さもさることながら，医療者側の口腔衛生指導の不徹底，ときには歯科医療の未熟，不良補綴物などが原因することも考え合わせると，「歯科医療の敗北」といわざるをえない一面をもっている．

　しかし，このような人に総義歯といった人工臓器を手段として，失った歯を治すことはできないまでも，補綴手段によって健全者に近く治すことができるならば，患者を心身両面において社会復帰に導くことができる光明であり，無歯顎者の真のリハビリテーションの意味に値するものであり，「歯科医療の勝利」と考えても過言ではない．

　総義歯に求められる患者の期待と欲求を，マズロー(アメリカの心理学者)[35]の欲求のピラミッド(図1-20)にあてはめてみると，最も基本的な次元の生理的欲求に関与する咀嚼機能から，外観や表情構成能が関与する社会的欲求，心理性の関与する自己実現の欲求に至るまで，低次元から高次元にわたるすべての段階の欲求に関連しているといえる．このことは，無歯顎補綴医療に多面的な価値が期待されている証拠である．

　無歯顎補綴医療の究極目的は，総義歯調製を行い成功させることにより，それを受けた人のリハビリテーションを達成することにある．

　古くから補綴物という言葉が使用されているにもかかわらず，あえて「人工臓器」と表現を試みたのは，欠けたる物を補うといった受身，守りの医療の消極性，限界を感ずるためである．一方，人工臓器として表現しようとするものは，補う手段だけでなく，積極的に機能や形態を再建していくのも総合的な意図をもった攻めの医療の手段と考えているからである．

　総義歯を人工臓器とみた場合，他の義眼，義手，義足，心臓のペースメーカー，人工弁，人工心肺，透析器などと比べて特異な条件下にあることがわかる．義眼では，外観のある程度回復できても，「視力」といった機能や眼球の運動は回復できない．義手や義足は，感覚や運動機能を人工的に回復するには現在のレベルでは限界がある．ペースメーカーは，現在のところ身体状況の変化をフィードバックして運動量に合わせて律動を変えることができない．また，人工弁は義歯と比較的似た立場の装置と考えられるが，装着者は血液の凝固防止剤を飲み続けなければならない．

　総義歯は，感覚能，運動能といったものそれ自体が回復されなくても，形態として回復がなされるならば，効果器として機能が回復される条件にあり，外科的手段なし

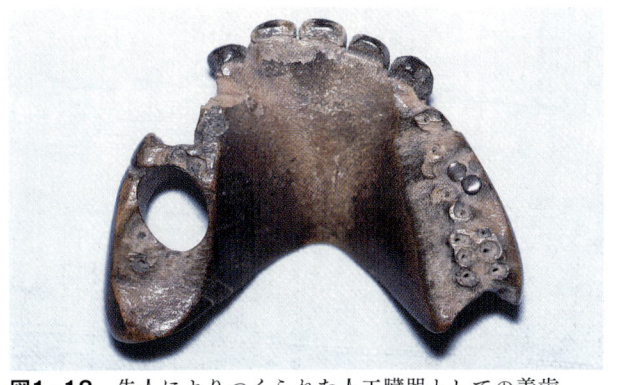

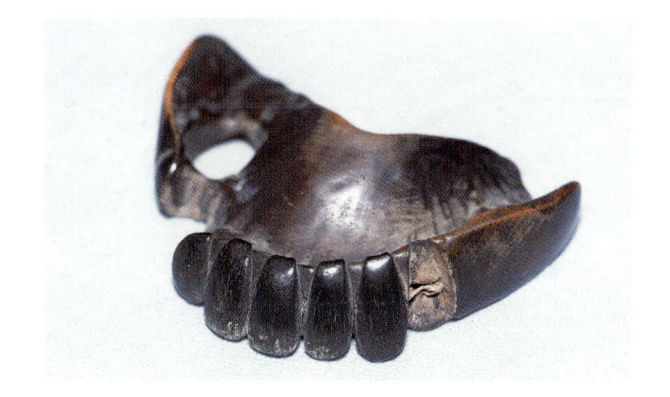

図1-18 先人によりつくられた人工臓器としての義歯.
　江戸時代(推定)津軽藩の木製義歯. 人工歯にはお歯黒による個性化が図られ, その時代の文化が歯にも表れている. 床部は木を彫ったものである.

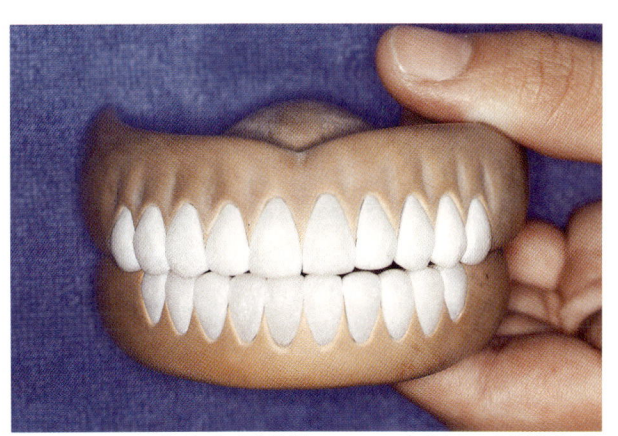

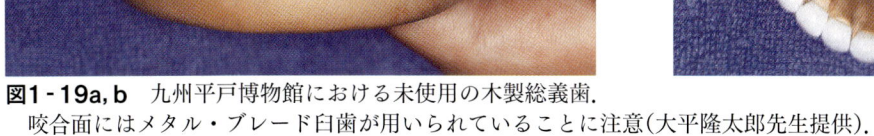

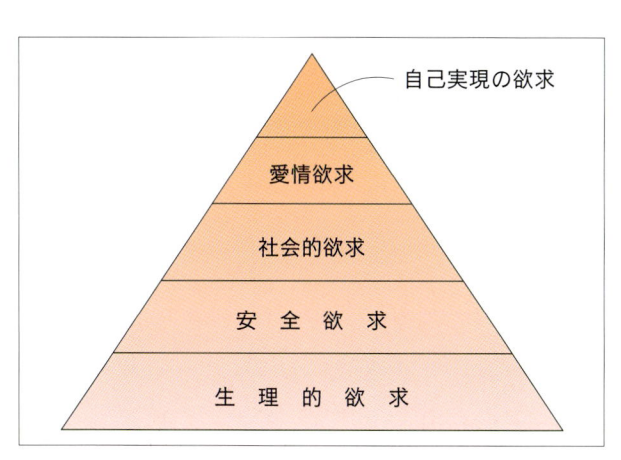

図1-19a, b 九州平戸博物館における未使用の木製総義歯.
　咬合面にはメタル・ブレード臼歯が用いられていることに注意(大平隆太郎先生提供).

図1-20 マズローの欲求のピラミッド.

　　に体腔内の空間に位置づけることが可能であるといった有利な条件も幸いしている.
　しかし, この可撤性であることが要因となり, 歯科医師は義歯をつくるときにあまりにも「形」にとらわれすぎ, 満たすべき「機能」を等閑視している傾向を生んでいる.
　なぜ歯根が植立していない総義歯に「歯」と同じ「形」をしたものをもって代償しようと

31

するのであろうか．総義歯の臼歯部はあまり外観には関係しないことから，むしろ噛む道具と考え，「歯」の「形」をしていなくても，その機能性が満たされればよいと考えている．

このような思想の根底となるインパクトを得たのは，1965年に南加大学に留学した際，親しく知遇を得た Prof. Sosin Max B に咀嚼の機能性を追求した人工歯として metal bladed teeth に関するフィロソフィーを教示されたときからである．

Prof. Sosin は，日本で帝国ホテルの設計に携わった著名な建築家 Frank Lloyd Wright の言葉より「Form follows function」を引用し，機能優先を説き，まったく歯の形をしていない人工臼歯を開発し，多くの症例に通用し，優れた機能回復を実証した．

筆者がこのフィロソフィーを継承し，「S-A ブレード臼歯(Sosin-Abe Bladed Posterior teeth)」を考案したきっかけは，実際に Sosin の症例患者との食事に招待され，その患者の咀嚼機能の素晴らしさをみせつけられ，衝撃を受けたときにさかのぼる．この出会いにより総義歯に対する考え方の転機を得たものと思っている．

教示されたフィロソフィーを継承し発展させ，日本はもとより世界の無歯顎者のリハビリテーションの手段の一翼として提供できるなら，多くの患者福祉に貢献できるとともに，学恩に報いることができると信じたい．

筆者は，統合的，包括的な歯科医療を目標とする一臨床医であるが，総義歯学の魅力にとりつかれ，生涯のテーマとして励むつもりでいるが，考え方や技法はつねに変化してとめどがないように思われる．そこで，あえて現時点における見解として無歯顎補綴医療こそが歯科におけるリハビリテーション医療であることを訴え，障害者としての無歯顎者に対し，われわれ歯科医師のみならず，パラデンタルスタッフも混じえ，再考の要があることを説きたい．

参考文献

1. 砂原茂一：リハビリテーション．東京：岩波書店，1980.
2. 上田 敏：リハビリテーション医学の位置づけ．医学のあゆみ．1981；116(5)：241〜253.
3. 保母須弥也ほか：咬合学辞典．東京：書林，1979.
4. 河村洋二郎：口腔生理学．京都：永末書店，1966.
5. 覚道幸男：床義歯の生理学．東京：学建書院，1976.
6. 河村洋二郎：食欲の科学．東京：医歯薬出版，1972.
7. Sosin MB：Re-evaluation of posterior tooth form for complete dentuer. J Prosth Dent. 1961；11：55〜61.
8. Sosin MB：パーソナル・コミュニケーション，1965.
9. W. フォン，ラッラーニエンゲル編：ノンバーバル・コミュニケーション．東京：大修館，1981.
10. デズモンド・モリス：マンウォッチング．東京：小学館，1980.
11. 多湖輝ほか：人間の欲望・感情．東京：大日本図書，1968.
12. 阿部晴彦：図説総義歯の臨床的ラボ・ワーク・第2版．東京：書林，1980.
13. 柴田貞雄ほか：発音障害と義歯，デンタルダイヤモンド．1981；6(9)：22〜36.
14. Watt DM, MacGregor, A. R.：Designing complete dentuer. Philadelphia：WB Saunders Co, 1976.
15. Pound E：The mandibular movement of speech and their seven related values. J Prosth Dent. 1966；16：835〜841.
16. Pound E：Utilizing speech to simplify a personalized denture servic. J Prosth Dent. 1970；24：586〜600.
17. Pound E：Applying harmony in selecting and arranging teeth. Dental Clinics N. Ameri. 1962；March：241〜258.
18. Pound E：Dentist's manual. Denar Corporation, Anaheim, 1974.
19. Pound E：Controlling anomalies of vertical dimension and speech. J Prosth Dent. 1976；36：124〜135.
20. 山縣健佑：補綴処置に伴う発音機能の変化(上)．歯界展望．1980；56(4)：617〜629.
21. 窪田金次郎：これからの咬合・歯を考える．日本歯科評論．1981；(459)：123〜132.
22. 窪田金次郎：動物にとって歯とは何か，歯は感覚器である．アニマ．1978；6(10).
23. 河村洋二郎：機能的咬合系，補綴臨床別冊／咬合の診断と再構成．東京：医歯薬出版，1981.
24. Boucher CO et al.：Prosthodontic treatment for edentulous patient(7th ed). St. Louis；Mosby Co, 1975.
25. Krajicek DD：The future of complete prosthodontics J Prosth Dent. 1977；37：126.
26. Folken Henschen：老化の問題．東京：岩波書店，1968.
27. シモーヌ・ド・ボーヴォワール：老い．京都：人文書院，1972.
28. 村岡 博：パーソナル・コミュニケーション．1980.
29. 福田越夫(監修)：これからの日本，高齢化社会への挑戦．東京：旭屋出版，1980.
30. 高齢化社会．東京：東大出版会，1979.
31. これが高齢化社会だ．東京：日本経済新聞社，1980.
32. 吉田寿三郎：高齢化社会．東京：講談社，1981.
33. 池見酉次郎ほか：セルフ・コントロール．大阪：創元社，1974.
34. 関 増爾：老年期を楽しく．講演録より，1980.
35. Maslow AH：人間性の心理学．東京：産業能率短大出版部，1971.

2 診断と予後

　無歯顎補綴の診断と予後は，他の補綴医療と比較して，診断をしたからといっても一般に予後の予想はむずかしく，装着してみないとわからないといっても過言ではない．

　その要因として第一にあげられることは，医療の媒体となるものが総義歯という可撤性補綴物で維持性に乏しいことや，咬合支持が完全粘膜負担であることから疼痛を訴えやすく，ときとして外してしまうといった受容・順応能力の問題が背景となるためである．

　それに加えて術者の診療経験，技術的巧拙も相乗して臨床成績としての予後に影響する．臨床経験が少なく技術的に問題が多い術者は，すべての症例が難症例である．

　そのうえ，口腔内所見も患者によって千差万別で，個々人で個性がまったく異なること，機能面，審美性といったいろいろな要求度の違いのほか，義歯使用にとって障害となる癖や習慣およびその改善能力，順応性といったものが人さまざまであり，器質的条件だけでは診断と予後の評価基準になりにくい．

　しかし，孫子の兵法書に「彼を知り己を知れば，百戦殆うからず．彼を知らずして己を知れば，一たびは勝ち一たびは負く．彼を知らず己を知らざれば，戦う毎に必ず敗る」[1]とあることを忘れてはならない．

　この文意は，「相手方の備えている条件，その強弱をよく知り，こちらの実力を十分にわきまえての戦いなら，いわゆる百戦百勝，向かうところ敵なしで，あぶなげなどはない．それに反して，自分の実力だけは心得ており，それなりの一応の態勢は備わっていても，相手についての調査判断が不十分で，その比較検討がおろそかにされている場合の開戦は，あるときは勝つこともあり，あるときは負けることもあるという，勝ったり負けたりということになる．もしも相手について何もわからず，自分側についても計算が粗略で，本当の実力もわかっていないという状態で，やみくもに開かれた戦いであれば，これは全然問題にならない話で，戦えば負け，出れば打たれるということになる」ということである．

　総義歯調製においても，その総義歯を成功させるためには，患者について心身を診査し，それに基づく優れた診断からの診療計画の立案が可能となり，優れた予後を得ることができる．十分に診査もしないまま仕事に取りかかれば，失敗が目にみえたスタートとしか考えられない．

新患との出会い

無歯顎患者に見受けられる心理

　　　　無歯顎者あるいは総義歯装着者であっても多くの点で医療が奏功していない場合には，いろいろな心理的問題点が見受けられる．

　それは，①天然歯を失った精神的ショック，②機能障害に起因する心の問題，③上記の両者が相乗し，自ら「老い」を感じてふけこんだり厭世的になっていること，④また，これとは逆に，新義歯に対する期待を過剰に抱いていることなどがあげられる[2〜5]．

　確かに，偏食，栄養の偏りなど食生活での欲求不満から，それが高じて食事をつくってくれる妻子や嫁とのあつれきを起こしたり，反対に特別扱いで献立を用意されることに対する疎外感，ひねくれとして「ひがみ」，「いらいら」を高じさせている場合も少なくない．現にこの問題で，総義歯である姑が，自分が噛めるような献立をつくってくれないことを理由に，一人息子の嫁と不仲になり離婚させた話もある．

　また，天然歯を喪失した顔貌といった審美性の問題もさることながら，咀嚼機能の障害から外食が不自由なほか，食事場面，老醜を人前にさらしたくない問題も絡み，いわゆるコミュニティ参加を嫌う状態になっていることが多い．結果的に，外出や対人・対社会関係を回避し，否定的な心理状態に拍車をかけ，あらゆる場面での生活参加が円滑にいかない悪循環を生む状態へと進行する．

　一方，新患はすべて希望をもっているからこそ来院するわけで，総義歯を入れればこのような問題も解決できる，あるいは今までの総義歯よりも今度こそは噛めるだろうという願望や期待を必ず抱いている．

　しかし，新患が来院したからといって安直に義歯作製を行うべきではない．義歯調製後に，その症例が満足した予後を呈する場合は問題はないけれども，もし不成功の場合を考えれば，患者は「義歯とはこんなものか」といった補綴医療に対する失望的評価をもつ．これが引き金となり，歯科医療に対して心理的に最悪なイメージを根づかせる場合が実際に多く，転医してきた患者に多く見受けられるのが現実である．

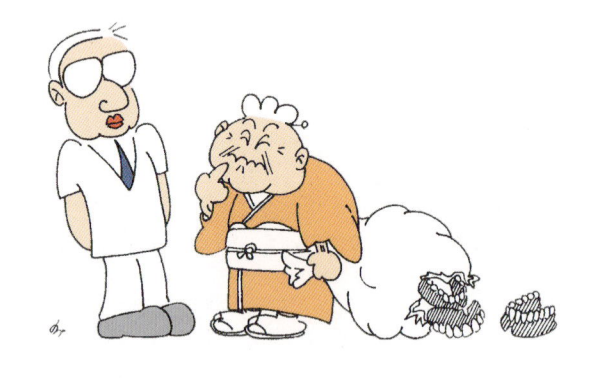

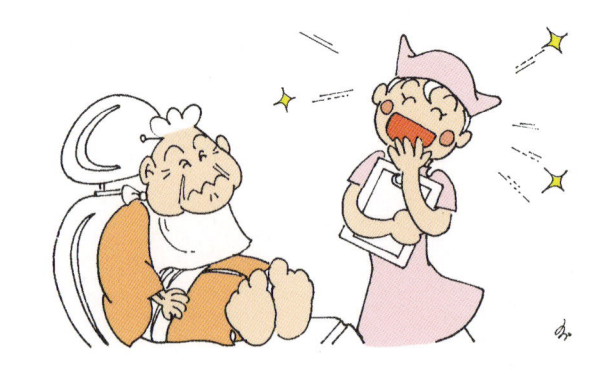

そこで，初診時にわれわれはいかに患者に対応すべきかということが課題となる．それは，適切な診断を十分に行い，予後を推察し，その症例の機能回復の限度，義歯に対する期待の程度を認識してもらい，優れた人間関係を得ながら臨床に挑み，補綴医療成功への門出とすることである．

来院時の接遇

高齢者に配慮した診療室

新患に対しては，とくに，クリーンな感じのよいイメージを与えることが大切である．
スタッフは，心身ともに健康であること，お化粧はけばけばしくなく清楚に，ヘアスタイルや爪などはもちろん職業を考えた状態であること，態度，言葉づかいなどは下品でないことが要求される．

待合室も診療室もトイレも，清潔で整頓されていることはいうまでもない．とくに高齢者への配慮として，照明を明るく，床は段差がない平坦なしかも滑らない状態に，また設置してある椅子やテーブルなど家具は安定のよい，つかまっても支えになってくれる高さのもので角のない丸いものを選定すべきである．ふわふわしたソファーなどは，腹筋力の乏しいおばあさんなどは座ったあと立ち上がれなくなるので避けるべきである．

また診療チェアーは，座る場合にも，バイトをとる場合にしても直角に置き，患者の足が着地できるタイプのものが望ましい．

デンタル・スタッフの態度

初診で来院した患者は，心理的に防衛的になっているので，受付に際しては必ずこちらから先に声をかけ，気持ちを和らげるよう心がける．また歯科医師だけでなく衛生士，助手といったあらゆるデンタル・スタッフは，患者の心理を理解して接遇することが大切である．

接遇時に心がけるべき基本的態度は，老人は老人であるからといって同情されたり保護されることを望んでいないことも多いため，できるだけ一般的に普通に扱う方がよい．そのため，受付で患者が話す不満的な訴えや要求に対しても，はっきりした主張と受け止め，医療効果として負える責任，患者側も協力の必要性があることなどについてはっきり明瞭に答えるべきである．

歯科医師は，患者に会う以前に受付からの情報，意見を聴き，患者の性格，主訴などを把握しておくことである．これが孫子の兵法での「相手を知る」はじめであり，患者が診療室に入ってくる場合にしても，患者の歩き方，姿勢，椅子に座った場合の姿勢，態度，話しぶり，発音，顔色などのほか，患者の現在おかれている「生きがい」を評価する意味で，衣服，アクセサリー，ヘアスタイルなど，みだしなみなどについてもある程度観察しておくことが，その患者の人となりを知ることができ，診断の手立てとなることが多い．

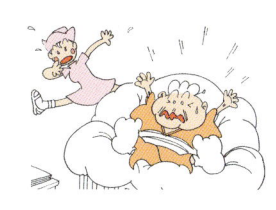

診査・診断と予後

問診

よい聴き手になること

　問診時における術者と患者の位置関係は，互いに目の高さが同じぐらいの状態で，対面は斜めから行うことが望ましく，こうすると心理的に話しやすい結果が得られるといわれる．

　患者は，問診状態を他の患者に聴かれることを嫌うため，周囲にスタッフ以外の人すなわち他の患者がいたり，すぐ人に話が聞こえるような場は避け，診療室で行うにせよコンサルテーションルームで行うにせよ，注意を払う必要がある．

　初診時に重要なことは，症例の問題点を発見できるよう情報収集として問診を行うわけであるが，あくまでも患者の心理状態をなごませることを意図としたものでなければならい．

　このような問診を通じて，義歯受容の心理的準備，信頼関係を得ることかが可能でなければならない．患者によっては，こちらから聴きもしないのに自ら不満や愚痴をどんどんしゃべるタイプもあれば，閉鎖的で無口でなかなか聴きだせないタイプの患者もいる．

　この場面でのわれわれ歯科医師は，カウンセラーであり，よい聴き手として，できるだけ多くのことを話させるように話題を誘導しなければならない．

　この点で，この互いに話し合うための時間が，現在の医療制度下では欠如し，患者の医師に対する不満の1つになっているのは残念なことである．

　この問診の行程はつまらないことと受け止めがちであるが，医師対患者という人間関係のスタートであり，話し合う前には緊張状態にあった患者が，医師を容認すると非常に和らぎ，術者に信頼をよせ，今後の行程に優れた結果をもたらすきっかけとして，おろそかに扱ってはならない重要な場面であることを認識すべきである．

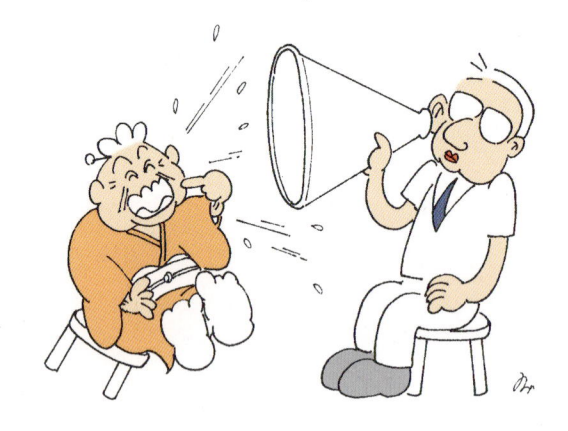

問診する内容は，

①どうなさいましたか？
②どなたかに当方をお聞きになられたのですか？
③いつごろ歯を抜かれましたか？
④どうして歯を抜かれたのですか？
⑤歯をなくされて，どんな感じをおもちになられましたか？
⑥即時義歯をつくられましたか？
　傷が固まるまで待ってから義歯をつくられたのですか？
⑦最初につくられた義歯はどうでしたか？
　いまの入れ歯にどんな問題があるのですか？
⑧いままでに局部義歯の経験はありますか？　その具合はどうでしたか？
⑨いままでいくつ入れ歯をつくられましたか？　それはいつですか？
⑩新しい入れ歯をつくりたいですか？　どうしてですか？
⑪いまの入れ歯でどの点が気に入っていますか？
⑫いまの入れ歯でどの点が気に入りませんか？
⑬新しい入れ歯をどのようにしたいですか？
⑭あなたの場合，入れ歯に最も気を使ってほしい点は，装着感ですか？　外観の美ですか？　噛めることですか？　適合性ですか？　発音がしやすいことですか？
⑮口が渇きやすいですか？　唾液が少ない感じですか？（全身疾患を聴く手立て）
⑯入れ歯のためにどんな食べ物が食べられませんか？
⑰笑うことを避けることがありますか？　どうしてですか？
⑱1日24時間中，入れ歯を入れていますか？　どうしてですか？
⑲煙草はお吸いになりますか？
⑳噛みしめる癖がありますか？
㉑笛のような口を使う楽器を演奏なさいますか？
㉒歌を唱ったりすることが多いですか？
㉓お話を大勢の人前でよくなさいますか？
㉔あなたの仕事や趣味に入れ歯が影響していますか？　どうしてですか？

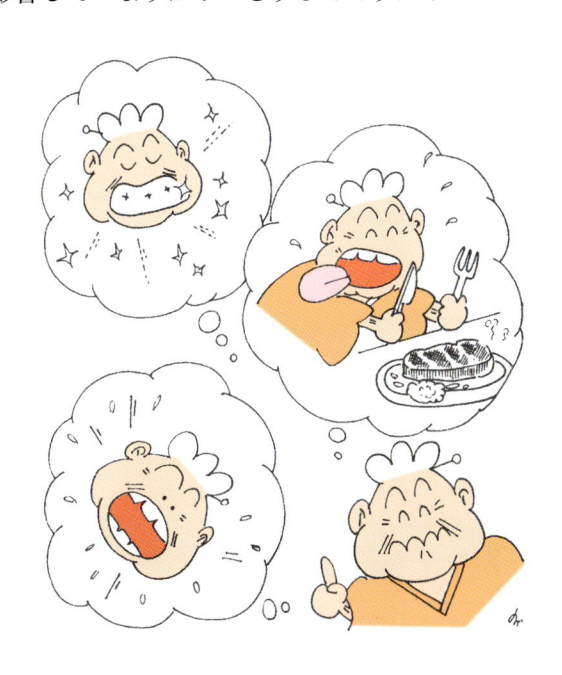

といったことである．

　問診の話題のなかから，症例の問題点となる過去に受診した歯科医療に対する経験，不満，不信のほか，反対に満足している事柄，新義歯に対する期待，要求などを情報収集して把握することが肝要である．

患者に術者の考えを十分に伝える

　この段階では，術者側は口腔内も診ていないわけであるから，その症例の難易度，診療計画などを述べることはできない．

　しかし問診からの情報に対しては，術者としての可能性，不可能性の感じたことを率直に述べなければならない．そのためにも，術者は期待できる義歯を作製できる技量を培い，その限界を把握できるよう，日ごろから努めることが大切であり，われわれに課せられた義務でもある．

　より詳しい説明は，後述する診査・診断の結果，コンサルテーションのアポイントメント(56頁参照)で述べるようにする．

口腔外所見

年齢

　一般的に高齢者の方が，術者サイドでの改善がむずかしい器質的条件として，著しい歯槽堤吸収，粘膜の菲薄化，唾液の量や粘稠度の問題などを抱えていることが多く，それが要因となって義歯の支持性，維持・安定性に影響し，予後不良を呈しやすいことがいえる．

　しかし一方，中年世代では，審美的要求などが強く，作製上多くの試行錯誤が必要となるという点で，上記とは異なった意味でむずかしい症例ともいえる．

　このように，年齢から予後の難易度を一概に論ずることはむずかしい．

性別

　女性は，月経閉鎖期(更年期)に肉体的変化のほか心理的変化が著しい．この時期に，歯科領域においては，口腔の乾燥，灼熱感，原因不明の疼痛を訴えることがある．したがって，更年期における女性患者は義歯治療を困難にすることが多い．

　また歯槽骨の著しい吸収例は女性患者に多く，また審美性に対する要求も男性と比較して強いことから，一般には女性患者の方がむずかしいといえる．

職業と趣味

　総義歯を入れることにより，容貌，発音は少なからず影響を受ける．したがって俳優，歌手，タレントや，代議士のように人前にでることが多い職業についている患者

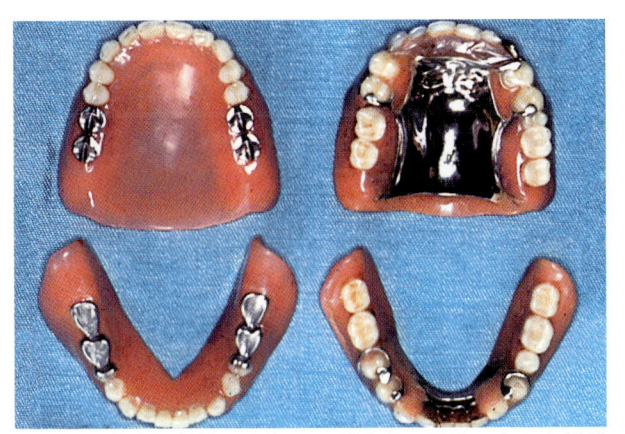

図2-1 義歯の経験の有無は，新義歯の予後に大きく関係する．右：局部義歯に増歯し，移行義歯として総義歯になったもの，左：新義歯．

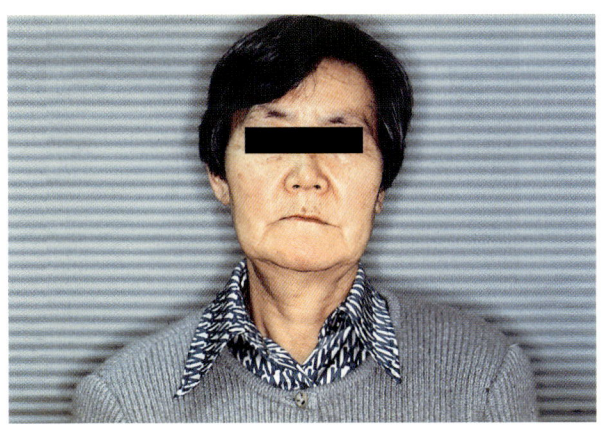

図2-2 体姿勢の診査．

には，普通のどんな患者にでもそうであるが，術者が「気を使う」といった精神疲労が多い．一方，職業によりストレスの多いものは，ブラキシズムなどが多いため義歯の予後も悪いといえる．

また，口腔とくに口唇を押さえつけて吹くトランペット（フルート，尺八はそれほど影響はない），上下の歯で噛んで維持して吹くクラリネットのような楽器を演ずる趣味や職業をもつ人もむずかしく，ときには総義歯では不可能な場合もある．

義歯の経験

無歯顎患者には，いままで総義歯を装着していた人，無歯顎になる前まで多数歯欠損で局部義歯を装着していた人，まったく義歯がはじめての人の3つのタイプがある．

それぞれが，新義歯に対する順応性が異なることや，旧義歯に対する不満，満足点などが新義歯作製の参考になるので，十分に精査し，治療計画の資料とすることが重要である（図2-1）．

既往歴および健康状態

重症な糖尿病は，唾液の分泌量に異常を呈し，総義歯の維持不良の原因となる．また褥瘡性潰瘍をつくりやすく，治癒も遅い．

結核，貧血症では，床下組織の損傷，吸収を起こしやすい．

抗てんかん薬ダイランチンの常用は，慢性的に口腔粘膜とくに歯肉の増殖性炎症を伴い，予後に大きく影響する．

体の姿勢

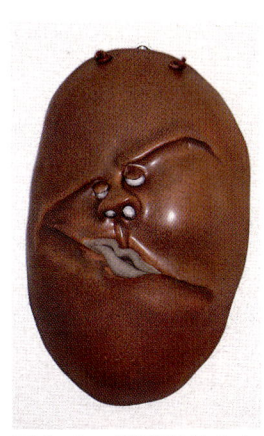

図2-3 顔面所見として，顎位偏位に起因する事柄を示す典型的なお面の例．

この診査は，下顎位症候群（いわゆる顎関節症）の有無の評価となる．まず，診療室に入ってくる歩行姿勢を観察する．また立位をとらせ，頭部の左右的，前後的傾斜の有無，肩部，骨盤などの左右的高さを観察する．その原因が咬合に起因したものか，あるいは骨盤など歯科領域以外に起因しているかを調査して，適切な処置を先行させ

ディスキネジア

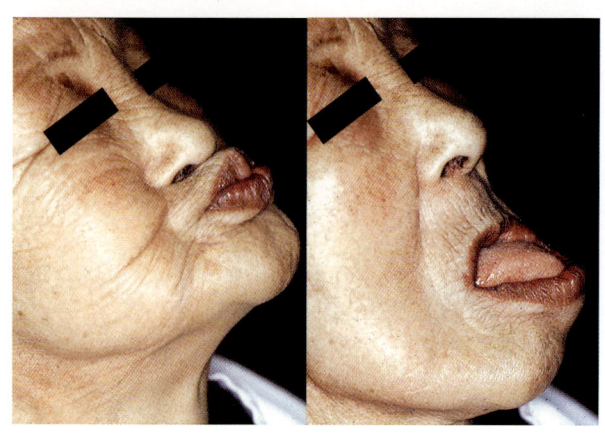

図2-4 オーラル・ディスキネジア.

ることが肝要となる(**図2-2**).

顔面所見

顔面を観察し，顎位偏位の有無として下顎位症候群の診査・診断に，ならびに人工歯の選択基準を診査する(**図2-3**)．①顔の輪郭と大きさから人工歯のモールド，サイズ，②皮膚の色から人工歯と歯肉のシェードなどを把握しておく．

口腔周囲筋の状態

顔面とくに口腔周囲における状態，たとえば人中，鼻唇溝，口角や，口腔周囲筋の発達状態を左右的に観察し，以前の機能状態を診査する．また，噛みぐせなどを把握するとともに，顎関節の評価をも行う．

ディスキネジア

ディスキネジアは随意運動の筋力障害で，結果として，断片的なあるいは不完全な運動を示す．歯科領域では，安静時に，開口，閉口を繰り返したり，舌を口腔から出したり引っ込めたり，中心咬合位や偏心位で噛みしめたり，擦ったりする(**図2-4**).

したがって，ディスキネジアがある総義歯患者は，義歯の維持を損なうばかりか，床下組織の損傷，疼痛を訴えやすい．また，咬合面の異常な咬耗を早期に生じやすく，咬合関係の不調和から顎位保持がむずかしくなる．

このようなことが相乗し，歯槽堤の吸収を促進し，いっそう義歯は不適合を呈するようになる．ディスキネジアがある総義歯患者の予後は不良である．

エックス線検査

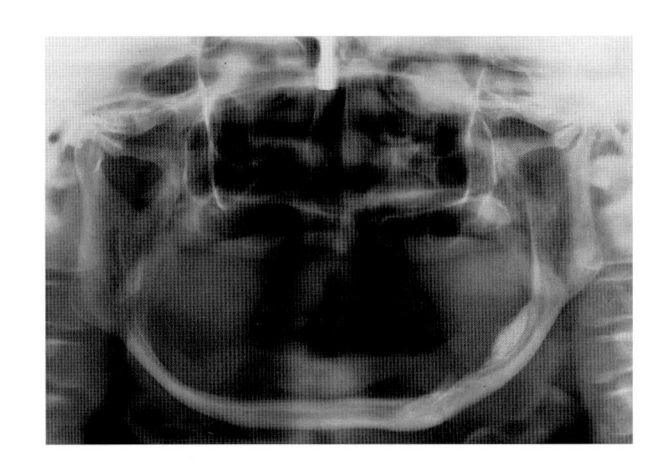

図2-5 歯槽骨吸収が著しいパントモグラフィー例（左側には某歯大で骨補填材の手術を行ったとのこと）．

エックス線診査

パントモグラフィーにより，①骨の量と機構，②残根，埋伏歯，腫瘍，異物の有無，③骨組織の治癒状態とトポグラフィー，④軟組織の厚さ，⑤上顎洞の位置，⑥下顎管露出の有無などを診査する（**図2-5**）．

性格

患者の性格を見抜くことは，今後の治療を進めるうえで大きな手立てとなる．一般に，House MM[6]による患者のメンタル・アティテュードの分類を参考とすることが多い．

Class Ⅰ：Philosophical Patient

　　義歯の受容に対し，分別ある理解力のある患者で，困難な環境でも平静で思慮深いタイプの人を意味する．

　　この種の患者は，自分の健康管理，外観にとって義歯は不可欠で必須なものであるという価値観をもっているため，いかなる苦境を乗り越えても義歯に慣れようと努力するため，優れた予後を呈する．

Class Ⅱ：Exacting Patient

　　このタイプの患者は，Class Ⅰのよいところをすべてそなえもつ人であるが，医療に対する保証書とか，細心の注意で治療に臨んでくれるよう要求したり，診療行程のステップについて細々説明を受けたがる，いわゆる骨の折れる患者をいう．

　　しかし，よく理解して，いったん納得すれば最高にやりやすい患者である．逆に，いつまでもわかりにくい場合には，納得するまで時間に関係なく質問を続けてしてくるので，なかなか治療に入れないことがある．

Class Ⅲ：Hysterical Patient

　　この種の患者は過度の緊張状態にあり，情緒不安定で興奮しやすく，物事に懸念しやすい．予後はほとんど悪い．

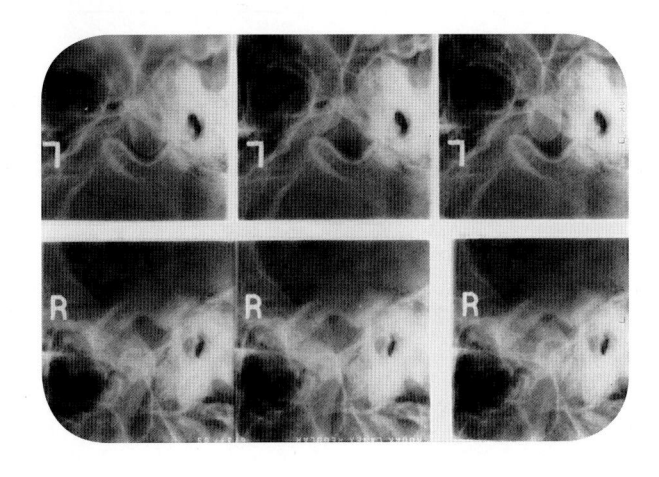

図2-6 TMJ，エックス線所見．

ときには，精神科医との相談や薬物投与が必要である．このような患者が訴える義歯の問題は，原因が義歯にではなく，全身的なことにあることが多く，それに気づくことが大切である．

Class Ⅳ：Indifferent Patient

医療に対して無関心で，咀嚼に対する義歯の重要性を感じない患者を指し，問題の多い好ましくない予後を呈する．

一般に，このような患者は物事に無関心で動機欠落者が多い．説明をしても傾聴しようとせず，また治療に協力もしないのに，何かがあると歯科医師のせいにする傾向がある．

このような患者を目覚めさせるための最良の手段は，治療前に最も推奨できる治療計画を呈示し，医療の重要性を説くとか，さもなければ診療拒否の表示を試みることである．物事に興味を示さない理由として，無歯顎であることが原因の例もある．しかし，このような患者は義歯に慣れやすい場合もある．

口腔内所見

開口状態と顎関節の評価

開口状態を診査することにより，今後の診療行程の難易度を予測できる．開口障害がある場合には，今後の診療行程での作業がむずかしいだけでなく，顎関節機能異常から，全身的な症状を呈していることを疑うとともに，たんに総義歯調製に走らず，その前段階としてスプリント療法の適応となる．

①正面観で下顎正中のズレの有無．
②現在，過去において，顎関節部，耳などの疼痛の有無．
③開口が楽に自由に行えるか，開口や閉口の軌跡が正面観で正中に沿って一致しているか，あるいは「くの字」運動なのか，「逆くの字」運動か．
④開閉運動時に異常音があるか．
⑤そのほか，触診，視診，聴診，聴力検査，エックス線検査を行う（**図2-6**）．

歯槽堤の状態

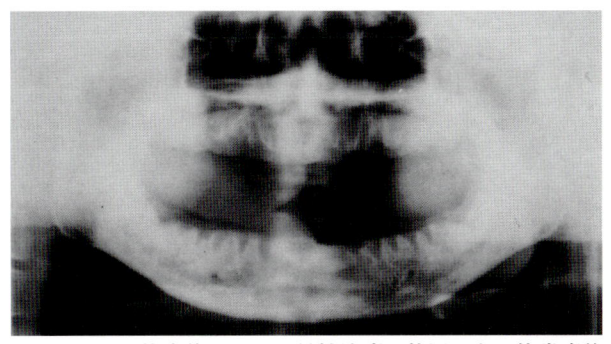

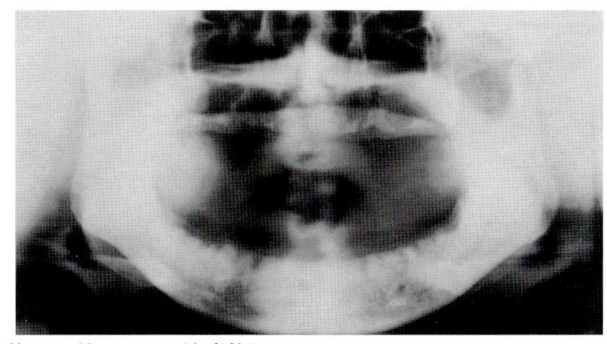

図2-7a, b 抜歯後における骨性治癒の状況．左：抜歯直後，右：約6か月における治癒状況．

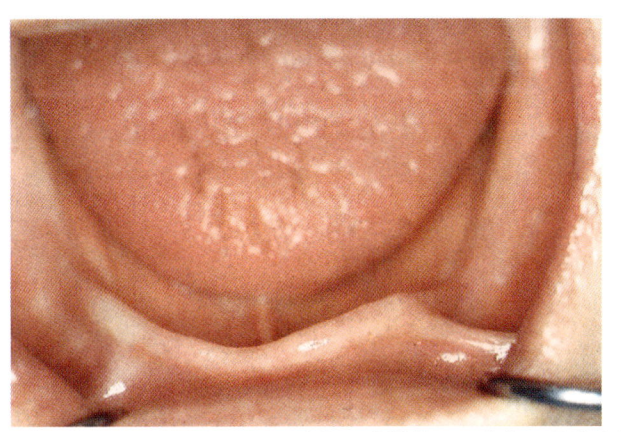

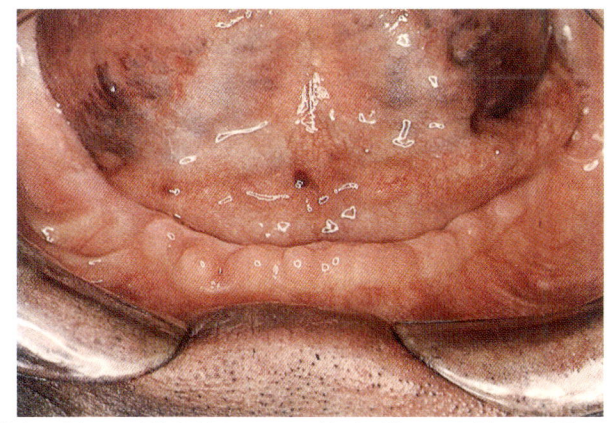

図2-8a, b トポグラフィー良好な歯槽堤は，咬合・咀嚼圧支持能上，優れた予後を呈する．**a**：骨面が滑らかな優れた予後を望めるもの，**b**：凹凸が多く，不良な予後となりやすい．

歯槽堤の状態

視診

抜歯創の治癒は，抜歯部歯牙の病状，創傷の大小，処置の適否，体質，健康状態に影響される．抜歯創が新生骨質で補填され，表層が骨皮層形成により閉鎖される時期は，抜歯後200〜400日といわれる（**図2-7a, b**）．しかし，それまで経過を待たなくても，創傷面が上皮により被蓋形成されるいわゆる閉鎖治癒は，抜歯後20〜30日であり，その時期に圧診，視診により咬合圧に一応耐えられると判断したならば，新義歯調製はできる．しかし，後に歯槽骨吸収は進むので，義歯不適合になる時期の到来は早い．

視診により，歯槽堤の状態と予後を考察すると，

①歯槽堤形態として，表面に凹凸のない丸味のある骨面のトポグラフィー（表面形態）が平坦な歯槽堤は，最も望ましい（**図2-8a, b**）．

②吸収著しい場合は，上顎では平坦な口蓋面だけの板状を呈するために，結果的に顎補綴のように重量が大きい義歯になり，維持・安定に支障をきたしやすい．また，下顎ではオトガイ孔が床下に位置するため下唇麻痺を訴えやすく，それぞれ予後が不良といえる．

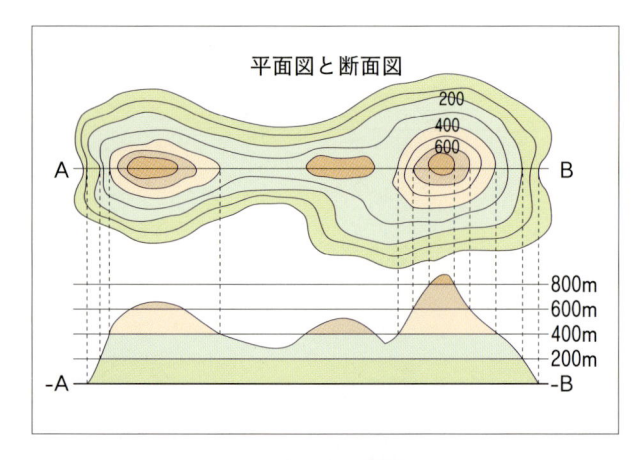

図2-9 骨面のトポグラフィー（表面形態）．

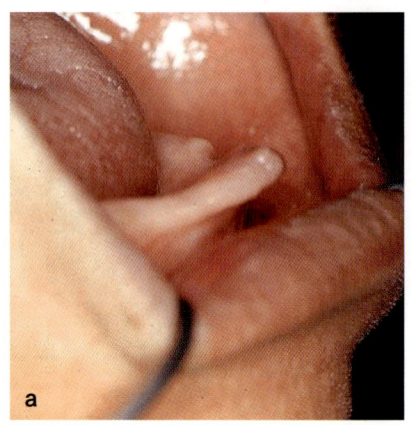

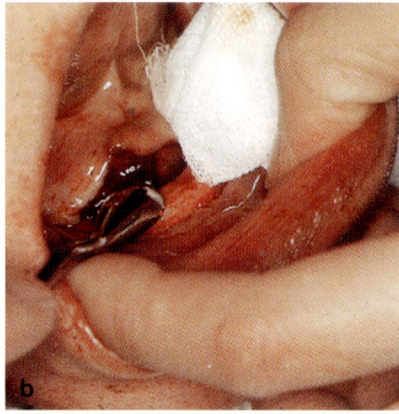

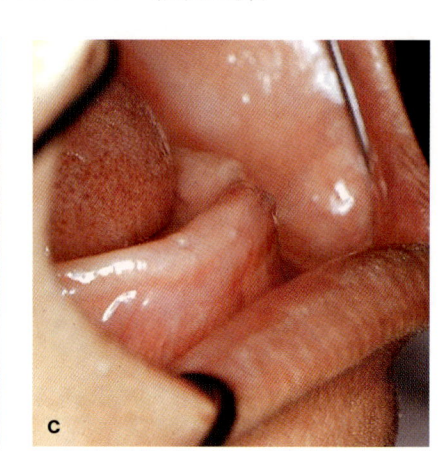

図2-10a〜c トポグラフィー改善例．a：術前，b：術中，c：術後．

③アンダーカットが多く，それも両側性に存在するものや，歯槽堤の挺出が著しく義歯床が入らないものは，調製中支障があるばかりか完成後装着できない場合もある．

圧診

歯槽堤各部を指先で圧診し，患者が疼痛を訴えるか咬合支持能を診査する．この方法は，総義歯の予後を知るうえで最も的確な方法であることを強調したい．いわゆる総義歯の難症例は，支持性の良否といっても過言ではない理由である[7]．

圧痛を訴える場合には，
①抜歯後の治癒機転が遅れているか
②あるいは菲薄な粘膜下に棘状や刃状の鋭利な骨面が存在し，トポグラフィーが不良なのか（**図2-9**）
③骨片とか歯のかけらや何か異物が迷入している
ことが疑われる．

このまま診療を行えば，当然予後は思わしくない．当然，エックス線診査を行い，抜歯創の治癒を待つか，骨面をスムーズに歯槽整形を行うとか，異物除去を行う必要がある（**図2-10a〜c**）．しかし，鋭利な骨縁も経時的に吸収して丸味をもち圧痛を訴えなくなる場合も多く，外科的処置の是非の判断は，臨床経験に負うところが大きい．

歯槽堤粘膜の状態

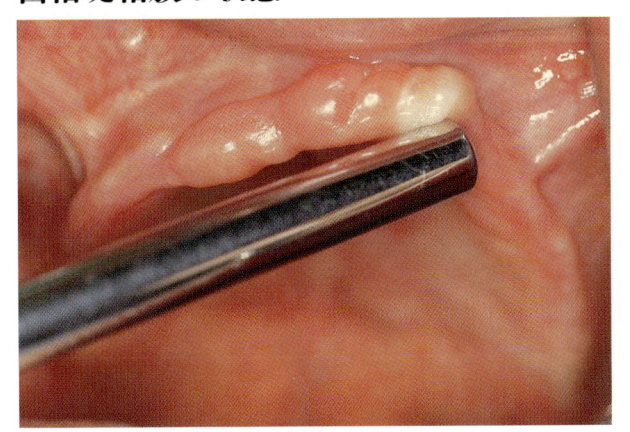

図2-11 フラビーガムの例．

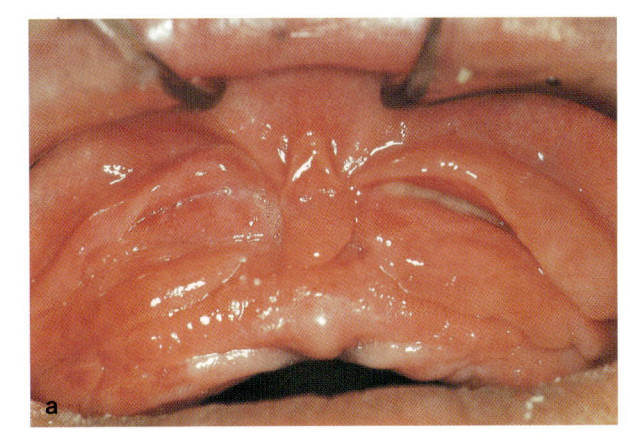

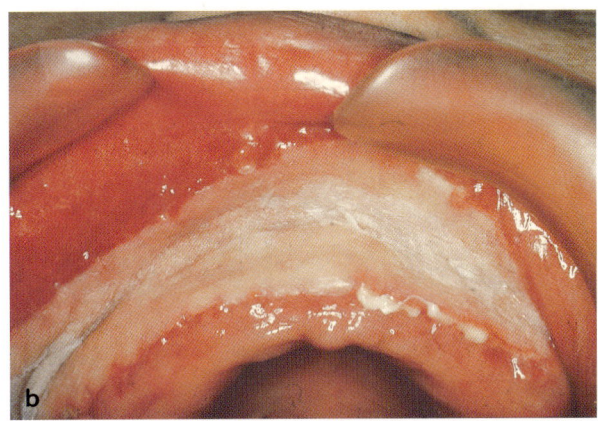

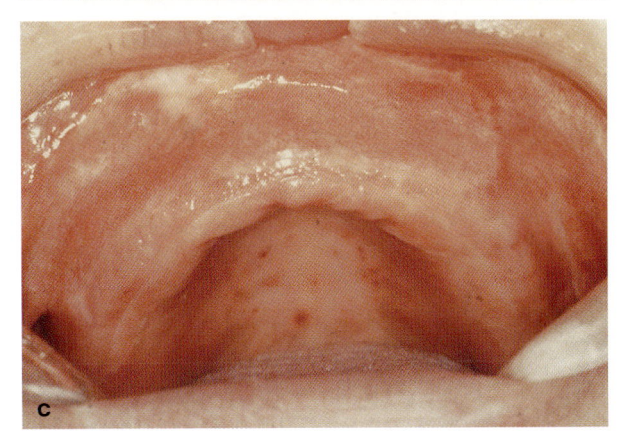

図2-12a〜c 義歯性線維腫（遠藤憲正先生のご好意による）．a：手術前，b：術後治癒前，c：術後治癒状態．

歯槽堤粘膜の状態

①約2mmぐらいの厚さの角質化した粘膜でおおわれていて，色調もよく，張りがあり，引き締まったもの．最も理想的な歯槽堤であり，予後は良好である．

②菲薄な萎縮した粘膜でおおわれ，圧診して硬いものは義歯の安定にも問題が多く，疼痛を訴えやすい．高齢者に多く，予後は不良である．

③歯槽堤が軟弱で，一般にフラビーガム（図2-11）といわれる，線維性増殖をきたしているもの．上顎前歯部などに多くみられ，咬合性外傷であり，下部骨組織も鋭利な場合が多い．最終印象に先立ち，ティッシュコンディショニングや外科的処置の

口蓋隆起と歯槽結節

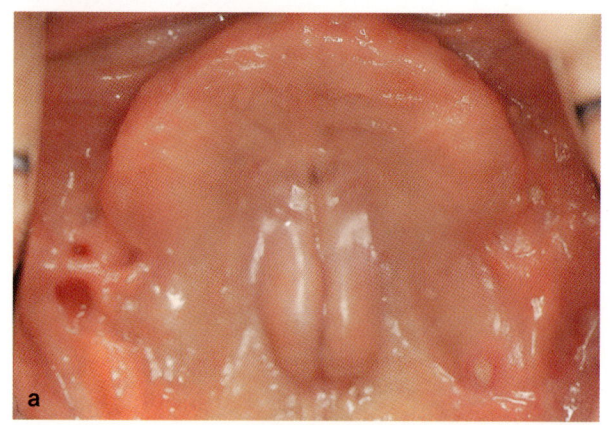

図2-13a, b　著しい口蓋隆起の除去例．a：術前，b：術後．

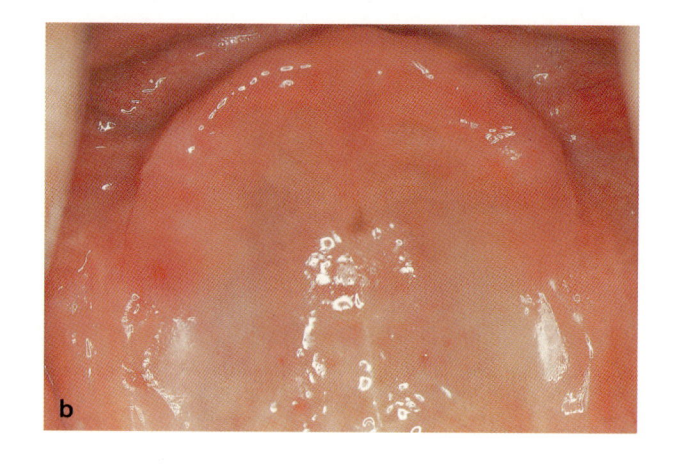

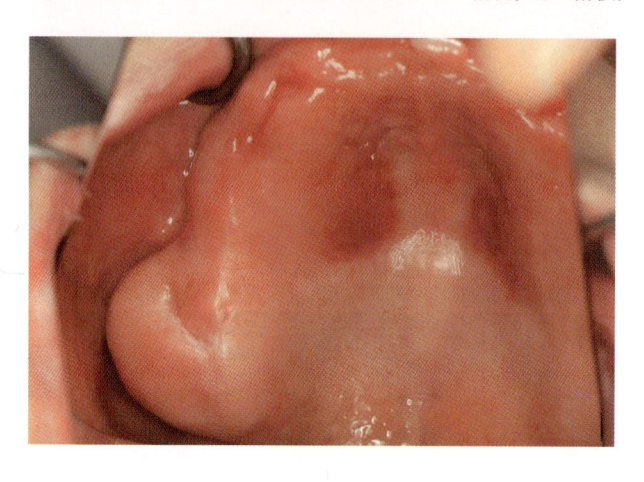

図2-14　上顎歯槽結節（上顎結節ではない）の外側性骨増殖例．

対象となる．一般に予後は不良である．
④義歯辺縁不良による義歯性線維腫（図2-12a〜c）も，著しい場合は外科的処置が必要となる．

口蓋面形態と口蓋隆起

口蓋面形態は，天然歯の植立状態，歯槽堤の吸収様相，口蓋隆起の有無などにより，いろいろな形態を呈する[8]．

平坦なもの

側方圧により維持を損ないやすく，条件としては望ましいとはいえない．

V字型のもの

垂直力により維持を損ないやすく，Ahラインが前方に位置する傾向があり，ポスト・ダム域は狭く，この点では予後は乏しい義歯になりやすい．

U字型のもの

維持性の条件として，最も問題が少ないもので，予後は当然良好である．

頬小帯の発達

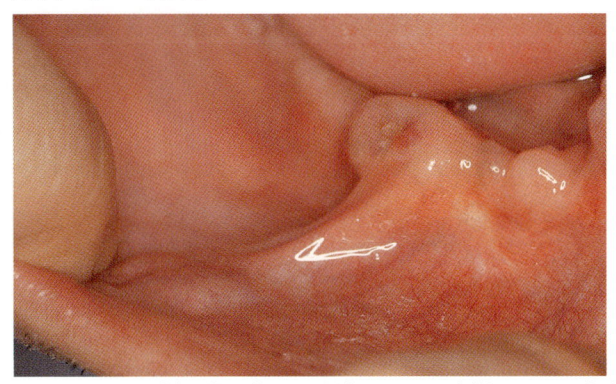

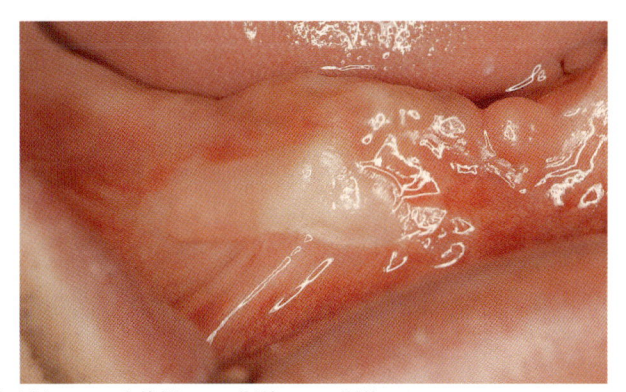

図2-15a, b 頬小帯が著しく発達している症例における上皮移植手術による改善例．a：術前，b：術後．

著しいM字型のもの

　口蓋隆起が発達し，硬いもの．総義歯は咬合圧により同等沈下しなければならないために，一般にリリーフは必要となる．しかし，著しく発達して大きく厚い場合には，義歯装着により口腔内はいっそう狭くなり，装着感や発音に影響するので，外科的に整形する必要もある．維持性の方面での予後は優れている（**図2-13a, b**）．

上顎歯槽結節

外側性骨増殖があるもの（図2-14）

　外側性骨増殖が両側性で著しい添窩を形成している場合には，口腔前庭溝まで義歯を装着することが不可能な場合もある．また，そこを義歯床で被覆することにより下顎骨筋突起が衝突し，下顎運動を妨げる結果になる場合もある．患者の義歯人生を考慮して，外科的処置を行うか，義歯床縁を最大膨隆部までに留めるかである．

低く挺出しているもの

　望ましい咬合平面の設定だけでなく，設定したい咬合高径で下顎と衝突したり，スペースが少なくとも6～7mm以下の場合は，外科的処置が必要となる．

可動性な線維組織に富むもの

　維持を悪くするような著しい場合には，外科的処置の適応となる．

上顎歯槽結節が吸収著しいもの

　義歯の側方圧により維持性を失いやすくなるので，デンチャースペースに合った的確な辺縁形成による床翼付与が重要となる．

下顎隆起

　下顎隆起は，下顎小臼歯部歯槽突起舌側の顎舌骨筋線と歯槽頂との中間に現れる骨

ポスト・ダムの設置

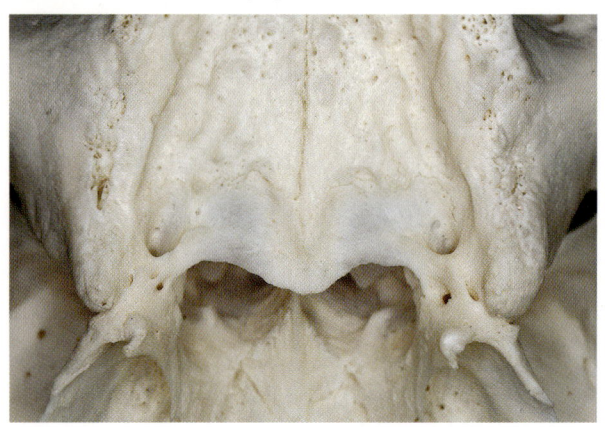

図2-16a ポスト・ダムは，上顎義歯の維持に大きく関係する．ポスト・ダム設置域は軟口蓋である．

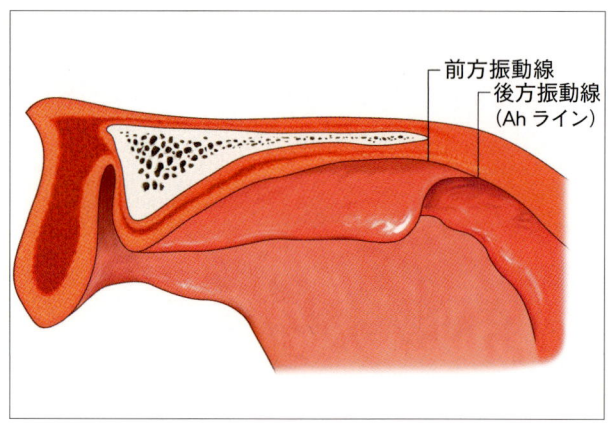

図2-16b ポスト・ダムは，前方の振動線（口蓋骨水平板遠心末端相当部）と後方の振動線（いわゆるAhライン）の間に打てる．

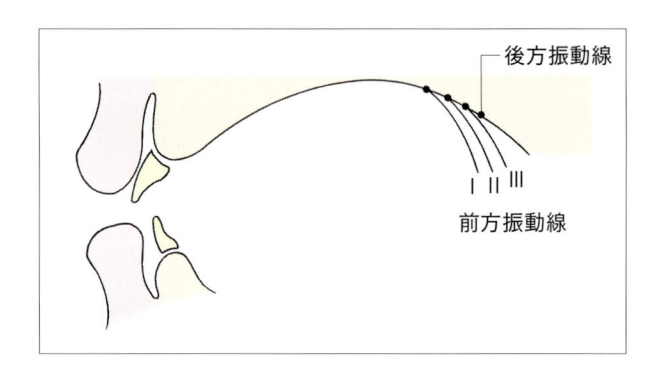

図2-16c しかし，その間隔により有利なポスト・ダム（Ⅰ）から中間（Ⅱ）と不利なもの（Ⅲ）まである．

質突起である．著しく発達し，突出し，アンダーカットを呈している場合には，下顎義歯の装着，舌位ならびに運動を邪魔するので，外科的処置の対象となる．

歯肉唇・歯肉頰移行部

この診査は，いわゆる不動組織としての付着歯肉の幅の評価である．
①歯肉唇・歯肉頰移行部組織の付着状態が低位をとる（歯槽頂から離れている）場合は，義歯の辺縁封鎖の発現，保持にとって望ましい．
②歯肉唇・歯肉頰移行部組織の付着状態が高位をとる（歯槽頂に近接している）場合は，望ましくない．著しい場合は，外科的処置を行う．
③小帯付着の状態に対しても同様なことがいえる（図2-15a, b）．

ポスト・ダム域（図2-16a, b）

上顎義歯の維持は，ポスト・ダムに負うところが大きい．したがって，どのぐらい広い後縁封鎖域かを診査する（House MM／図2-16c）．

Ah音を発声させ，後方振動線を，鼻をつまんで鼻をかむように命じ，前方の振動線（口蓋骨水平板遠心末端に担当）を観察し，その両線間をポスト・ダム域と判定する．
Class Ⅰ：硬口蓋後方に，形態的に大きく，正常な5〜12mmの幅の不動的組織が存

舌の姿勢と大きさ

図2-17a 舌尖が下顎中切歯切縁に近接した位置をとるような舌姿勢は，下顎義歯辺縁封鎖に有利である．

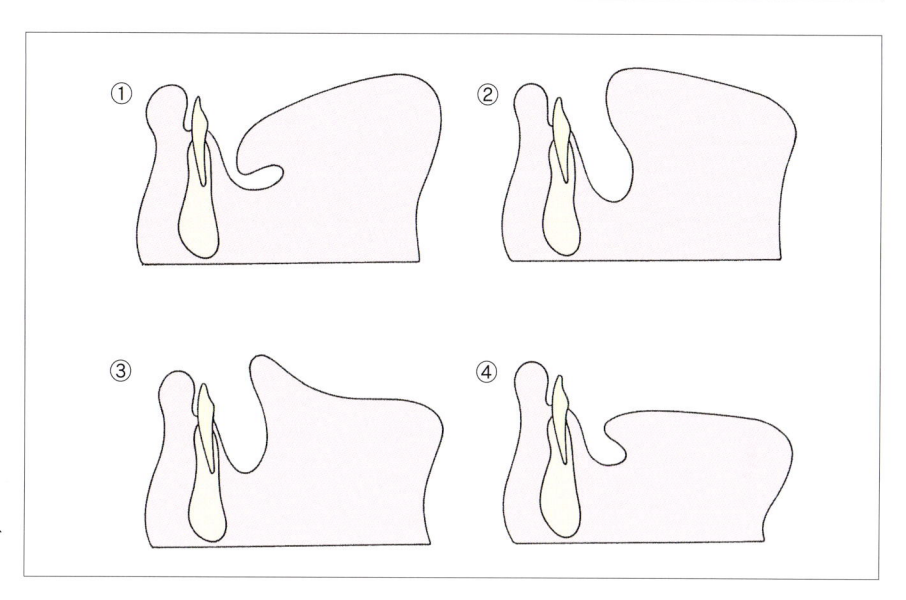

図2-17b 下顎義歯封鎖に不利な舌姿勢(Wright CR の図より改変)．

在するもの．その後方の粘膜は，軟口蓋のカーテン域として明らかに動く粘膜である．

Class II：硬口蓋後方に，形態的に中等度の大きさで正常な3～5mmの幅の不動的粘膜が存在するもの．

Class III：硬口蓋後方に不動的組織が少なく，まったくないか，あっても1～2mmの幅で構成されているもの．また，当該部の被圧縮度を圧診し，深いポスト・ダムが可能な場合は，後縁封鎖の強く優れた予後が期待できる．

口蓋反射

指やミラーの柄で軟口蓋を軽く触診して，口蓋反射の強弱を調べる．強い人は作製行程で問題があり，予後も悪く，ある意味での難症例である．

舌の姿勢と大きさ(図2-17a, b)

下顎総義歯の辺縁封鎖は，舌側前域の舌小帯部で崩れやすく，舌の姿勢位置が大きく関係する．そのため，舌姿勢を観察し予後を予測することが大切となる[9]．

評価法として，患者に小さな食塊を食べる要領で開口させ，その状態における舌を観察する．一般に65％の舌はリラックスした状態で，完全に下顎のアーチを満たし，

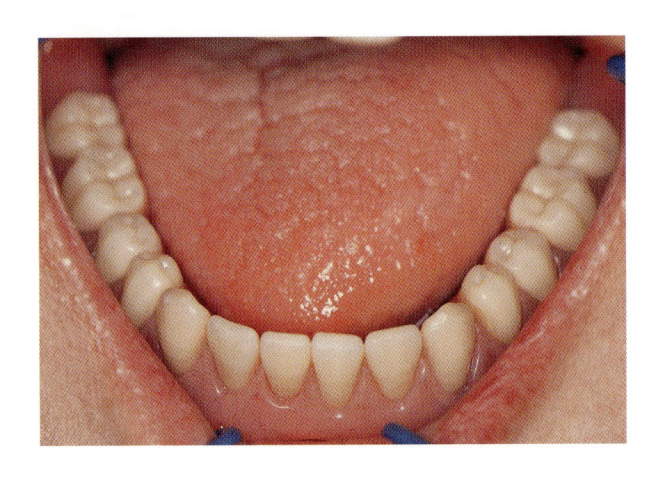

図2-18 下顎歯列に舌縁が近接する舌姿勢は，下顎義歯の維持上有利である．

舌先は下顎前歯舌側に軽く接触した状態を呈する．この舌位は，下顎総義歯の舌側辺縁封鎖にとって最も望ましい（**図2-17a**）．

舌を引っ込めるような舌姿勢は，下顎総義歯の維持にとっては予後不良であり，一般に35％の患者にみられ，次の4型に分けられる（**図2-17b**）．
①舌先を下方に，舌背を上方にあげるもの．
②舌先が舌体に吸収され消失し，四角形を呈するもの．
③舌先を上方にカールするもの．
④舌体全体が口腔底に低く圧縮するもの．

これらの舌姿勢は，よい姿勢を保つようカウンセリングし，習慣づけることで改善される．方法としては，下顎総義歯舌側の中切歯歯頸部あたりの義歯床に舌を荒らさない程度の即重レジンによるボール状のものをつけ，舌先が常に接触するよう習慣づける．

筆者の経験として，前の姿勢や大きさは，適切な咬合高径，歯列の拡大化により，自然に改善されることが多い．これらは過去における低すぎる咬合高径，狭い歯列によるものと思われる（**図2-18**）．

唾液

唾液の量，質（粘稠度）は，義歯の作製作業，維持に関係する．

過度な量と粘稠度をもった唾液は，優れた予後を呈する．漿液性のさらさらした薄い唾液は高齢者などに多く，維持性が乏しい予後を呈する．一方，ねばねばした唾液は印象作業を邪魔し，義歯使用上も問題がある．また，高齢者で全身的障害に起因している場合は量が少なく，維持，装着感で予後は不良といえる．義歯装着がはじめての患者は，装着直後，唾液量が一時的に増える傾向がある．

旧義歯の評価

旧総義歯を所有している場合，すべてを新調する必要があるわけではない．問題点を改善すれば，新義歯を作製しなくともよい場合がある．このような問題は，日常の臨床でけっこう多く出合う．

したがって旧義歯の適合状態，床縁の拡大程度，咬合平面，咬合状態などを精査し，

人工歯排列と歯槽堤

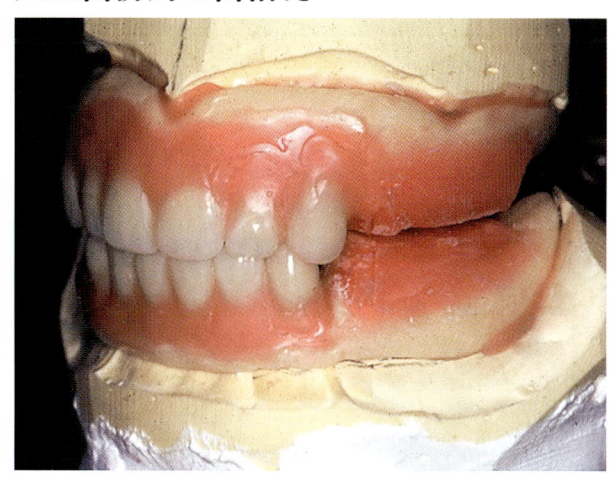

図2-19 診断のための人工歯排列．

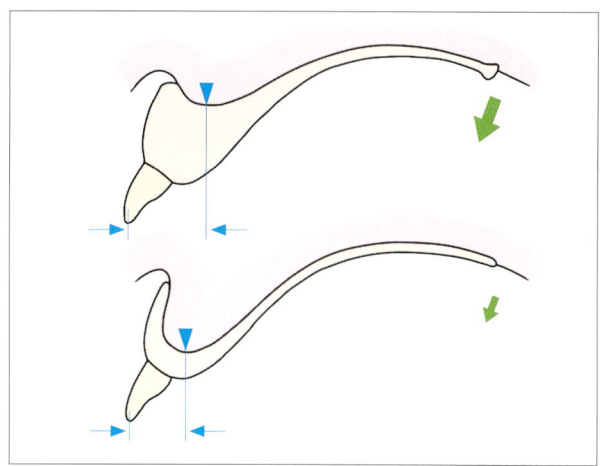

図2-20 人工歯排列位置と歯槽堤との唇舌的位置関係の診断から，梃子作用の発現度から維持性がわかる．

改善ですむか，その改善策は単なる基礎床部の削除調整でよいのか，添加調整としてリベース・リラインが必要なのか，咬合調整で解決できるか，どうしても新調すべきかを評価する．

研究模型の咬合器上での所見

　無歯顎症例における診査・診断は，口腔内所見の診査資料だけでは情報不足であり，的確に予後を把握することがむずかしい．

　したがって研究模型を作製し，単にそれだけを観察するだけでなく，咬合採得を行い，咬合平面，咬合高径の設定を行い，咬合器付着をすることが必要と考えている[10]．また少なくとも前歯部，できれば第一小臼歯までを排列してみることにより，より優れた診査・診断が可能となり，有歯顎の咬合診断と同じように取り扱うべきと考えている（**図2-19**）．

　この際に重要なことは，人工歯列の排列位置に対する考え方である．この点についての詳細は後述するが，筆者の考え方は，あくまでも本来の天然歯列を構築すべきと考えている．そのため，歯槽頂上あるいは歯槽頂間線法則といった力学的配慮を第一義的に優先してはいない．

人工歯列と歯槽堤との関係

　この事柄をまっ先にあげた理由は，総義歯の維持・安定を片顎的に考察，診断する必要があるためである．

　咬合器上で，診断のために排列された人工歯列と模型歯槽堤とを対比して観察する．

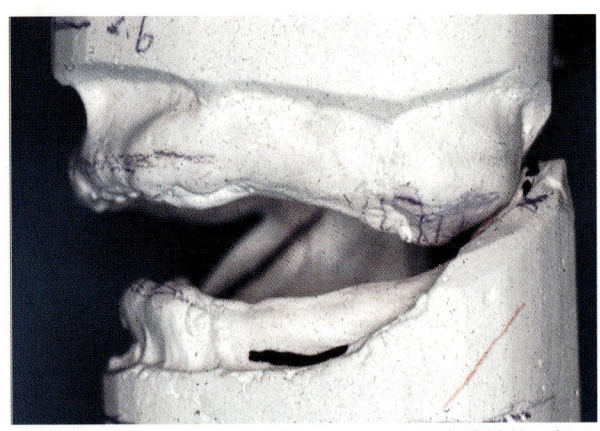

図2-21 調和した咬合高経における上顎歯槽結節が挺出していれば、下顎義歯には支持域が確保できなくなるので、外科的処置先行が必要である。

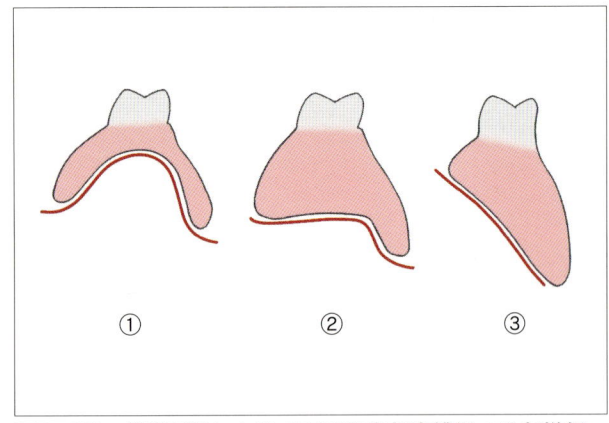

図2-22 前額面観における下顎臼歯部歯槽堤の吸収様相。③は、咬合・咀嚼圧支持負担能が最も不良な条件といえる。

唇舌・頬舌的位置関係

片顎的観察での人工歯列弓と歯槽堤弓との唇舌・頬舌的位置関係で、その間隔を評価する（**図2-20**）。とくに、この点で一般に問題となりやすい症例は、前歯部歯槽堤の吸収状態が著しい場合であり、小臼歯部にかけてもそれが波及していることが多い。

すなわち、たとえ前歯部歯槽堤の吸収状態が著しい場合でも、前歯部の排列は審美性の回復や発音機能を優先する。結果として、人工歯列弓と歯槽堤弓との唇舌的位置関係でその間隔は大きくなる。

このため、前歯部域での咬合支持能は乏しくなるだけでなく、辺縁封鎖を失いやすく維持・安定性も予後不良となる。もちろん、この現象は小臼歯、大臼歯部にも通じることである[14]。

垂直的位置関係

・咬合平面と歯槽堤との間隔（顎間距離）

歯槽堤の吸収量の大小は、顎間距離に関係し、吸収量が多ければいわゆる背の高い義歯になり、また義歯床下面のもつ面積も吸収が少ないものよりも減少する。これは、断面的に三角形の2辺の和は1辺より長いことから明らかである。

したがって吸収が少ない症例と比較して、同じ辺縁封鎖力が存在するとしても、維持・安定性は乏しい結果となり、咬合の問題まで波及し、その影響は大きい。

また、この段階で歯槽堤、とくに上顎歯槽結節が著しく挺出して下顎歯槽堤との間隙がなく、5〜6mm以下で衝突しそうなものは、歯槽整形の適応となる（**図2-21**）。

・咬合平面と歯槽堤の平行性

[前額面的位置関係]

とくに、下顎臼歯部における前額面的観察所見での咬合平面と歯槽堤との平行性は、下顎義歯の維持・安定、支持に大きく関係し、最も重要な診査である。

①鞍状形に2斜面のもの

垂直的な咬合圧に対する支持性は歯槽頂のみに作用するといえるが、維持・安定性の点では最も優れ、予後のよい咬合構築が期待できる。

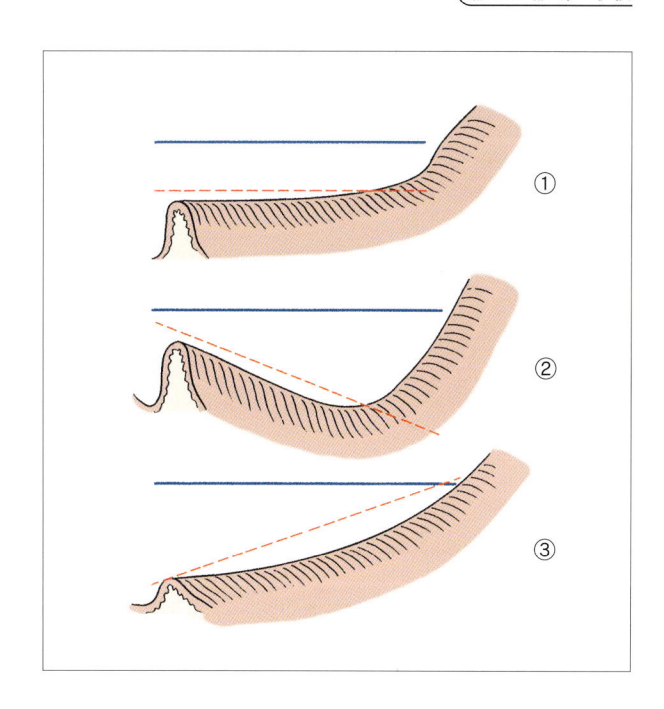

図2-23 矢状面観での歯槽堤の吸収様相と咬合平面との関係から，義歯の前方推進現象が起きやすいかを診断できる．

②水平的に平坦なもの
　垂直的な支持性は前者よりも優れるが，側方圧に弱く，維持・安定性を欠きやすく，垂直圧のみが作用するS-Aブレード臼歯が有効な症例である．
③内斜面を呈しているもの
　いわゆる舌側部歯槽堤の著しい吸収結果の症例である．当該部は単斜面であることから，急斜面に立つ建物に等しい条件であり，咬合・咀嚼圧分散結果から義歯は内側つまり舌側にスリップする現象を起こしやすく，咬合圧支持能，維持・安定不良から優れた咬合は望めず，この状態が両側性にあれば，難症例中の難症例である（図2-22）．

[矢状面的位置関係]
　矢状面的位置関係は，側面からみた歯槽堤と咬合平面との平行性である（図2-23）．
①咬合平面と平行なもの
　条件としてはまったく問題はない．
②咬合平面と平行でなく後方離開をもつもの
　とくに下顎義歯の前方推進現象を起こし，維持・安定性を損ないやすい．
③前方離開をもつもの
　とくに上顎義歯の維持・安定性に影響し，前歯部で噛んだ場合に後縁封鎖が解けやすい．

上下顎人工歯列対向関係と咬合

　診断の段階で咬合器付着，人工歯排列をすることにより，上下顎的にどのような対向関係で咬合するかもわかり，前歯部における水平・垂直被蓋いわゆるアンテリアガイダンス，臼歯部における水平被蓋の関係といった咬合因子を診査することができ，予後を的確に知ることが可能となる．

顎の大きさと骨吸収度

図2-24a 2枚のガラス円板を，間に液体を介して水平につるし，下方の円板におもりを下げた場合，おもりの重量(W)はガラス円板相互の接触面積(A)および液体のもつ表面張力(S)の2倍に比例して，円板の接触間隙(D)に反比例する[11]．

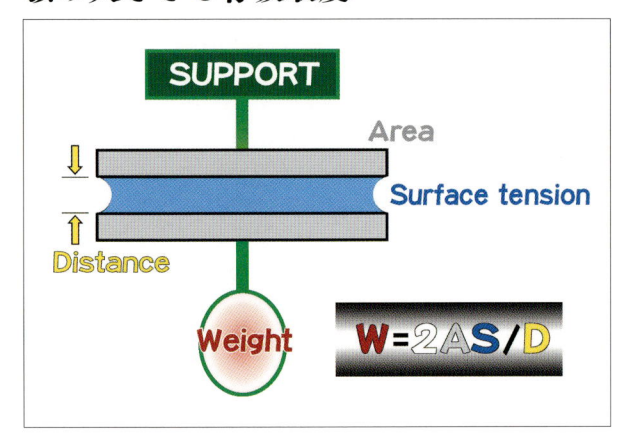

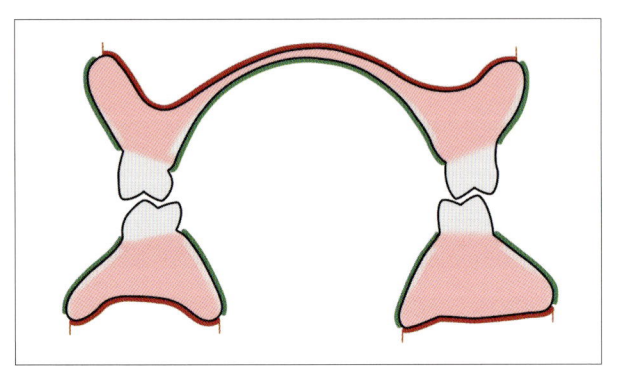

図2-24b 骨吸収の著しい顎堤と義歯の断面．三角形の2辺の和は1辺の長さよりも長い．茶色線で囲まれる面(床支持面)の全面積は，緑色線(床把持面)に囲まれた面積より著しく小さい．したがって，床把持面(研磨面)に作用する力は，**図2-24c**の場合よりも義歯の維持と安定に，不良な予後をもちやすい．

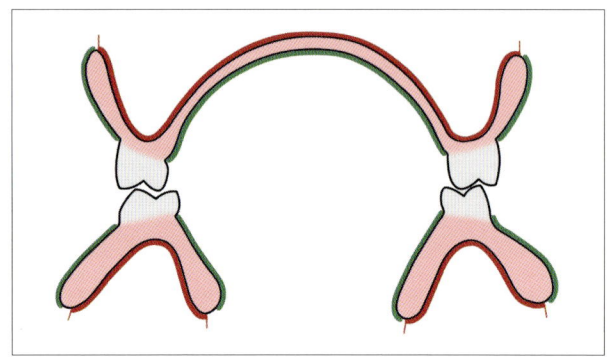

図2-24c 骨吸収の少ない顎堤と義歯の断面．茶色線で囲まれる床支持面の全面積は，緑色線(床把持面)に囲まれた面積にほぼ等しい．したがって，**図2-24b**の場合と比較すると維持と安定を得やすい．

顎の大きさと骨吸収度

物理的にいって，基底面が広い方が支持性に優れることは，雪上を歩行するときに履くかんじきの例でわかることである．また，接触面が広いほど維持・安定性が優れることは，大きいガラス板を持ち運ぶ際に使う吸盤で理解できる(**図2-24a～c**)．

総義歯でも同様に，模型を観察し大きい顎をもつ症例は支持性だけでなく，維持・安定性の点でも有利であり，優れた予後を望める．したがって歯槽堤弓の形態として方形が最も望ましく，円形，尖形の順で予後は不良となる．

上下の顎の大きさを比較して，一方が大きく著しい差がある場合には，人工歯排列のような作業上のむずかしさだけでなく，咬合・咀嚼圧の配分といった点でも予後は乏しい．

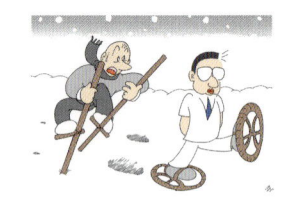

以上のように，咬合器付着，人工歯排列を試みることは，診断と予後を的確に把握するためには必須の筋道であり，いまだ患者からの医療委任前の診査の段階とはいえ，実行すべき調査事項といえる．

診療計画とコンサルテーション

診療計画の立案

　診査・診断の結果から優れた予後を得るためには，本義歯調製前に準備医療(いわゆる initial preparation)としていかなる処置が必要なのか，また作製上どのような点に気をつけるべきかを考慮し，術者の持てる知識，技量をフルに活用して，優れた効果的な診療計画をいろいろ練らなければならない．

準備医療の適用

　診査・診断後に準備医療を行う必要がある場合，一般にあげられる診療計画を大別すると，以下に述べるとおりである．

顎関節機能異常があるもの

　スプリント療法の装置としての治療用義歯の作製が必要である．結果として，咬合性由来症(下顎位症候群)の改善をはかることが重要である．

外科的処置が必要なもの

　外科的処置は一般的にはいわゆる歯槽整形であり，主たる対象が骨組織，軟組織あるいはその両者の場合とに分けられる．

　骨組織を対象としたものは，骨面のトポグラフィー改善といった骨面表層の処置と，外骨症(歯槽突起とくに上顎大臼歯頬側部，口蓋隆起，下顎隆起など)といった辺縁性に過形成した骨の除去などがあげられる．

　また軟組織を対象としたものでは，単なる小帯切除，口腔前庭拡張，フラビーガム，義歯性線維腫などといった過形成の切除などが多い．

　また，ときには埋伏歯の抜去，異物の除去から，歯槽堤形成などもあげられる．この際も，治療用義歯は即時義歯として創傷の保護に有効であり，活用すべきである．

粘膜調整が必要なもの

　長年不適合な義歯を使用継続していた場合の床下粘膜は，圧縮され，内部歪をもち，生理的形態ではなく，粘膜調整いわゆるティッシュコンディショニングが必要である．

　ティッシュコンディショニングを行う方法としては，数日間，義歯を外しておき，開放し，その間，ブラッシングによるオーラル・フィジオセラピーを奨励する方法をとる場合と，ティッシュコンディショナーを用いて行う場合とがある．しかし，今日の生活状況下では，前者はむずかしい．

　当然，ティッシュコンディショナーを活用するため，旧義歯の改善あるいは治療用

義歯の作製が必要となる．しかし，このような診査・行程であれば，治療用義歯の作製は容易であり，むだではないことがわかる．また，この際の治療用義歯は，仮義歯として機能面，審美面で役立つばかりでなく，診断用義歯でもあり，かつ本義歯作製の指針としての水先案内義歯(パイロットデンチャー)でもある．

患者心理の改善

患者によっては，本義歯がどのようにできるのか，懸念をもつ場合も少なくない．これは，患者だけでなく術者にもいえることである．このような場合には，診断用の治療用義歯をまず作製し，装着することが有効である．

本義歯調製にすぐ入れる場合

診査・診断後，準備医療を行わなくても，そのまますぐ本義歯調製に入れる場合がある．また，日常の臨床では，患者の健康度や通院距離の関係で，本来ならば準備治療が必要でも省ける性格のものは省かなければならない場合もある．

コンサルテーション

初診患者は，当然，何も用がなければ来院はしない．すべて，自分の口腔が健全になりたくて来院したわけである．しかし立案された診療計画として，抜歯が必要で総義歯装着をよぎなくされる場合もあれば，旧総義歯を新調しなければならない場合もある．そのなかには，準備治療が必要なこともある．

患者は，診療に入る前に予後を知りたいし，知らされなければ不安である．といって，その診療計画を納得して委任するか否か，また，診療計画によっても医療費も変わってくる．

したがって，診療に入る前にコンサルテーションのための時間をアポイントメントし，よく理解でき納得できるよう十分な時間をとり，術者の考え方を説明し，質問があればその相談に乗るよう努めなければならない[12]．

そのためには咬合器に付着された模型を患者に提示し，術者の意見をはっきりと患者に十分訴えることが有効である．また絶対に前医を責めないで，このようにした方がより優れた義歯になる旨を説明することが大切である．

コンサルテーションを有意義にすすめるためには，
①義歯調製上優れている条件，不都合なこと
②新義歯に対する患者の要求について術者が行える可能性，不可能性
③立案した診療計画内容の必要事由と予測される予後
④旧義歯があれば，その改善すべき点
⑤診療計画に基づく必要期日ならびにそれぞれの医療費
といったことを，よい聴き手である一方で，要領よく説明することである．

これは，心臓外科医が冠状動脈のバイパス手術を必要とする患者に対して，手術後には運動もできるようになるといった明るい予後を知らせ，患者の委任をひきだすことと同様である[13]．

参考文献

1. 安藤 亮：孫子の兵法．東京：日本文芸社，1975.
2. 阿部晴彦ほか：リハビリテーションとしての無歯顎補綴医療（下）．歯科展望．1982；60（1）：109〜122.
3. Henschen F：老化の問題．東京：岩波書店，1968.
4. シモーヌ・ド・ボーヴォワール：老人，京都：人文書院，1972.
5. 吉田寿三郎：高齢化社会．東京：講談社，1981.
6. House MM：An outline for examination and classification of mouth conditions, Dominion dent. J. 1921；33：97〜100.
7. Sosin MB：Personal communication. 1966.
8. Boucher C O：Swennson's Complete Dentures, 5th ed. The St. Louis：C. V. Mosby CO. 1964；100〜101.
9. Wright CR et al.：A Study of the tongue and itsrelation to Denture Stability JATA. 1949；39：269〜275.
10. 阿部晴彦：無歯顎補綴における診断・治療のための咬合，補綴臨床，別冊．1984；197〜216.
11. Lott F Levin B：Flange Technique, J Pros. Dent. 1966；16：394〜413.
12. 阿部晴彦：総義歯の臨床テクニック．東京：書林，1976；35〜57.
13. Halperin AR：Mastering the Art of Complete Dentures. Chicago：Quintessence Publishing Co. 1988；13〜30.
14. 阿部晴彦：日本の補綴．東京：クインテッセンス出版，1981；165〜184.

3 無歯顎の印象調製

最終印象技法の理論と考察

多くの最終印象技法を分析すると，
①辺縁の捉え方
②床下粘膜への加圧加減
③開口度
からの3つの方面から分類することができる．

ここで，これらの最終印象技法について筆者なりに解説してみたい．

義歯周囲筋の運動限界と形態からの分類

まず，筆者の考える辺縁形成を述べるにあたり，各種印象技法における辺縁のあり方に触れたい．

義歯辺縁の印象技法には，辺縁形成の是非と必要ならば如何なる方法を採るべきかといった"義歯周囲筋の運動限界と形態"からの印象技法の分類として，粘膜静止印象，動的印象，機能印象の3種類があげられる．

これらに関し，筆者なりの考察を述べてみたい．

粘膜静止の概念

粘膜静止の概念(Mucostatics)[1~4]は，原則であってテクニックではない．粘膜静止の原則は，「正常で安静状態にある顎堤組織形態の正確な陰型である印象と義歯床」であると定義し，1938年に技師のPage HL[2]により提唱された．

その基本的考え方は，床下粘膜組織は80％が水分であることから液体の入った密閉された容器と考え，粘膜静止状態のすべての細部が印象材で変形なく歪まずに確実に記録され，それにより完成した義歯床であれば，安静時においてもまた咀嚼圧加圧時においても粘膜は圧縮されず，義歯は優れた維持・安定性を示し，結果的に組織と

粘膜静止印象

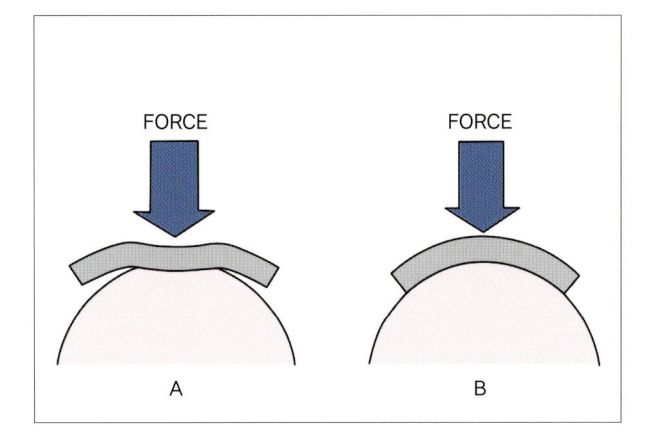

図3-1　A：義歯床が歯槽堤と完全に接触していないときは，力が歯槽堤の1点に加えられ，全体の圧力は強くなり，組織変位が起こる．
B：静止関係で義歯床が歯槽堤と完全に接触し，優れた適合を示すときは，全体の圧力は小さくなり，組織変位は起きにくい．

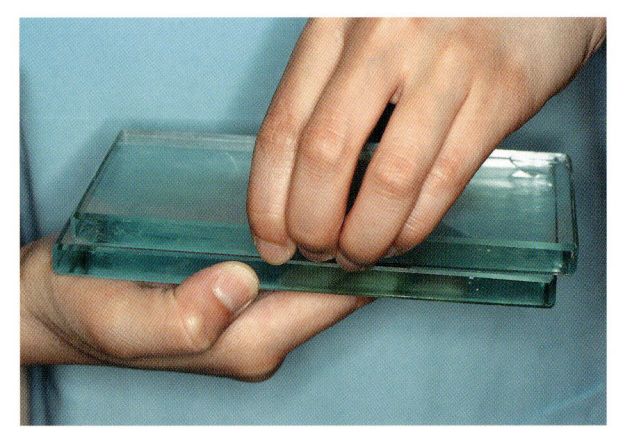

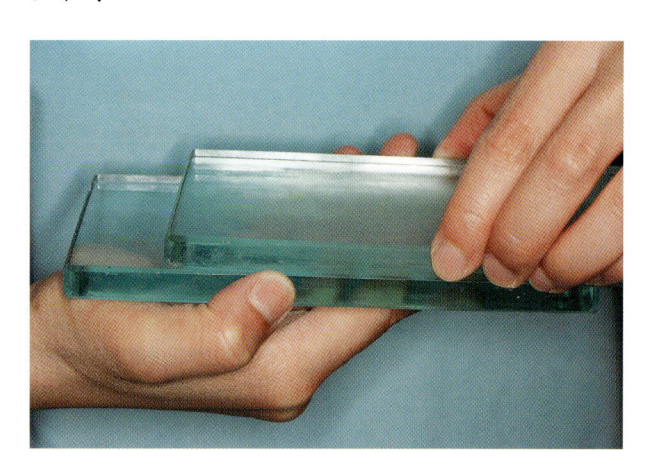

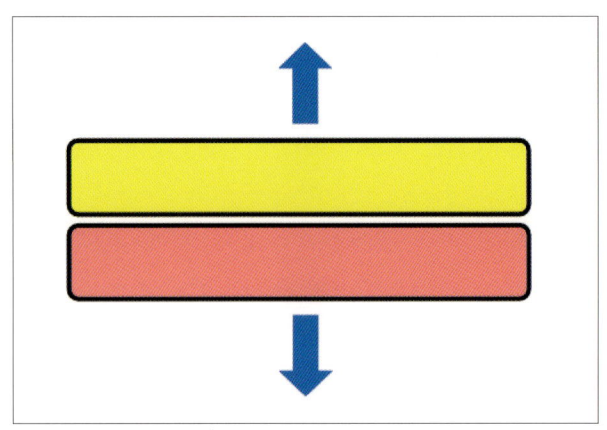

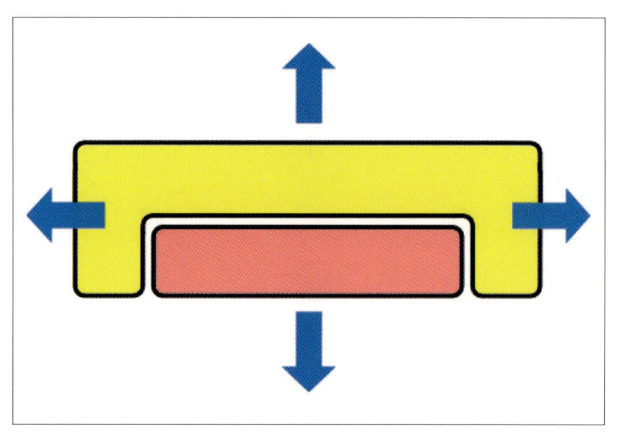

図3-2　義歯床が正常で安静な形態にある顎堤組織の真の陰型であれば下記のことがいえる．
上：ガラス板を引っ張って垂直的に離すことは容易ではなく，液の膜が薄いほど表面張力は大きくなる．しかし，ガラス板を滑らせることは非常に容易である．
下：この現象を口腔内の義歯でいえば，義歯床の適合が正確であるほど唾液の菲膜は薄く，垂直維持は大きくなり，横滑り現象も義歯のフランジにより防止されることになる．

義歯床の不変性が得られ，歯槽堤の健全保持も可能であるといったパスカルの原理を理論的背景に持ったものである(図3-1)．
　また，義歯床が正常で安静な形態にある顎堤組織の真の陰型であれば，顎堤組織との間に唾液による表面張力が働き，義歯床は大きな維持を備えるようになる．ちなみにフィットチェッカーといった義歯床の適合検査のための材料は，この粘膜静止印象による義歯床のテストのために生まれたものと考えてもおかしくない．

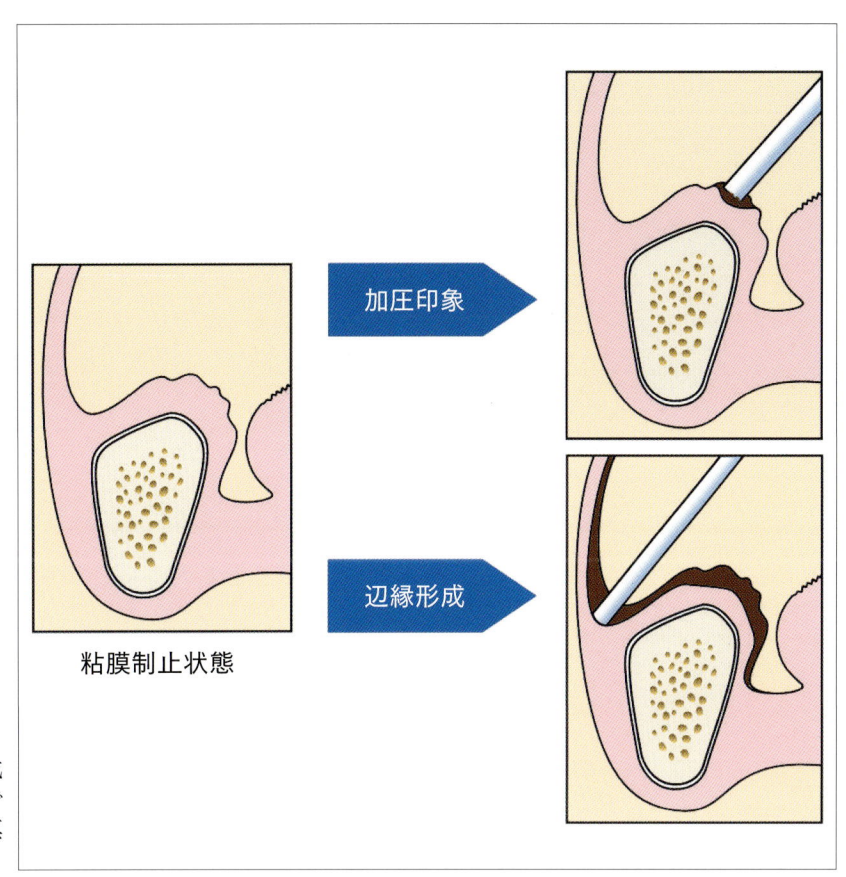

図3-3 印象にあたり加圧印象，辺縁形成を行えば，組織変位が起き粘膜静止状態である正常で安静な形態にある顎堤組織の真の陰型となり得る義歯床は望めない．

　　　この維持発現の現象は，2枚のガラス板をぬらし，一緒に合わせたときにみられる吸着力で説明できる．ガラス板を引っ張って垂直的に離すことは容易ではなく，液の膜が薄いほど吸着力（維持）は大きくなる．しかし，ガラス板を滑らせることは非常に容易である．

　　　この現象を口腔内の義歯でいえば，義歯床の適合が正確であるほど唾液膜は薄く，垂直維持は大きくなる．一方，横滑り現象は義歯のフランジにより防止されることになり，要は義歯床が正常で安静な形態にある顎堤組織の真の陰型となり得るような印象が重要となる（**図3-2**）．

　　　顎堤組織は固体と液体からなる．液体が主であれば圧縮することはできない．境界となる壁がなければ，変位が可能となる．したがって顎堤組織の顎堤頂を器具で圧迫すれば組織変位が起きるが，その量に変化はない．組織は弾性を持っているので，器具が取り除かれれば組織はもとの形に戻る．また器具が歯肉頬移行部を押せば，その変位は歯肉頬移行部だけではなく顎堤頂と反対側のあらゆる方向にも起こる．この問題も，器具が取り除かれれば組織はもとの形に戻る．したがって顎堤組織の変位を生むような加圧印象，辺縁形成は行ってはならない結論となる（**図3-3**）．

　　　このように，義歯床が正常で安静な形態にある顎堤組織の真の陰型となるような印象を目指すならば，トレーは筋付着，小帯，腱膜などの可動粘膜組織を避けた，不動粘膜組織のみを覆った大きくない，ゆったり適合するレジン製かアルミニウム製を用いる．

　　　印象材は，①精度がよく，②フローがよく，③唾液を浸透させない，④石膏分離材が要らない，⑤強固に堅くセットする，⑥印象後に口腔内に試適できる性質のものが

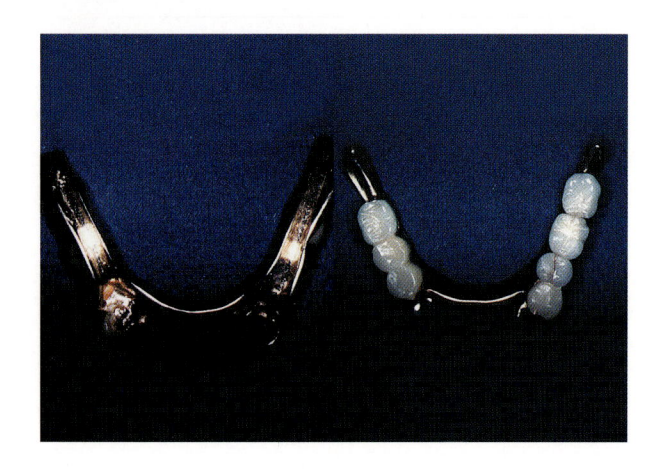

図3-4 義歯床としては技工操作上可能な限り正確に印象を複製するため，寸法精度に優れるレジン床ではなく金属床とくに金床をよしとしている．

要求され，いわゆる酸化亜鉛ユージノール印象材による印象が奨められる．

患者に対する唾液分泌の抑制方法として，硫酸アトロピンの前投薬もあるが，白内障，緑内障，胃腸疾患などへの影響がある．一般的には口腔内のガーゼによる唾液拭掃，エピレナミンの印象域への塗布，エアシリンジによる防湿などにより，半乾燥状態の口腔内の義歯負担粘膜を最少圧印象することが重要となる．そして患者教育による安静状態維持の協力も重要である．

また完成義歯床としては，技工操作上可能な限り正確に印象を複製したいため，レジン床ではなく寸法精度に優れる金属床とくに金床をよしとしている(**図3-4**)．

しかし，これらの前提事項に対する疑問として，①印象材，模型材自身の寸法精度，②技法的実際性の問題，③義歯作製材料の精度的問題，④生体側の粘膜組織の表面形態は抜歯後における骨吸収と関係なく常時無変化なのか，といった問題[5]などがあげられる．

以上のように，本技法での義歯の維持は，義歯床下面と粘膜面間とに生じる表面張力のみに負うため，粘膜静止状態を損なう辺縁形成は行ってはいけない．

このような義歯を考察すると，結果的に床面積は狭く小さくなるため，床面積が大きいほど咀嚼圧が分散でき，優れた支持性が期待できるといった論理に反するため，後述する義歯辺縁のあり方[5,6]とは相反した主張であり，人工歯排列位置も大きく制限される結果となる．また，本法によるパーシャルデンチャー症例などには，意図した粘膜静止の概念を満足できるトレーの戻しは比較的簡単であるが，上下無歯顎症例に対してはトレーの戻しの点で非常に難しい経験を持っている．以上の点でコンプリートデンチャー調製に関しては賛成できない．

また，この粘膜静止印象は最少圧での印象であるが，後述する加圧量からの分類の最少圧印象は同義語ではなく，粘膜静止状態を意図したものではない．

機能印象

機能印象は，後述する動的印象をも意味するが，一般には口腔が機能を営んでいるときの口腔内組織の動的状態を模倣表現し記録する，いわゆる術者による意図的な辺縁形成印象法を指す．動的印象技法を純機能印象と考えれば，この印象技法は準機能印象と考えている．

この印象技法については義歯辺縁と義歯周囲筋との解剖学的関係を熟知しなければ

機能印象

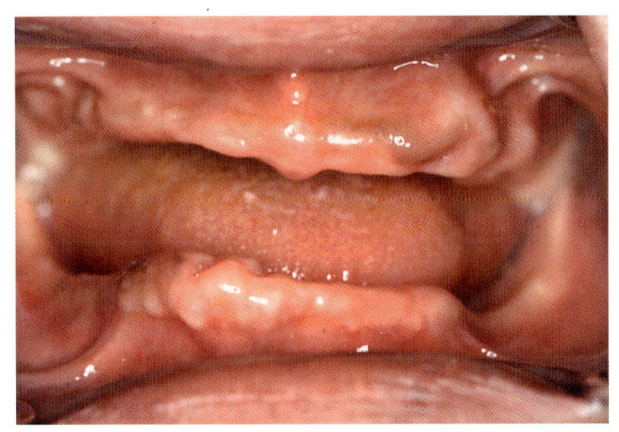

図3-5 被印象体は不動組織部と可動組織部とから構成される．術者が辺縁に関係する唇・頬などの粘膜を上下，前後的にまた外方に牽引した場合，明らかに不動粘膜部と可動粘膜部との境界を直視・判定でき，付着粘膜と非付着粘膜の存在がわかる．

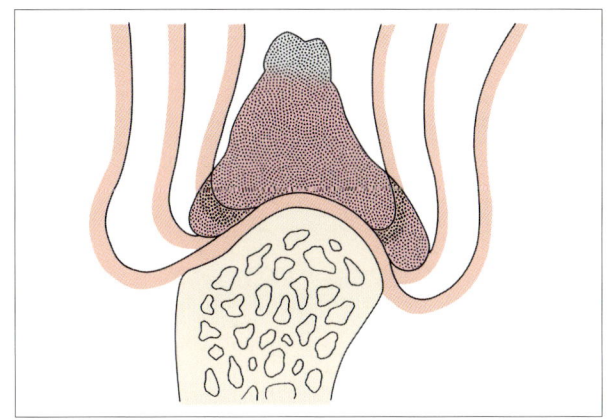

図3-6 印象辺縁の概形(将来の義歯辺縁の大きさ，厚み)は，口腔内の可動組織の機能運動により決定，記録すべきである．極端に大きい辺縁の義歯では機能時に維持・安定を失う．小さすぎても支持性が乏しく，外れやすくなる．

ならない．したがって，総義歯辺縁は解剖学的にいかにあるべきかといった学習をする上での基本であり，動的印象を行うにせよ避けて通れない重要な技法である．

無歯顎は文字どおり全歯牙を喪失した状態であり，補綴物としての総義歯の支持，維持，安定は咬合関係もさることながら，それ自身は床下・床辺縁に関係する粘膜組織に委ねる以外になく，予後の良・不良の要因は印象採得に負うところが大きい．

しかし，無歯顎補綴における印象操作の概念は，クラウン・ブリッジにおける被印象体が支台歯といった不動組織(剛体)を印象する，いわゆる静の状態を採取する"印象採得(Impression taking)"ではなく，義歯に接触関係を持つ粘膜といった軟組織(非剛体)の可動性，被圧縮性を動的に印象で捉えるいわゆる印象域を作るといった"印象調製(Impression making)"である．

したがって，義歯辺縁封鎖域から義歯把持面(俗にいう研磨面)域は，義歯周囲筋群の生理的機能運動時における緊張度合いを，また義歯支持面域は床下組織の被圧縮度をも十分に考慮し行わなければならない．

被印象体としての無歯顎の特性

無歯顎の印象で最も重要なことは，被印象体としてその特性を熟知することである．予後不良の要因が印象にあるとすれば，この点にあるといっても過言ではない．

これは何も無歯顎ばかりではなく，有床補綴における欠損域の印象すべてに通じることである．端的にその特性をあげれば，

①被印象体全体が粘膜であり，部位によりそれぞれ異なった被圧縮性をもつ組織である．これらは，粘膜面各部をミラーの柄とかストッパーの丸い方の先端で圧してみると簡単にわかる．

②被印象体は不動組織部と可動組織部とから構成される．すなわち，義歯床支持面の歯槽堤粘膜を下部にある骨組織との付着状態において観察すると，付着粘膜(attached mucosa)と非付着粘膜(unattached mucosa)とが存在する．これは，術者が辺縁に関係する唇・頬などの粘膜を上下，前後的にまた外方に牽引した場合，明らか

各個トレー

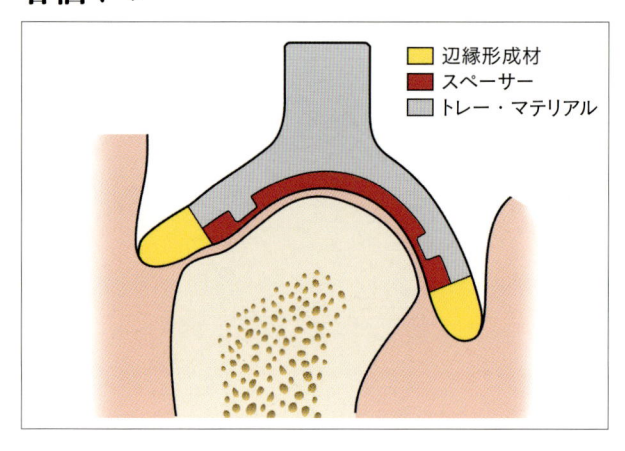

図3-7 著者の主張したい各個トレーの構造.

に不動粘膜部と可動粘膜部との境界を直視・判定でき，付着粘膜と非付着粘膜の存在がわかる．しかも，牽引具合で異なった形態を呈することも容易に知ることができる(図3-5)．

ここで無歯顎補綴における印象調製の理想像を考えると，上記の被印象体の特性を熟知し，①印象辺縁の外形(範囲としての大きさ，厚み)は口腔内の可動組織の機能運動により決定，記録されること(図3-6)，②印象内面は口腔内不動組織の被圧縮度を考慮し生理的な状態が収められること，③歪まない正確なものであること，などがあげられる．

各個トレー

辺縁形成は，各個トレーの辺縁にスティック・コンパウンドやワックスなどの一般には熱可塑性の材料や，徐硬化性の化学反応可塑性材料を付与し，①機能時における義歯周囲筋群の運動を想定し，患者の頬部や唇部を術者の手指により牽引してやるとか，②患者に下顎運動，咬合，口唇突出，口角後方牽引，吸啜，嚥下，舌の突出，挙上など，機能時に近い義歯周囲筋群の動作を行ってもらい，誘導し，その結果生じた筋圧により辺縁を賦形する．

辺縁形成で問題になることは，①各個トレーの大きさが適切かといった問題と，②圧のかけ加減(方向，量)であり，それ次第で機能時とは異なる義歯周囲筋群の筋圧による辺縁賦形となりやすい．

筆者の推奨する各個トレーは，①構造的に不動組織部は健全な床下粘膜の生理的形状を圧迫しないこと，ならびに被圧縮度を考慮しワックススペーサーを設置し，トレーマテリアルでリジッドな芯として歪まない状態に作製する．②一方，可動組織部いわゆる辺縁部は，機能時における義歯周囲筋の動きを捉え得るように辺縁形成材を設置しておく(図3-7)．

・適切な研究模型作製のための予備印象

各個トレーが作製される研究模型の問題として予備印象が重要であり，床下粘膜の生理的形状を圧迫したくないため，可動組織部を義歯周囲筋が最大限機能したときに近い形態で印象に収められ，かつ技法の簡便性を考えると，賦形性がよく変形の少ない適合のよいトレーによるアルジネート印象材単独の術式を推奨したい．

研究模型作製のための予備印象

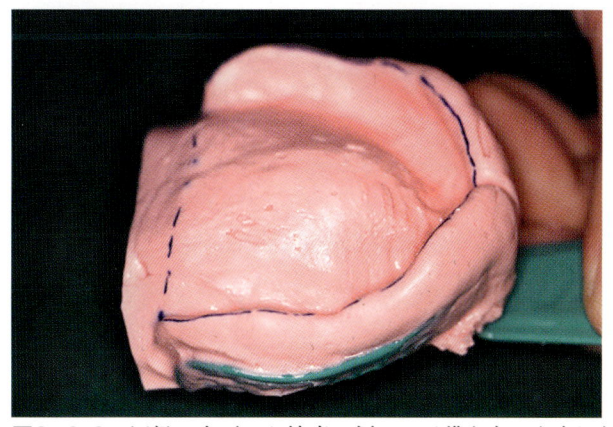

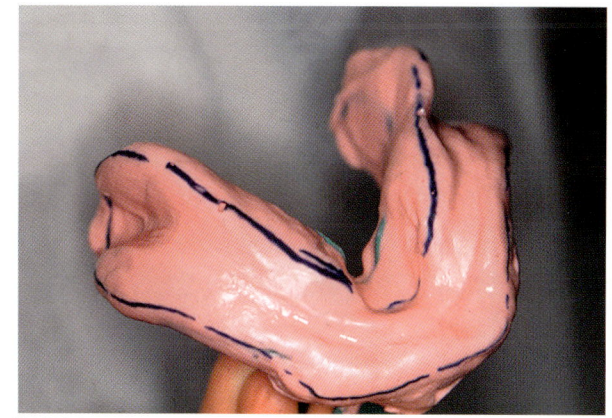

図3-8, 9 辺縁,内面とも精度に優れた予備印象.印象辺縁の外形(範囲としての大きさ,厚み)は口腔内の可動組織の機能運動により決定,記録される.

各個トレーの作製

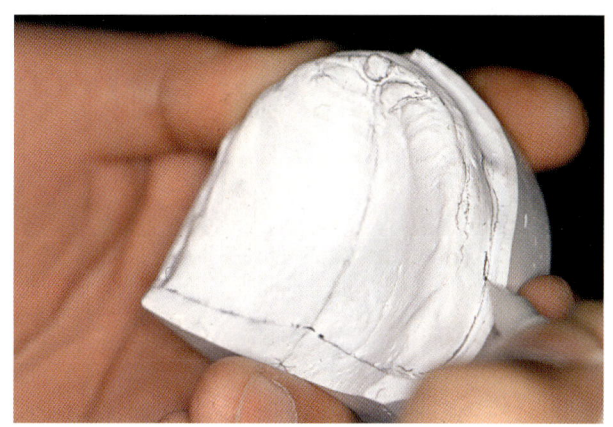

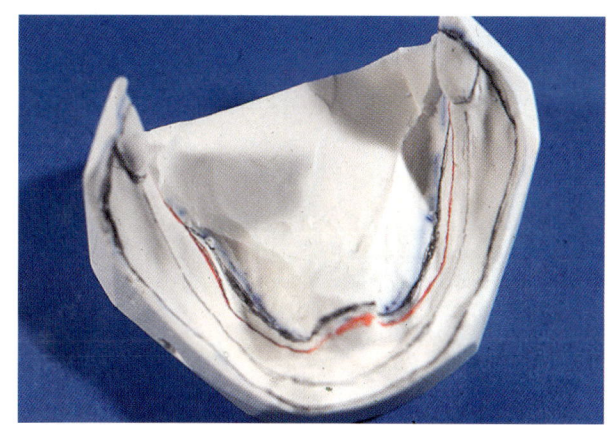

図3-10, 11 研究模型上に可動・不動部境界線を設定し,それに沿って鋭利なナイフ先端で0.5mmくらいの深さの溝を入れる.

　研究模型は,その名のごとく研究対象全体が表現されていなければならない.そのため,印象材の巡りを考慮し,技法として50ccのカテーテル用のディスポーザブル・シリンジを活用することが有効である.

　不動組織部として,歯槽堤部,床下組織全体が表現され,可動組織部として,上顎では唇・頬部の口腔前庭溝,後縁は口蓋小窩・ハミュラーノッチを,下顎では唇・頬部の口腔前庭溝,歯槽舌側溝全体,後臼歯三角を包含したものが要求される(**図3-8, 9**).

・各個トレーの作製

　各個トレーの作製術式の概要を以下に述べる.
①研究模型上に可動・不動部境界線を描記設定する(**図3-10, 11**).
②不動部全面にベースプレート・ワックス1枚のワックススペーサーを圧接し,左右4か所に5mm幅のストッパーを設置する.内面の印象時にワックススペーサーを除去しやすいようにキープポア(ニチバン)のようなセロテープを貼付しておく.(**図3-12, 13**)
③約2mmの厚さのトレーマテリアルにワックススペーサーを設置した不動部のみに圧接し,不動部のみをリジッドに作製されたトレーが完成する(**図3-14, 15**).

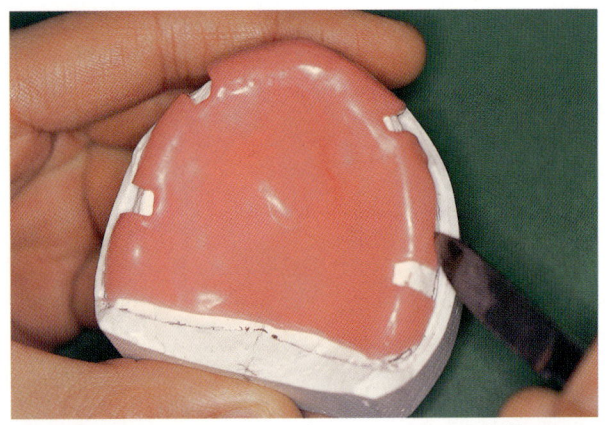

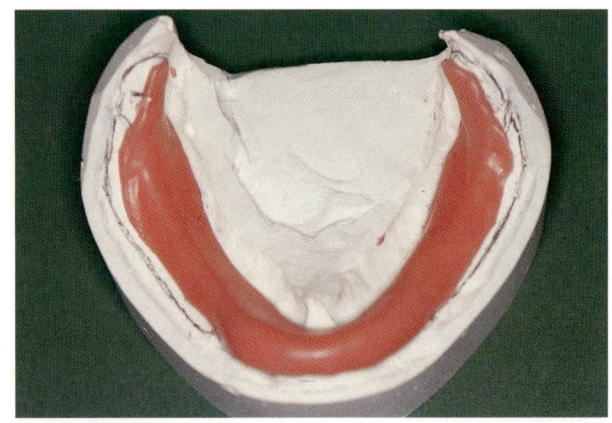

図3-12, 13 全面にベースプレート・ワックス1枚のワックススペーサーを圧接し、左右前歯臼歯部に5mm幅ぐらいのストッパーを設置する。ワックスの上からその形態に一致させセロテープを貼付しておくと、スペーサーの除去時に有効である。

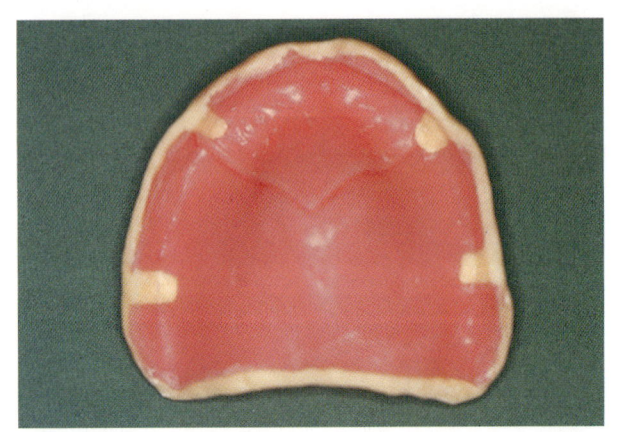

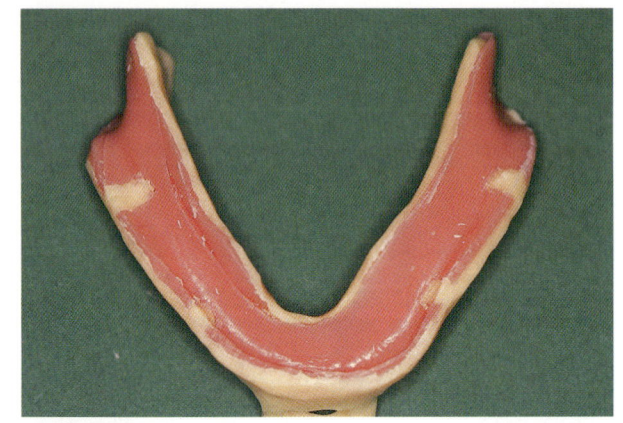

図3-14, 15 不動組織部はワックススペーサーとトレーマテリアルで構成された。

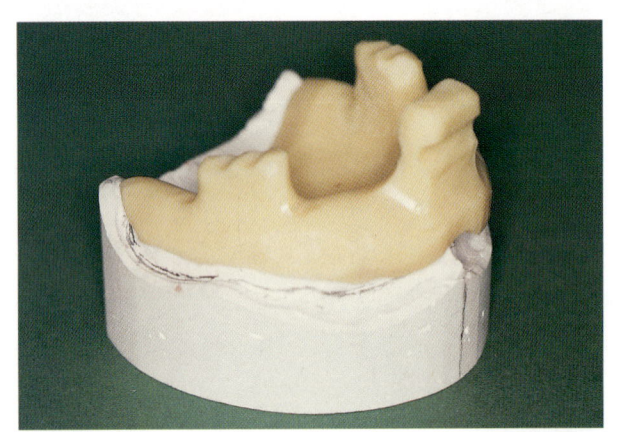

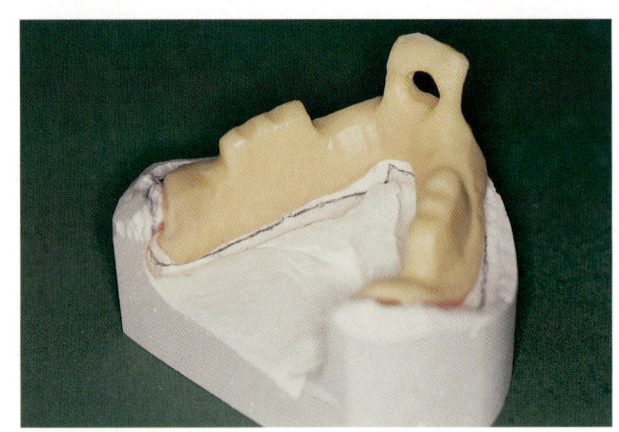

図3-16, 17 トレーハンドルの付着部位は、歯牙植立位置を想定して一致させる。

④トレーハンドルは、人工歯排列位置を想定したところに設置する(図3-16, 17)。
⑤可動組織部には、辺縁形成材スティック・コンパウンドで把持面を作るつもりで多めに付与しておく(図3-18〜21)。

・辺縁形成材の考察

　辺縁形成材は、義歯周囲筋が機能している一定期間可塑性を持続できるもので、機能圧により賦形され、熱可塑性の材料では冷却することにより、化学反応可塑性の材料では化学反応が進行経過後、賦形形態を保ち硬化するものが望ましい。

最終印象技法の理論と考察

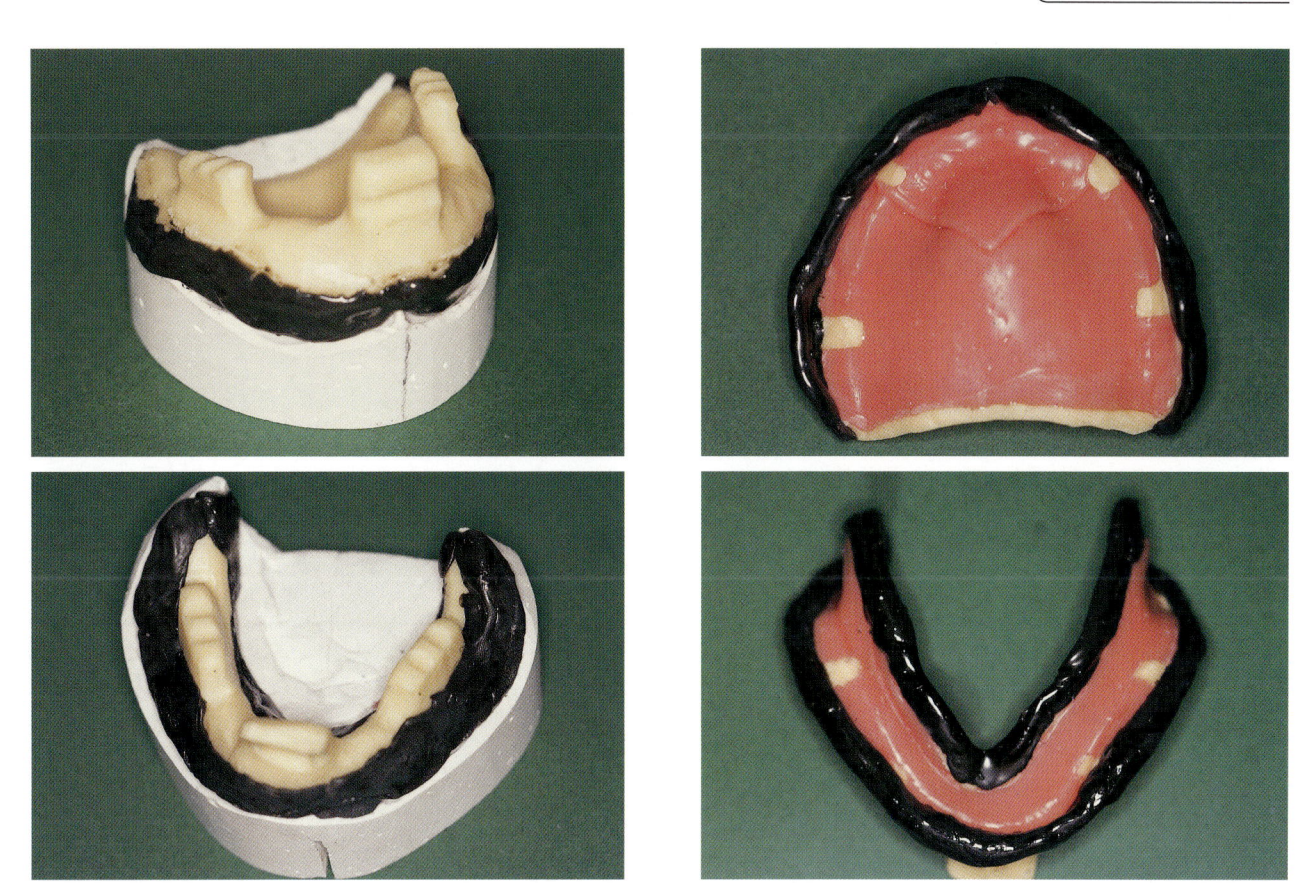

図3-18〜21 スティック・コンパウンドを模型上可動部に多めに巻いておく．

　その例として，前者にはスティック・コンパウンド，後者にはティッシュコンディショナーのような徐硬化性のプラスティック類があげられる．

[熱可塑性の材料]

　熱可塑性の材料では，代表的なものとしてスティック・コンパウンドがあげられる．スティック・コンパウンドには，軟化点が低いものから高いものまでいろいろあり，一般に最も普及しているKerr社のスティック・コンパウンドで軟化点の最も低いグリーンでも約50℃，グレーで約53℃である(**図3-22**)．

　そのため，手早く操作しないと硬化してしまいフローを失う．したがって，辺縁全周を一気に辺縁形成することはよほど熟練しないと難しく，個所別に行うのが一般である．しかし冷やせば硬化し，形態的に安定するため，扱いは楽であり削ったり足したりしやすく，辺縁形成を学習するには適材であり，古くからポピュラーな材料である．

　そのほか，ワックス類として軟化点が体温と同じ約37℃のインプレッション・ワックス・スティックス(アイオワ・ワックス)や約46℃のアダプトールがある(**図3-23**)．

[化学反応可塑性の材料]

　これには，ティッシュコンディショナー(**図3-24**／松風)のほかデンチャーライン(モリタ)[8,9]，マイオプリントなどのある種の即時重合レジンや光重合レジンなどがあげられる．

　この種の材料を用いる場合は，通常より液を少な目に混和し，やや糸を引くけれどもリボン状に賦形できる状態まで待ち，パテ状になってから使用する．リボン状に賦形し，トレー辺縁半周あるいは全周に巻きつけ口腔内に装着し，指先で辺縁粘膜に圧接後，通法にしたがって辺縁形成を行う．持ち時間は十分にあるので，硬化し形態的

辺縁形成材／熱可塑性の材料

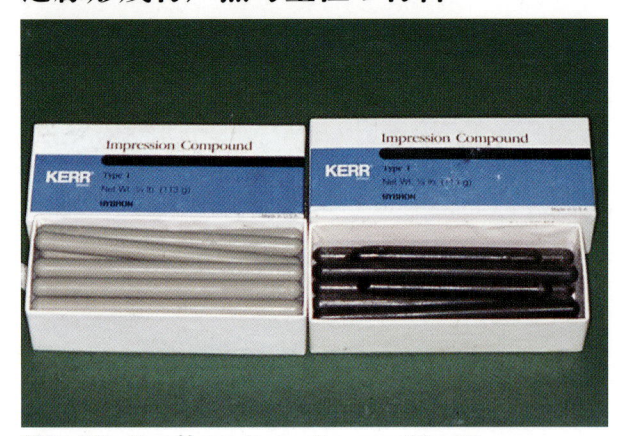

図3-22 Kerr社のスティック・コンパウンド．

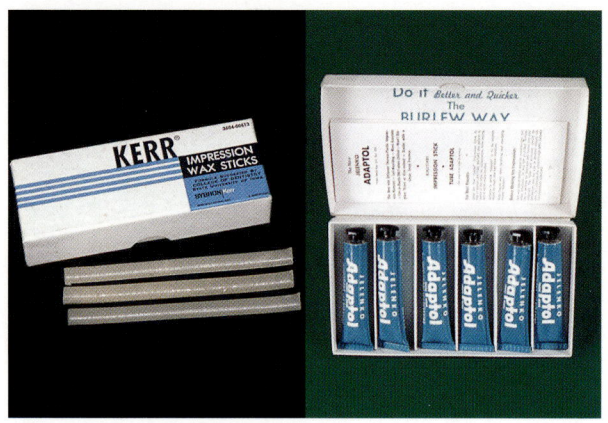

図3-23 軟化点が体温と同じ約37℃のアイオワ・ワックスと約46℃のJelenko社のアダプトール．

辺縁形成材／化学反応可塑性の材料

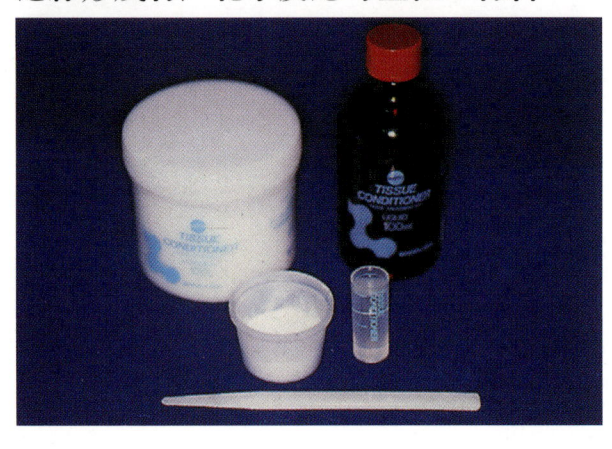

図3-24 動的印象材ティッシュコンディショナー（松風）．

に安定するまで口腔内に入れておく．

　取りだしてよい時期の判断は，術者が残っている材料を自分の口腔内に入れておくとか，引っ張ってみてポッとちぎれるかで判断する．

・辺縁形成材の実際
　　──熱可塑性の辺縁形成材スティック・コンパウンドによる辺縁形成
　〔上顎における辺縁形成〕
　　上顎の辺縁形成で収めたい領域は，**図3-25**に示したように，口腔前庭溝全体と口蓋小窩を目安とした左右ハミュラーノッチを結んだ後縁までである．

　図3-26は，上顎総義歯辺縁に関与する筋であり，辺縁形成にあたってはそれらの走行とそして起始，停止ならびに作用を理解しなければならない．

　ここで，上顎の辺縁形成について部位に分けて説明する（**図3-27**）．
〔翼突下顎縫線部〕
　上顎総義歯の後縁支持は，翼突下顎縫線上顎起始部の下にあるハミュラーノッチに委ね，義歯辺縁に収めることが大切である．

　翼突下顎縫線は開口すれば緊張し，閉口すれば弛緩する．したがって開口と閉口を繰り返し，翼突下顎縫線の緊張した運動形態を捉えることが重要となる（**図3-28**，

上顎における辺縁形成

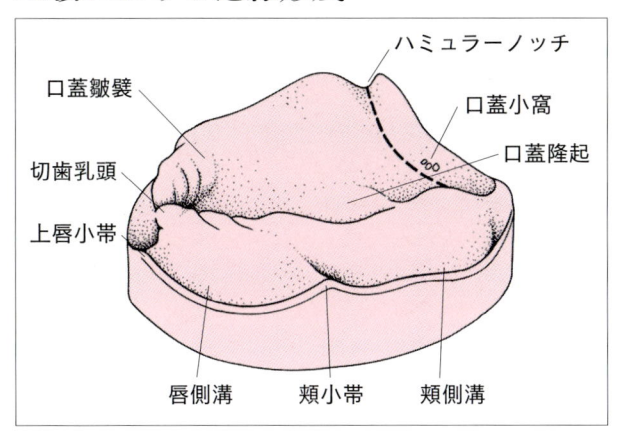

図3-25 上顎の辺縁形成で収めたい領域は，口腔前庭溝全体と口蓋小窩を目安とした左右ハミュラーノッチを結んだ後縁までである．

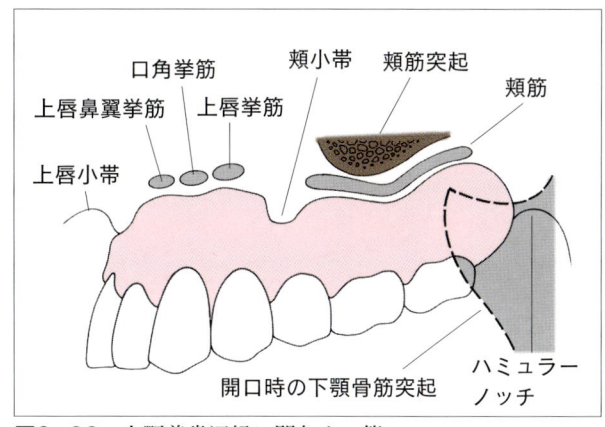

図3-26 上顎義歯辺縁に関与する筋．

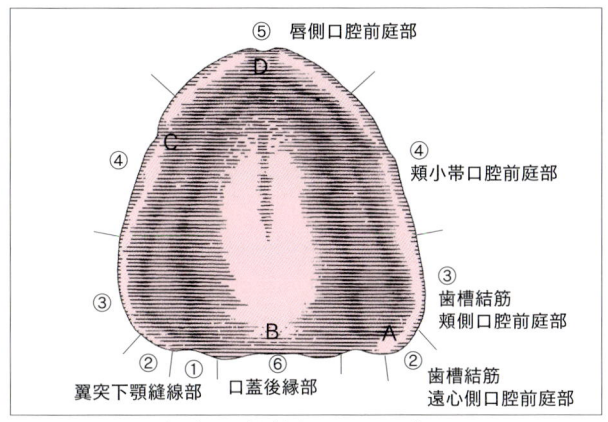

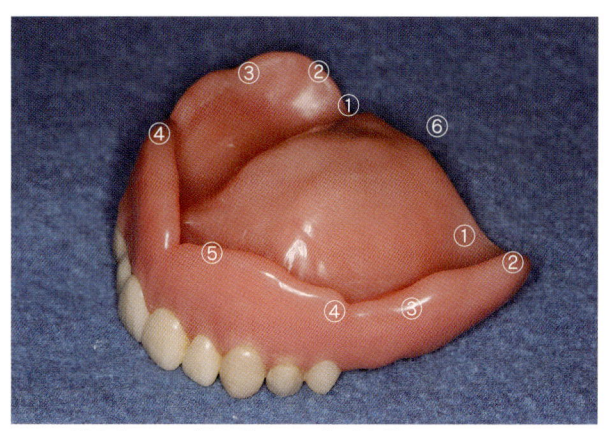

図3-27a, b 上顎の辺縁形成のステップ．A：ハミュラーノッチ．B：口蓋小窩．C：頬小帯．D：上唇小帯．

29)．

〔歯槽結節遠心側口腔前庭部〕

咬合により内側翼突筋が収縮し，歯槽結節後縁部が圧され，当該部口腔前庭は狭められる．下顎前方運動も有効である（**図3-30, 31**）．

〔歯槽結節頬側口腔前庭部〕

この部の口腔前庭は，下顎側方運動により狭められる．閉口状態で下顎側方運動を行わせると下顎骨筋突起の側頭筋腱が頬側部を圧し，辺縁が捉えられる（**図3-32, 33**）．

また，嚥下運動や口角の下・内方移動により頬筋を緊張させることも有効である．

術者が意図的に辺縁形成を行う場合は，頬筋の収縮を図り，頬小帯直下部をつかみ，下，外，内，前，後方に牽引する．

〔頬小帯口腔前庭部〕

頬小帯は，口角挙筋により上方に，口輪筋により前方に，頬筋により後方に牽引される．

したがって患者に頬粘膜の吸引，口角の下方・内方移動，口唇突出，口角後方牽引を行わせ，モダイオラスの位置移動により，頬筋，頬小帯の形態を捉える．

術者が行う場合は，頬を外，内，前，後方に牽引する．

翼突下顎縫線部

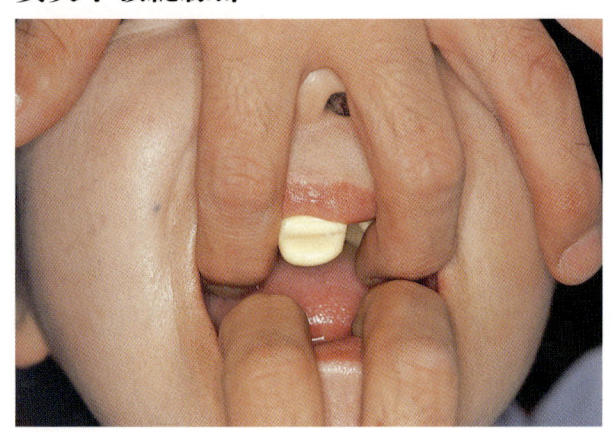

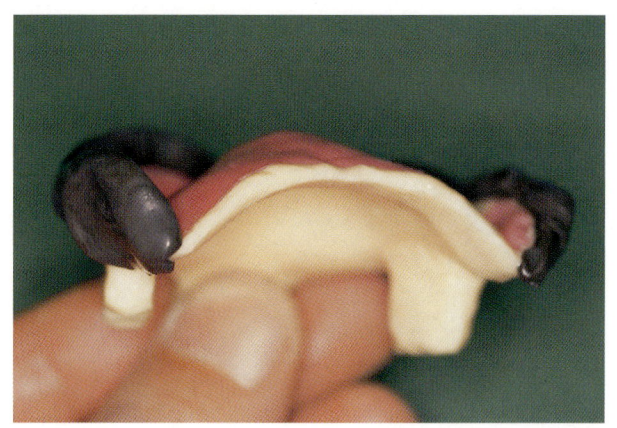

図3-28, 29　歯槽結節遠心部の辺縁形成には，術者が下顎歯槽堤上に指を乗せ，顎を下方に押さえ，顎挙上（咬合）に抵抗した状況下で患者に咬合してもらうことが有効である．

歯槽結節遠心側口腔前庭部

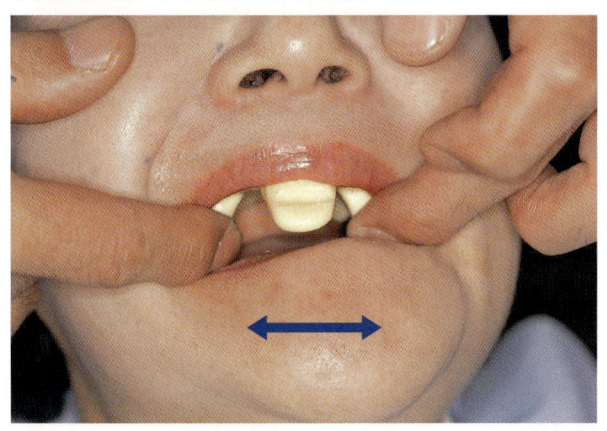

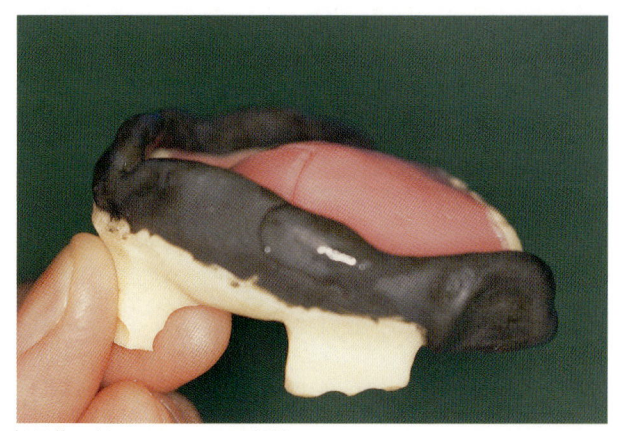

図3-30, 31　歯槽結節頰部の辺縁形成には，下顎反対側側方（振子）運動を行わせることが有効である．

歯槽結節頰側口腔前庭部

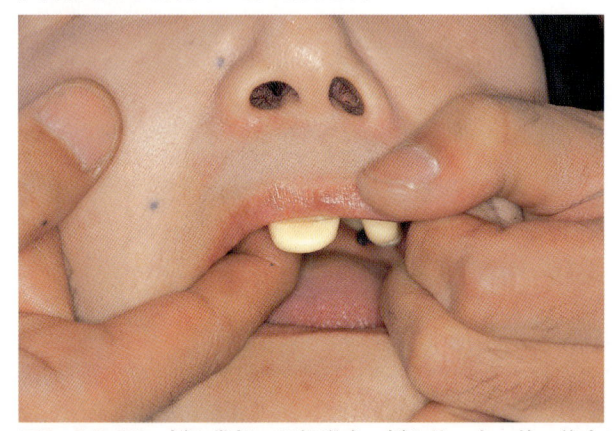

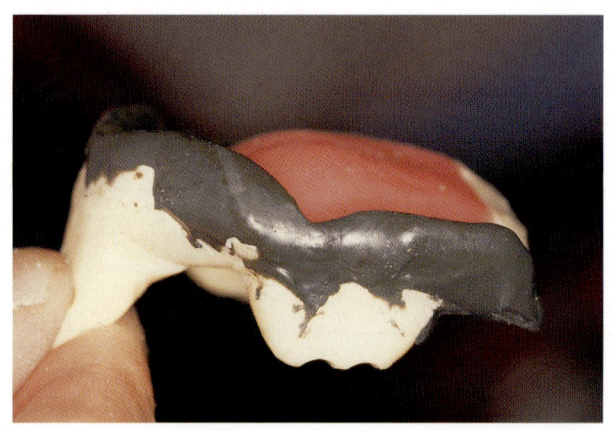

図3-32, 33　頰小帯部の辺縁形成．頰を外，内，前，後方に牽引する．

〔唇側口腔前庭部〕
　唇側口腔前庭粘膜反転部には，上唇小帯も含めて筋付着はほとんどない．したがって患者には，上唇の下方牽引，口唇前方突出，口角後方牽引などにより口輪筋の括約を誘導し，審美的に調和した上唇支持が得られるよう辺縁の厚み，深さを求める．

唇側口腔前庭部

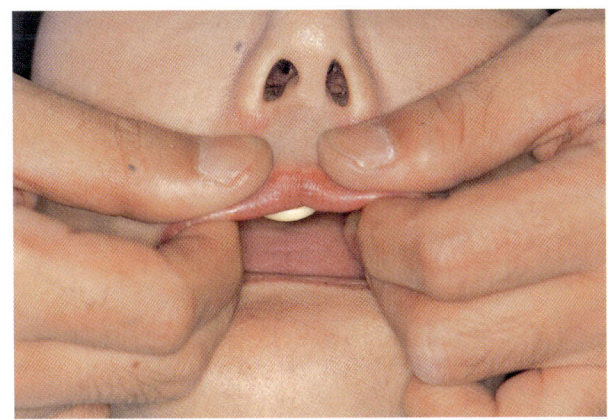

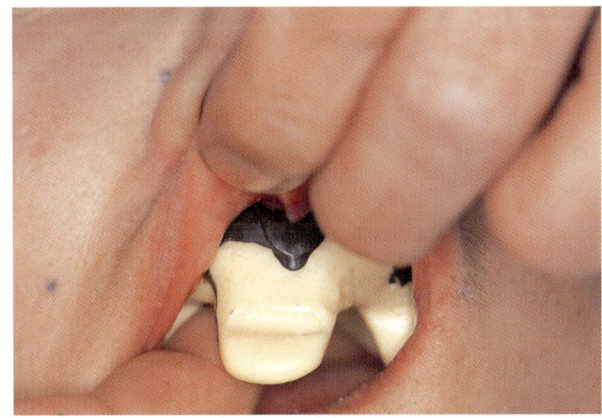

図3-34, 35 唇側口腔前庭部は，上唇の下方牽引，口唇前方突出，口角後方牽引などにより，審美性が調和したリップサポートが得られるよう辺縁の厚み，深さを求める．上唇小帯は前下方にのみ牽引を行う．

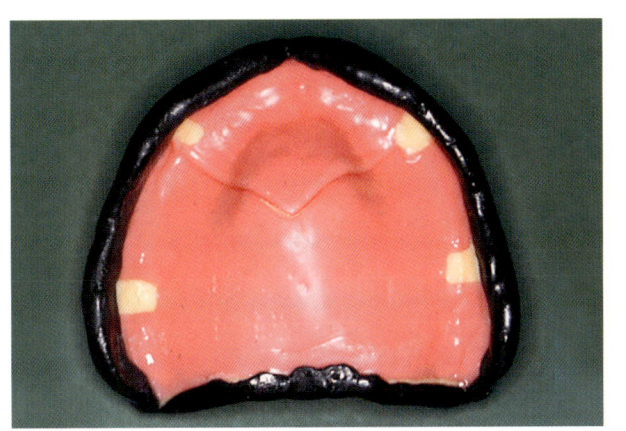

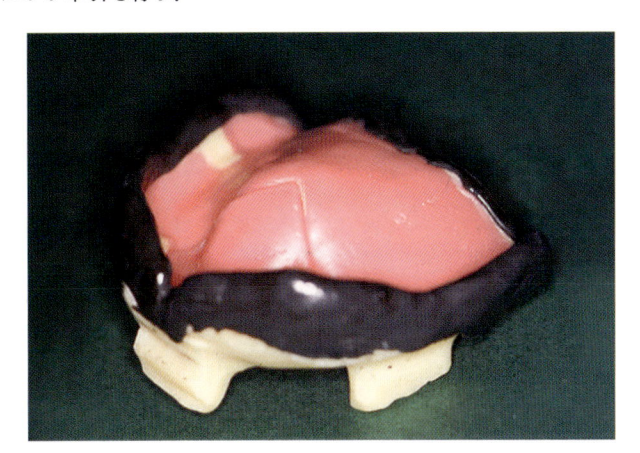

図3-36, 37 上顎における辺縁形成が完了した．

術者による場合は，上唇・上唇小帯を前下方に牽引する(図3-34, 35)．

以上で，上顎における辺縁形成が完了する(図3-36, 37)．

〔口蓋後縁部〕

口蓋後縁部における辺縁は，左右側ハミュラーノッチと軟口蓋粘膜面上のAhライン(口蓋小窩前後1mm)を後方限界として設置する．しかし軟口蓋の粘膜形態は，鼻をかむときや発声時などによりいろいろな傾斜を呈する．鼻をかむときは矢状的に前方傾斜して下がり，Ah音発声時や頭部前傾斜位では後方傾斜して奥に上がる．したがって，如何なるときでも後縁封鎖が崩れないような策が必要となる．

後縁封鎖部における辺縁形成は，義歯床後縁の遠心限界の設定とポスト・ダムの設置であり，最終印象後に行う操作である．ここで，その設置域，深さについて触れておきたい．まず，"Ah"音発声時における軟口蓋粘膜の後方の振動線(Posterior vibrating line)，俗にいうAhラインと左右ハミュラーノッチを結んだ線をトレー後縁とする．次に，鼻孔を術者がつまんで塞ぎ，患者に鼻をかむように力ませ，その際に軟口蓋の前・下方の翻転部，前方の振動線(Anterior vibrating line)を観察し，この両振動線の間をポスト・ダム域とする(図3-38)．

Anterior vibrating lineは，ちょうど口蓋骨水平板遠心末端部に相当するので，ポスト・ダムは粘膜下部に骨組織がない被圧縮性に富む軟口蓋なので圧せるから，加圧す

ポスト・ダムの設置

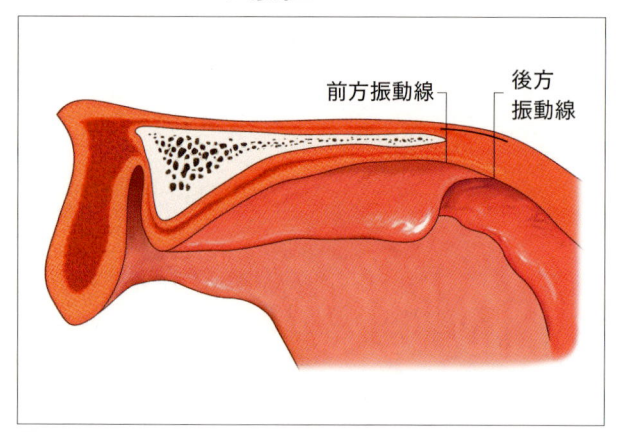

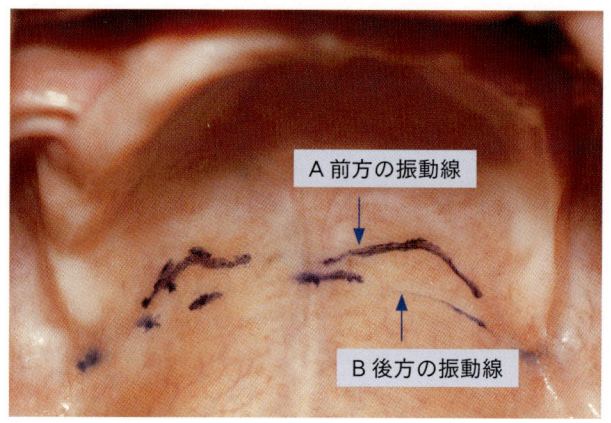

図3-38a,b ポスト・ダム設置域の決定．Posterior Vibrating line(Ahラインを後縁とし，Anterior vibrating lineを観察し，この両振動線の間をポスト・ダム域とする．症例の示す被圧縮度に応じ，その厚さは異なってくる．

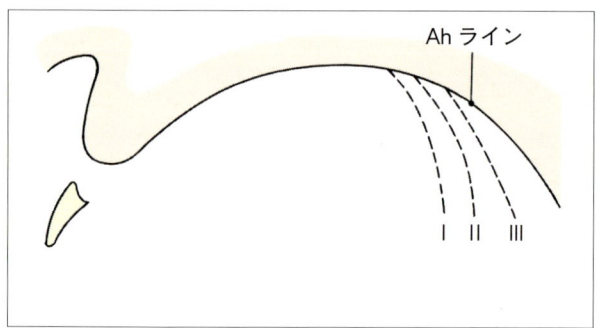

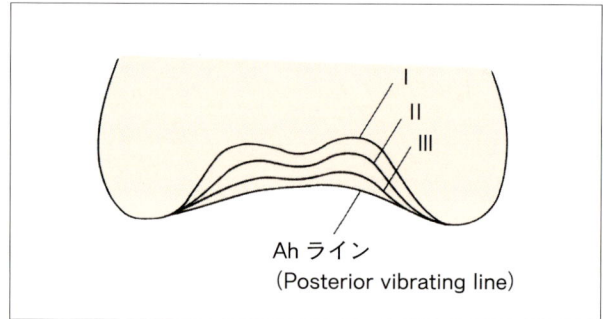

図3-39,40 Anterior vibrating lineは，ちょうど口蓋骨水平版遠心末端部に相当する．その位置は，症例によりClass Ⅰ，Ⅱ，Ⅲに分けられる．Class Ⅰは，前後的幅からもっとも強固なポスト・ダムの設置ができる症例となる．

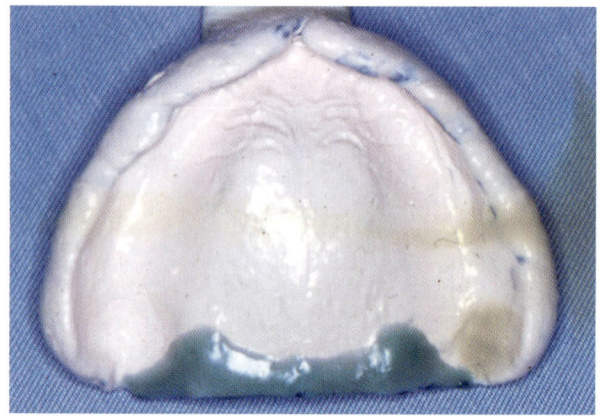

図3-41 ワックスなどで機能的に加圧印象して捉えたポスト・ダム．最終印象が完了したトレー後縁にSynthetic Occlusal Plane Wax(Harry J. Bosworth Co.)を溶かし，ポスト・ダム域に適量もり，再度軟化しトレーを口腔内に装着し，ワックスによる印象で機能的なポスト・ダムが捉えられる．

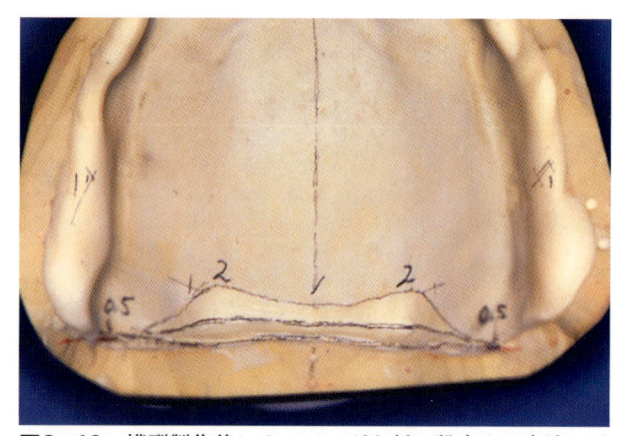

図3-42 模型製作後にカービングを行い設定する方法．ポスト・ダムはスプーンの裏面の感じに形成する．

ることを理解することが重要であり，ポスト・ダムの前後的幅は症例により異なる(図3-39, 40)．

ポスト・ダムの設置方法には，当該部軟口蓋の被圧縮度を軟化したワックスなどで機能的に加圧印象して捉える方法(図3-41)と，模型にカービングする方法(図3-42)とがあるが，筆者は科学的根拠がある前者の方を推奨したい．

下顎における辺縁形成

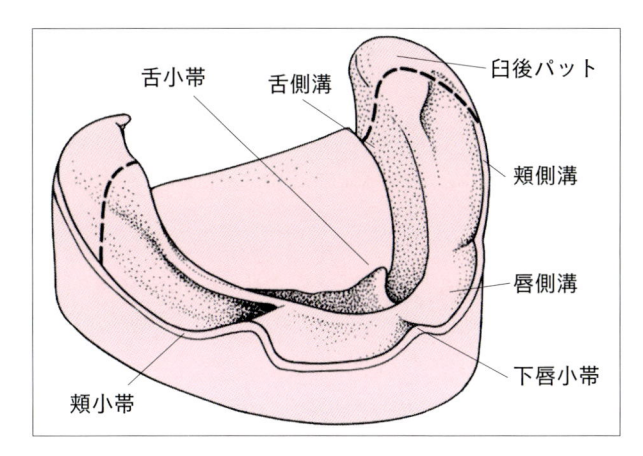

図3-43 下顎の辺縁形成で治めたい領域は，口腔前庭溝，舌側歯槽溝ならびに臼後隆起である．

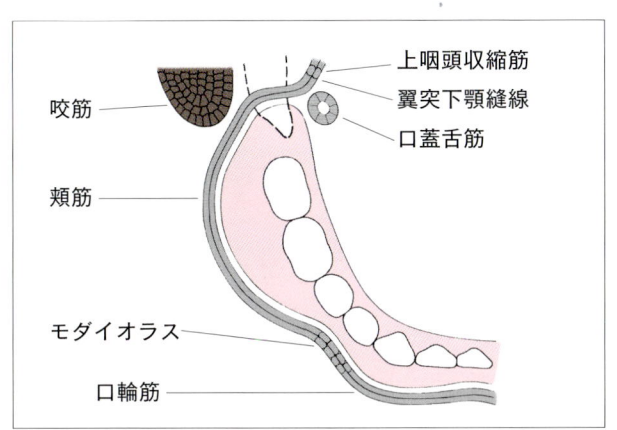

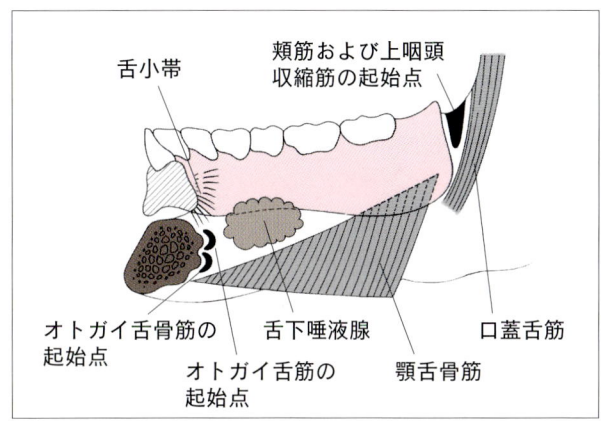

図3-44, 45 下顎総義歯辺縁に関与する筋．辺縁形成にあたっては，それら筋の走行として起始，停止ならびに作用を理解する必要がある．

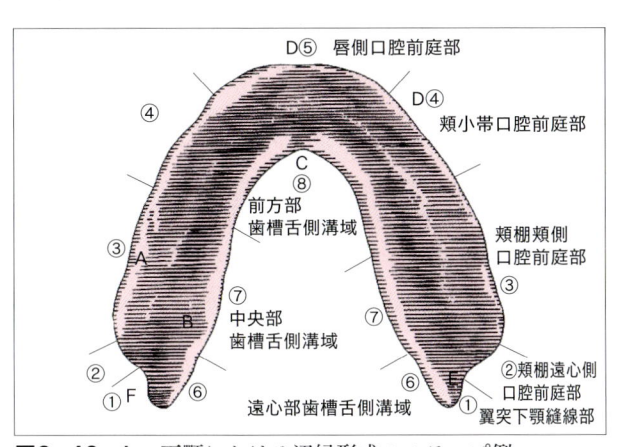

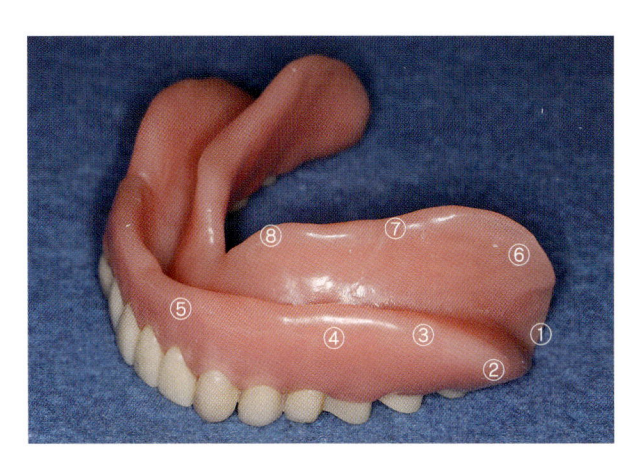

図3-46a, b 下顎における辺縁形成のステップ例．
A：外斜線，B：顎舌骨筋相当部，C：舌小帯，D：下唇小帯と頰小帯，E：臼後隆起，F：後顎舌骨筋窩相当部．

［下顎における辺縁形成］

下顎の辺縁形成で収めたい領域は，**図3-43**に示したように，口腔前庭溝と舌側歯槽溝ならびに臼後隆起である．

図3-44, 45は，下顎総義歯辺縁に関与する筋であり，辺縁形成にあたってはそれらの走行とそして起始，停止ならびに作用を理解しなければならない．

ここで，下顎の辺縁形成について部位（**図3-46**）ごとに説明する．

〔翼突下顎縫線部〕

下顎総義歯の後縁支持は，翼突下顎縫線下顎起始部であり，側頭筋がきておりパッ

翼突下顎縫線部

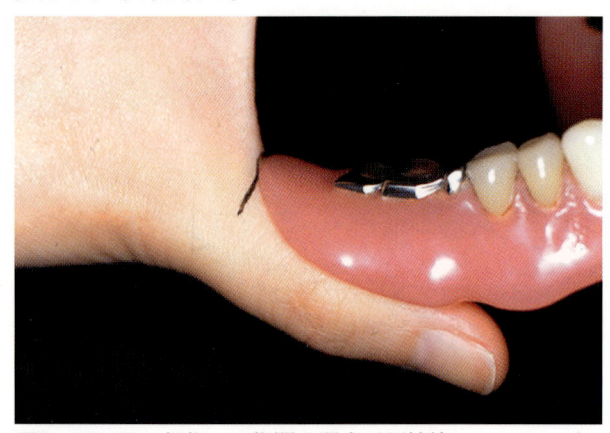

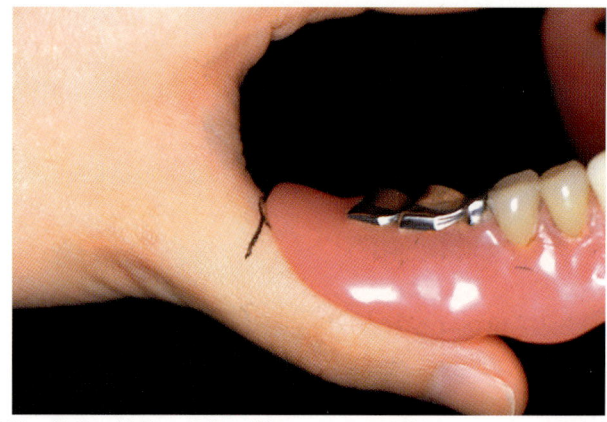

図3-47, 48 拇指，示指間を翼突下顎縫線にたとえれば，その緊張が義歯の維持，外傷に関することを理解しやすい．左は開口時における翼空・下顎線の緊張，右は閉口時を示す．

頬棚遠心側口腔前庭部

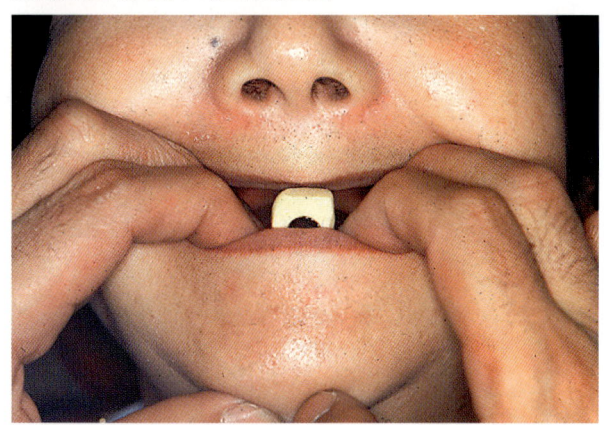

図3-49 頬棚遠心側の辺縁形成には，術者が下顎トレーを下方に押さえ，顎挙上（咬合）に抵抗した状態下で患者に咬合してもらうことが有効である．

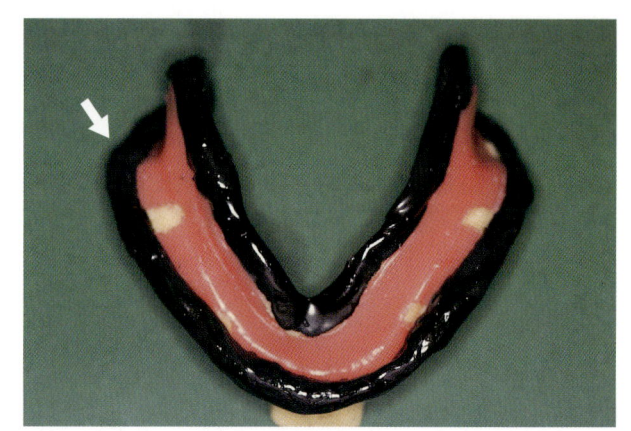

図3-50 筋の収縮による圧溝として，咬筋溝（Masseter groove）が形成されることが多い．

ドとして支持性に優れる白後隆起に委ね，義歯辺縁に収めることが大切である．

　翼突下顎縫線は開口すれば緊張し，閉口すれば弛緩する．したがって開口と閉口を繰り返し，翼突下顎縫線の緊張した運動形態を捉え，同時に義歯床内に白歯後隆起遠心限界を収めることが重要となる（図3-47, 48）．

〔頬棚遠心側口腔前庭部〕

　頬棚は咬合・咀嚼圧に直交する平坦な面で，骨組織性状は緻密骨であり，義歯の支持性を最も委ねるべき場所である．

　ここは直接的に翼突下顎縫線から外方に水平的に走行する頬筋が関与するが，その頬筋の形態は頬筋後方の垂直的に走る咬筋の活動により影響を受ける．したがって辺縁形成にあたっては，咬合してもらうことにより咬筋を収縮させ，その前縁を走る頬筋を圧させることにより，頬棚遠心側口腔前庭部の義歯辺縁形態を捉えることが大切である．さもなければ，咬筋は垂直的に走る強い筋であるために，義歯の維持を失う結果を招く．

　技法としては，術者の拇指をトレーと上顎歯槽堤間におき実際に噛ませるか，あるいは術者がトレーを下方に押さえ，顎挙上（咬合）に抵抗した状態下で患者に咬合してもらう（図3-49）．その結果，頬棚遠心側口腔前庭部には，咬筋の収縮圧による圧溝

頬棚頬側口腔前庭部

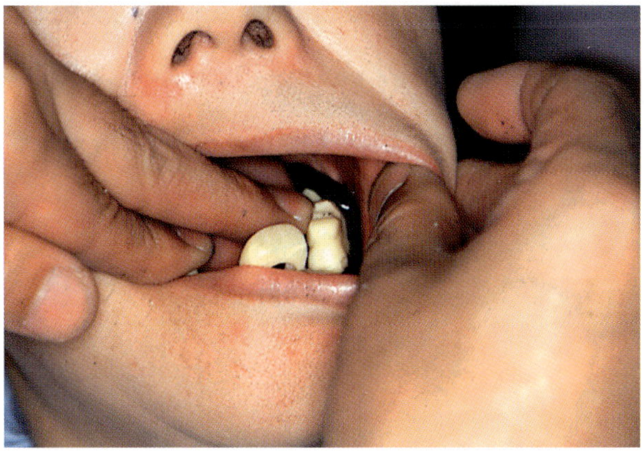

図3-51 頬棚頬側口腔前庭部の辺縁形成は，義歯の支持性を十分に考慮して行う．頬筋が関係するため，機能時における頬筋の収縮を図り，頬小帯部直上の頬筋を示指と拇指とでつかみ，上，外，内，前，後方に牽引する．

として，咬筋溝(Masseter groove)が形成されることが多い(図3-50)．

〔頬棚頬側口腔前庭部〕

頬棚頬側口腔前庭部の辺縁形成は，頬棚遠心側口腔前庭部を含み，頬棚外縁の設定である．ここの義歯辺縁には頬筋のみが関係する．頬筋筋束は，前後に水平的な走行を示すため義歯辺縁と平行であり，義歯の維持を損なう力は発現しない．したがって辺縁は，外斜線を越えても辺縁封鎖には関係しないため，支持性を優先する場合もある．

技法としては，嚥下運動や口角の上・内方移動により，頬筋を緊張させることも有効である．術者が意図的に行う場合は，機能時の頬筋の運動を図り，頬小帯部直上の頬筋を示指と拇指とでつかみ，上，外，内，前，後方に牽引する(図3-51)．

〔頬小帯口腔前庭部〕

下顎頬小帯は，口角下制筋により後下方に，口輪筋により前方に，頬筋により後方に牽引される．したがって患者に頬粘膜の吸引，口角の上方・内方移動，口唇突出，口角後方牽引を行わせ，モダイオラスの位置移動により，頬筋，頬小帯の形態を捉える．

術者が行う場合は，頬を上，外，内，前，後方に牽引する．

〔唇側口腔前庭部〕

唇側口腔前庭部の辺縁形成は，オトガイ筋が関係する．オトガイ筋は下顎骨前歯部歯槽隆起から起こりオトガイ皮膚に停止する垂直的な走行をもつ．作用としては，収縮してオトガイ皮膚を上挙し，口腔前庭を高く(浅く)する．

したがって，患者に下唇の上方牽引によるオトガイ筋の収縮，口唇前方突出，口角後方牽引などにより口輪筋の括約を誘導し，調和した下唇支持(リップサポート)が得られるように辺縁の厚み，深さを求める．

術者による場合は，指で下唇・下唇小帯を上前方にのみ牽引する(図3-52)．

ここで注意しなければならないことは，オトガイ筋は起始部が高く，歯槽隆起に付着を持ち，義歯辺縁に関与しやすい．とくに歯槽骨が著しく吸収している場合は，有歯顎時あるいは無歯顎でも吸収が少ない歯槽堤と比較し，その付着位置が歯槽頂付近にくる(図3-53)．

そのため，吸収著しいものや，付着歯肉の幅に乏しい症例では，むやみに下唇を牽引すれば，歯槽頂付近に辺縁位置が形成されることも多く，唇舌的に狭い支持性に乏しい義歯床を作る結果となる．また，人工歯を望ましい位置に排列することが不可能となる．

唇側口腔前庭部

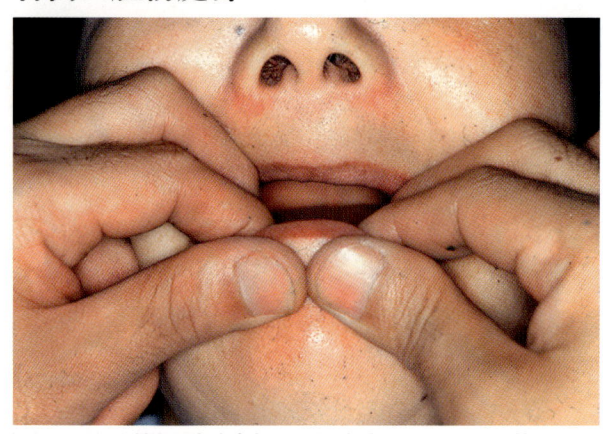

図3-52 唇側口腔前庭部の辺縁形成は，オトガイ筋が関係する．オトガイ筋は，収縮してオトガイ皮膚を上に挙げ口腔前庭を高くする作用があるため，下唇・下唇小帯を上前方にのみ牽引する．

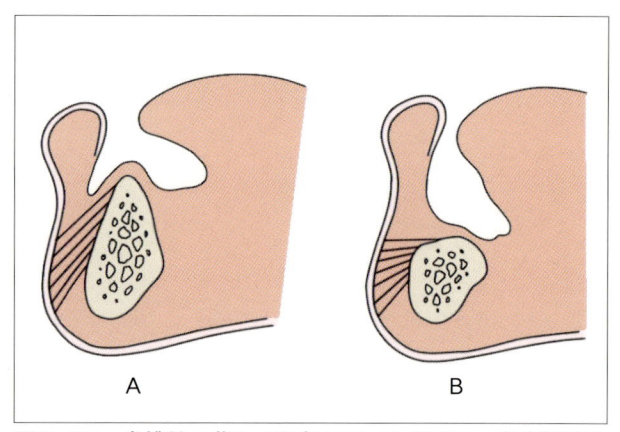

図3-53 歯槽骨の著しく吸収している右図は，有歯顎時あるいは吸収が少ない歯槽堤（左図）と比較し，その付着位置が歯槽頂付近にくるため，むやみに下唇を上方に牽引することは避けなければならない．この現象は，付着歯肉の幅のない症例ではなおさらのことである．

　このような症例におけるこの部の辺縁形成で留意することは，下顎総義歯の優れた支持性もさることながら，望ましい歯牙植立によるリップサポートを期待し，オトガイ筋繊維の走行を考慮し，それに逆らいながらも機能時における筋収縮に対応できる範囲で下顎骨上に辺縁を乗せようとする意識が要求される．

〔遠心部歯槽舌側溝域〕

　歯槽舌側溝(Alveo-lingual sulcus)は，舌小帯から後顎舌骨筋膜に至る下顎歯槽堤と口腔底移行部に境界をもつ粘膜の溝を指す．

　遠心部歯槽舌側溝域は，顎舌骨筋後窩(Retromylohyoid fossa)，あるいは側方咽頭形態(Lateral throat form)といわれ，義歯舌側後縁にあたり，前方は顎舌骨筋に，後方は口蓋舌弓（口蓋側を上咽頭収縮筋，後内方を口蓋舌筋）とそれを覆う粘膜(Retromylohyoid curtain)に，外方（頬側面，床内面）は顎舌骨筋，後臼歯隆起，下顎枝内面前半部に，内方（床舌側面）は舌と口蓋舌弓に，下方は顎舌骨筋より後下方を覆う口腔粘膜に囲まれている（図3-54）．

　遠心部歯槽舌側溝域の辺縁形成は下記のように行う．

①後縁は，咬合させ内側翼突筋の収縮により，その前縁を走る上咽頭収縮筋が圧されることにより，また舌の前方突出による口蓋舌筋の収縮により口蓋舌弓を前方に移動させ捉えることができる．

　技法としては，術者がトレーを下方に抑え，顎挙上（咬合）に抵抗した状態下で患者に咬合してもらう（図3-55）．ちょうど，頬側後縁の辺縁形成における咬筋と頬筋の関係と同じ理屈である．あるいは患者に舌を強く前方に突出させることが有効である．

②頬側面（床内面）は，咬合，舌の前上方突出を患者に行ってもらいながら術者が両手で抵抗するとか，舌でトレーハンドル付着部を圧させるという技法（図3-56）で，側頭筋腱，内側翼突筋などの収縮，舌骨挙上による顎舌骨筋後方起始部の収縮，口蓋舌筋の収縮などにより形成される．

③舌側面は，上と同じ技法で舌を強く突出させ，口蓋舌筋を収縮させ，下顎枝に向かっ

遠心部歯槽舌側溝域

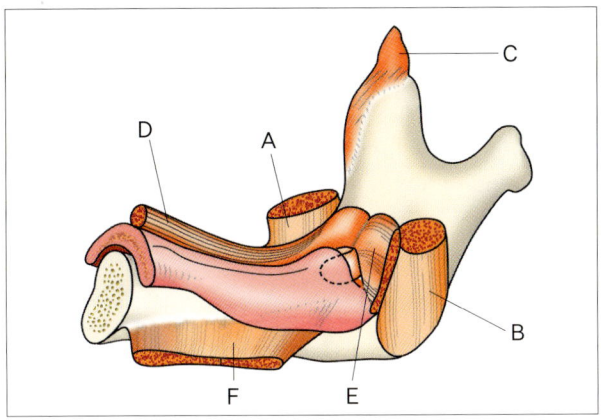

図3-54 下顎義歯舌側縁辺に関与する筋の走行.
A：咬筋，B：内側翼突筋，C：側頭筋，D：頬筋，E：上咽頭収縮筋，F：顎舌骨筋.

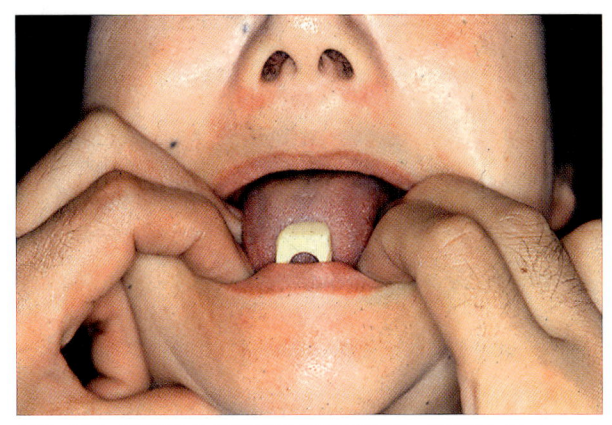

図3-55 下顎遠心部歯槽舌側溝域後縁の辺縁形成には，内側翼突筋が関係する．ちょうど頬側後縁の辺縁形成における咬筋と頬筋の関係と同じ理屈で，顎挙上に抵抗した状態下で患者に咬合してもらう．

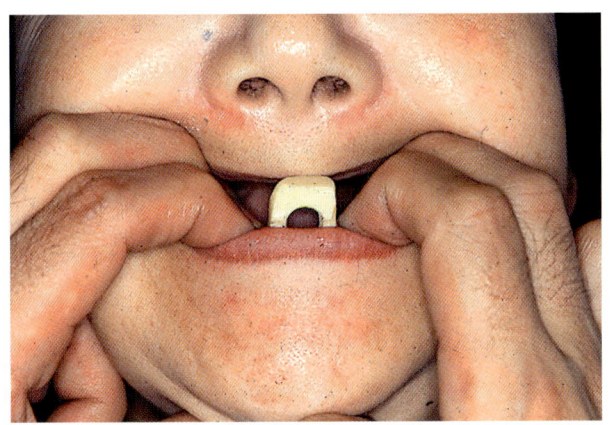

図3-56 下顎遠心部歯槽舌側溝域頬側面の辺縁形成操作．舌でトレーハンドル付着部を押させるといった技法も有効である．

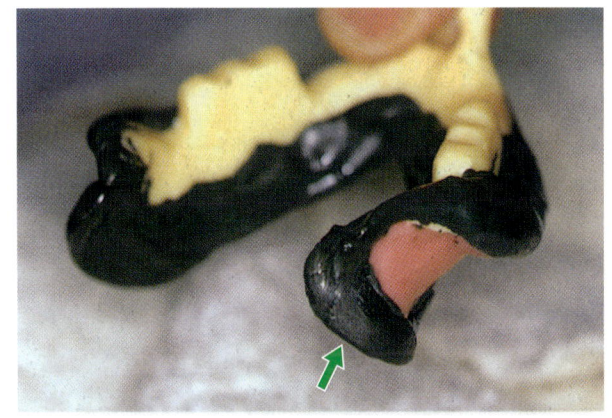

図3-57 下顎遠心部歯槽舌側溝域辺縁形成が完了したところ．

て舌で舌房を左右的に満たす圧により形成される．以上の操作で床の頬舌的厚みが形成される．

④下縁は，舌挙上による顎舌骨筋後方起始部の収縮により辺縁が捉えられる(図3-57)．

〔中央部(顎舌骨筋部)歯槽舌側溝域〕

中央部(顎舌骨筋部)歯槽舌側溝域に関係する筋は，顎舌骨筋であり，顎舌骨筋線から舌骨に走行し，口腔底を大きく占める．顎舌骨筋線を理解すれば容易である．

顎舌骨筋線は，大臼歯部顎舌骨筋線後縁の突出部(Retromylohyoid eminence)から，比較的明瞭に舌方向の内方に凸状の線状を呈し，後方から前方に向かって下降する．小臼歯部で外方に陥没するPremylohyoid fossaから前方は，舌下線の下方を通りオトガイ棘に達する．術者の指先で顎舌骨筋を触知できるのは，前者の大臼歯部であり，前方から後方に向かってSカーブを呈している(図3-58)．したがって，この中央部歯槽舌側溝も同形であり，顎舌骨筋の緊張状態からも，辺縁外形は内方に凸状でSカーブを呈することになる．

図3-59は，顎舌骨筋筋束の緊張，弛緩した状態を第一小臼歯部から第三大臼歯部

中央部（顎舌骨筋部）歯槽舌側溝域

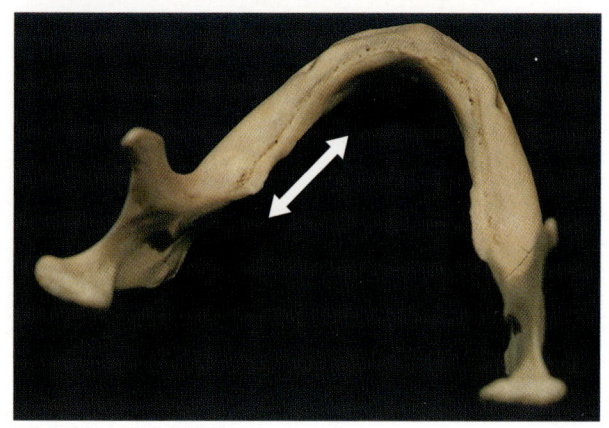

図3-58　顎舌側筋線のSカーブ．

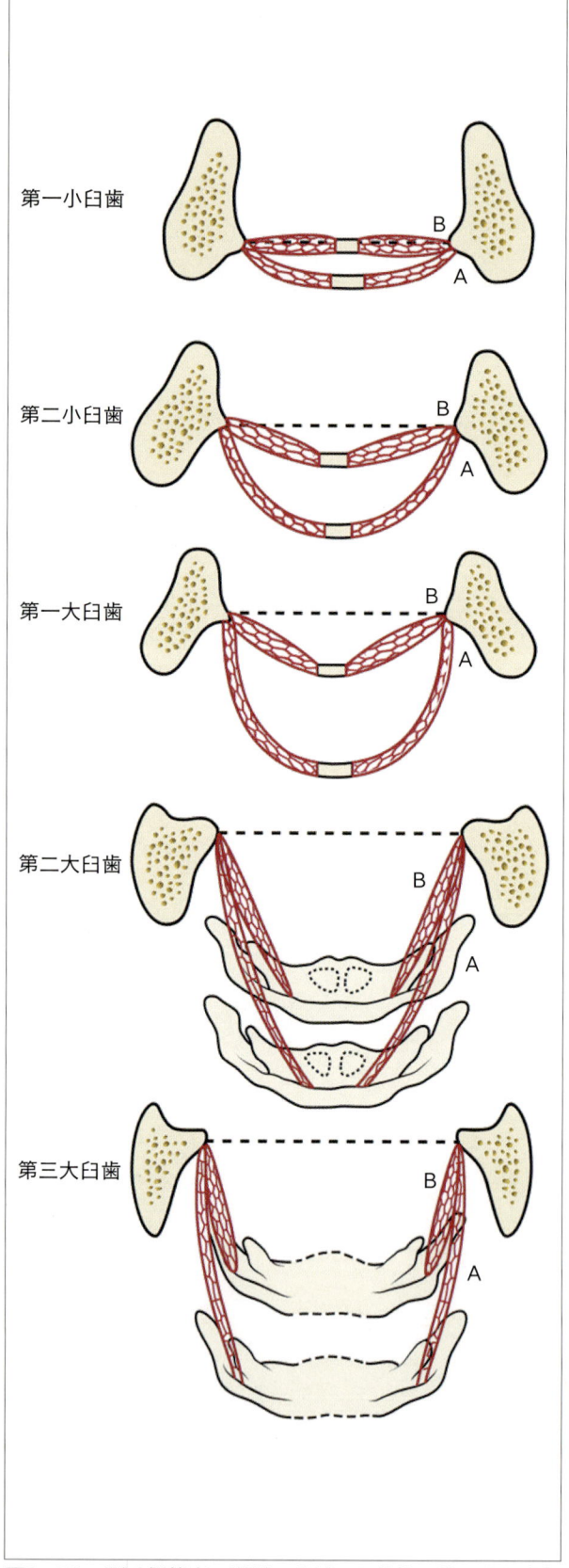

図3-59　顎舌側筋束の緊張，弛緩した状態を第一小臼歯部から第三大臼歯部まで各部位で示したもの．筋側の緊張時の緊張時の傾斜度合いから，形成される辺縁は後方ほど顎舌骨筋線を深く越え，包含できることがわかる．
A：弛緩時，B：最大収縮時（Schreinemarkersの図[23]改変）．

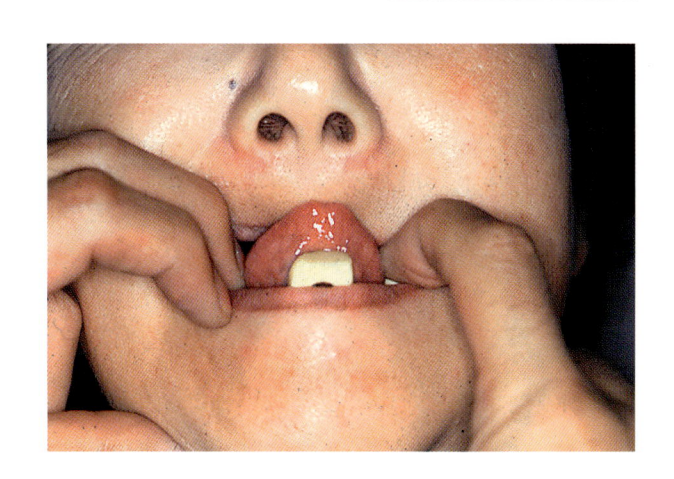

図3-60　舌側面は，下顎枝に向かって舌で舌房を左右的に満たす圧により形成されるため，側方的舌容積の膨張を図ることが有効である．

まで各部位で示したものである．筋束の傾斜度合いは，緊張時でも前方域の小臼歯部ではほとんど水平で，後方域の大臼歯部に向かうにしたがい，徐々に垂直に近くなることがわかる．結果的に，大臼歯部の辺縁は後方ほど顎舌骨筋線を深く越えて包含できる．

中央部(顎舌骨筋部)歯槽舌側溝域の辺縁形成は，

①まず，頰側面(床内面)からスタートするが，舌の前方突出を行わせ，舌骨挙上による顎舌骨筋の収縮により床内面の傾斜状態が形成される．あるいは患者に舌の前方突出を命じながら，術者が両手で舌を圧し抵抗するとか，トレーハンドル付着部や口蓋雛襞部を圧させるという技法が有効である．

②下縁は，口腔底粘膜が緊張挙上し，歯槽舌側溝を浅くする圧により形成されるため，舌尖を上唇に触れるよう挙上させるといった顎舌骨筋，オトガイ舌筋を活用した辺縁形成を行う．以上の操作により，床内面の傾斜，深さを捉えることが可能となる．

③舌側面床研磨面(把持面)は，下顎枝に向かって舌で舌房を左右的に満たす圧により形成されるため，方法としては舌尖でトレーハンドル内面や口蓋雛襞部を圧させるとか，舌を強く突出させて鼻の下をなめさせ，側方的舌容積の膨張を図る．
ことが有効である．

以上の行程で，中央部(顎舌骨筋部)歯槽舌側溝域における床の頰舌的厚みが形成される(図3-60)．

〔前方部歯槽舌側溝域〕

前方部舌側歯槽溝は，左右の前顎舌骨筋突起(Premylohyoide eminence)間であり，表面的には舌小帯，舌下小丘，舌下ヒダが，舌下粘膜直下には舌下腺が存在する．当該部床縁は，正中部付近はオトガイ舌筋や舌小帯の運動により，後部は顎舌骨筋により規定される．舌姿勢とともに下顎義歯の辺縁封鎖にとってキーポイントといえる．そのため，オトガイ棘が歯槽堤より高位を呈する吸収著しい症例の場合でも，オトガイ棘を辺縁内に包含した上でリリーフを行うことが重要である．

前方部歯槽舌側溝域の辺縁形成は，

①床内面は舌の前方突出を行わせ，オトガイ舌筋，顎舌骨筋の収縮により辺縁形成する．あるいは，患者に舌を前方にだしてもらいながら術者が両手手指で舌を圧し，抵抗するとか(図3-61)，舌尖でトレーハンドル付着部や口蓋雛襞部を圧させるといった技法が有効である．

前方部歯槽舌側溝域

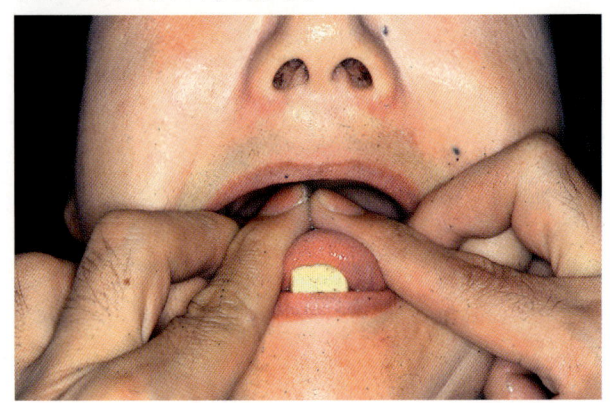

図3-61 舌の前方突出を行わせながら術者が両手で舌を押し，抵抗する操作は，歯槽舌側溝域全体において有効である．

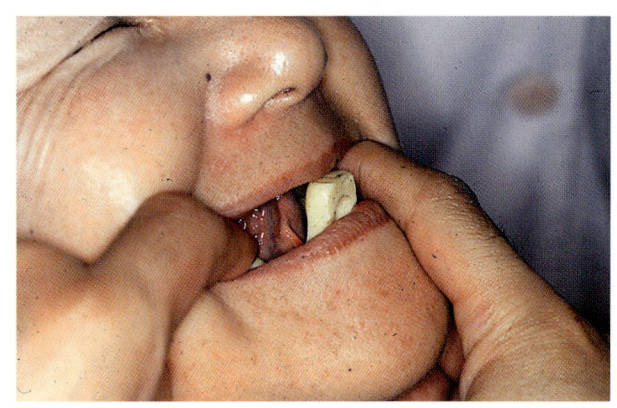

図3-62 舌尖を後上方に挙上させることが，後縁(深さ)の決定にとって有効である．

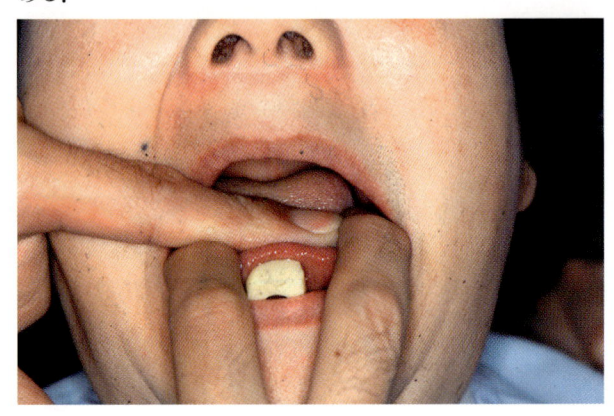

図3-63 舌で舌房を満たす圧により，舌側面形態が形成されるため，術者による舌の下方へのマッサージも有効である．

②下縁は，オトガイ舌筋を活用して辺縁形成を行う．オトガイ舌筋は舌下粘膜の直下にあり，前部筋束が収縮すると舌尖は後上方をとり，舌下粘膜は挙上して浅くなる．したがって，**図3-62**のように舌尖を後上方に挙上させることが有効である(オトガイ舌筋後部筋束が収縮すると舌尖を前方に押しだし，このとき前部筋束は弛緩し舌下部粘膜は低位をとる)．以上の操作により，床内面の傾斜，深さを捉えることが可能となる．

③舌側面は，下顎枝に向かって舌で舌房を満たす圧により形成されるため，方法としては，術者による舌の下方へのマッサージ(**図3-63**)や，患者に舌尖でトレーハンドル付着部や口蓋雛襞部を圧させるとか，舌を強く突きださせて鼻の下をなめさせることが有効である．

④最後に，舌小帯部をピンポイント・フレームで軟化し，舌尖を上，下，前，後，側方移動を命じ，舌小帯の緊張を捉える．

以上で，下顎の辺縁形成が完了する(**図3-64, 65**)．

──化学反応可塑性の辺縁形成材ティッシュコンディショナーによる辺縁形成

辺縁形成材としてティッシュコンディショナーを用いる場合について解説する(**図3-66**)．トレーは，熱可塑性の材料を活用するときと異なり，辺縁部はバックアップした構造にしておいた方がよい(**図3-67**)．

最終印象技法の理論と考察

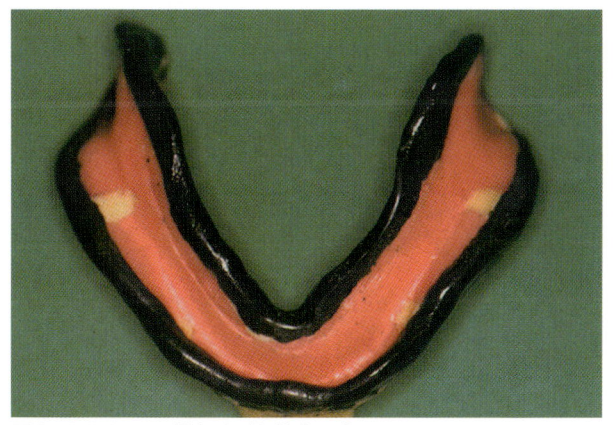

図3-64, 65　下顎の辺縁形成が完了したところ．

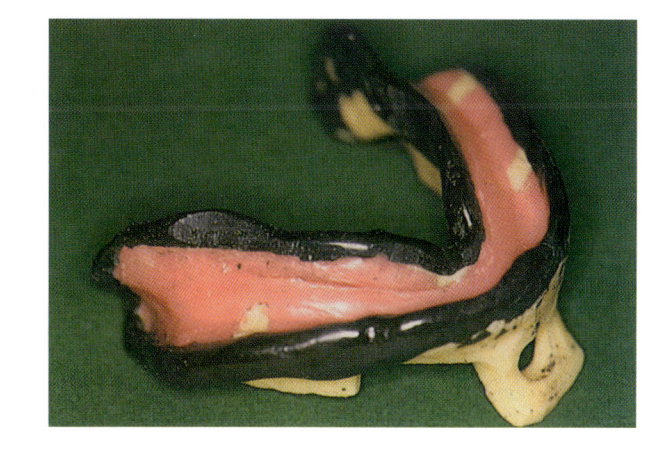

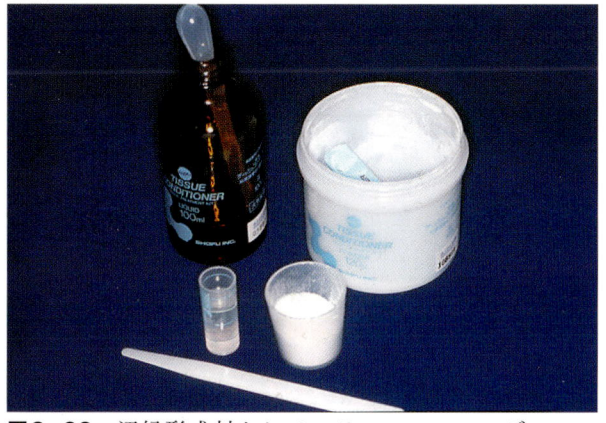

図3-66　辺縁形成材としてのティッシュコンディショナー．

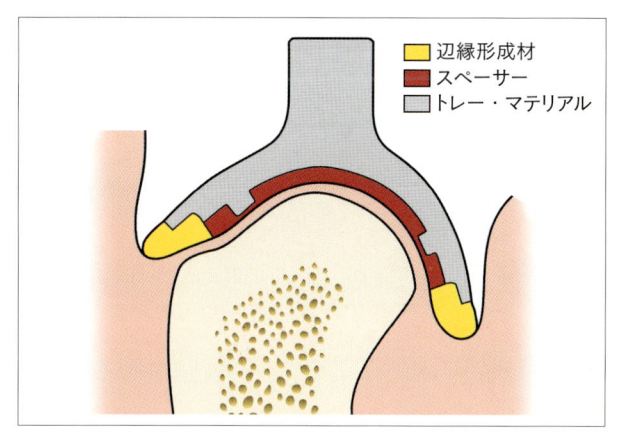

図3-67　筆者の主張したい各個トレーの構造．

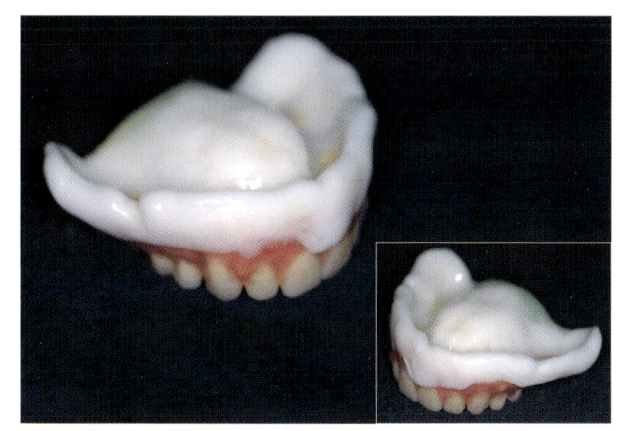

図3-68, 69　辺縁形成の完了した上下顎．

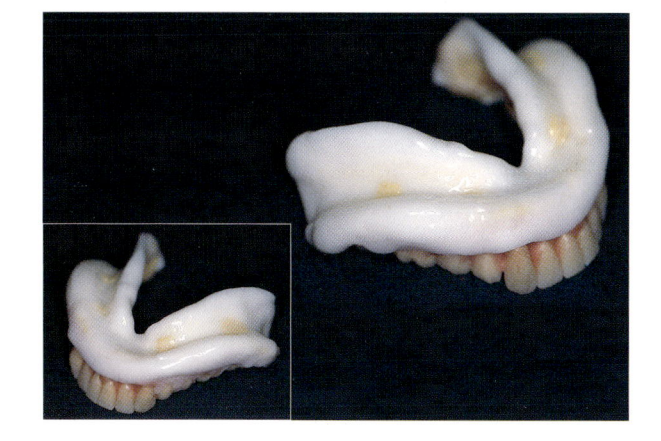

　①通常より液を少な目に混和し，やや糸を引くけれどもリボン状に賦形できる状態まで待ち，パテ状になってから使用する．
　②リボン状に賦形し，トレー辺縁半周あるいは全周に巻きつけ口腔内に装着し，指先で辺縁粘膜に圧接後，通法にしたがって辺縁形成を行う．持ち時間は十分にあるので，硬化し形態的に安定するまで口腔内に入れておく．
　③取りだしてよい時期の判断は，術者が残っている材料を自分の口腔内に入れておくとか，引っ張ってみてボッとちぎれるかで判断する．
　④口腔外に取りだす．図3-68, 69は辺縁形成が完了した上下顎．

81

動的印象

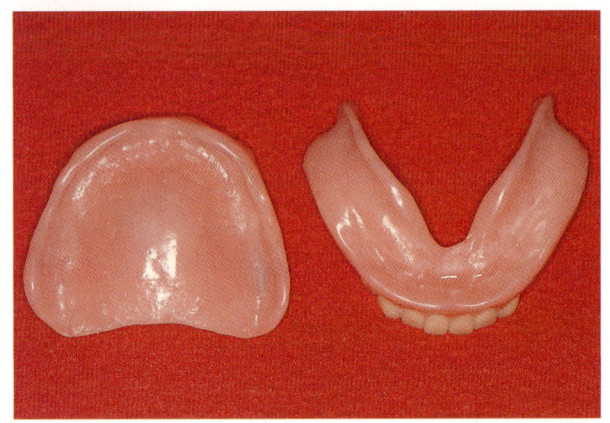

図3-70 ティッシュコンディショナーを入れるトレーとしての治療用義歯.

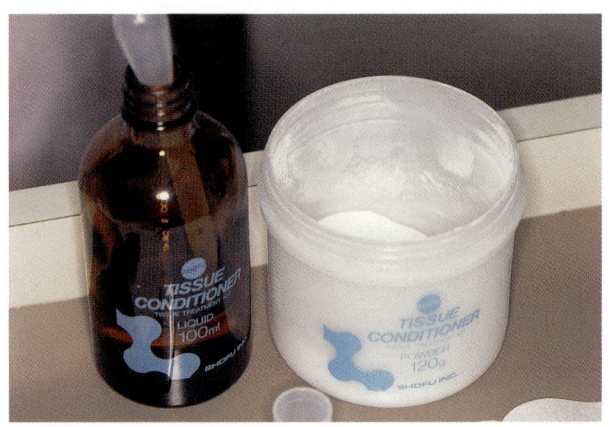

図3-71 動的印象材ティッシュコンディショナー.

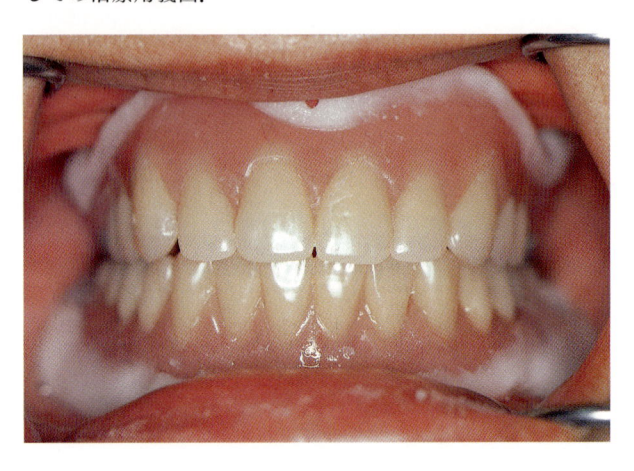

図3-72 咬合・咀嚼圧が均衡に分散される状態下の義歯辺縁. 義歯床内面に動的印象材を入れて使用させる.

動的印象

　動的印象は，治療用義歯(**図3-70**)内面のスペースにそれをトレーとして，口腔内で数日にわたりフローし密着しながら可塑性を示し，徐々に硬化(膠化)する性質の動的印象材ティッシュコンディショナー(**図3-71**)が用いられ，機能圧の下での使用により，義歯辺縁だけでなく床下粘膜の状態をも動的に捉える印象法である．

　この技法は，理工学的な進歩によりティッシュコンディショナーやデンチャーライン[8,9]といった動的印象材が開発された結果である．

　この材料を介在させた義歯を実際に使用させ，傷害された粘膜を解放，是正する一方，フィジオセラピーにより不適合義歯により圧迫され変形，炎症，びらん，褥瘡性潰瘍，ときには義歯性繊維腫，乳頭様過形成などの病的な粘膜組織を調整(Tissue conditioning)するほか，実際の咬合・咀嚼圧，義歯周囲筋の筋圧といった機能圧に調和した状態下で義歯内面，辺縁を印象に収めることができる[10]．したがって機能印象といっても，この動的印象こそが純機能印象であると解釈している(**図3-72**)．

　粘膜組織は，負担圧，変形の程度が生理的限界であれば，生理的な形態に復する可能性をもつ．しかし，その程度が生理的限界を超えた状態が継続した場合は，生理的形態，生理的弾力に回復することは難しくなるといわれる[11]．またこの変形，傷害は，

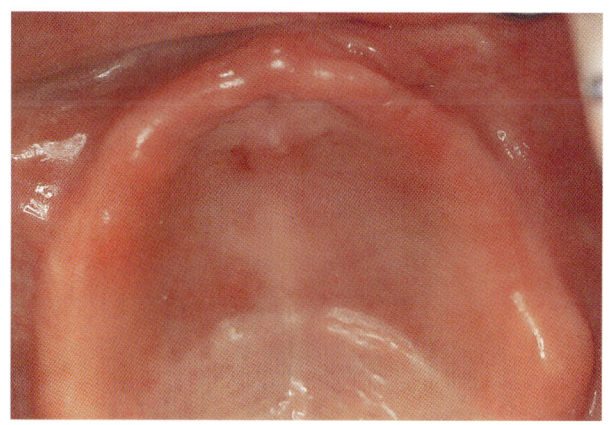

図3-73 粘膜組織は負担圧，変形の程度が生理的限界内であれば，生理的な形態に復する可能性がある．準備治療としてティッシュコンディショニングの進行様相が変わる．術前の病的な上顎義歯床下粘膜．

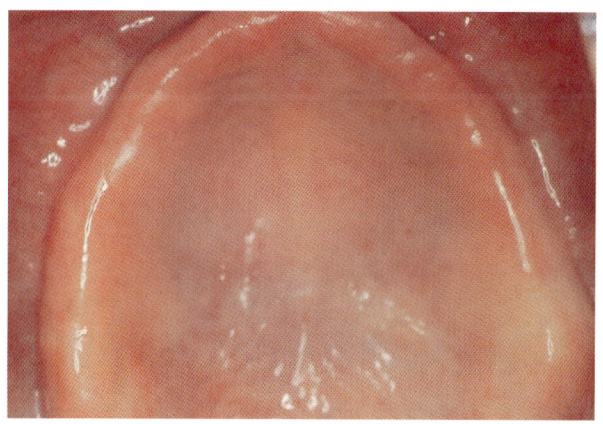

図3-74 術後ティッシュコンディショニングが完了したときの上顎義歯床下粘膜．

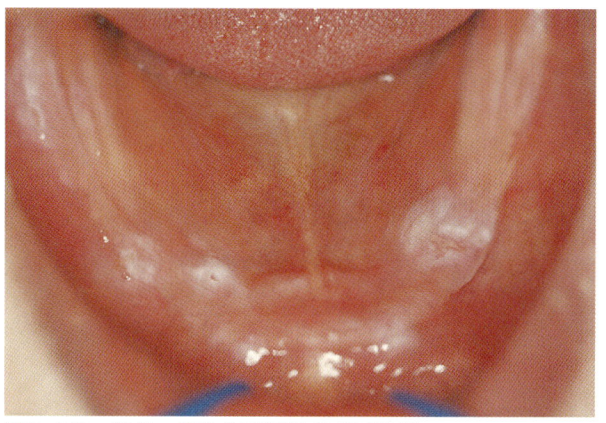

図3-75 術前の病的な下顎義歯床下粘膜．

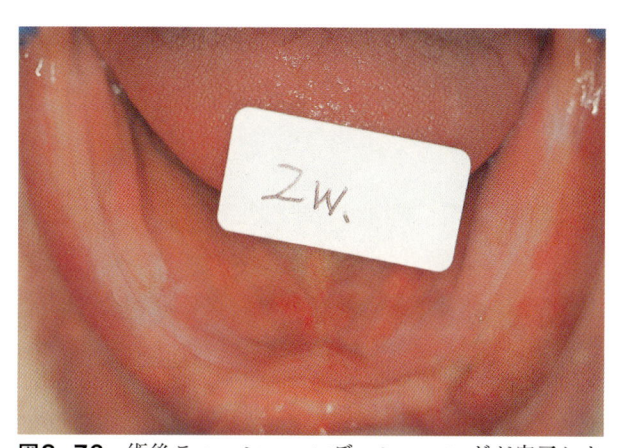

図3-76 術後ティッシュコンディショニングが完了したときの下顎義歯床下粘膜．

骨吸収の最初の徴候といわれている[12]．

　このように圧縮され，変形，傷害を受け，内部歪みをもつ粘膜組織をそのまま印象すれば，新義歯にもこの歯槽骨を破壊する要素が伝達される．したがって，最終印象の準備治療として病的な粘膜組織を調整(Tissue conditioning)することが重要である[13]（**図3-73～76**）．

　動的印象の特長は一般の印象技法と異なり，単に印象することを目的とするのではなく，このように準備的治療として粘膜調整し，かつそのように調整された粘膜を印象するところに意義がある．

　術式的には，まず治療用義歯を作製し均衡のとれた咬合関係に調整を行う．この咬合・咀嚼圧が均衡に分散される状態の義歯辺縁，義歯内面に動的印象材(ティッシュコンディショナー)を設置し使用させる．治療用義歯を使用させている間は，家庭ではプラークコントロールを実践し（**図3-77**），これを4～6日ごとにチェックする．このとき印象材が透けてみえる加圧部はリリーフし，印象材の追加および必要に応じて全面交換を行う（**図3-78～84**）．この間，咬合・咀嚼圧が均衡に分散される状態を維持するため，つねに咬合関係の調整が不可欠であり，この際の治療用義歯は下顎位を正

3 無歯顎の印象調製

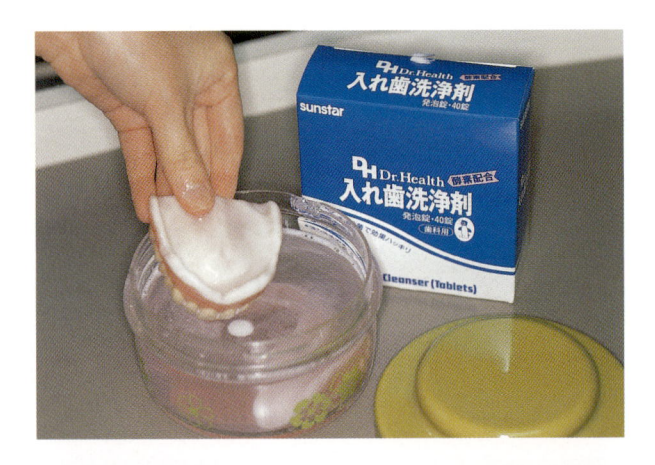

図3-77 治療用義歯使用期間中は，常にティッシュコンディショナーの面を義歯洗浄剤でプラークコントロールする．

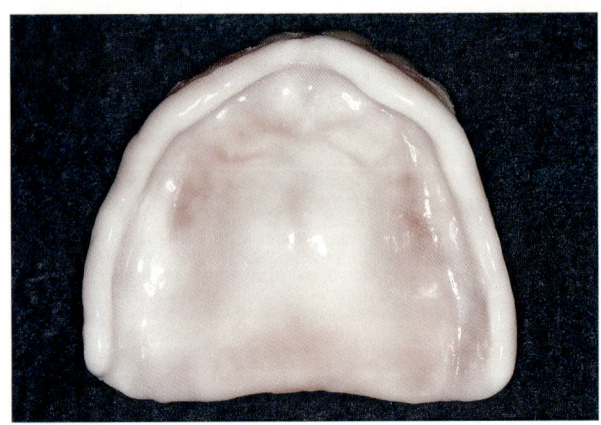

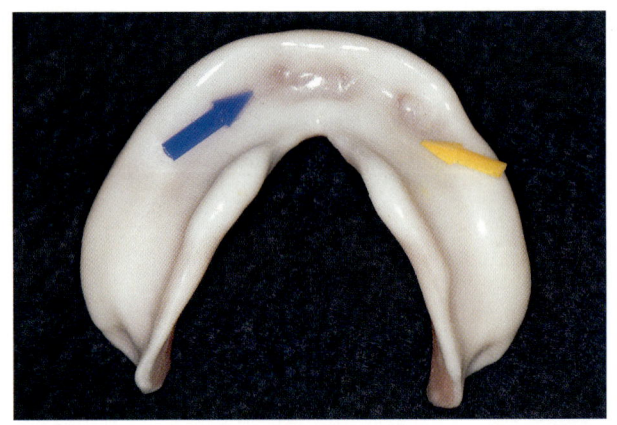

図3-78, 79 装着4〜5日後の治療用義歯内面のティッシュコンディショナーのフローの状態．透けて見える加圧部分（矢印）は，修正が必要である．

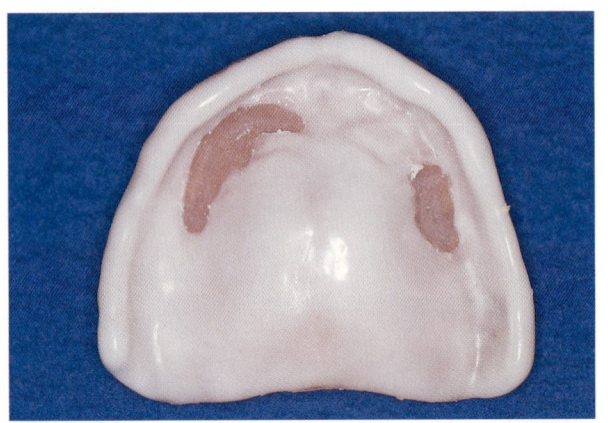

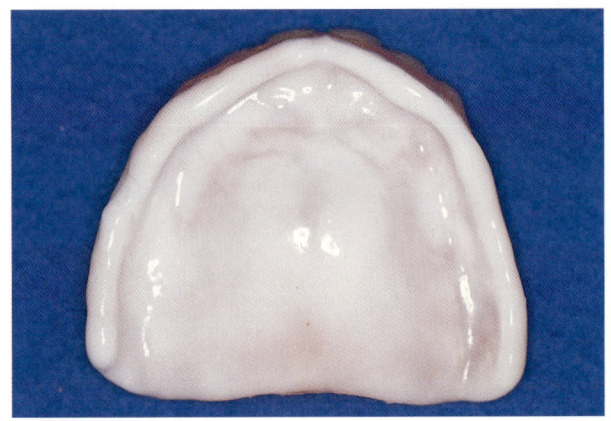

図3-80, 81 上顎の加圧部位は，2mmの深さに削り，同じティッシュコンディショナーでリリーフする．

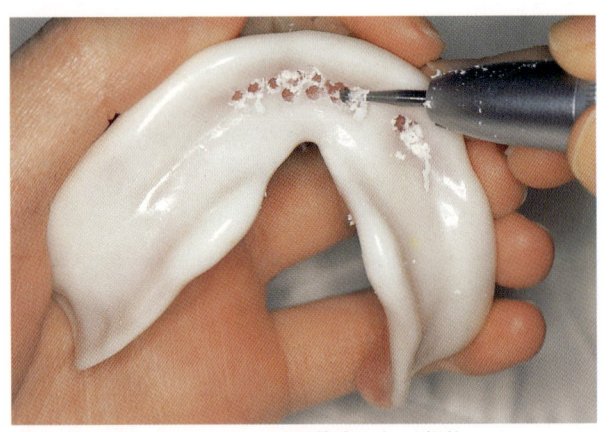

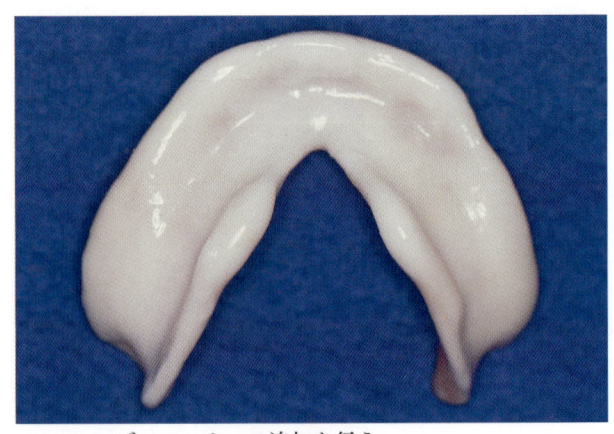

図3-82, 83 同じように下顎義歯も加圧部位はリリーフし，ティッシュコンディショナーの追加を行う．

84

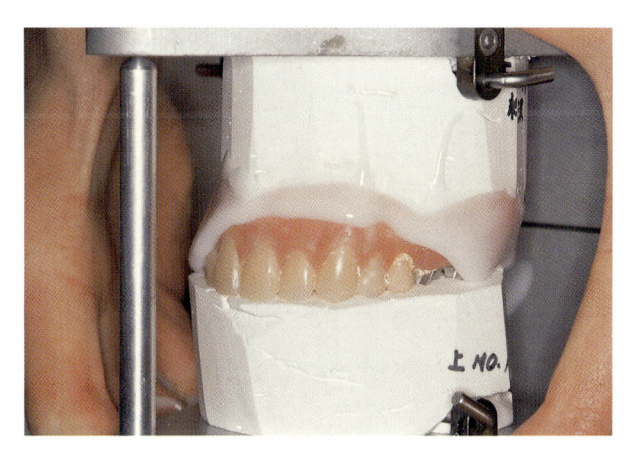

図3-84　装着期間が長期にわたり，ティッシュコンディショナーの劣化がみられる場合は，咬合関係が損なわれないようにリプレースメント・ジグを用い，前面交換を行う．

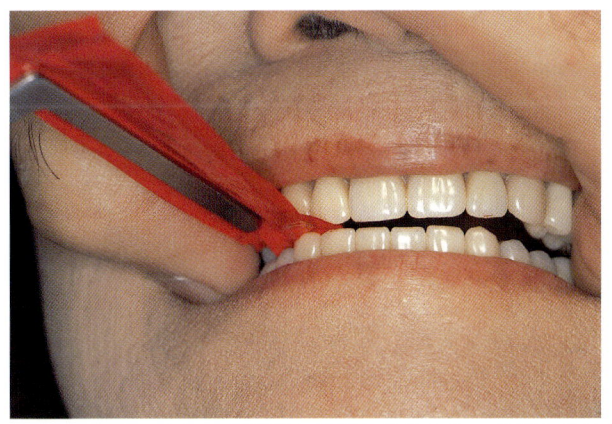

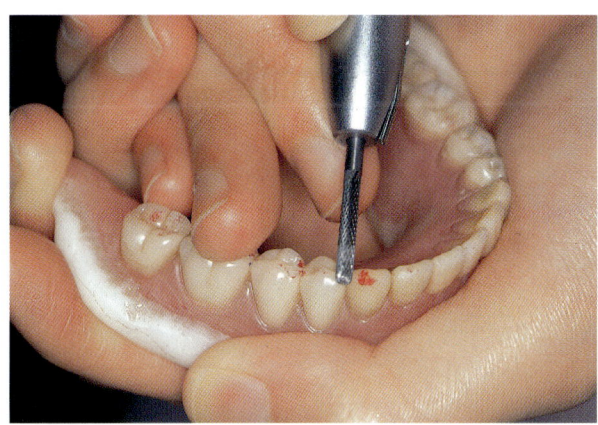

図3-85, 86　咬合・咀嚼圧が均衡に分散される状態を維持するため，常に咬合関係の調整が不可欠である．治療用義歯は，下顎位を正常にさせるスプリントでもある．

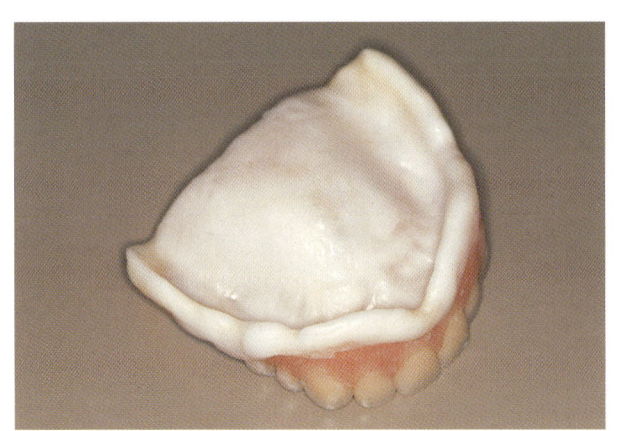

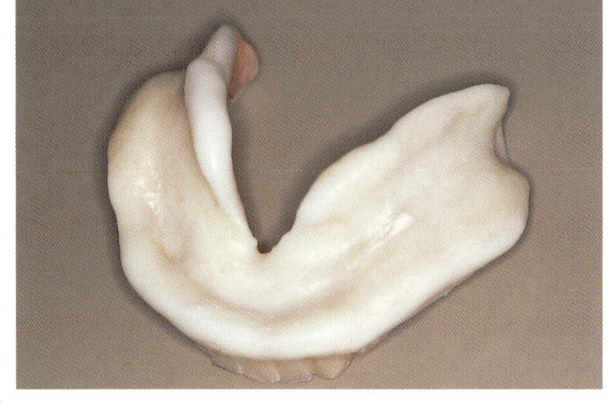

図3-87, 88　機能圧により，動的に捉えられた上下顎の最終印象．

常にさせるスプリントでもある(図3-85, 86)．

　この操作の結果，義歯内面の印象は機能的な咬合・咀嚼圧により，粘膜のもつ被圧縮度に調和した状態で，辺縁は義歯周囲筋の機能圧により動的に捉えられる．症例の状態にもよるが，一般には2～4週間で粘膜調整が進行し，その状態の印象が採得されることになる(図3-87, 88)．

　筆者の無歯顎補綴臨床[14～16]では，このように印象調製だけでなく優れた下顎位の記録採取といったことで，円滑な臨床操作と予後に優れるため，この動的印象法の活用頻度は高い．

　ここで初心者が注意しなければならないことは，動的印象材のもつ性格上，ときと

加圧印象

図3-89a 加圧印象の理論は，リリーフの必要性がない．機能圧下で疼痛なくよく適合する義歯を意図したことである．

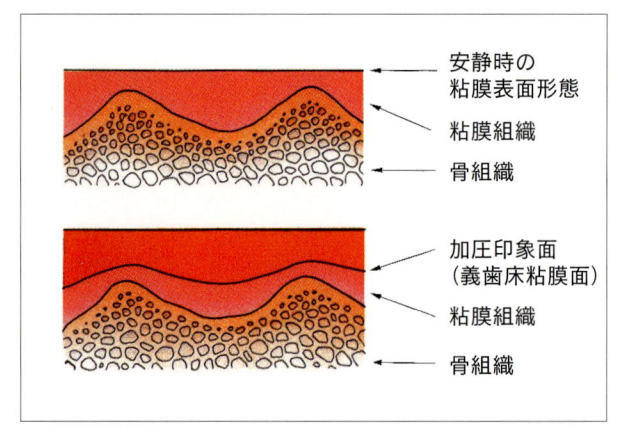

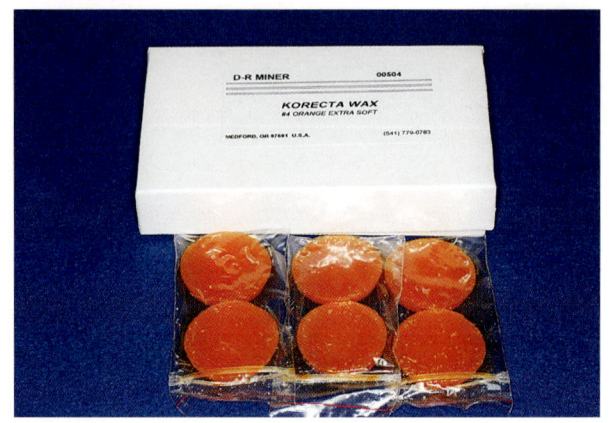

図3-89b コレクタワックスのエキストラソフト．

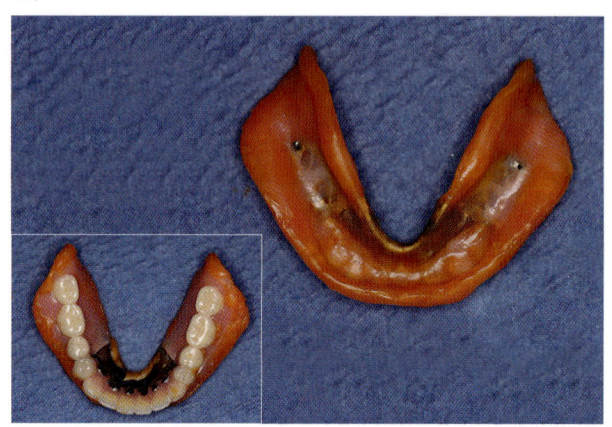

図3-89c 移行義歯に対するコレクタワックスによるリベースのための印象．

して印象結果を信用し鵜呑みにする傾向が強く，オーバーエクステンション（過剰拡大）の印象が多く見受けられることである．とくに辺縁の評価能力を培うための基本は，辺縁形成技法の学習を積み重ね，材料に使われないことが大切である．

加圧量から印象技法の分類

義歯内面の印象技法には，加圧印象，最少圧印象，選択圧印象の3種類があげられる．これらに関し，筆者なりの考察を述べてみたい．

加圧印象

加圧印象は，部位により被圧縮度の異なる床下粘膜面に機能圧を加え，その状態の歯槽堤粘膜の形態を採得したいための1種の機能印象ともいえるし，短時間ではあるが動的印象ともいえる．

この考え方の発端は，咬合圧といった機能圧の適正分散と，咬合力の適正伝達により義歯が同等沈下してリリーフの必要性のない，機能圧下で疼痛がなくよく適合する義歯を意図したことである（**図3-89a**）．

したがって，使用する印象材は機能圧下でフローを続ける徐硬化性のものが奨め

られ，ティッシュコンディショナーやMizzy社のRedのような溶融軟化点の低いモデリング・コンパウンドやワックス類(45～52℃のD-Rマイナーデンタル社のコレクタワックスの超軟のオレンジ・**図3-89b**，43℃のSurgident社のフランジワックス，ジーシー社のソフトプレートワックス，45℃のJelenko社のAdaptol，Kerr社のImpression wax sticks)などが活用され，仕上がった印象面は同等沈下した面形態で鈍い光沢(dull shiny)を持った状態となる．

いわゆる硬化時間がくると一気に固まってしまうシリコーン，ポリサルファイド，ポリエーテルなどのラバー系や酸化亜鉛ユージノールなどの糊材系の精密印象材では安静・無圧状態の粘膜表面の皺まで採得される印象となり，この加圧された粘膜表面の採得は不可能であり，印象面の精度が異なることは当然である．

しかし本技法の問題点は，加圧する圧の性質，方向，量をいかに機能時と等しく表現するのかということが第一にあげられる．トレーハンドルがついた一般的各個トレーで本技法を施行する術者もいるが，トレーの正位置への戻しの難しさもさることながら，術者の手指による加圧であり，咬合圧といった機能圧ではないので同等沈下を達成することが難しい．すなわち，この技法を達成するためには，中心咬合位がキープでき，咬合・嚥下できる咬合堤とか人工歯排列された基礎床をトレーとする必要があることを提言したい．

しかし，印象材が柔らかいために印象面の変形やトレーの戻しなどの問題で，技法的に高度な技量が要求され敬遠される傾向が強い．しかし臨床成績は素晴らしく，筆者はリニア・テクニックでの新義歯調製，臼義歯のリベース(**図3-89c**)や遊離端義歯の最終印象に活用することが多い．

最少圧印象

本技法は，骨組織を被覆している粘膜組織の変位しない状態の印象を意図し，トレーと床下組織との間に十分なスペースを設け，かつフローに優れた印象材を用い，極力無圧的に粘膜組織を侵害しないよう採得する印象技法である．結果として，粘膜組織に対する侵襲はなく，組織は常に安静時状態にある利点はあげられ，有床義歯印象技法で本法だけには"精密印象"という用語は使えると思う．しかし最少圧印象は無圧印象と同義語であるが，粘膜静止印象とは同義語ではなく，粘膜静止状態を意図したものではないことを銘記していただきたい．

本法は，加圧印象と異なり組織は常に安静時に近い状態にあるため，床下組織の血液供給を干渉することは少ない．したがって，歯槽堤の生理的形態を長期にわたり保持することが可能と考えられる(**図3-90**)．

この方法を行う場合，トレーにはトレーと床下粘膜組織との間に十分なワックススペーサーを内面に設置しておく必要がある．しかし辺縁形成後，トレーを的確に口腔内に適合させるためのガイドとして，4個所ぐらいにストッパーを置くことが多い．

図3-91,92は，辺縁形成が完了したワックススペーサー，ストッパーを内面に備えた上下顎トレーである．ストッパー除去後，上顎は酸化亜鉛ユージノール印象材，下顎はポリエーテル・ラバー印象材インプレガムによる最少圧印象を示す(**図3-93～98**)．

しかし，この印象技法で作製した義歯は，機能圧がかかった際に同等沈下を妨げる

最少圧印象

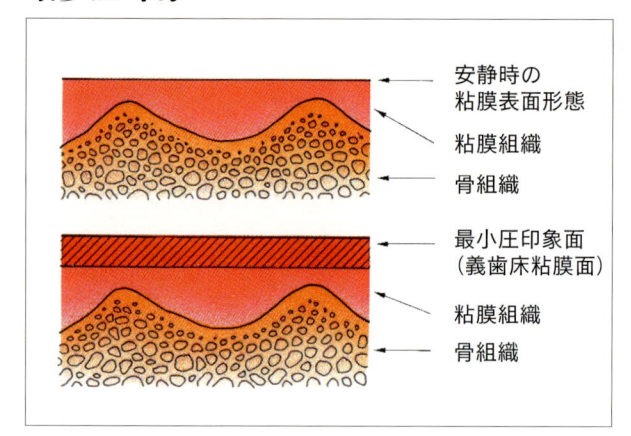

図3-90 最少圧印象法による粘膜組織は，常に生理的形態を長期にわたり維持することができる．

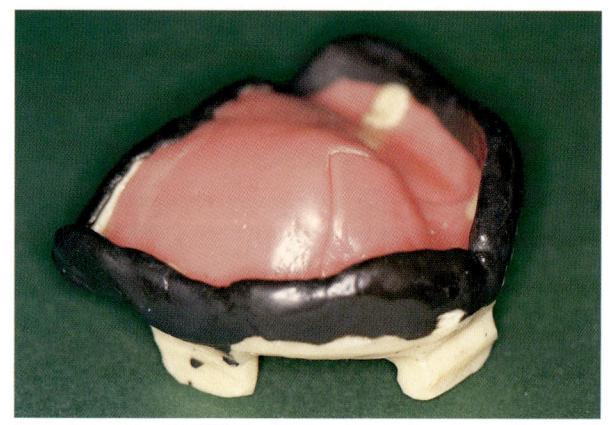

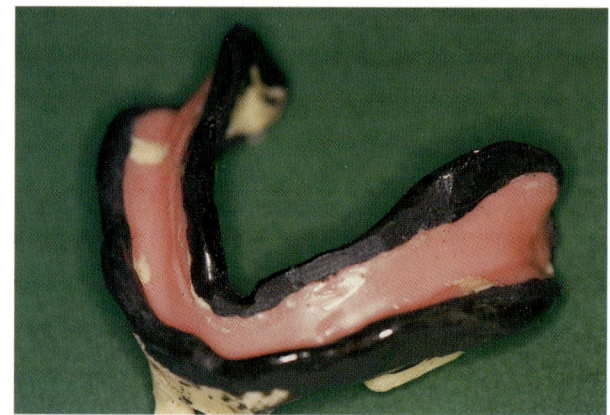

（図中ラベル：安静時の粘膜表面形態／粘膜組織／骨組織／最小圧印象面（義歯床粘膜面）／粘膜組織／骨組織）

図3-91，92 辺縁形成が完了したワックススペーサー，ストッパーを内面に備えた上下顎トレー．

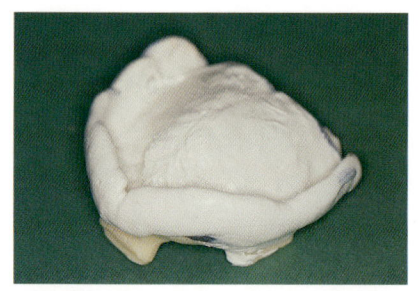

図3-93〜95 最少圧印象による上顎．

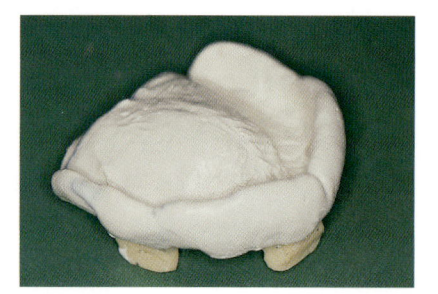

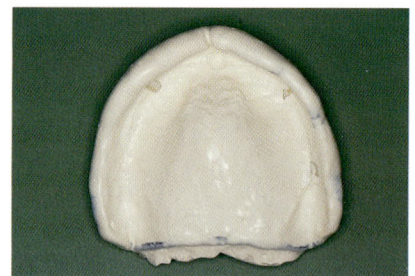

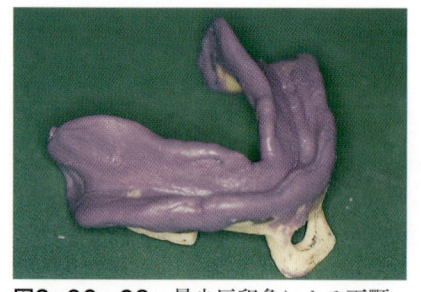

図3-96〜98 最少圧印象による下顎．

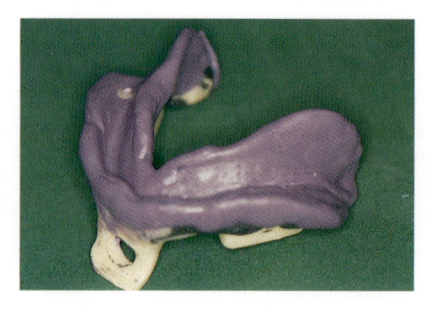

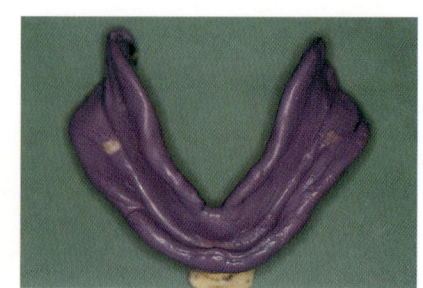

選択圧印象

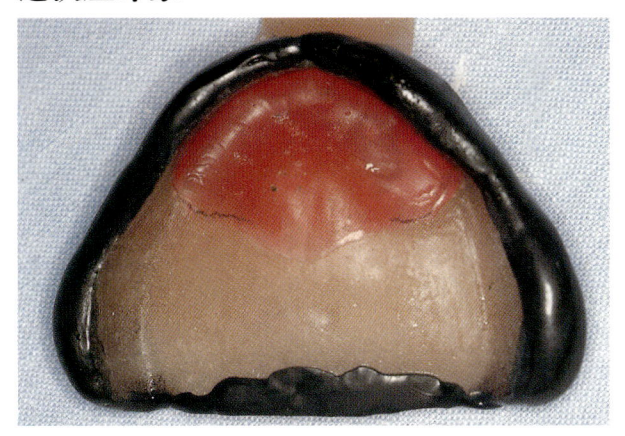

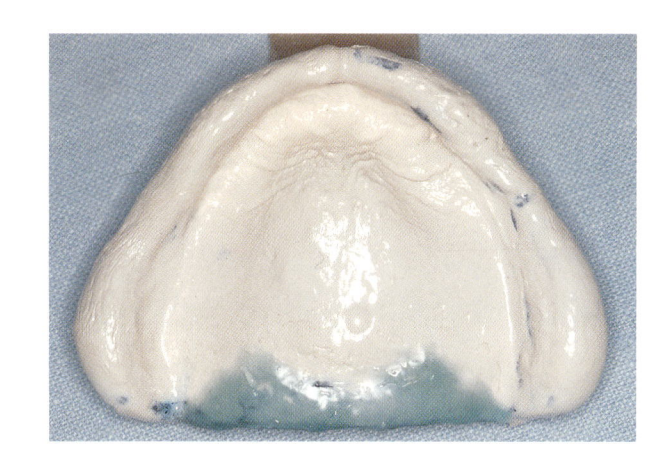

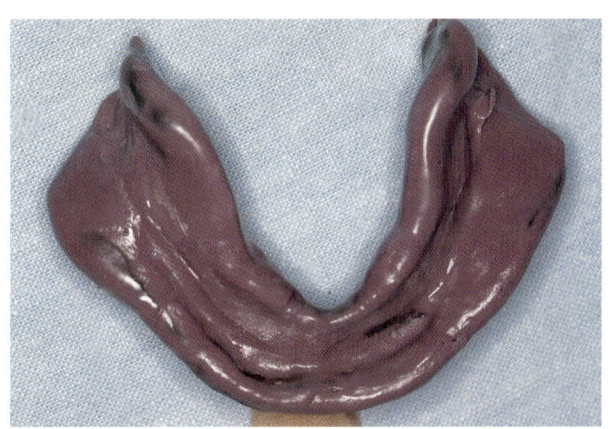

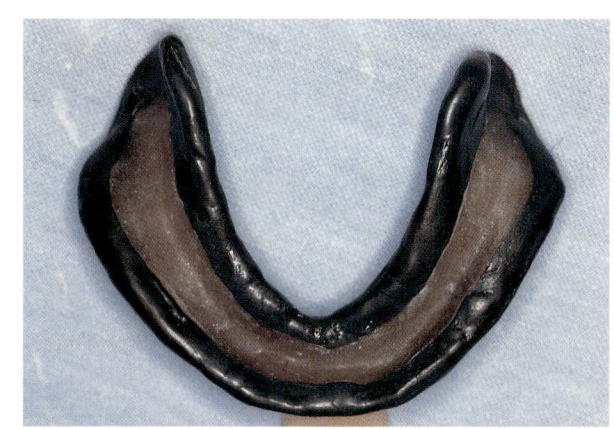

図3-99〜102 印象材のフロー圧による選択的印象．機能圧の支持に有利な部位，たとえばほとんどが緻密骨からなる下顎の頰棚，腺組織に富む下部に骨組織がない上顎ポスト・ダム域は加圧印象を行う．

ので被圧縮度が少ない硬い部位はリリーフが必要となる．

選択圧印象

　選択圧印象[17,18]は，調節圧印象ともいわれ，先述の加圧印象と最少圧印象の両方の原理をあわせて誕生した技法といえる．この技法のフィロソフィーは，咀嚼圧といった機能圧に十分抵抗できる支持性に優れた部位は加圧し，圧負担に耐え得ない支持性に乏しい部位は緩圧することである．

　加圧，緩圧の方法は，印象材のフロー圧でコントロールするが，一般にはワックススペーサーの厚さの差異，部位的設置により行う．

　機能圧の支持に有利な部位，たとえばほとんどが緻密骨からなる下顎の頰棚，腺組織に富む下部に骨組織がない上顎ポスト・ダム域は加圧印象を行う(図3-99〜102)．

閉口印象

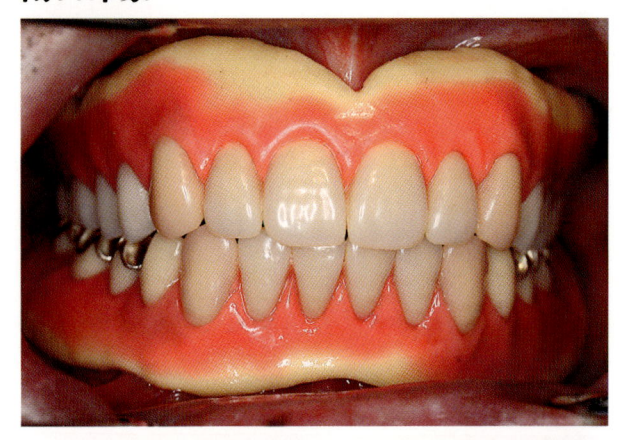

図3-103 閉口印象．咬合採得を行った咬合堤や，人工歯排列されたワックスデンチャーをトレーとして用いる．

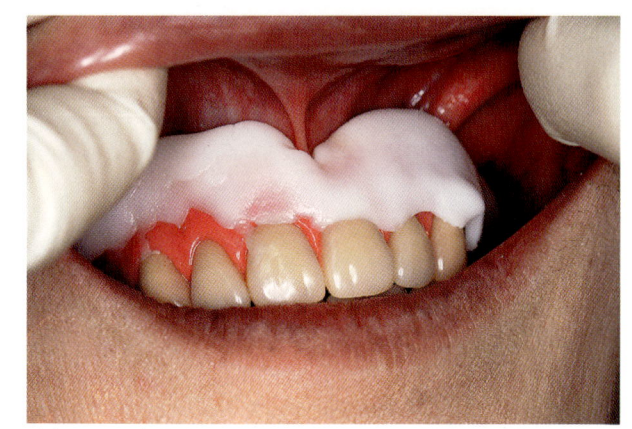

図3-104, 105 印象材が流動性を示す間，患者に嚥下，咬合，口唇突出，口角後方牽引舌運動を行わせ，咬合圧・筋運動を模倣再現させた状態下で印象を行う．

　機能圧の負担に不適な部位，たとえば海面骨からなる骨面のトポグラフィーが鋭い下顎歯槽頂部は，加圧されると疼痛を訴えやすく萎縮しやすいため，緩圧により生理的に健全保持が可能となる．したがって，維持性に干渉しない範囲を最大被覆した状態で最少圧印象する必要がある．

　しかし本法に対する疑問として，トレーのスペーサーを部位的に設置し，結果的に印象材のフローで加圧量をコントロールできるだろうかということがあげられる．

開口度から印象技法の分類

閉口印象

　閉口印象は，床下組織の機能時の形態を印象に収めることを目的として，効果的に咬合圧を活用しようという発想から考えられたものである[19,20]．印象材としては，古くはインプレッション・コンパウンドやワックスなどによる上記の加圧印象のフィロソフィーのもとで行われた技法であった．

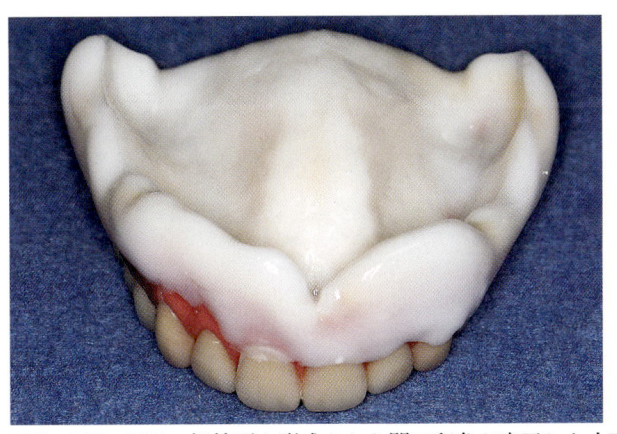

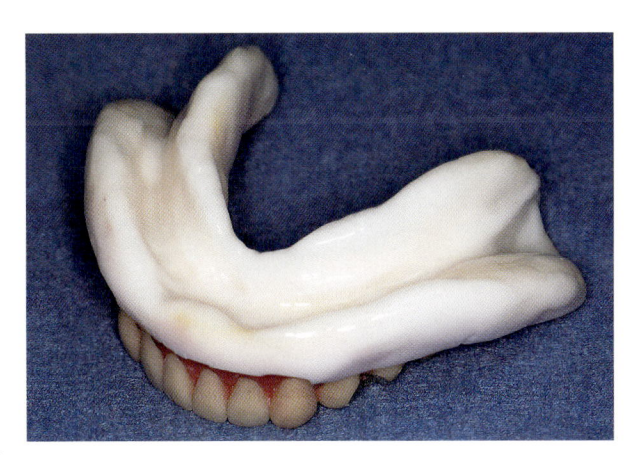

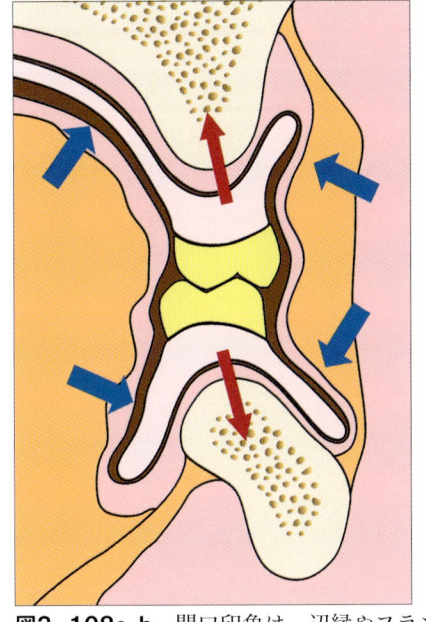

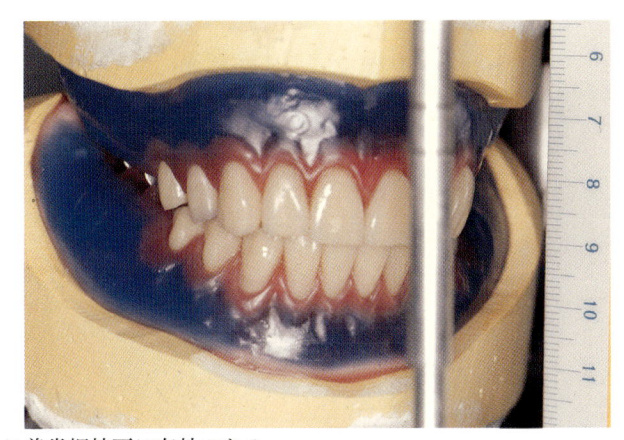

図3-106, 107　把持面も形成された閉口印象が完了した上下顎.

図3-108a, b　閉口印象は，辺縁やフランジ・テクニックのように義歯把持面に有効である．

　したがって咬合採得を行った咬合堤や，人工歯排列されたワックスデンチャーをトレーとして用いる(**図3-103**)．印象材がフローを示す間，患者に嚥下，咬合，口唇突出，口角後方牽引，舌運動を行わせ，咬合圧・筋運動を模倣再現させた状態下で印象を行う(**図3-104, 105**)．

　筆者は，この閉口印象をトレーの正位置への適合，圧定のため活用することが多い．この際，とくに辺縁形成操作に対しては，術者は両手を使うことができるし，患者もいろいろな義歯周囲筋の活動が行いやすく，重宝している．

　このように，閉口下で行う意味が時代とともに異なってきた．その結果，本来，閉口印象の主たる目的は床下粘膜を加圧して捉えることであったが，今日ではむしろ辺縁およびフランジ・テクニック[21,22]のように義歯把持面の問題に関係するウエイトの方が大きいように思われる(**図3-106〜108a, b**)．

　参考までに，辺縁形成に関与する舌圧の強さは，上下の歯牙同士が咬合接触しているときの方が，開口して舌を突き出したときより強いという理由で，下顎舌側の辺縁形成に有効であるという報告もある．

筆者は，閉口下の方が機能圧に近い結果が得られるといった観点で，理由は逆であるが，この意見に賛成できる．閉口下での歯列弓内での舌圧は，把持面(研磨面)形成には強く作用し有効であるといった方が正しいように思われる．逆に閉口下と開口下での舌側辺縁形成結果を比較すると，前者は拡大される傾向を示す．換言すれば，開口させ舌を突きださせる方法であると，むしろ筋緊張が過度な状態を捉える傾向が強いといえる．

　しかし義歯使用上問題はなく，動的印象結果に近いものであることからいえば，過剰拡大(オーバーエクステンション)といった表現ではなく，むしろ生理的筋運動に近い動きを捉えていると考えている．

開口印象

　開口印象の利点は，操作上，術者が辺縁を直視できるため，辺縁に関与する筋の種々な運動を行わせやすく，辺縁形成結果を判断・評価しながら印象できることである．また閉口させれば，それも可能である．

　閉口印象すべきか，開口印象で行うべきかは，印象材の性状，技法が進歩した現在では，両者を使って印象が完了することが一般になっている．

私の主張したい最終印象

　無歯顎の印象目的は，調製される総義歯により，失われた咀嚼機能，および外観の美ならびに表情構成といった審美性機能，さらに構音機能などに優れた回復を期待し，"受容し，役に立つ"ことにある．

　そのため総義歯は，インプラントを活用する無歯顎補綴と異なり固定源が皆無であるため，印象により支持性，維持・安定性ならびに把持性を発揮できなければならない．総義歯の支持性は義歯床下面に，維持・安定性は義歯辺縁封鎖域に，把持性は唇・頬側，口蓋・舌側面の歯肉形成域に委ねることになる（図3-109）．

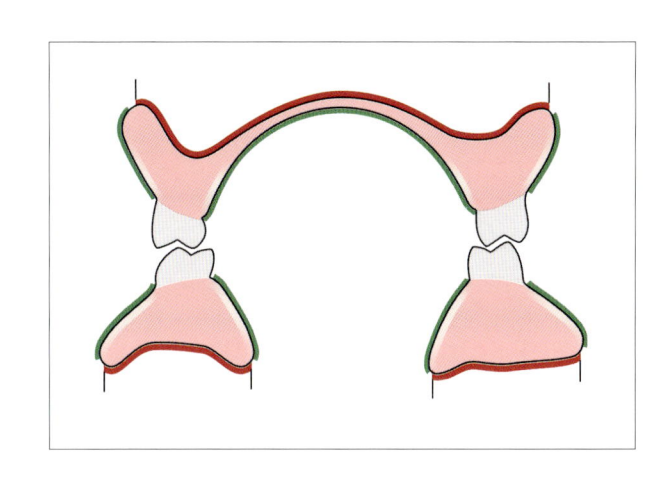

図3-109 総義歯の支持性は義歯床下面に，維持・安定性は義歯辺縁封鎖域に，把持性は唇・頬側，口蓋・舌側面の歯肉形成域に委ねることになる．

　過去から現在，無歯顎の印象技法に関して多くの著者による多岐にわたる主張，紹介が紙上をにぎわせた．それらに関して否定的見解を持っているわけではないが，私感的に被印象体としての被圧縮度の異なる無歯顎粘膜面に対する考え方の差異と，技法的な複雑さを感じている．

　そこで今回は，筆者の約50年にわたる無歯顎補綴臨床経験から漕ぎ着けた『無歯顎の印象』に関して，筆者の考え方と技法的主張について解説したい．

無歯顎粘膜面に対する考え方と予備印象技法

　予備印象といえども，それにより得られる研究模型が確実な診断資料であるためには，無歯顎口腔内全般を包含することが肝心であり，印象域不足があってはならない．

　被印象体としての無歯顎粘膜面は部位により被圧縮度が異なり，はっきりした境界はないけれども，大別し義歯周囲筋の運動に影響されない義歯床下支持面となる不動組織部と，義歯周囲筋の運動に影響される義歯床辺縁封鎖面となる可動組織部とから

構成されると考えられる．

不動組織部は使用される印象材のフローの強弱，ならびに術者のトレー装着後の加圧次第で異なった表面形態を呈し，また可動組織部は使用印象材のフローの強弱，義歯周囲筋の牽引具合で異なった辺縁形態を呈する結果となる．

したがって，予備印象として採得される不動組織部印象面は，粘膜面の静態を印象することを意図し，極力無圧的に最少圧印象(Minimal Pressure Impression)で内面における気泡の存在がない印象面を採得したい．一方，可動組織部印象面は，極力機能時における口腔前庭溝，舌側歯槽溝の形態が採得されることが望ましい．

その目的は，静態の粘膜面に咬合圧をかけた状態で同等沈下する最終印象面，無理のない辺縁形態を目指したいためである．

以上の理由から，筆者の臨床ではアルジネート印象材単独で，チクソトロピー性(Thixotropy)があるものが奨められる．

アルジネート印象材単独での技法を好む理由は，
①被印象域への印象材の運搬(Carry)が簡単にでき，可動組織部の口腔前庭溝，舌側歯槽溝，翼突下顎縫線，各小帯などに対しておおよその辺縁形成が可能であること．
②義歯内面に相当する口蓋面，歯槽堤部といった不動組織部粘膜面を他の印象材よりも歪めないようコントロール(Control)することができ，静態を無圧的に精度的に優れた状態で捉えることができる．
③印象材が固まるまで正位置に保定(Confirm)できること，といった無歯顎の予備印象として重要なトレーの3C原則が満足できること．
④印象の前準備，操作時間，印象後のトレーの清掃，印象材の処理などが簡単で臨床的である．

などがあげられる．

以上のことが簡単に行えるよう，筆者はエイブトレーを開発した．エイブトレーは，指先での賦形性に優れ，出し入れ時に変形がなく，かつ印象材の保持性，清掃性に優れ，印象材の処理などが簡単で臨床的である(**図3-110**)．

なお筆者の無歯顎補綴臨床は，総義歯の受容を重視し，技法的変遷から通法ではなく，直接調製工程に入らず，総義歯調製の可否の診査・診断を先行している．それは，①最終印象の可否，②咬合平面設定の可否，③上下顎間関係位採得の可否，④咀嚼圧に対する支持能の優劣などに対するものであり，これらのことに問題がある症例では通法による最終義歯調製が不可能で，イニシャルプレパレーション(準備修正医療)により問題点の改善が必要となる．

この総義歯の調製可否の診査・診断を行うにあたり，とくに③の上下顎間関係位採

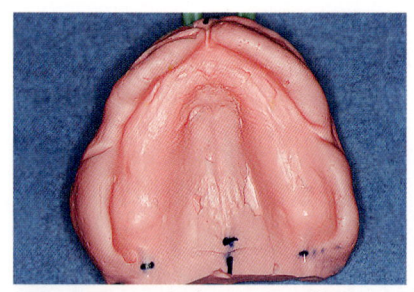

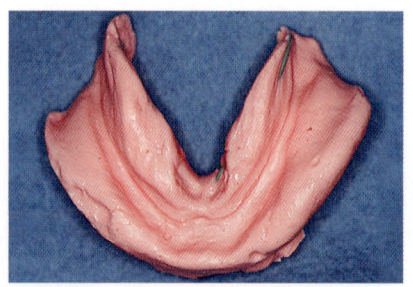

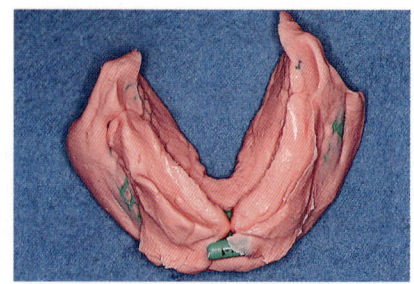

図3-110 エイブトレーは，指先での賦形性に優れ，出し入れ時に変形がなく，かつ印象材の保持性，清掃性に優れ，印象材の処理などが簡単で臨床的である．

研究模型

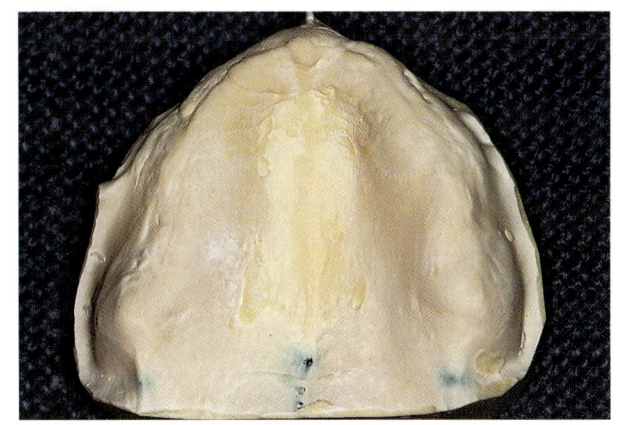

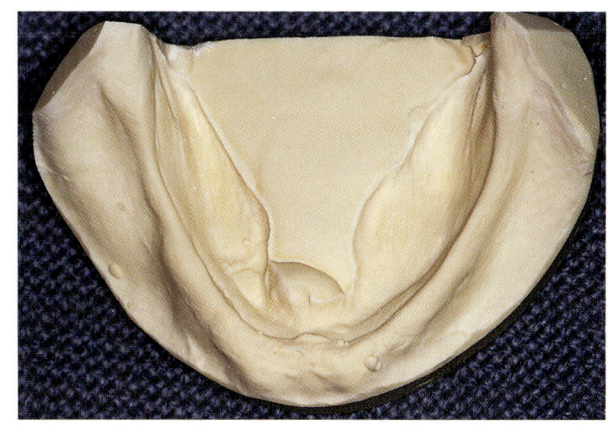

図3-111a, b 予備印象により作製された研究模型は，不動組織部は完全に近い粘膜面静態を，可動組織部はおおよそ機能時における口腔前庭溝，舌側歯槽溝の形態が表現されたものである．

得の可否の診断のために，ゴシックアーチ・トレーシングを行いたい．そのため研究模型に即，ゴシックアーチ・トレーサーを付着する必要がある．その早道として予備印象時に大まかな上下顎顎間関係をも採得しておくことが奨められる．そのためには下顎予備印象採得時に下顎トレーの背中で上顎の歯槽堤を印象しておく．

研究模型とワックスデンチャーの作製

研究模型

以上のような予備印象により作製された研究模型は，不動組織部は完全に近い粘膜面静態を，可動組織部はおおよそ機能時における口腔前庭溝，舌側歯槽溝の形態が表現されたものである(**図3-111**)．

顎間関係位での咬合器付着とトレーサーの設置

上下顎研究模型を，予備印象時に下顎トレーに記録した顎間関係で簡易咬合器に付着する．これはトレーサー設置の前準備である(**図3-112, 113**)．

研究模型にトレー外形線を記入する(**図3-114**)．トレー外形にしたがい，ベースプレート・ワックス約1枚のワックススペーサーを設置後，絆創膏キープポア(ニチバン)を分離剤代わりに貼付し，トレーマテリアルを圧接し各個トレーを作製する(**図3-115**)．

スペーサーの設置場所は症例にもよるが，上顎では，歯槽頂部から硬口蓋部，下顎では歯槽頂部から舌側面辺縁部までが望ましい．このワックススペーサーの設置により模型上のアンダーカットをブロックする操作が不要になることが多い．

本項は，印象採得に関するものなので詳細は省くが，作製可否の診断結果により，準備治療が必要な場合には，このトレーが治療用義歯の基礎床になる．

顎間関係位での咬合器付着とトレーサーの設置

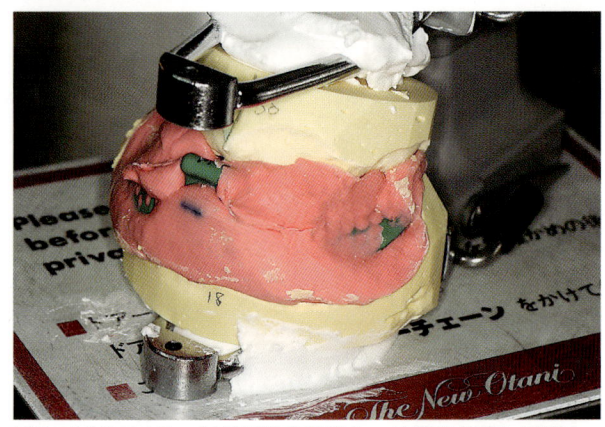

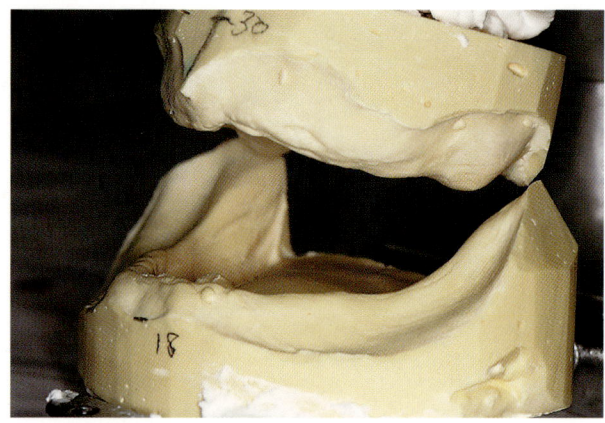

図3-112, 113 上下顎研究模型を，予備印象時に下顎トレーに記録した顎間関係で簡易咬合器に付着する．これはトレーサー設置の前準備である．

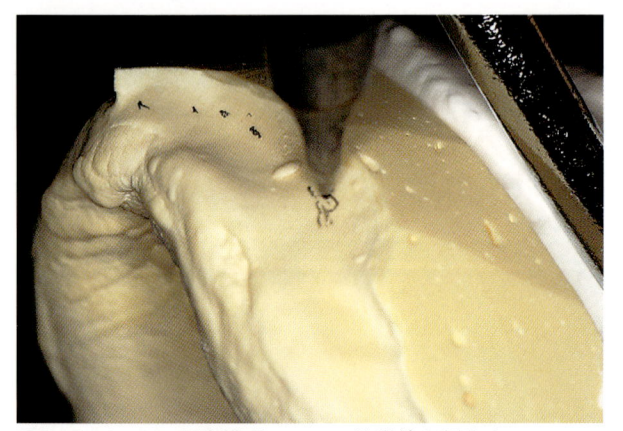

図3-114a, b 研究模型にトレー外形線を記入する．

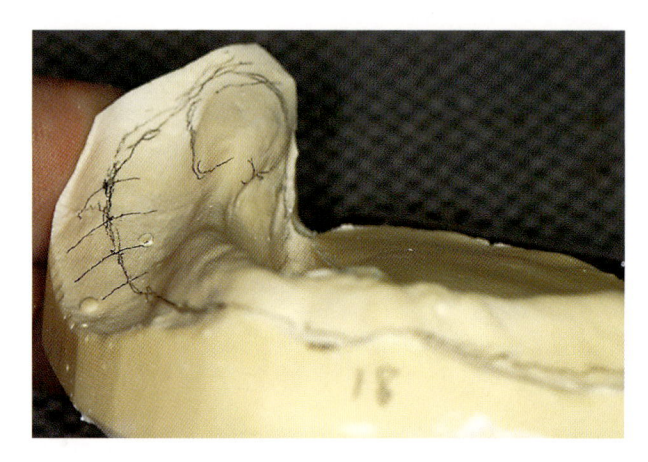

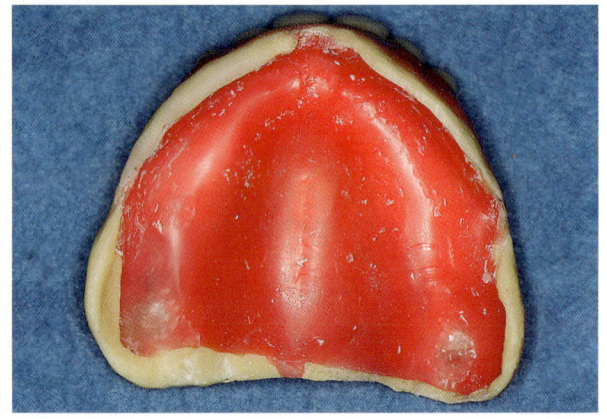

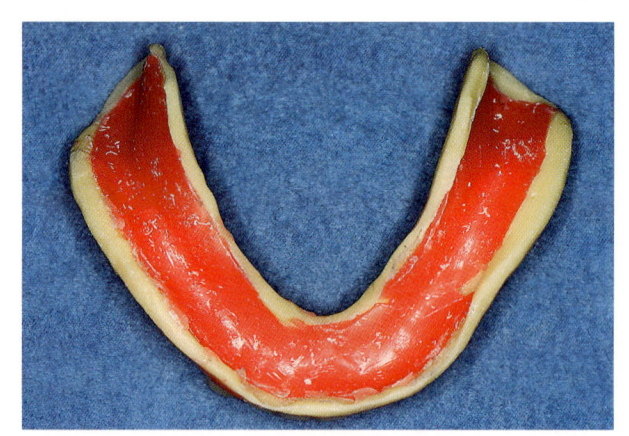

図3-115a, b トレー外形にしたがい，ベースプレート・ワックス約1枚のワックススペーサーを設置後，絆創膏キープポア（ニチバン）を分離剤代わりに貼付し，トレーマテリアルを圧接し各個トレーを作製する．

ゴシックアーチ・トレースと中心位採得

H-Aゴシックアーチ・トレーサーを準備し，この上下顎対向関係下で，上顎にゴシックアーチ・トレーサー描記板，下顎に描記針を設置する（**図3-116**）．口腔内に上下咬合床を装着し，ゴシクアーチ・トレーシングにより，中心位の顎位記録採得を行う（**図3-117**）．

ゴシックアーチ・トレースと中心位採得

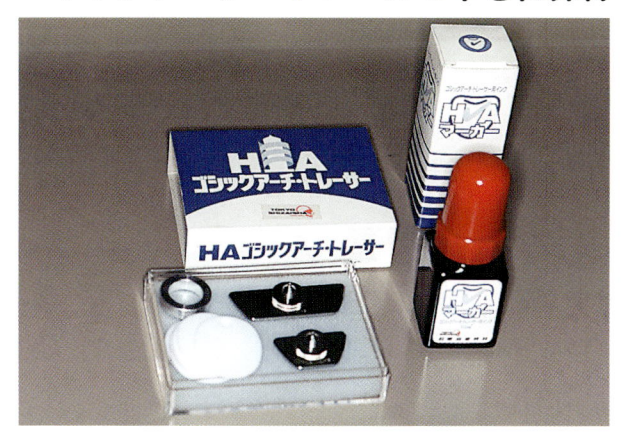

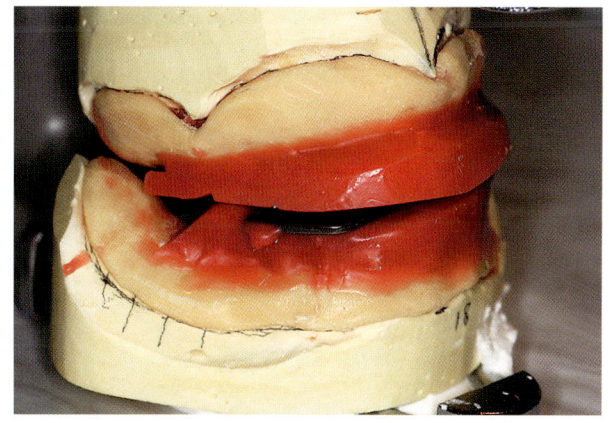

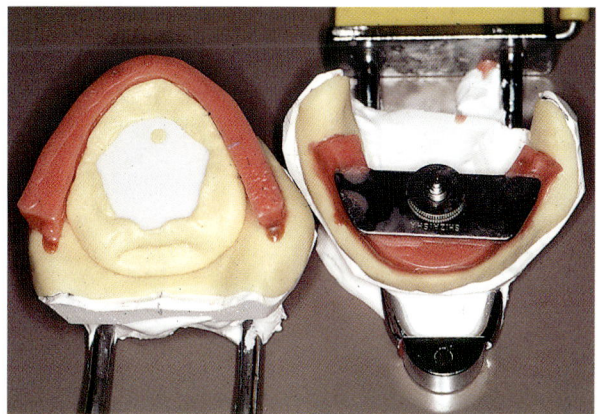

図3-116a〜c　H-Aゴシックアーチ・トレーサーを準備し，この上下顎対向関係下で，上顎にゴシックアーチ・トレーサー描記板，下顎に描記針を設置する．

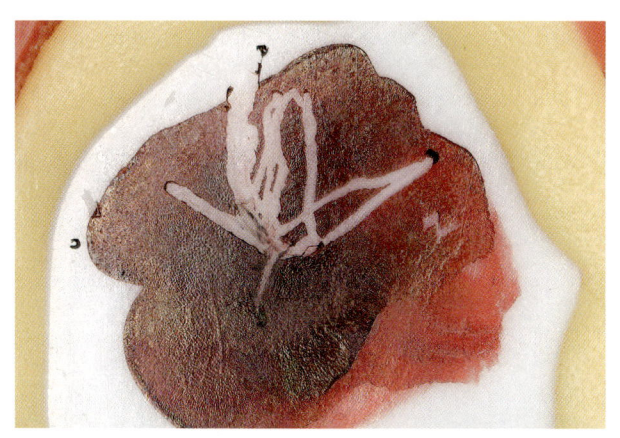

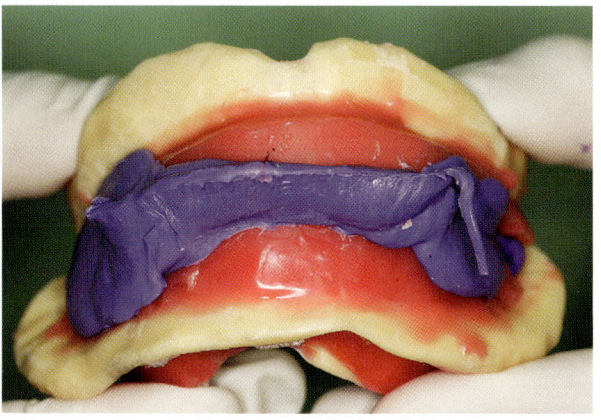

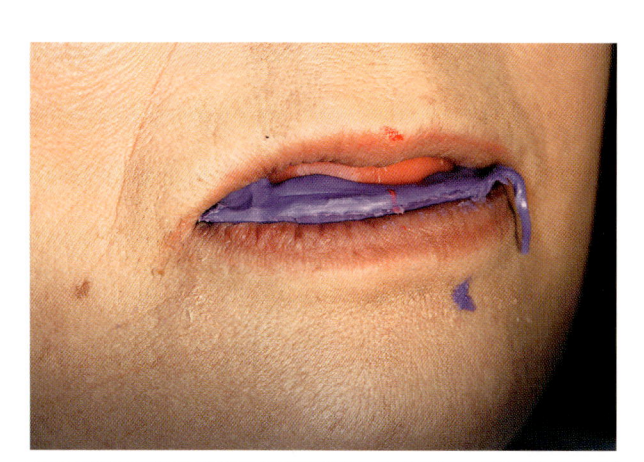

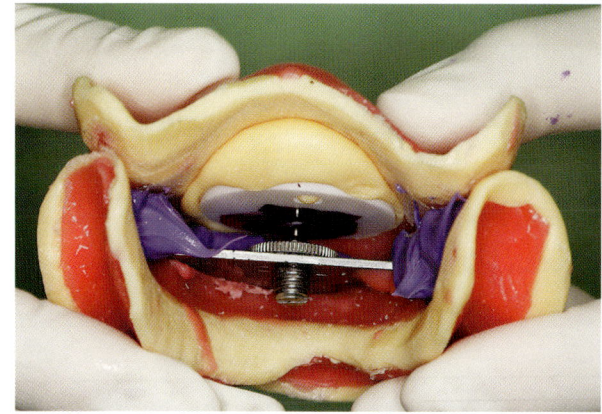

図3-117a〜d　口腔内に上下咬合床を装着し，ゴシクアーチ・トレーシングにより，中心位の顎位記録採得を行う．

咬合器付着と人工歯排列

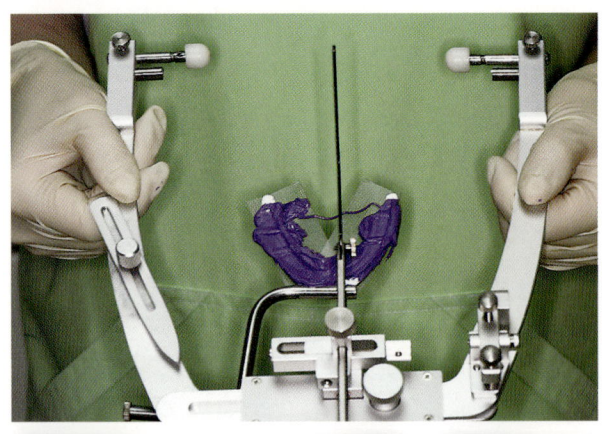

図3-118　エステティック・フェイス・ボウにより，正中矢状面を記録する．

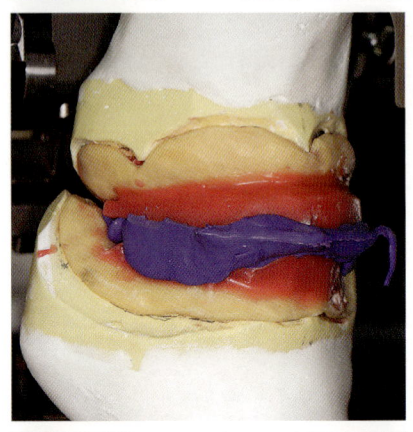

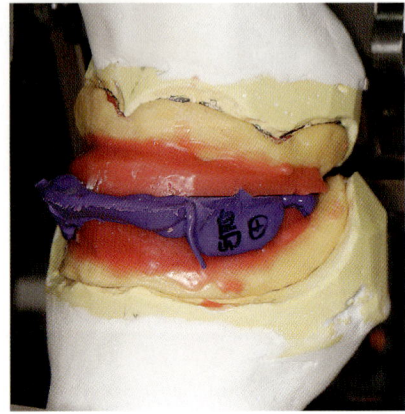

図3-119a, b　上顎模型を正中矢状面を基準にエステティック・フェイス・ボウにより，下顎模型は中心位の顎位記録により咬合器付着を行う．

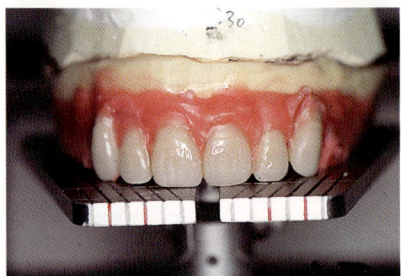

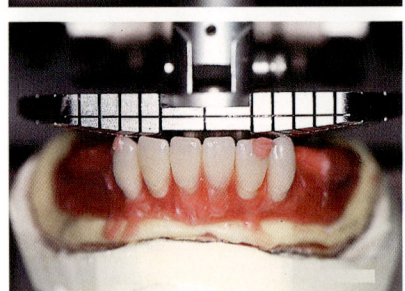

図3-120a～c　前歯部人工歯の選択，排列，試適を行う．

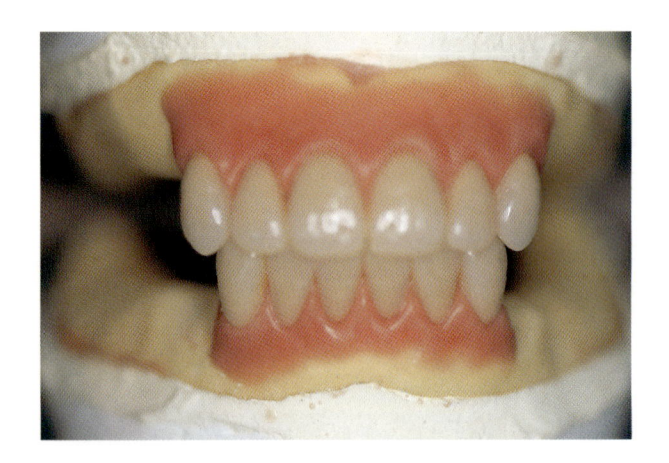

　このように最終印象に先立ち，顎位採取を行うようになった理由は，作製可否に対する診断のためでもある．

咬合器付着と人工歯排列

　エステティック・フェイス・ボウにより，正中矢状面を記録する(図3-118)．正中矢状面を基準に咬合器付着を行うことにより，垂直的中切歯歯軸，左右同高で矢状

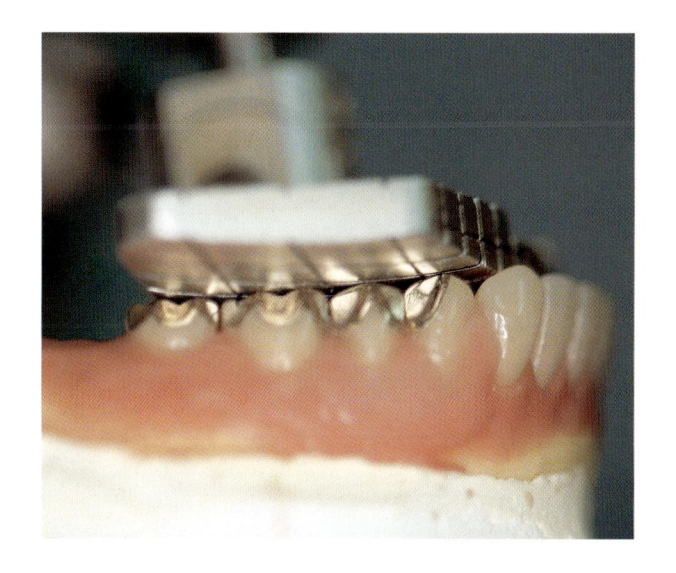

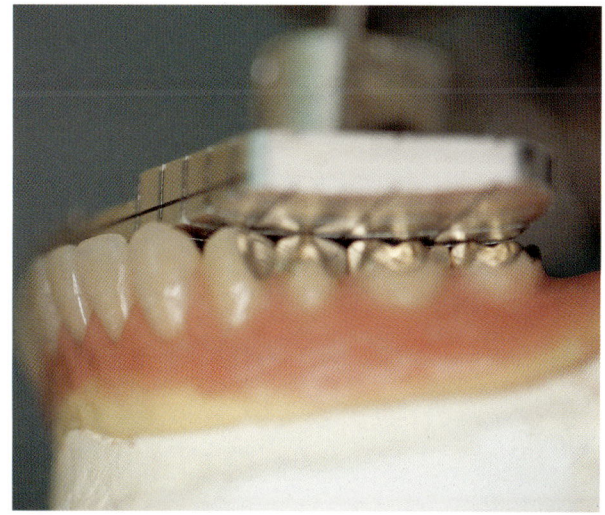

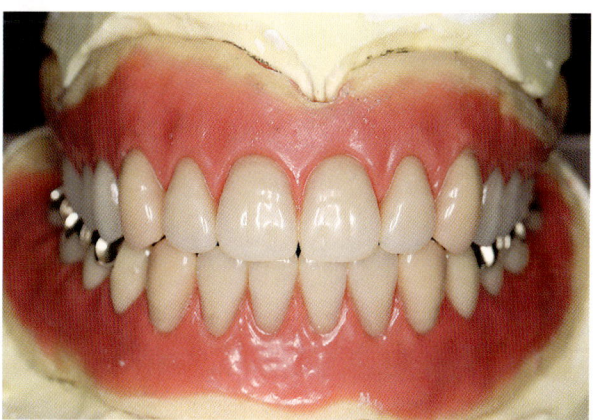

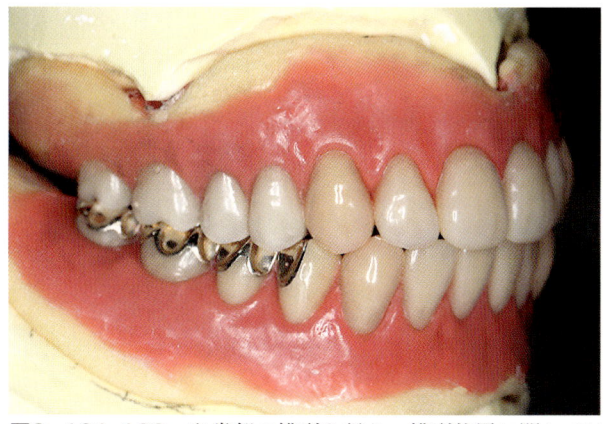

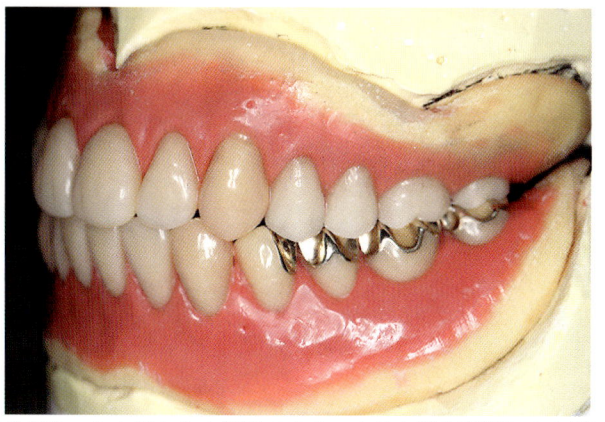

図3-121, 122 臼歯部の排列を行う．排列位置に関しては，天然歯があったと思われる位置である．十分な削合調整により優れた咬合関係を示すワックスデンチャーの作製，試適を行う．

的に同傾斜な咬合平面，左右対称な歯列に簡単に人工歯排列が可能となる．

上顎模型を正中矢状面を基準にエステティック・フェイス・ボウにより，下顎模型は中心位の顎位記録により咬合器付着を行う（**図3-119**）．

前歯部人工歯の選択，排列，試適を行い（**図3-120**），満足する結果が得られたならば臼歯部の排列を行う．排列位置に関しては，天然歯があったと思われる位置である（繊細は173，214頁を参照）．十分な削合調整により優れた咬合関係を示すワックスデンチャーの作製，試適を行う（**図3-121, 122**）．

このワックスデンチャーが将来トレーとなるわけであるが，筆者が強調したいのは

リプレースメント・ジグによる咬合面コアの採取

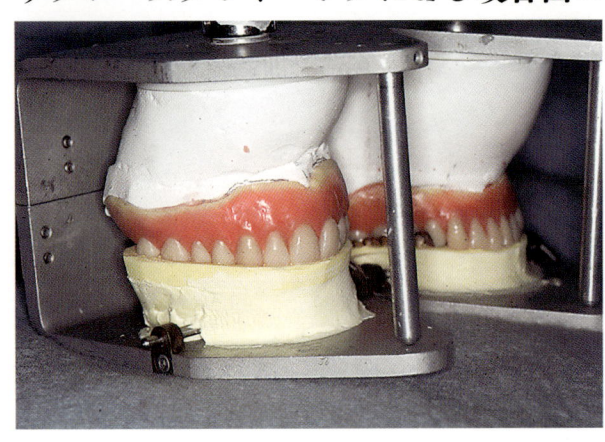

図3-123 トレーの正確な口腔内への戻しを意図し，ワックスデンチャーを研究模型ごとリプレースメント・ジグ移し，咬合面コアを石膏により記録する．この操作は，エイブ咬合器の模型付着機構と，リプレースメント・ジグの模型付着機構は互換性があるよう設計されているため，簡単に行うことができる．

支持性，維持・安定性，把持性に優れた義歯を目指すためには，人工歯列による咬合が存在するトレーが重要であるということである．

リプレースメント・ジグによる咬合面コアの採取

口腔内試適により，垂直・水平的顎位，排列した人工歯による咬合などに対し満足した結果が得られたならば，ワックスデンチャーを研究模型ごとリプレースメント・ジグ移し，咬合面コアを石膏により記録する．この操作は，エイブ咬合器の模型付着機構と，リプレースメント・ジグの模型付着機構は互換性があるよう設計されているため，簡単に行うことができる（図3-123）．

最終印象

最終印象材の装填

①リプレースメント・ジグ上のワックスデンチャー内面のワックススペーサーを除去するが，貼付した絆創膏キープポア（ニチバン）が分離皮膜となり簡単に剥がせる．この操作は，分離皮膜がなければ，けっこう時間がかかるものである．内面の段差を除去し，滑らかな移行形にする（図3-124）．
②研究模型面にアルジネート分離材を塗布する（図3-125）．
③最終印象材として用いるティッシュコンディショナーを混和し，ニュートンフローがなくなる状態まで待ちスパチュラで掬える状態をワックスデンチャー内面，必要があれば模型面にも装填して（図3-126），研究模型とオクルーザル・コアをガイドにジグ上の空間位置に復位させる（図3-127）．

同等沈下を目標とした義歯内面の印象

同等沈下を目指すということは，リリーフの必要のない義歯内面という意味である．

最終印象材の装填

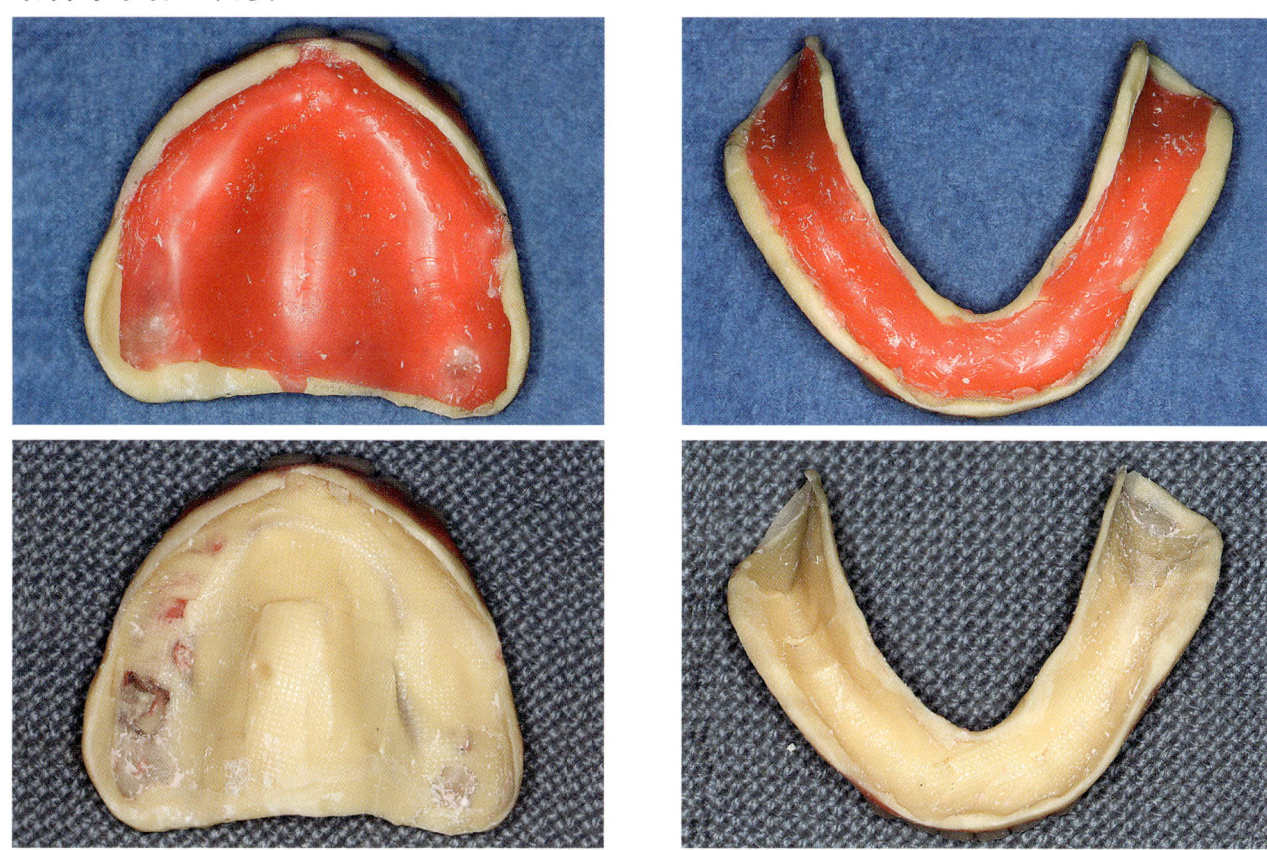

図3-124a〜d リプレースメント・ジグ上のワックスデンチャー内面のワックススペーサーを除去するが、貼付した絆創膏キープポア（ニチバン）が分離皮膜となり簡単に剥がせる。内面の段差を除去し、滑らかな移行形にする。

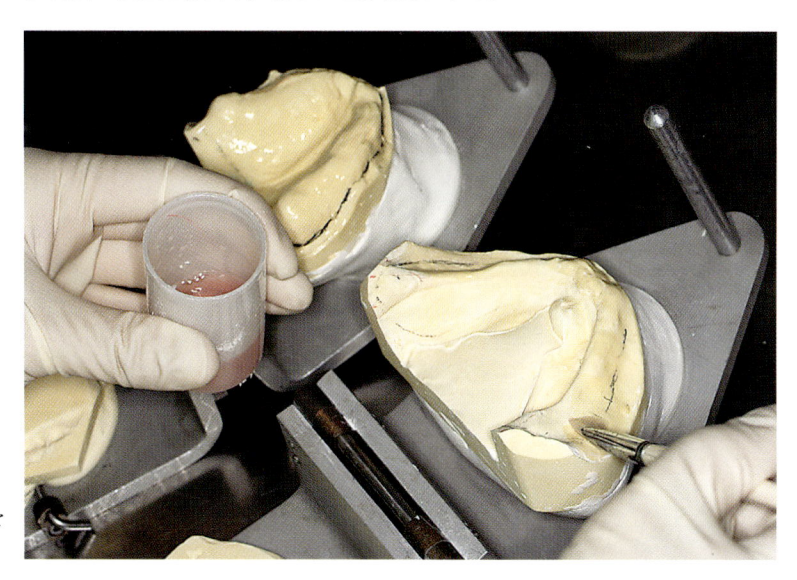

図3-125 研究模型面にアルジネート分離材を塗布する。

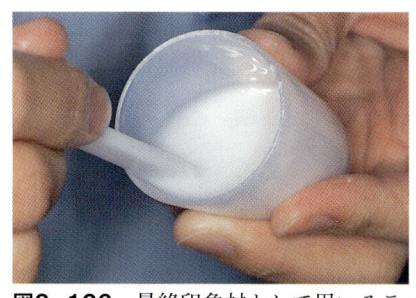

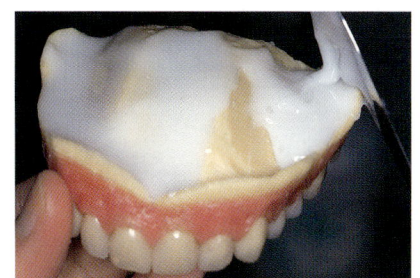

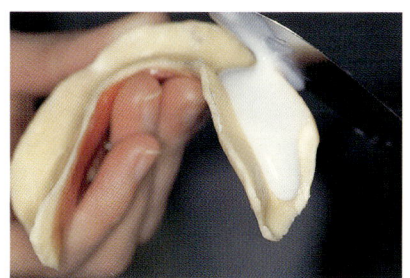

図3-126 最終印象材として用いるティッシュコンディショナーを混和し、逆さにしてもたれないニュートンフローがなくなる状態まで数分待ち、ワックスデンチャー内面にスパチュラで盛る。

3 無歯顎の印象調製

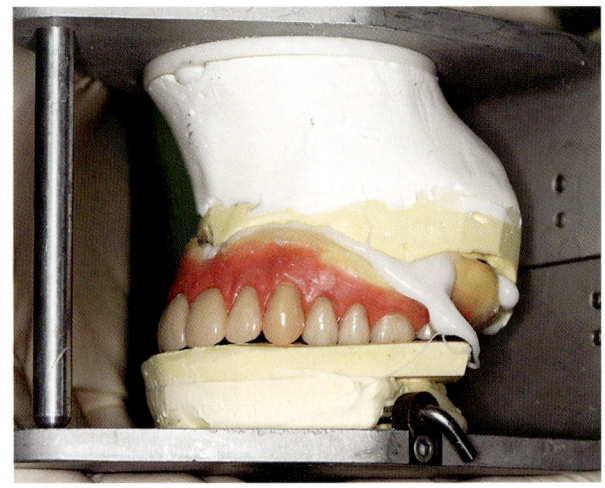

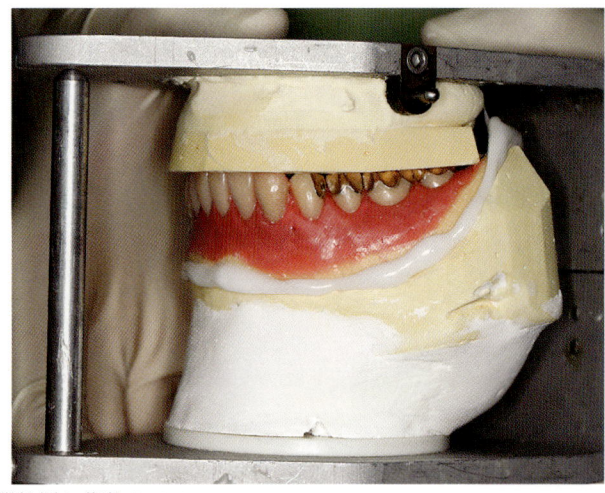

図3-127 研究模型とオクルーザル・コアをガイドにジグ上の空間位置に復位させる.

同等沈下を目標とした義歯内面の印象

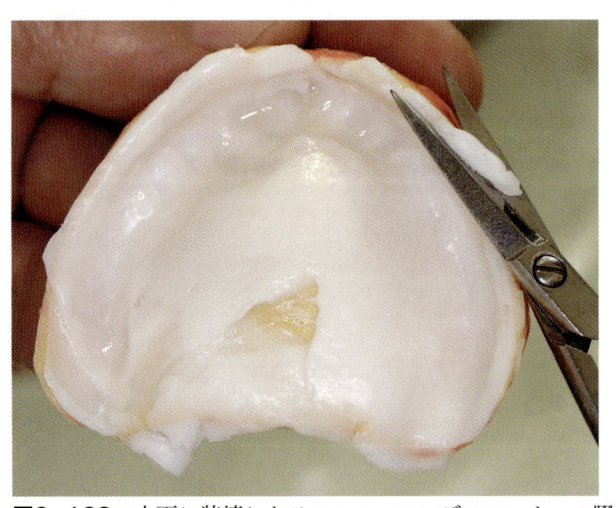

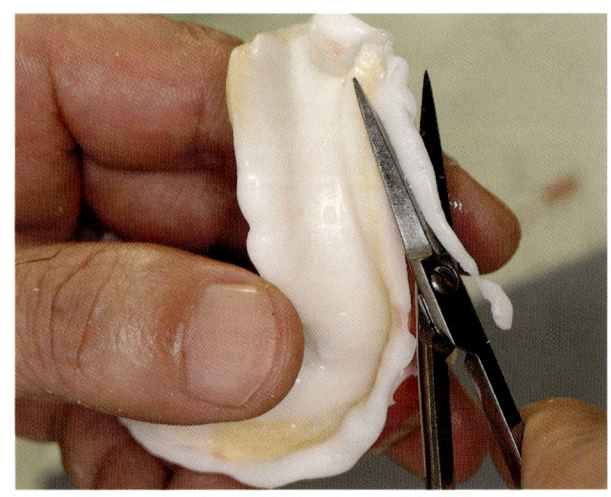

図3-128 内面に装填したティッシュコンディショナーの膠化がはじまったならば，表面活性剤の入った微温湯中に浸した後，ジグ上の研究模型からワックスデンチャーを取りだす．辺縁から外側に溢れでているティッシュコンディショナーをワックスデンチャー辺縁に沿って歯肉鋏でトリミングする．

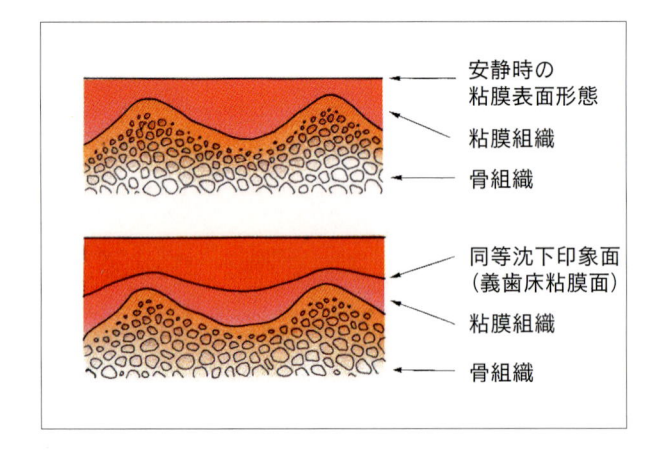

図3-129 徐膠(硬)化性のスローセッティング・プラスチックであるティッシュコンディショナーを最終印象材として印象される最終印象面は，静態の粘膜面に機能圧に近い咬合圧をある程度の時間をかけた状態で同等沈下する印象面となりやすく，優れた予後が期待できる．

ここで，続けて術式工程を述べる．
①内面に装填したティッシュコンディショナーの膠化がはじまったならば，表面活性剤の入った微温湯中に浸した後，ジグ上の研究模型からワックスデンチャーを取り

辺縁封鎖性に富む義歯辺縁の印象

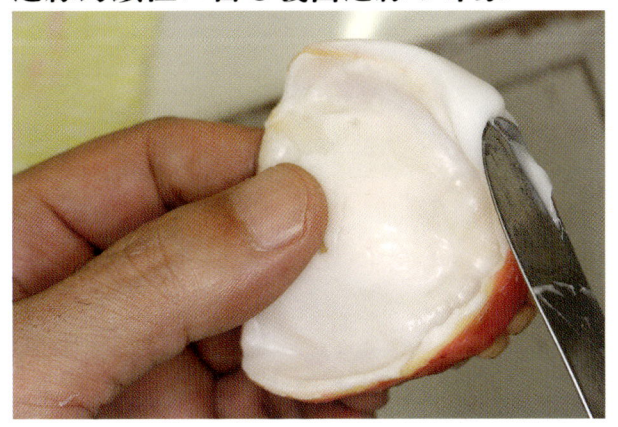

図3-130 ティッシュコンディショナーを混和し、ニュートンフローがなくなる状態まで待ち、ワセリンを塗った手指でリボン状に細長くし、義歯辺縁の内面に入らないように注意して巻きつける。

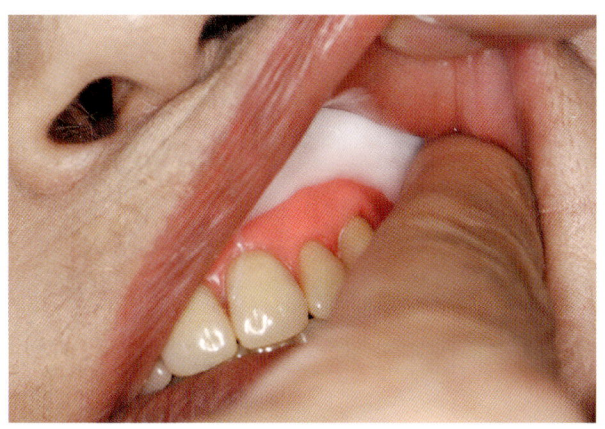

図3-131 口腔内の正位置に復位させて装着し、咬合を保持させたまま、辺縁部のティッシュコンディショナーを指先で口腔前庭溝、ならびに下顎では舌側歯槽溝に圧接する。

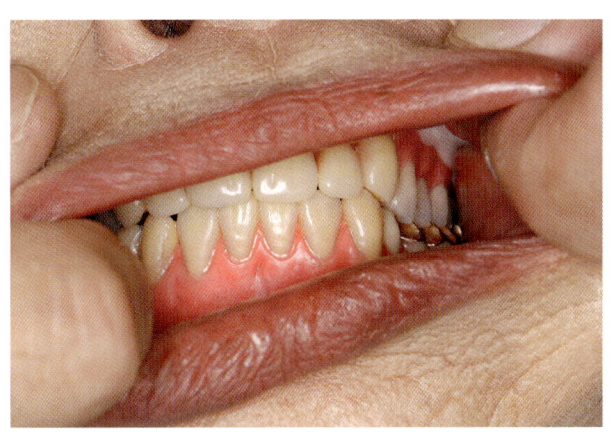

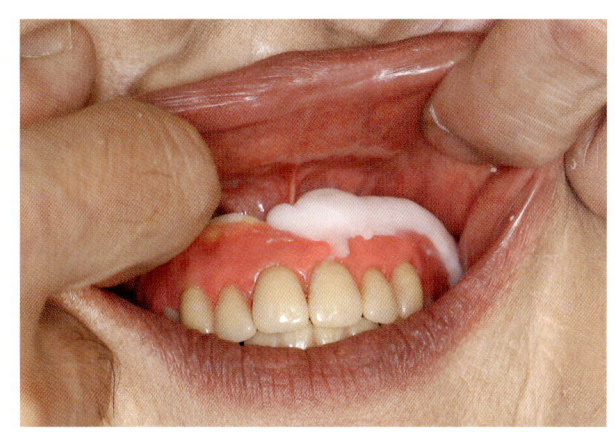

図3-132 辺縁形成操作と同じように術者と患者による義歯周囲筋群を活動させる。

だす。辺縁から外側に溢れでているティッシュコンディショナーをワックスデンチャー辺縁に沿って歯肉鋏でトリミングする（図3-128）。

この状態のワックスデンチャー内面は、最少圧印象された研究模型から作製された静態の粘膜面を反転・表現されていることになる。

②ワックスデンチャー内面の水気をエアーシリンジで吹き飛ばし、ティッシュコンディショナー表面の粘性増強による粘膜組織への優れた適合と同等沈下を期待し、モノマーを塗布し数分待つ。この状態のワックスデンチャーを口腔内に装着し、ジワッと咬合させコットンロールを噛ませたりして機能圧をかけた状態で膠化を進行させる。この操作は上下顎同時に行っても、別々に行ってもよい。

各個トレーによる印象の難しさは、トレーを正位置に戻したいことにあるが、内面の印象を先行する本法によれば、どの方法よりもトレーの戻しが容易であることを特筆したい。

無歯顎粘膜面は、部位により被圧縮度が異なる。被圧縮度が少ない硬い粘膜面は、義歯のあたりとなる疼痛点となりやすい。

しかし、徐膠（硬）化性のスローセッティング・プラスチックであるティッシュコンディショナーを最終印象材として印象される最終印象面は、静態の粘膜面に機能圧に近い咬合圧をある程度の時間をかけた状態で同等沈下する印象面となりやすく、優れ

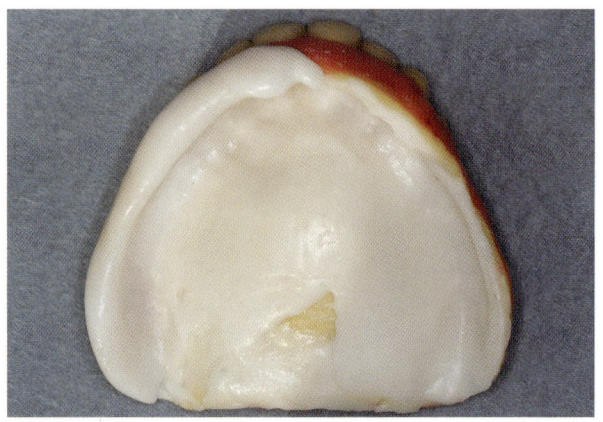

図3-133 上顎左側の辺縁形成が完了する．

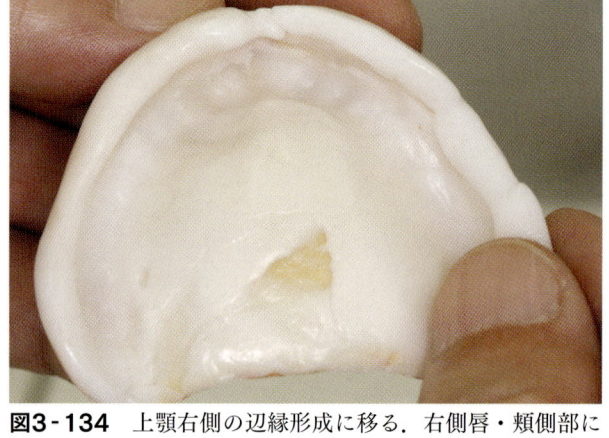

図3-134 上顎右側の辺縁形成に移る．右側唇・頬側部にリボン状のティッシュコンディショナーを巻きつける．

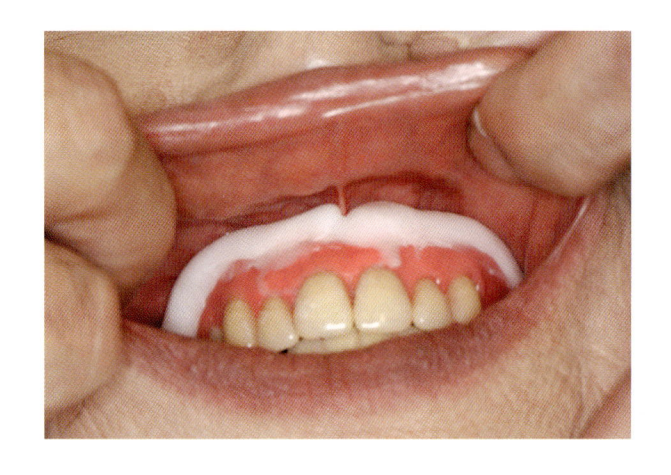

図3-135 口腔内に装着し義歯周囲筋の運動による辺縁形成を行う．

た予後が期待できる(**図3-129**)．

　以上で，先述した3種の一般的印象技法に対する疑問は解決され，機能的に同等沈下する内面の印象が獲得されたことになる．

辺縁封鎖性に富む義歯辺縁の印象

　次に義歯周囲筋の運動に妨げのない無理のない辺縁形態を目指したいことから，辺縁形成材としてフローに優れるティッシュコンディショナーが用いられる．

　また，ティッシュコンディショナーによる内面と辺縁部の印象の繋ぎ目は，たとえ若干量のものが内面に流れても，お互いに打ち消しあう性質を有しているため，段差となりにくく，疼痛の原因から回避する結果となる．技法的手順を上顎から述べる．

①ティッシュコンディショナーを混和し，逆さにしてもたれないニュートンフローがなくなる状態まで待ち，ワセリンを塗った手指でリボン状に細長くし，義歯辺縁の内面に入らないように注意して巻きつける(**図3-130**)．これは義歯辺縁部のみに辺縁形成が行いやすいようにするためである．図は，上顎左側の辺縁形成のため左側に巻きつけているところ．口腔内装着時に口角に触れて，辺縁に巻きつけたティッシュコンディショナーが義歯内面に入らないよう，慣れないうちは左右別々に行った方がよい．繋ぎ目は，モノマーで湿らせ滑らかに移行形に整える．このようにワックスデンチャーをトレーとして口腔内に装着し，辺縁形成の操作を行う．

　辺縁に巻きつけたティッシュコンディショナーを，義歯内面に入れないための注

辺縁封鎖域拡張のため義歯把持面の印象

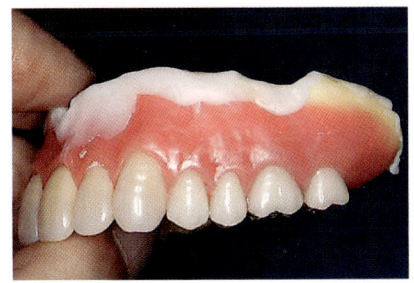

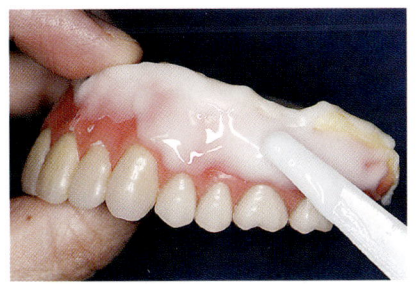

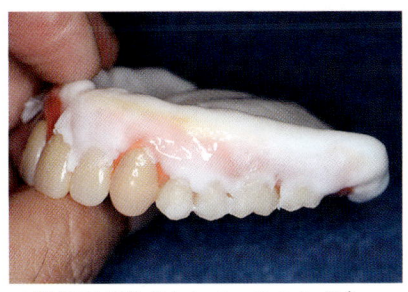

図3-136 一般には，先行した辺縁形成の際のティッシュコンディショナーにより，この把持面が形成されていることが多い．ときには把持面のみにティッシュコンディショナーを別に盛り採取することもある．

意事項をあげる．上顎では，頬側遠心部から唇側正中付近まで左右別々に，下顎でも同様に唇頬側，舌側と別々に巻きつけ辺縁形成の操作を行う．また口腔内に装着するときに，口角に触れないように注意することが重要である．

②口腔内の正位置に復位させて装着し，咬合を保持させたまま，辺縁部のティッシュコンディショナーを指先で口腔前庭溝，ならびに下顎では舌側歯槽溝に圧接した後（図3-131），通法的な辺縁形成操作と同じように術者と患者による義歯周囲筋群を活動させる（図3-132）．

この方法による辺縁形成操作の特長をあげてみる．一般的トレーでは片方の手でトレーを圧定し，もう片方の手で辺縁形成操作を施行するのと異なり，ワックスデンチャーを咬合させて行う閉口印象の関係で術者の両手が使えること，コンパウンドなどの熱可塑性の辺縁形成材によるものより操作が早いこと，フローに優れるティッシュコンディショナーにより，結果的に義歯周囲筋の運動に妨げのない無理のない辺縁形態を目指せることがあげられる．これで上顎左側の辺縁形成が完了する（図3-133）．

③残っている材料がちぎれる状態になったならば口腔外に取りだし，辺縁の状態をチェックする．次に上顎右側の辺縁形成に移る．右側唇・頬側部にリボン状のティッシュコンディショナーを巻きつけ（図3-134），口腔内に装着し義歯周囲筋の運動による辺縁形成を行う（図3-135）．

一般には，ティッシュコンディショナーにより辺縁形成された辺縁は，義歯周囲筋の運動に妨げのない無理のない辺縁形態であるといえる．というのは，辺縁部を光にあてれば透けてみえるので，無理な辺縁とは考えられない所以である．

辺縁封鎖域拡張のため義歯把持面の印象

最後に，義歯把持面（研磨面）いわゆる唇頬側，舌側部の歯肉形成部のカウンターは，辺縁と同様に辺縁封鎖に大きく関係する．すなわち，総義歯は筋圧中立位（ニュートラル・ゾーン）に位置づけることが重要である．

それが故に歯列がない各個トレーでは，適切な把持面となる床翼形態の印象記録は不可能であり，筆者の主張する人工歯排列位置の問題は，天然歯があったと思われる位置，いわゆる筋圧中立位（ニュートラル・ゾーン）であることを理解していただきたい．

ポスト・ダム(口蓋後縁封鎖部)の印象

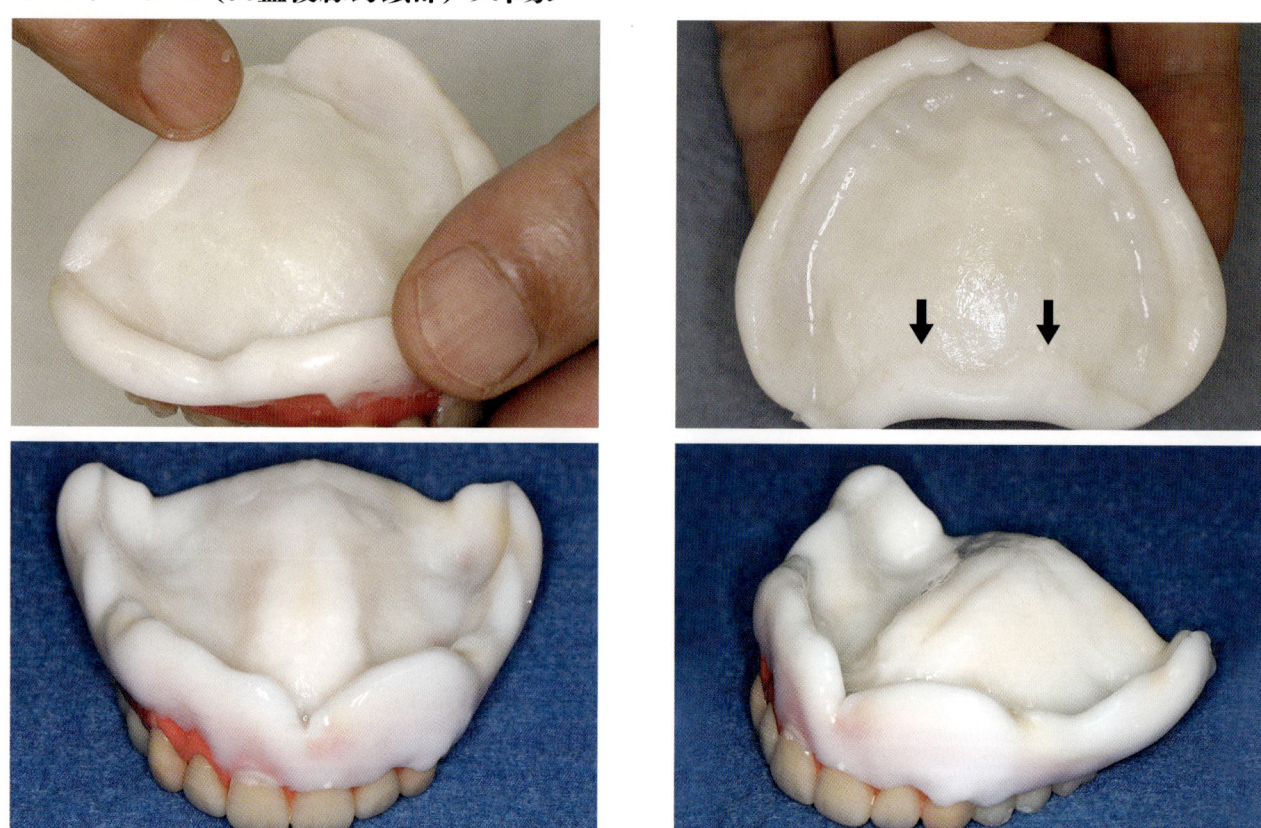

図3-137〜140 鼻孔を術者がつまんで塞ぎ，患者に鼻をかむように力ませる．その際に軟口蓋の前・下方の翻転部，前方の振動線(Anterior vibrating line)を観察し，この両振動線の間をポスト・ダム域とする．この部分にのみにティッシュコンディショナーを盛り加圧印象を行い，ポスト・ダムを印象で捉える．

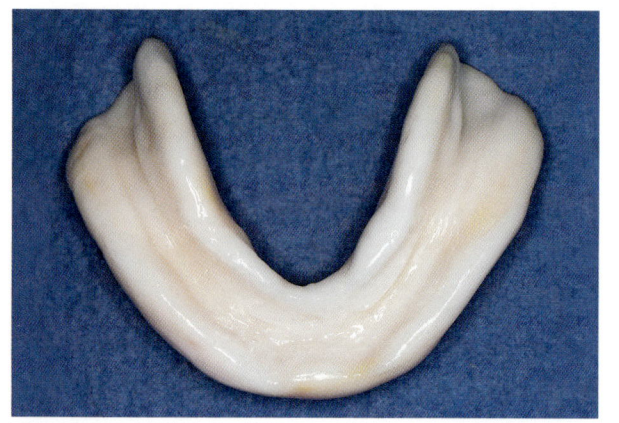

図3-141 同等沈下を期待し，採得された下顎床下面の印象面を示す．

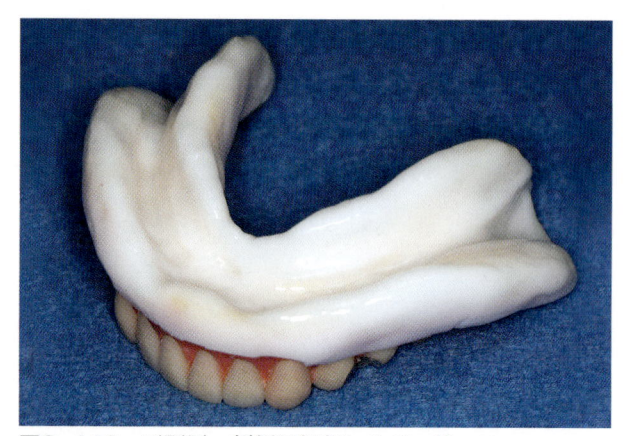

図3-142 下顎唇・頬側辺縁部にリボン状のティッシュコンディショナーを巻きつけ，辺縁形成を行う．

　　　　　　一般には，先行した辺縁形成の際のティッシュコンディショナーにより，この把持面が形成されていることが多いが，ときには該当部のみにティッシュコンディショナーを別に盛り採取することもある(**図3-136**)．
　　また，上下顎義歯の把持面となる舌側，頬側，唇側の面形態は，適切な歯列がなければ優れたものにはなり得ないことからも理解できる．一般的印象技法では行わないけれども，フランジ・テクニックの第2法ではこの部位も印象で記録する．

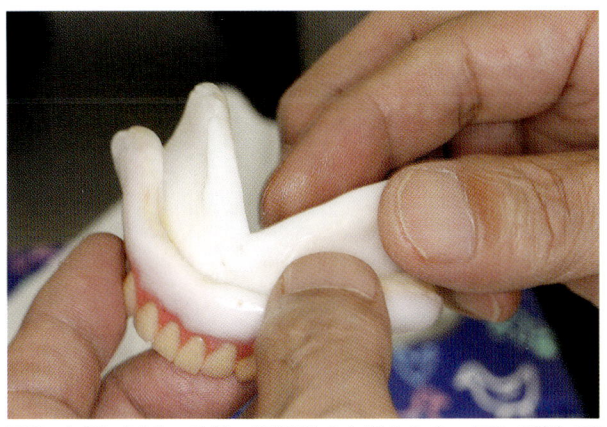

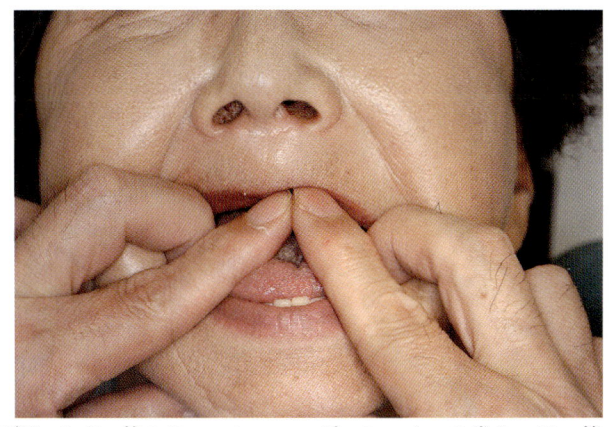

図3-143, 144 舌側の辺縁形成を行うため，同じ要領で舌側辺縁部にリボン状のティッシュコンディショナーを巻きつけ，筋活動を行ってもらう．

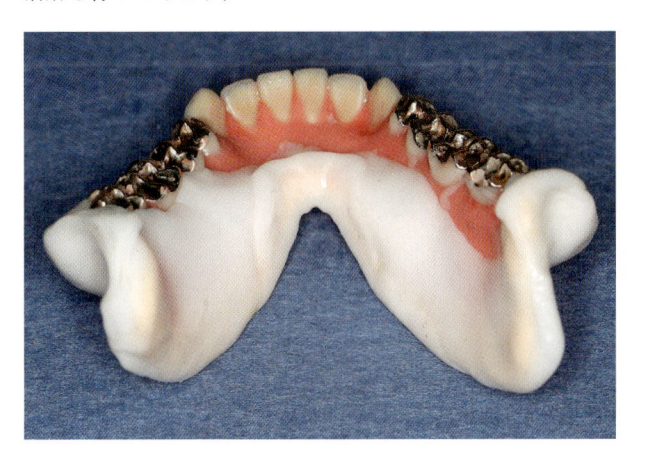

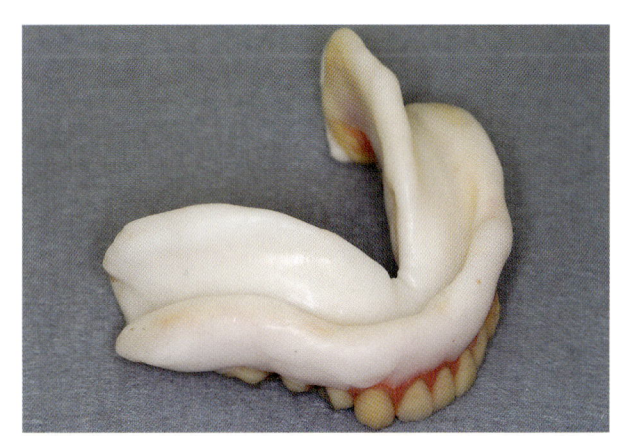

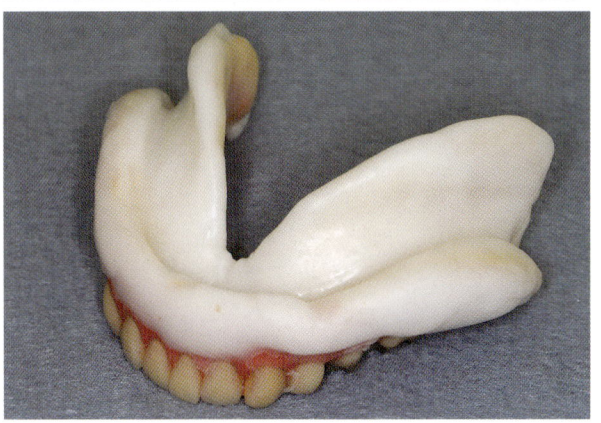

図3-145 下顎の辺縁形成が完了する．

ポスト・ダム（口蓋後縁封鎖部）の印象

術式を解説すると，

①トレー後縁の設定．

"Ah"音発声時における軟口蓋粘膜の後方の振動線（Posterior vibrating line），俗にいうAhラインと左右ハミュラーノッチを結んだ線をトレー後縁とする．

②鼻孔を術者がつまんで塞ぎ，患者に鼻をかむように力ませる．その際に軟口蓋の前・下方の翻転部，前方の振動線（Anterior vibrating line）を観察し，この両振動線の間を

印象面の滑沢化

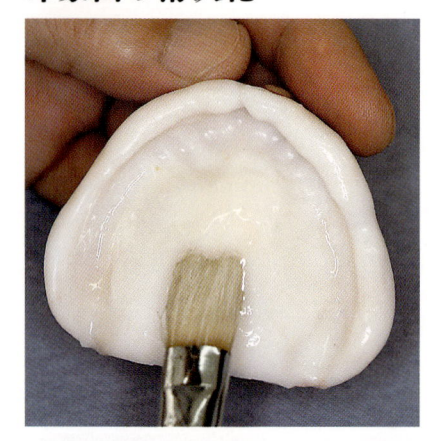

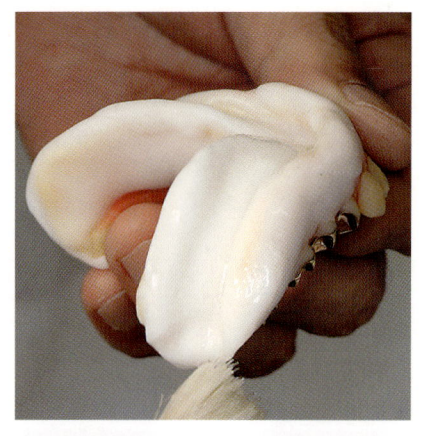

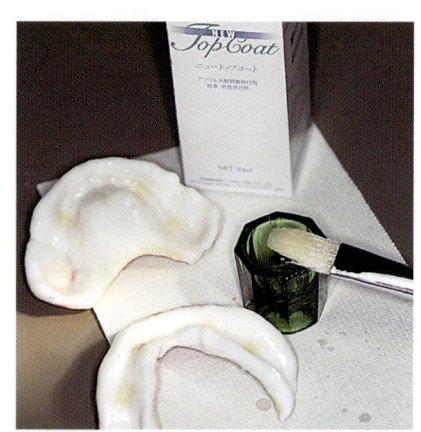

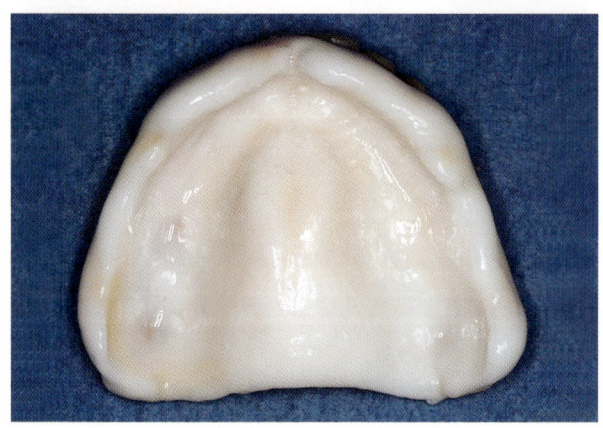

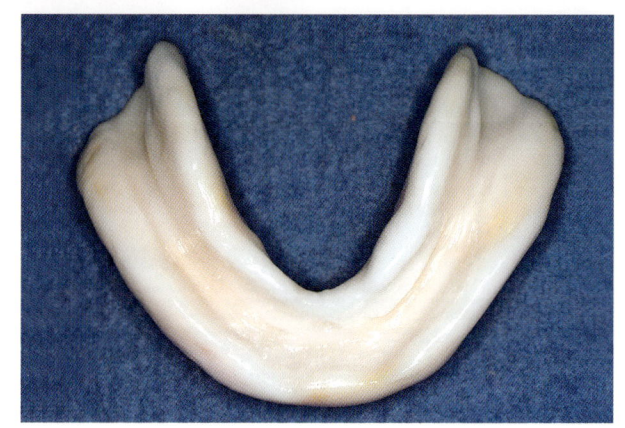

図3-146, 147 印象面は，脆弱な粘膜と接触するのでこの段階で滑沢にしておくため，トップコート（亀水化学工業）を全面に塗布し，揮発するまで数分放置し，最終印象が完了する．

ポスト・ダム域とする．この部分のみにティッシュコンディショナーを盛り加圧印象を行い，ポスト・ダムを印象で捉える（**図3-137～140**）．

次に下顎の辺縁形成に移る．**図3-141**は同等沈下を期待し，採得された下顎床下面の印象面を示す．下顎唇・頬側辺縁部にリボン状のティッシュコンディショナーを巻きつけ，辺縁形成を行う（**図3-142**）．次に舌側の辺縁形成を行うため，同じ要領で舌側辺縁部にリボン状のティッシュコンディショナーを巻きつけ，筋活動を行ってもらう（**図3-143, 144**）．以上で，下顎の辺縁形成が完了する（**図3-145**）．

印象面の滑沢化

すべての印象面は，脆弱な粘膜と接触するのでこの段階で滑沢にしておくため，トップコート（亀水化学工業）を全面に塗布し，揮発するまで数分放置し，最終印象が完了する（**図3-146, 147**）．

以上のような技法により，最終印象された義歯を辺縁・把持面をそのままに，口蓋面はベースプレート・ワックス1枚に置き換え，重合することにより，初志目標とした同等沈下を示す床下面，生理的な辺縁・把持面を具備・貫徹でき，優れた予後を呈することになる．

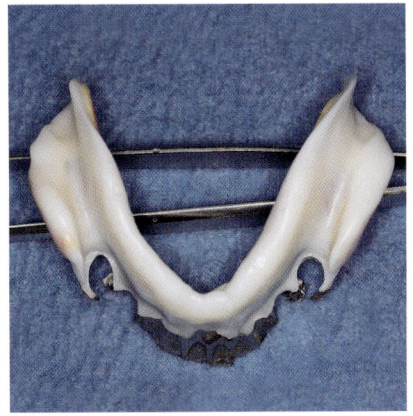

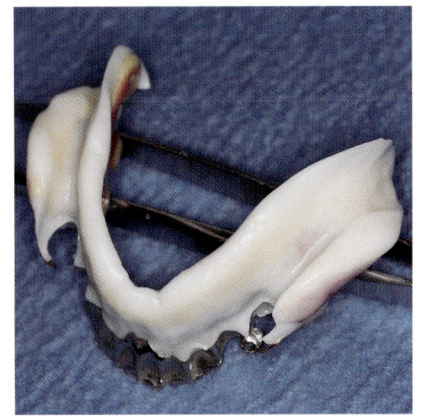

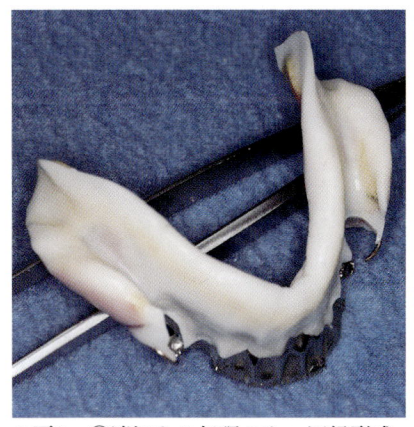

図3-148　総義歯のみならず局部義歯における床下粘膜の印象は，①トレーの正位置への戻し，②適切なる無理のない辺縁形成，③同等沈下を期待した機能圧下での加圧印象，④適切な把持面の確保が重要であり，印象材として硬化時間がくると一気に硬化するラバー系印象材や酸化亜鉛ユージノール印象材での精密印象では同等沈下は期待できない．

結語

「私の主張したい最終印象」をおわるにあたり，総義歯のみならず，有床義歯の印象で重要なことは，①トレーの正位置への戻し，②適切なる無理のない辺縁形成，③同等沈下を期待した機能圧下での加圧印象，④適切な把持面の確保にある．

したがって前述したように，無歯顎のみならず遊離端のパーシャルデンチャーにおける床下粘膜の印象にはこのことが重要であり，アルタードキャストテクニックで硬化時間がくると一気に硬化するラバー系印象材や酸化亜鉛ユージノール印象材での精密印象では同等沈下は期待できないことを付記し(**図3-148**)，結びとしたい．

参考文献

1. Addison PI : Mucostatic impressions. JADA. 1944 ; 941-946.
2. Page HL : Mucostatics - A Principle Not A Technique. Chicago : 1946.
3. 岩下博美：Mucostatics. 京都：松風，1986；4-9.
4. Lee RL : Mucostatics. Dent Clin North Am. 1980 ; 24 : 81-96.
5. Stephenes AP et al : Diurnal variation in palatal tissue thickness. J Prosth Dent. 1966 ; 16 : 661-674.
6. 阿部晴彦：無歯顎の印象調製 Part 1 辺縁形成について．ザ・クインテッセンス．1989；8(7)：109-121.
7. 阿部晴彦：無歯顎の印象調製 Part 2 辺縁形成の実際．ザ・クインテッセンス．1989；8(7)：109-121.
8. 阿部晴彦：Denturelyneによる総義歯テクニック．補綴臨床．1975；8：259-268.
9. 阿部晴彦：省力化を目指した総義歯テクニック．歯科評論．1977；412：127-138.
10. Chase WW : Tissue Conditioning utilizing dynamic adaptive stress. J Prosth Dent. 1961 ; 11 : 804-815.
11. Lytle RB : The management of abused oral tissues in complete denture construction. J Prosth Dent. 1957 ; 7 : 27-42.
12. Lytle RB : Complete denture construction based on a study of the deformation of the underlying soft tissues. J Prosth Dent. 1959 ; 9 : 539-551.
13. Tryde G et al : Dynamic impression methods. J Prosth Dent. 1965 ; 15 : 1023-1034.
14. 阿部晴彦：無歯顎臨床におけるティッシュ・プレパレーションと機能的印象調製．歯界展望．1985；65(2)：297-308.
15. 阿部晴彦：無歯顎難症例の解釈と印象調製．ザ・クインテッセンス．1983；2(9)：47-56.
16. 阿部晴彦：無歯顎印象調製 Part 3 最終印象．ザ・クインテッセンス．1989；(11)：117-130.
17. 阿部晴彦：総義歯の臨床テクニック．東京：書林，1976.
18. 阿部晴彦ほか：フラビガム総義歯補綴例．歯科補綴診療計画講座3．東京：医歯薬出版，1974.
19. 阿部晴彦総義歯研究会：総義歯に強くなる本．東京：クインテッセンス出版，1983.
20. MacMillan HJ : A closed mouth technic for impression of lower jaw. JADA. 1947 ; 34 : 715-718.
21. Levin B : Implessons for Complete Dentures. Chicago : Quintessence, 1984.
22. 阿部晴彦：総義歯の臨床テクニック．東京：書林，1976；335-377.
23. Schreinemakers J(都留宏道監訳)：シュラィネマーカースのシステマティックコンプリートデンチャー．東京：クインテッセンス出版，1981.

4 SHILLA SYSTEM とエイブ咬合器

SHILLA SYSTEM

　　歯科医療の究極目標は，全身の健康を図るため健全な咀嚼器として咬合を管理，構築，調整し，癒すことにあり，咬合の不調和から全身の健康を損なうようであってはならない．とくに昨今，この問題はマスコミなどでも取り上げられ，多くの話題になりつつある．

　　咬合の診査・診断ならびに構築，調整について論ずる場合，狭義的に上下歯牙同士の嵌合接触状態もさることながら，より重要なことは広義的に左右同高，矢状的に同傾斜の咬合評価が基本となる．

　　このような観点から，総義歯ばかりでなく一口腔単位での有歯顎の咬合構築(Full-mouth reconstruction)の症例では，基本的に咬合平面をまず設定しなければ，臨床上，診療計画だけでなく，人工歯排列や咬合構築のためのワックスアップなど技工操作も理想的には行えない．この点で，正中と左右同高な咬合平面をより重視する臨床が肝要と考える．

　　ここで正中矢状面を分析し，それと直交するよう咬合平面を設定することを意図して考案・開発された咬合平面診断・設定器具 SHILLA Ⅰ，エステティック・フェイス・ボウおよび SHILLA Ⅱ，SHILLA Ⅲによる咬合平面の設定術式，SHILLA SYSTEM について解説したい．

正中矢状面の意義

　　地球上に存在するものは，すべて地球の引力により，その重心は地球の中心に向かっている．したがって，すべての生物は引力に逆らうことはできないことから，進化してすべて重量的にまた外面形態的に正中矢状面を中心に左右対称性を呈する．また方向的動作を必要とする物体，たとえば自動車や飛行機にしても同様である．

　　もちろん人体も矢状正中面に対して両側性左右対称であり，重心を三半規管でコントロールする一方，俊敏な運動を行うことができる．

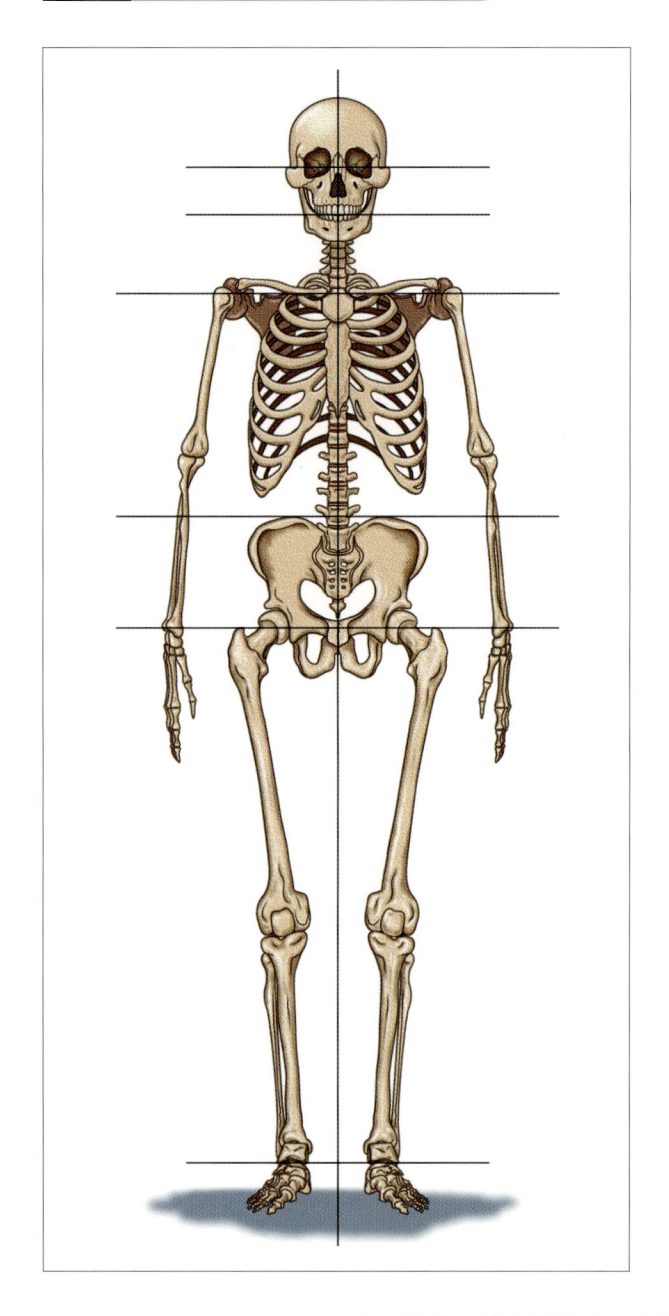

図4-1 万有引力の存在する地球上で生活する以上，運動性の物体，生物は正中矢状面を中心に，外面形態的に重量的に左右対称であることが望ましい．

　また健康に最も関係する姿勢も，両側性左右対称であることが望ましい．姿勢の非左右対称は，筋，靱帯の不均衡を生み，ひいては骨構造の偏側的不調和を惹起し，内臓諸器官などに対する影響など不健康の要因になりやすい(**図4-1**)．

　ここで姿勢を左右する要素は種々考えられるが，顔面頭蓋の左右的傾斜位置にかかわることが強く指摘される．とくに顔面頭蓋の重量は，ボウリングの最も重いボールと同じぐらいに約7kg(16ポンド)と重く，しかも，それは細く湾曲性に富む頸椎の上部に位置するため，重量的に前後的のみならず垂直的左右対称性は崩れやすい．これは下顎位症候群ともいわれる，いわゆる顎関節症において多く遭遇することがらである．

　したがって，姿勢として顔面頭蓋の偏側的に左右的傾斜がなく垂直に機能することは，人体に対して他の組織との整合性を保つうえで重要であり，咬合平面も正面観，矢状面観で左右同高であることが必須となる．

　咬合平面に水平面を適用する最も簡単な方法は，顔面頭蓋に正中矢状面を求め，それと直交させることで解決できる．したがって，顔面頭蓋の正中矢状面を求めることが重要となる．

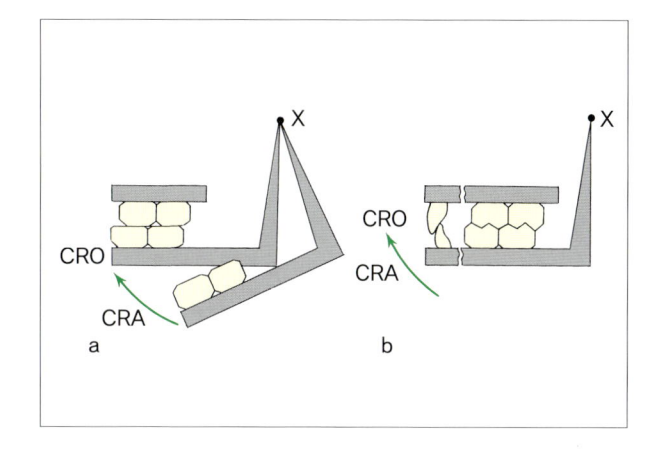

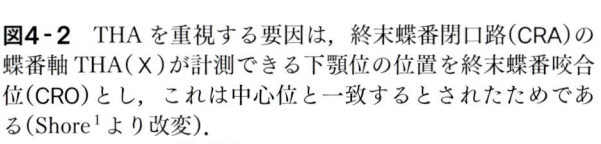

図4-2 THAを重視する要因は、終末蝶番閉口路(CRA)の蝶番軸THA(X)が計測できる下顎位の位置を終末蝶番咬合位(CRO)とし、これは中心位と一致するとされたためである(Shore[1]より改変).
a：CRA、CROの模式図.
b：Xを軸としたCRAは、CROで咬頭は対応する窩に収まる.

THAを基準とする通法的フェイス・ボウ・トランスファーに対する考察

咬合に対する診査・診断、補綴物の調製を咬合器上において間接法で行う場合、咬合器は生体の上下顎の空間位置で、下顎運動を咬合器上に再現・模写する生体のシミュレーターである。三次元的に生体の上下顎位置を咬合器に再現・模写するため、生体と咬合器の共通な基準点が必要である。一般には下顎運動のスターティング・ポイントとしての現在呼称の横走水平軸(THA)を後方基準点として、また眼窩下縁などを前方基準点に採用している.

フェイス・ボウは、この目的のため、生体の実測記録、あるいは平均値的に求めたTHAを後方基準点として、眼窩下縁などを前方基準点にとり、生体における上顎歯列あるいは上顎歯槽堤の解剖学的空間位置を記録する器具である.

日常臨床でフェイス・ボウを活用することは、この点で合目的器具であるが、ここで問題として提起されることは、果たしてTHAを基準にとるフェイス・ボウ・トランスファーが臨床上での咬合診断、技工操作といった物作りの上でメリットがあるのだろうかということである.

終末蝶番軸　Terminal Hinge Axis の理論

終末蝶番軸の理論は、中心位(旧定義)の存在を運動学的に証明する根拠として、1921年、McCollumにより樹立されて以来、THAがフェイス・ボウ使用時の後方基準点として重視されてきた[1].

すなわち、THAが計測できる下顎頭の位置を終末蝶番咬合位とし、これは中心位と一致するとされたためである(**図4-2**). 中心位では、垂直方向のヒンジ・アキシスと水平方向のヒンジ・アキシスとが一致し、この咬合位はあらゆる下顎運動のスターティング・ポイントと考えられてきた.

THAの補綴学的意義は、その咬合位における頭蓋と下顎の位置的関係が常に一定であることにある. とくに咬合再構築症例における診査・診断、技工操作を行う際の上下顎模型は、常時同じ条件で正確に咬合器上に位置することが要求され、中心位のような常時再現可能な咬合位を基準に用いなければならない.

この点でTHAは、中心位における頭蓋と下顎の位置的関係を咬合器に正確に移行

するための基準点として意義が存在し，すべてのフェイス・ボウ操作，いわゆるヒンジ・ボウによるTHAの実測，トランスファー・ボウによる生体の上顎歯列・歯槽の空間位置の咬合器へのトランスファー，パンタグラフによる下顎運動の三次元的記録操作などで後方基準点と定められている．

したがって臨床におけるTHAは，実測，目測，あるいは外耳道を代償する方法で活用され，トランスファー・ボウにより生体のTHAの記録採取後，それを咬合器のTHAに合致させ，上顎模型を生体上顎の解剖学的空間位置として咬合器に移行する，いわゆるフェイス・ボウ・トランスファーにはじまる．次いで，下顎模型を中心位でのチェック・バイト記録を介して咬合器付着を行い，上下顎の顎間関係，咬合関係，下顎運動を咬合器上に再現・模写し，究極目的として適切な咬合診断，咬合構築をまっとうできることになる．

後方基準点としてのTHAの考察

・終末蝶番咬合位と下顎運動出発点の誤差

過去，McCollumの提唱したTHAが計測できる下顎位(終末蝶番咬合位)をあらゆる下顎運動の出発点とした中心位と定めたことは，最大咬頭嵌合位に対して顆頭位を加味して考察した点で意義深いものと評価できる．

しかし，1973年になってCelenza[2]が下顎頭の最後退位は中心位として相応しないことを指摘し，後に再定義された結果，現在考えられている中心位は，真のTHAを記録できる下顎最後退位よりも約0.3mm前方の前上方位にある．試行錯誤法により終末蝶番軸 Terminal Hinge Axisを求めるには最後退位へ押さえつけて接面回転を発生させる必要があるのに対し，前上方位では下顎頭は関節窩内の中間的位置におかれ，接面回転は発生しないため，純粋な回転運動は営まれず，開閉軸も出現しない．

こうした中心位の定義の変遷により開閉軸の定義も曖昧になり，終末蝶番軸 Terminal Hinge Axisも横走水平軸 Transverse Horizontal Axisと呼称が変更され，前述したヒンジ・アキシスを活用する利点はあるとしても，以前よりは弱体化したと考察できる．

・フェイス・ボウの一般的活用法における問題点

真のTHAの活用に対しては多くの問題が存在するため，実際の臨床においては，外耳道を活用するフェイス・ボウを含め，目測によるTHAの活用が簡単であるため一般に普及している方法といえる．

目測によるTHAの記録術式は，眼耳平面上で耳珠前方11〜13mmといった位置に細いフェルトペン先端でポイントをマークし，THAポイントと定めることが基本となる．ほかに眼窩平面上で外耳道上端から前方13mmとか，眼耳平面上で頬粘膜を前方から耳珠方向に押した際に生じる縦皺と交叉した位置という説もある．また，器具を活用する方法としてリッチーのコンダイル・マーカーや，ディナーの定規などによるものなどがあげられる．術式的に簡単である利点はあるものの，いずれにしても結果として曖昧なものであると認識している．

しかも，この際に使用する咬合器は，ほとんどがヒンジ・アキシス延長機構を欠く非調節性咬合器あるいは半調節性咬合器であり，一般にはフェイス・ボウ側でスタイラスの長さを調節してトランスファー操作が行われる．

フェイス・ボウの問題点

図4-3 真のTHA(A)と目測によるTHA(咬合器のTHA／B)(保母[6]より改変).
R：真のTHAと中切歯切縁間距離.
R_1：セントリック・バイト記録位の開口量 O_1 における開閉半径(目測によるTHAで模型付着した咬合器上での開閉半径).
R_2：セントリック・バイト記録位の開口量 O_2 における開閉半径(目測によるTHAで模型付着した咬合器上での開閉半径).
X_1：開口量 O_1 における閉口位におけるRと R_1 との誤差.
X_2：開口量 O_2 における閉口位におけるRと R_2 との誤差.
　セントリック・バイト記録時の開口量(咬合挙上量)が少なければ少ないほど上下歯列が接触する位置に生じる誤差Xは少なくなる.

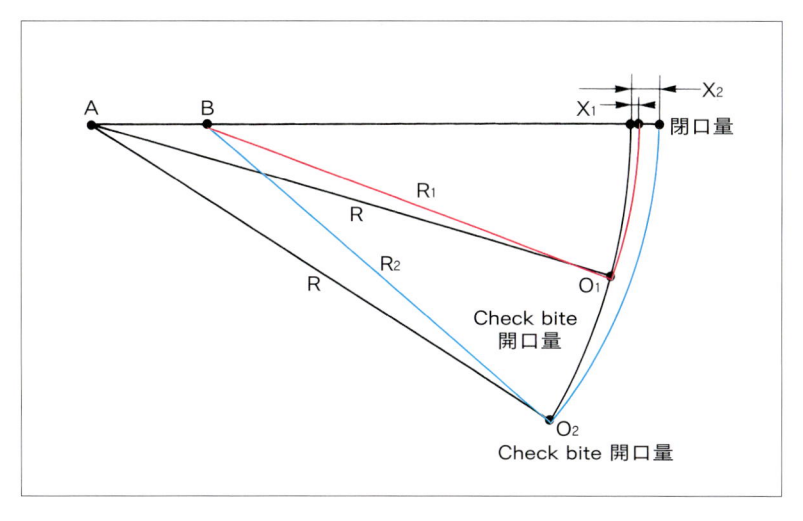

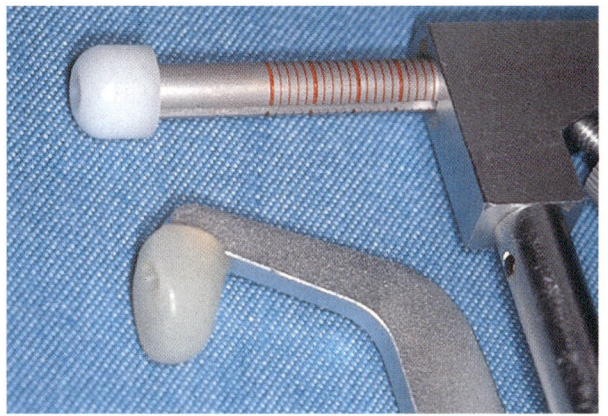

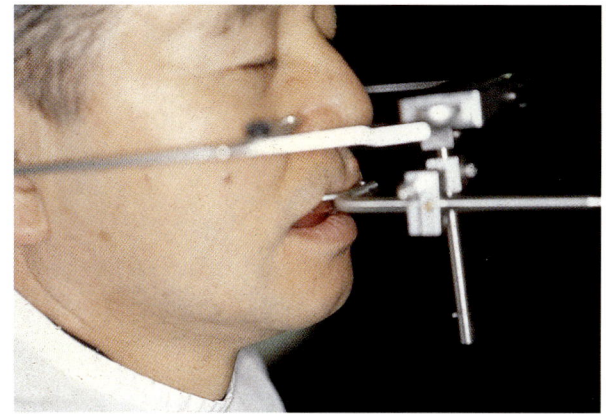

図4-4, 5 外耳道とTHAとの位置関係から，外耳道を利用するイヤーピース・フェイス・ボウが開発され，今日では目測によるTHAを用いるフェイス・ボウよりも多く活用されているのが現状である.

　以上に述べた目測によるTHAによるフェイス・ボウ・トランスファーの考え方は，実測による真のTHAとの誤差が，下顎運動と調和した咬合面を構築・調整する上での影響において極めてわずかであるといったことに立脚したものである.

　すなわち，フェイス・ボウ・トランスファーが真のTHAとたとえば2mmの誤差で行われたとすれば，咬合器上では患者生体が示す真の開閉軸よりも2mmのずれを持つ開閉が行われる状態となる．したがって，仮に真のTHAと中切歯切縁間距離がR mmとすれば，咬合器上ではその半径がR±2mmで開閉が行われ，セントリック・バイトを記録採取する際の閉口位(咬合挙上量)が少なければ少ないほど，上下歯列が接触する位置に生じる誤差Xは少なくなる．無論正確なTHAに越したことはないが，重要なことは少ない開口位でセントリック・バイトを記録採取することである(**図4-3**).

　THAに対する以上のような見解からすれば，外耳道とTHAとの位置関係から，外耳道を利用するイヤーピース・フェイス・ボウが開発され，今日では目測によるTHAを用いるフェイス・ボウよりも多く活用されているのが現状である(**図4-4, 5**).

・フェイス・ボウ使用経験からの問題点

　筆者の過去約50年間の臨床において，25年前までの約25年間は通法的にTHAを後

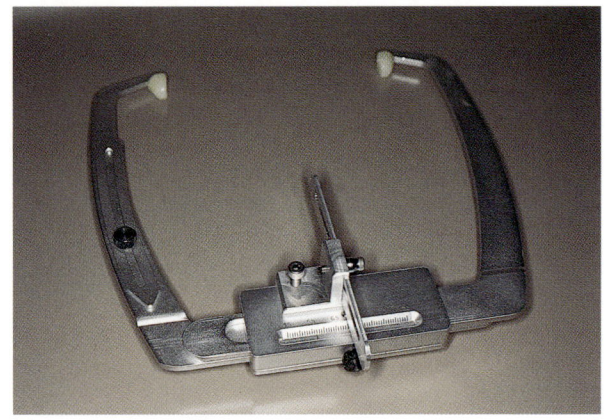

4 SHILLA SYSTEM とエイブ咬合器

図4-6 DENAR社のスライドマティック・フェイス・ボウに自家製造した正中線決定器を組み込んだもの．

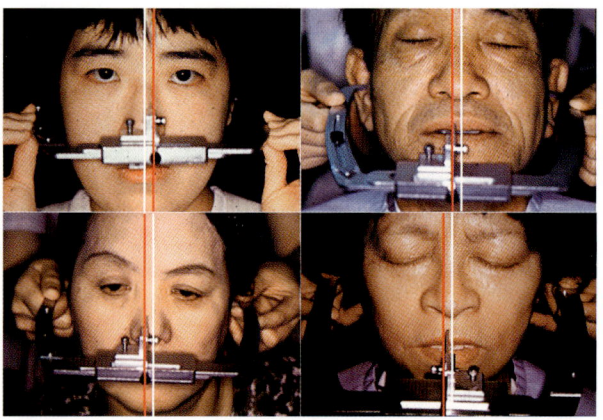

図4-7 フェイス・ボウに組み込んだ正中線決定器を臨床活用してみると，ほとんどの症例で生体の顔面観察による眉間正中，鼻柱，人中，上唇結節などといった正中基準を通過しないことが多く，結果的に試作した正中線決定器の活用は意図とした正中線を記録することは不可能であることを経験した．

方基準点としたフェイス・ボウ・トランスファーによる臨床を行ってきた[3〜5]．

しかし，ここ25年前からフェイス・ボウ・トランスファーは行っていない．その理由は，THAを基準にとるフェイス・ボウ・トランスファーでは，咬合診断として下顎位の偏位，それに起因する咬頭干渉の有無などの咬合接触状態に対する良否の判断は可能であっても，咬合平面に対する診断としての左右同高性，挺出歯の有無とその度合いなどに関しては判定が曖昧である．また技工操作といった物作りの上で，臼歯部では咬合平面を矢状的に，また垂直的に左右同高的にどの位置を通過させるべきか，前歯部では垂直的歯軸の付与などといった問題に対してはっきりした対称に欠け，むしろデメリットになることが多い．フェイス・ボウ・トランスファーの信頼性の問題[7]のほか，最近の臨床家のなかにはこのことに気づき，本来のフェイス・ボウ操作をモディファイドした方法での使用を推奨していることも多分に耳にする[8〜10]．この問題の主因をあげると，次のようになる．

[左右対称性からのTHAポイントの側方的・前後的位置]

THAを活用するフェイス・ボウ・トランスファーを行わなくなった発端となったのが，正中線決定器の試作と臨床活用であった．正中線決定器を試作した意図は，日常の総義歯臨床で読者諸賢もよく経験されることと思うが，咬合採得時に咬合堤上に記録した正中線が後日の人工歯排列された蝋義歯試適時などで，以前の記録が誤っていたことに気づくことが少なくなかったため，何とかして確実な正中線を咬合堤上に記録できないものかといったことにはじまる．

当時，筆者が盛んに愛用していたフェイス・ボウはDENAR社のスライドマティック・フェイス・ボウであり，自家製造した正中線決定器をフェイス・ボウの正中に組み込むことにより，フェイス・ボウ・トランスファーの際に同時に真の正中線を咬合堤唇面に記録でき，臨床上きわめて省力化できると考えた（**図4-6**）．

しかし，フェイス・ボウにとりつけた正中線決定器を臨床活用してみると，ほとんどの症例で生体の顔面観察による眉間正中，鼻柱，人中，上唇結節などといった正中基準を通過しないことが多く，結果的に試作した正中線決定器の活用は意図した正中

線を記録することは不可能であることを経験した(**図4-7**).

　このことはイヤーピースを挿入した外耳道の位置は，生体観察による正中線を中心に左右対称的な位置には存在しない証拠となる．同じことが目測による平均値的ヒンジ・アキシスを眼耳平面上で耳珠前方12mmに基準点をとり，シンプル・ボウで試行しても同様な結果が得られる．多くの生体は構造上の歪みを持ち，左右のTHAポイントは位置的に正中矢状面を中心に前額面観での側方的位置，また矢状面観での前後的位置で左右対称でないことを学習した．

　ここで，THAポイントを重視したフェイス・ボウ・トランスファーの持つ臨床的利点を否定するわけではない．フェイス・ボウ・トランスファーにより上顎の基準平面を求め，下顎運動と調和した咬合面を構築・調整することが重要であると認識している．

　しかしフェイス・ボウ・トランスファーの結果，生体の正中は咬合器上では正中を示さない結果となる．しかも実際の臨床での重要性は，咬合器上では消失するため，歯列の左右対称性からの診査・診断のほか，有歯顎・無歯顎を問わずすべての咬合構築といった補綴物作製をむしろ困難にする結果となる(**図4-8**).

[左右対称性からのTHAポイントの垂直的位置]

　THAポイントを活用したフェイス・ボウ・トランスファーを止めるもう一つの要因は，筆者の数多くのフェイス・ボウ・トランスファーの経験から左右のTHAポイントの垂直的同高性に対する疑問である．

　この数多くの経験とは，総義歯臨床で咬合採得の際，顔面観察結果から両瞳孔線に平行でかつ正中矢状面と直交し，水平的に左右同高性を満足する咬合平面を上顎咬合堤に設定し，次いでフェイス・ボウ・トランスファーを行い咬合器付着を行うと，咬合器上の上顎咬合堤咬合平面は左右同高性を示さないことが多い(**図4-9**).

　生体観察から左右同高な咬合平面を設定したにもかかわらず，このような経験を多くするということは，左右のTHAポイントの垂直的位置は左右同高でないことが多いことの証左であると考えられる．

・THAを基準とする通法的フェイス・ボウ・トランスファーが提起する臨床操作に対する考察

　THAを後方基準点にとる従来のフェイス・ボウ・トランスファーは，臨床操作を行うにあたって，結果として以下のような蹉跌をもたらすことが考察される．

[正中矢状面の消失に伴う蹉跌]

　フェイス・ボウ・トランスファーを行った結果，生体における左右同高的基準は咬合器上では消失する結果を持つことが多い(**図4-10**)[11].

　結果として，有歯顎症例では歯列弓に対する正中矢状面を基準にした左右対称性からの診査・診断が困難になる．このことは，補綴，矯正臨床で換言すれば，正中矢状面を基準とした補綴的あるいは矯正的な歯列の構築・構成に対して不備をもたらすことになる．

　また無歯顎補綴症例でも，正中矢状面を基準にした左右対称的見地からの歯槽堤弓の吸収様相に対する診査・診断，ならびに人工歯排列操作に対して同様なことがいえる．このことに対して咬合堤ワックス面上に正中線は記録してあるから問題はないというかもしれない．しかし，記録した正中線もいったん溶かしてしまえばわからなく

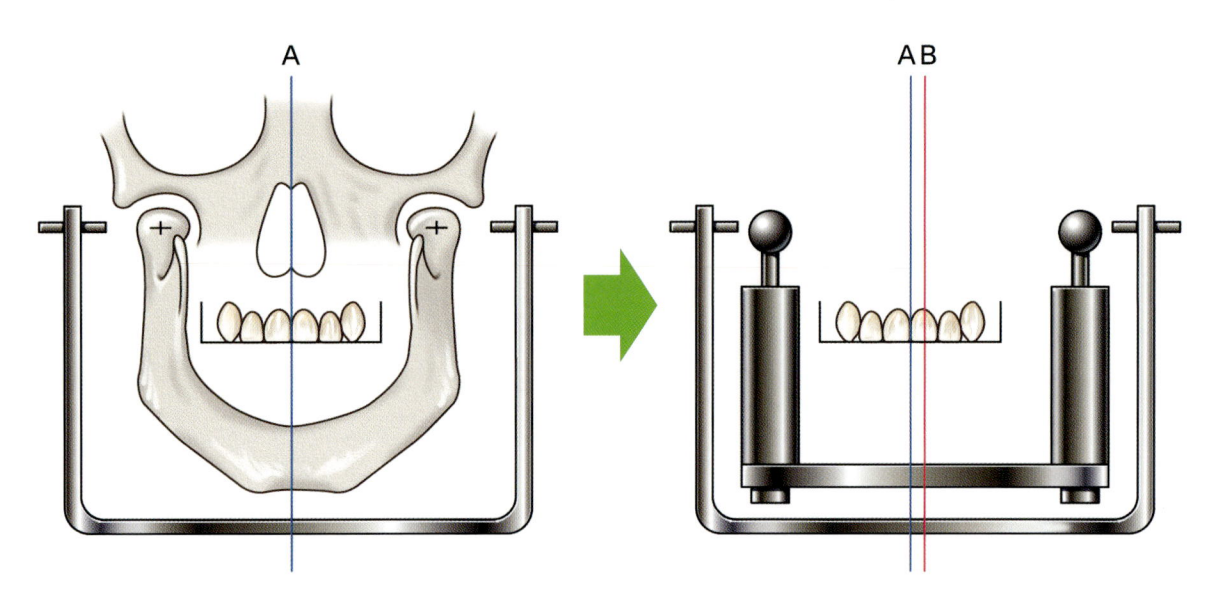

図4-8 多くの生体は構造上の歪みを持ち，左右のTHAポイントは位置的に正中矢状面を中心に前額面観での側方的位置，また矢状面観での前後的位置で左右対称でないため，フェイス・ボウ・トランスファーの結果，生体の正中は咬合器上では正中を示さない結果を持つことが多く，審美学的基準は咬合器上では消失する．
A：生体が示す正中矢状軸
B：咬合器が示す正中矢状軸

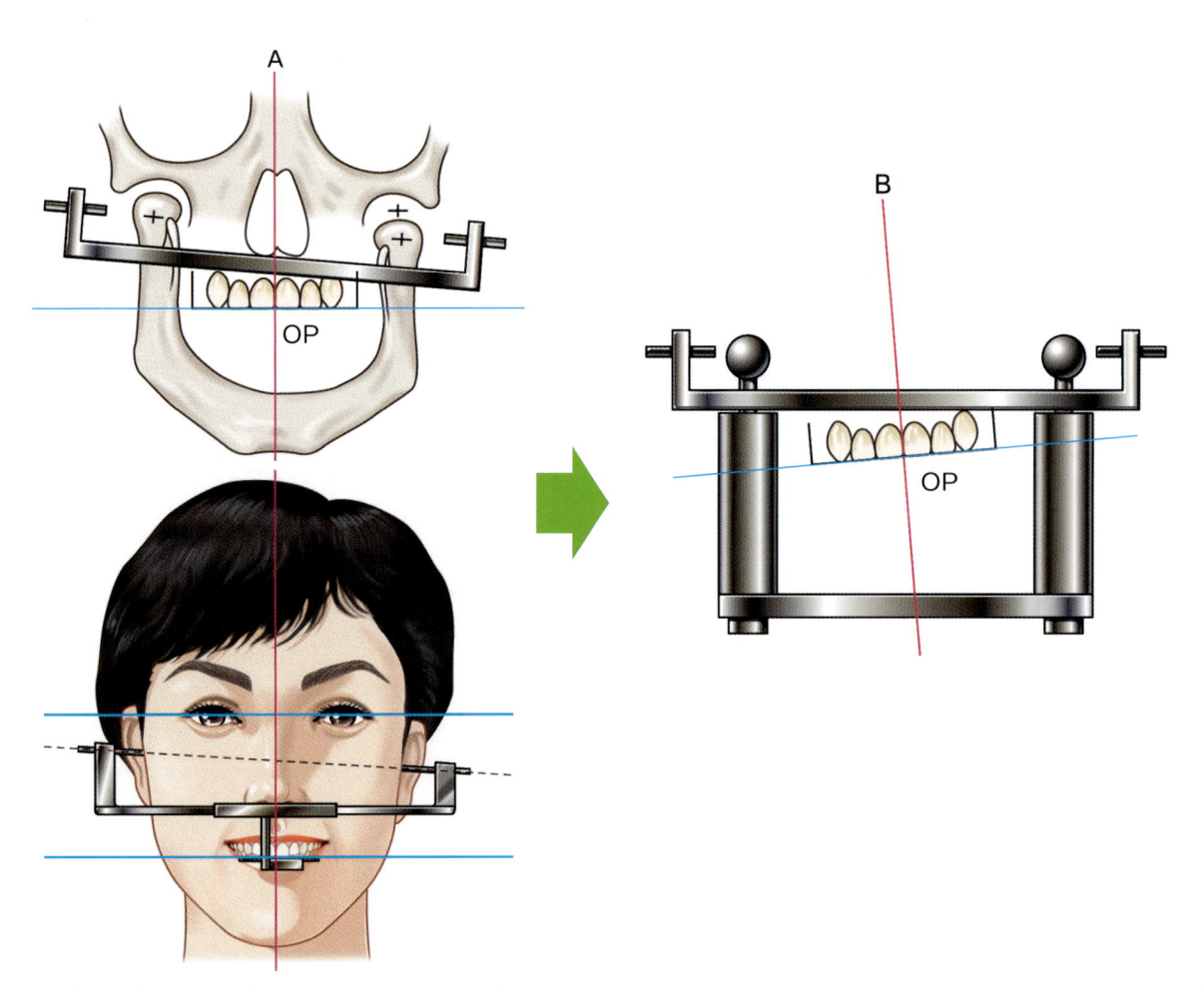

図4-9 左右対称性からのTHAポイントの垂直的位置は左右同高でないことが多く，フェイス・ボウ・トランスファーの結果，生体の左右同高性は咬合器上ではもはや存在しない結果を持つことが多いため，審美学的基準にはならない．
A：生体が示す正中矢状軸と水平軸
B：フェイス・ボウ・トランスファー後における咬合器上の正中矢状軸，水平軸の変化　　　　OP：咬合平面前額面観

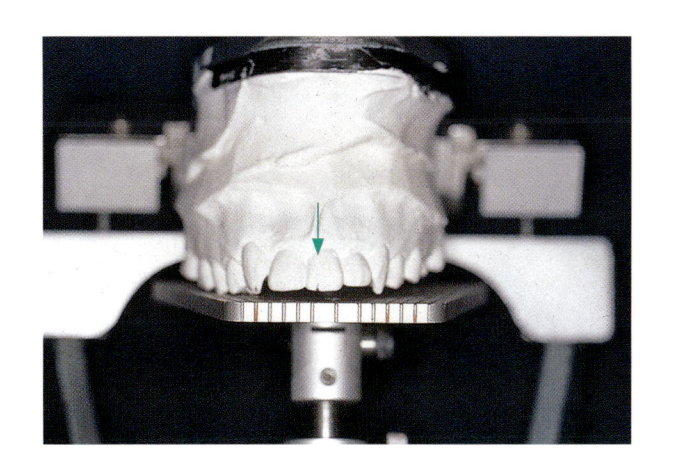

図4-10 フェイス・ボウ・トランスファーの結果を咬合平面診断・設定器具 SHILLA II 上で観察すると，生体の正中，左右同高性を示す咬合平面は咬合器上では消失する結果を示す実際例．左側中切歯切縁にマークした点が真の正中．

なり，どこが正中線だったのか支障をきたした経験は誰でも持っているのではないだろうか．

[左右同高的基準の消失に伴う蹉跌]

フェイス・ボウ・トランスファーを行った結果，生体における左右同高的基準は咬合器上では消失する結果を持つことが多い．

すなわち，無歯顎症例において左右同高的基準に対して咬合平面測定板(Fox Occlusal Plane Guide Plate)などを活用し，両瞳孔線や鼻聴道線など各方面での観察，調整を繰り返し，左右同高的に満足した優れた咬合床咬合堤を設定したとしても，それをフェイス・ボウ・トランスファーすれば咬合器上における咬合堤はもはや左右同高性を示さないことが多いということである．

このことは，前述した正中矢状面の消失による影響と相乗し，審美補綴の臨床上，調和した歯軸，咬合平面の付与といった人工歯の排列操作に対し大きい蹉跌の要因となる．

有歯顎症例に対しても同様なことがいえる．フェイス・ボウ・トランスファーにより咬合器上の上顎模型は，もはや左右同高的基準を示さない結果を持つことが多く，自然歯列がそなえる歯軸，咬合平面に対して左右同高性を基準とした診査・診断，咬合再建(Full Mouth Reconstruction)における審美的に調和した歯軸，咬合平面をそなえた構築は不可能であるといっても過言ではない．

ファイス・ボウは運動学的要求から作られたもので，これとは別に審美情報を記録する機能が必要となり誕生したのが SHILLA SYSTEM である．

以上，従来のフェイス・ボウ・トランスファーが提起する臨床操作に対する影響について解説を試みた．内容的に極論に走った点もあると思われるが，読者諸賢もご一考いただきたい所存である．

SHILLA SYSTEM における診査・診断技法の基本

これまで述べてきたように，一般的診査・診断技法の問題点の根本的な要因は咬合器付着法であり，任意の付着法は当然ながら，THA を基準にとったフェイス・ボウ・

| 4 | SHILLA SYSTEM とエイブ咬合器

正中矢状面
（垂直座標）

スマイルライン

歯軸

歯列の左右対称性

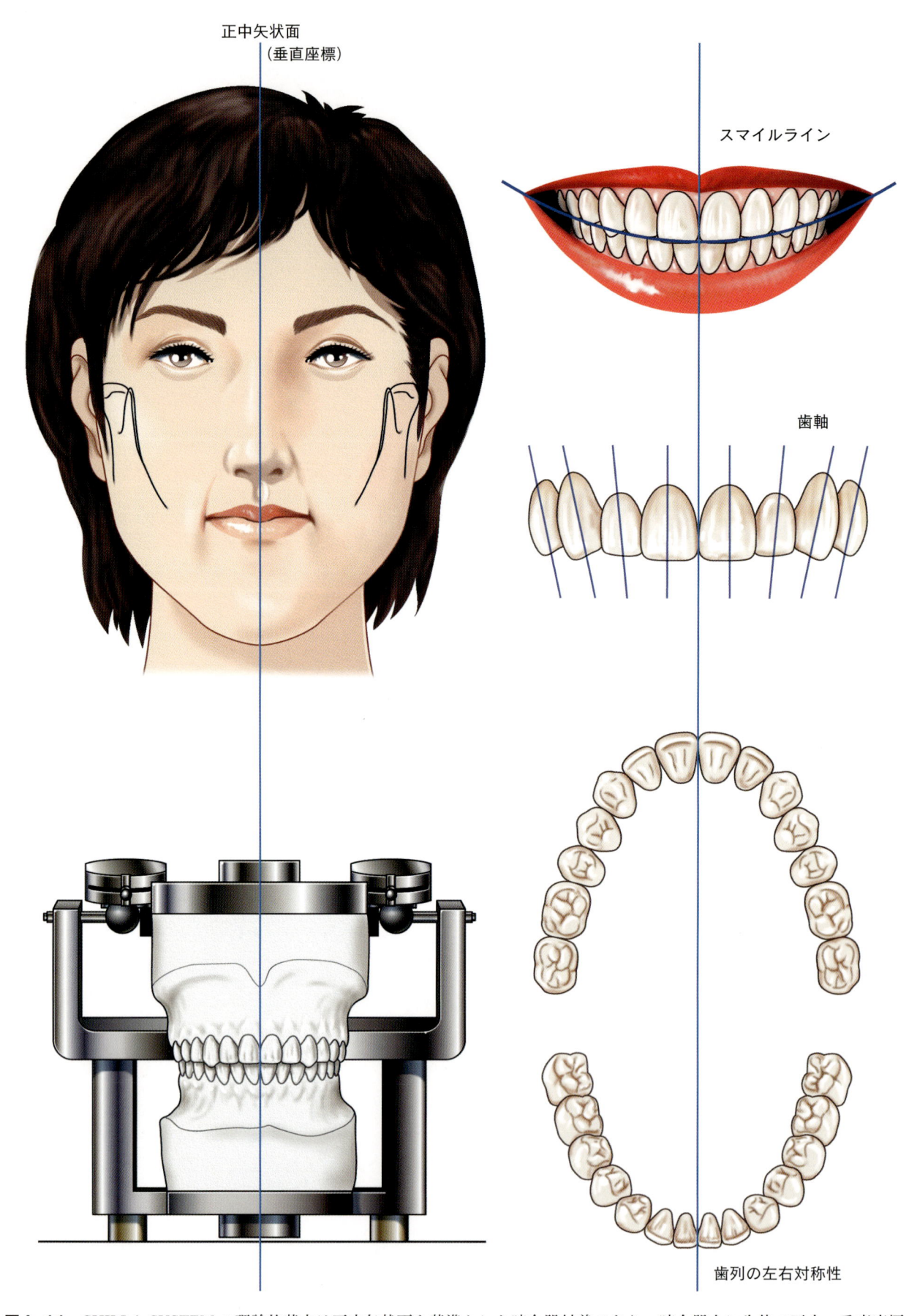

図4-11 SHILLA SYSTEM の理論的基本は正中矢状面を基準とした咬合器付着であり，咬合器上に生体の正中・垂直座標，側方水平座標を生むため，歯軸，スマイルライン，歯列の左右対称性，咬合平面の左右同高性，左右同矢状傾斜の診断・構築上有効となる．

図4-12, 13 正中矢状面上にある計測点.

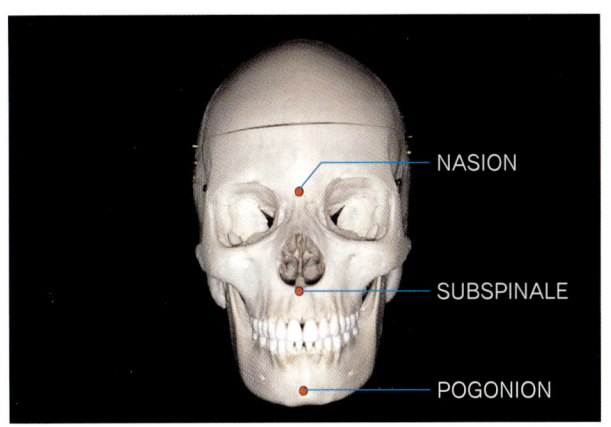

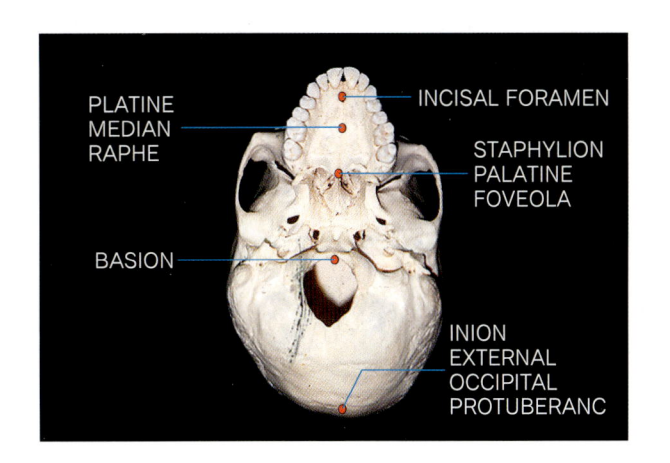

トランスファーに存在するといえる[12].

ここで，これに起因する先述の問題を解決するために，生体の正中矢状面を咬合器の正中矢状面に合致させる咬合器付着法が必要となる．その結果生まれたものがSHILLA SYSTEMであり，正中矢状面を理論的基本に置いている．

正中矢状面と直交するものは，生体上下顎の左右同高な水平座標となる．ならびに正中矢状面は，生体上下顎歯列を側方的に左右対称的に評価することができる側方座標をも生む．

これら座標を咬合器上に再現・具現化することにより，結果的に，咬合器研究模型上における上下顎歯ならびに欠損部歯槽堤に対する左右同高的位置関係，左右対称的位置関係，前歯部歯軸に対する垂直的位置関係の診査・診断のみならず，それに基づく診療計画にしたがった咬合構築を容易に実践することができるようになる（**図4-11**）．

正中矢状面の記録

正中矢状面を記録採取する方法には，①上顎模型を正中矢状面分析器具 SHILLA Ⅰで分析し記録採取する方法と，②顔面の正中長軸をエステティック・フェイス・ボウで記録する方法とがある．

SHILLA Ⅰ

正中矢状面分析器具 SHILLA Ⅰ による正中矢状面の記録採取

正中矢状面を求める場合，顔面頭蓋の正中線はナジオン，ポゴニオン，バジオン，イニオンを通過する平面を求めればよいわけである（**図4-12, 13**）．しかし乾燥頭蓋ならまだしも，生体では実際にこれらは直視できるわけではなく，不当な記録結果になりやすい．

しかし便利なことに，われわれが歯科領域で頻繁に扱う口腔内，とくに上顎には，有歯顎，無歯顎を問わず，上唇小帯，切歯乳頭，正中口蓋縫合線，口蓋小窩や翼突下

正中矢状面の記録採取

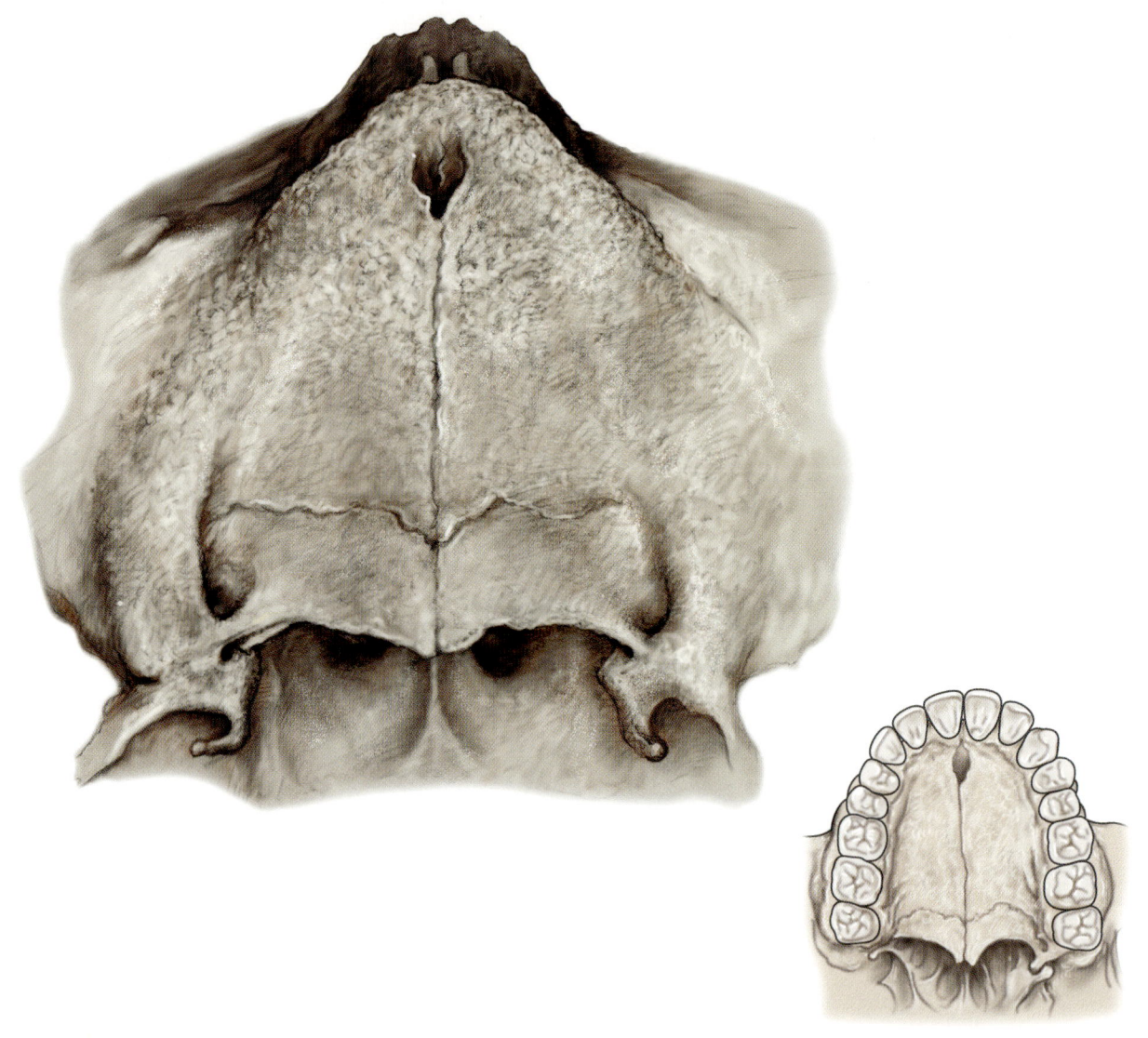

図4-14 有歯顎,無歯顎を問わず,上顎では,骨的には前鼻棘,切歯孔,正中口蓋縫合,後鼻棘,鉤切痕など,軟組織としては上唇小帯,切歯乳頭,正中口蓋縫合線,口蓋小窩や翼突下顎縫線の中点などの正中矢状基準要素が多く存在する.また水平基準要素である左右同高な口蓋骨水平盤も存在するため,正中矢状面を容易に分析することができる.

顎縫線の中点など正中矢状基準要素が多く存在する.また水平基準要素である口蓋骨水平盤も存在するため(図4-14),上顎模型から正中矢状面を求めることは容易である.それと直交する面を設定すれば,高さは別として簡単に左右同高な咬合平面を得ることができる.一般には生体に対する試適,観察を省くことができるため,臨床操作を簡素化することが可能となる.

正中矢状面分析器具 SHILLA Ⅰ

正中矢状面分析器具 SHILLA Ⅰ は,上顎模型上で正中矢状面を分析するために考案・開発した器具である.器具命名の由来は,正中矢状面の分析に羅針を用いた新し

正中矢状面分析器具 SHILLA I

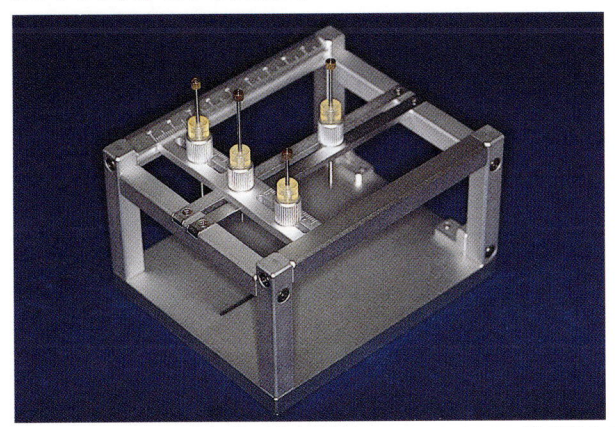

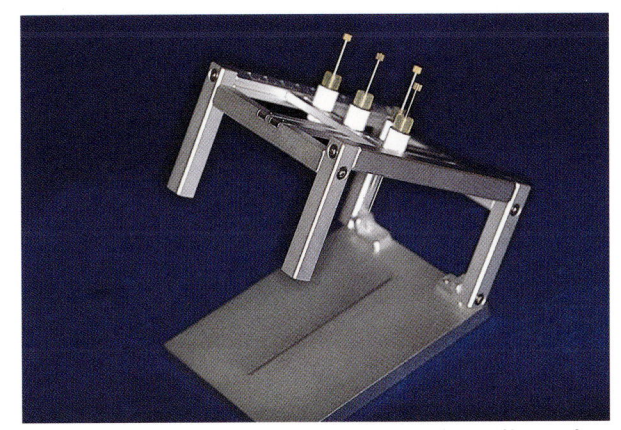

図4-15, 16 正中矢状面分析器具 SHILLA I は，機構的に基底盤(下盤)と，前後・左右・垂直的に移動・固定が可能な4本の羅針をそなえた上盤から構成され，基底盤に対し蝶番で開閉する構造を持つ．

い羅針盤からその頭文字をとり，新羅とし，また韓国往古の強国新羅(신라)の発音をとり，SHILLA としたものである．

SHILLA I は，この目的のほか有歯顎模型での歯列分析，無歯顎模型での咬合堤の設置などに有効に活用することができる器具である．ここでまずはじめに，その構造について述べてみたい．

正中矢状面分析器具 SHILLA I の構造

正中矢状面分析器具 SHILLA I は，機構的に基底盤(下盤)と，前後・左右・垂直的に移動・固定が可能な4本の羅針をそなえた上盤とから構成され，それぞれは蝶番で開閉する構造を持ち，内径が10×5×8 cm の箱型のものである(**図4-15, 16**)．

基底盤には，幅3.5mm の正中溝が盤底まで通過している．上盤には基定盤の正中溝相当部に幅3.0mm の正中溝が縦梁として前後に固定され，それと直交した状態で移動できる横梁が組み込まれている．縦梁，横梁には4本の羅針が存在する．中央の羅針は正中線評価羅針と呼ばれ，前後的に正中溝に沿って移動できる．左右に各1本ずつある水平位評価羅針は，左右的に移動できる．これら4本の羅針はすべて垂直的に長さが調節でき，ネジで固定できる機構を持っている．

以上，正中矢状面分析器具 SHILLA I の機構の概要について述べたが，その詳細をより理解しやすいよう，基底盤の正中溝，上盤の正中溝，正中線評価羅針，水平位評価羅針の使用方法および設計意図について簡単に解説する．

模型分析による正中矢状面の記録採取の際は，基定盤上に直径1 cm ぐらいのユーティリティ・ワックスの塊を4か所設置する．その上に正中線を印記した上顎模型をのせ，上盤の正中溝から下盤の正中溝を，片目であたかもピストルで目標物の的を定める要領で覗き，ユーティリティ・ワックス上の模型を移動させて，正中線をおおよそ正中溝に合致させる．その後，3本の正中評価羅針により，その合致性をより確実化し，かつこの状態における口蓋骨水平盤の高さが左右同高になるよう，水平位評価羅針により模型の位置を確実に設定し，正中矢状面の分析・記録にあてるようにする．

正中矢状面分析器具 SHILLA I による正中矢状面の記録採取

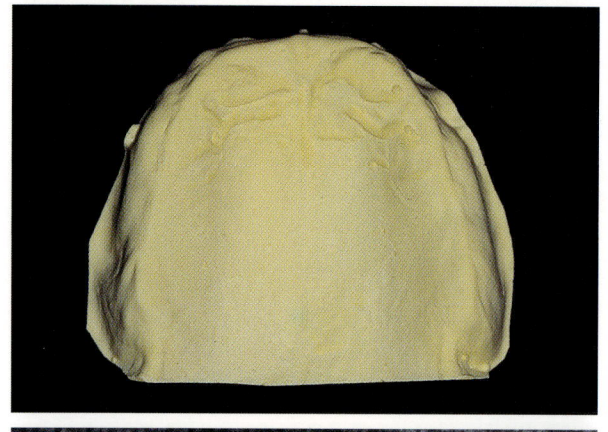

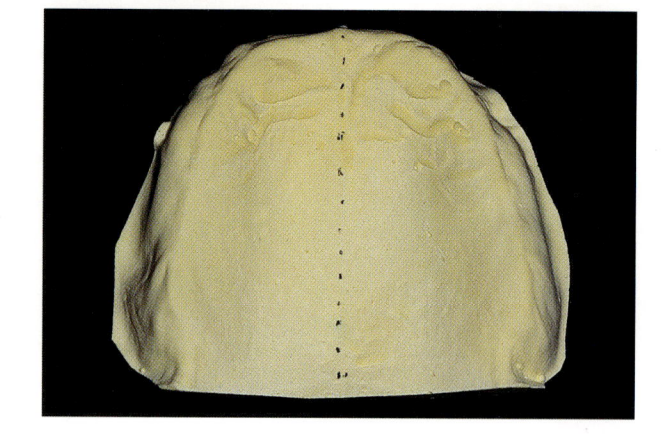

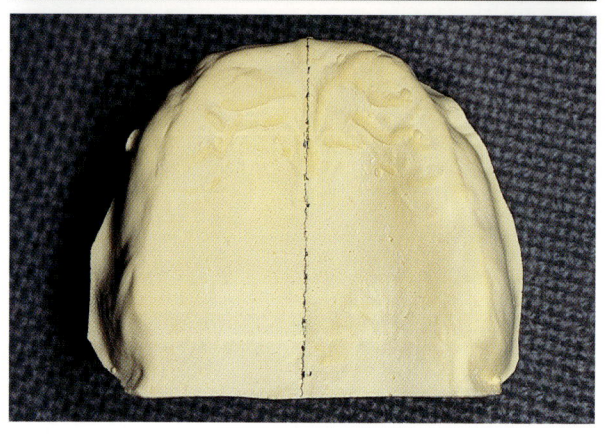

図4-17〜19 模型を観察し，細いシャープペンシルを用い，上唇小帯，切歯乳頭，正中口蓋縫合線，口蓋小窩中点など正中矢状基準要素をていねいに追いかけ，点状にマークし，最終的にこれらの点を結んで線とする．

SHILLA I による記録採取の術式

　ここで，正中矢状面分析器具 SHILLA I による正中矢状面の分析・記録採取の術式をとりあげてみたい．術式は有歯顎，無歯顎いずれも変わりはないが，旧義歯の圧痕やフラビーガムなどがある無歯顎よりも，有歯顎の方がやりやすい．

・正中線の印記

　調整が完了した上顎模型を観察し，細いシャープペンシルを用い，上唇小帯，切歯乳頭，正中口蓋縫合線，口蓋小窩中点など正中矢状基準要素をていねいに追いかけて点状にマークし，最終的にこれらの点を結んで線とする(**図4-17〜19**)．
　歯槽堤の吸収が著しい無歯顎模型を除き，一般の無歯顎模型や有歯顎模型の口蓋面は平坦面ではなく，矢状的にまた側方的に湾曲面である．したがって，湾曲面上の直線化した正中線は，観察する方向次第では曲線にも見えるし，直線にも見える．直線として見えるならば，その見ている方向は正中矢状面と合致した方向といえるので，これだけでも正中矢状面の設定はある程度は可能である(**図4-20, 21**)．
　しかし，この正中要素の点を結んでできる線は，すべて直線になるとは限らず曲線になることも多い．これは，口腔粘膜上に観察される正中要素は歯の植立位置の影響を受けて，真の正中に存在しているとは限らないためである．すなわち歯の植立位置に近い上唇小帯，切歯乳頭，口蓋正中縫合線などの口蓋皺襞前方域に存在する正中要素は，歯の植立方向に引かれる現象の結果，狂っていることが多い．このたとえとし

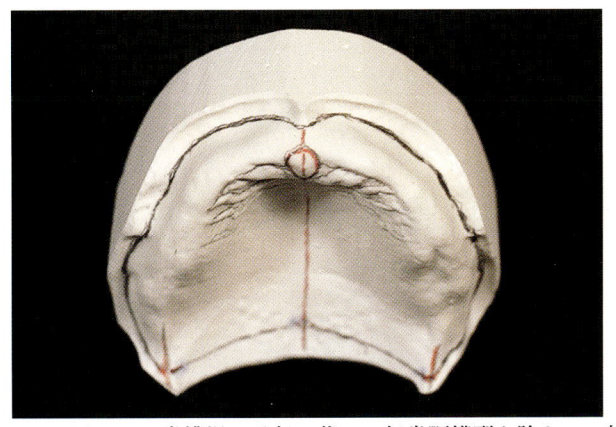

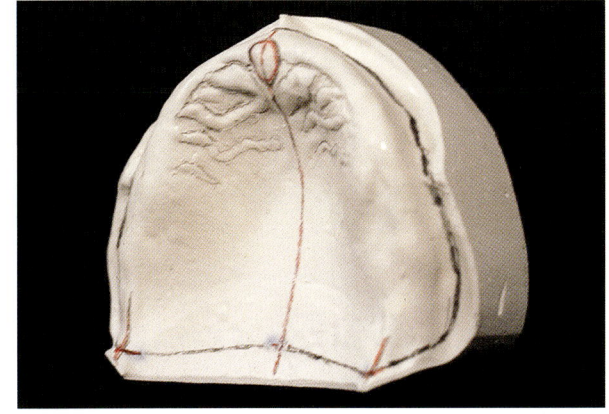

図4-20, 21 歯槽堤の吸収が著しい無歯顎模型を除き，一般の無歯顎模型や有歯顎模型の口蓋面は平坦面ではなく，矢状的にまた側方的に湾曲面なため，湾曲面上の直線化した正中線は観察する方向次第では曲線にも見えるし，直線にも見える．直線として見えるならば，その見ている方向は正中矢状面と合致した方向といえるので，これだけでも正中矢状面の設定はある程度は可能である．

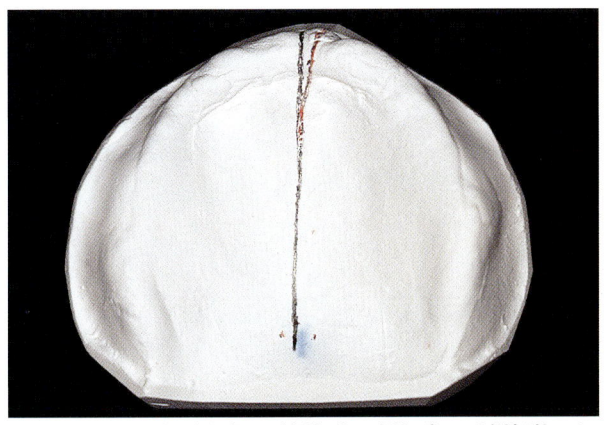

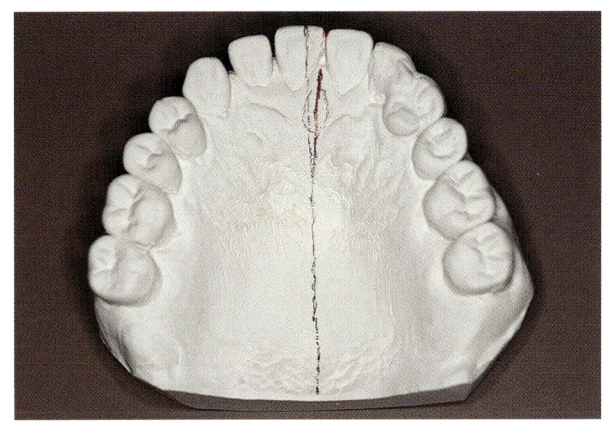

図4-22, 23 上顎犬歯の唇側転位や側切歯の舌側転位，あるいはこれらの歯の欠如の結果，中切歯は正中から欠損方向に傾斜，転位し，軟組織である上唇小帯，切歯乳頭，口蓋正中縫合線前方域もその方向に牽引される．
　このような症例での信用できる正中線は，歯列から離れているためその影響を受けない口蓋皺襞部後方域にあり，当該部における線は直線を呈すると考えてよく，後方の直線を前方に延長し，真の正中線と修正することが必要である．

て，上顎犬歯の唇側転位や側切歯の舌側転位，あるいはこれらの歯の欠如の結果，中切歯は正中から欠損方向に傾斜，転位した状態で植立していることが多いことがあげられる．その結果，上唇小帯，切歯乳頭，口蓋正中縫合線前方域も欠損方向に牽引され，ずれている現象をあげることができる．

　このような症例での信用できる正中線は，口蓋皺襞部後方域にあり，当該部における線は直線を呈すると考えてよく，後方の直線を前方に延長し，真の正中線と修正することが必要である（**図4-22, 23**）．

・正中矢状面の分析・設定に対する正中線と水平基準点

　垂直・矢状的に通過する2座標により構成される正中矢状面の分析・設定にあたっては，単に正中線のみに頼ることは無理であり，水平基準点もとり入れる必要がある．
　とくに，口腔内には口蓋骨水平盤といった水平基準が存在するので，それを活用することが勧められ，このことにより平面的で平坦な口蓋面に対しても，より正確性を期した正中矢状面の分析・設定が可能となる．また，中切歯，犬歯，第一大臼歯の口腔前庭溝における根尖相当部は，抜歯後における骨吸収の影響もなく，骨組織として

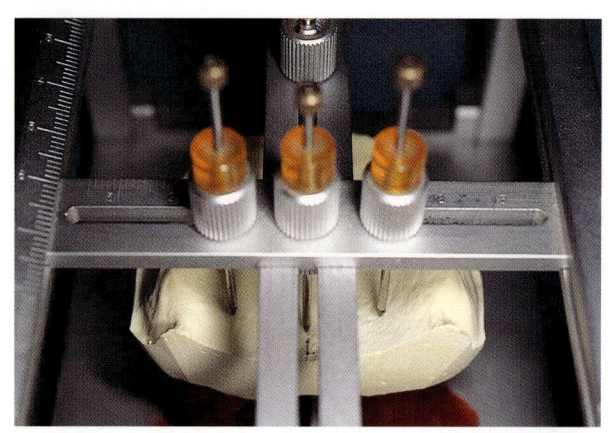

図4-24 上盤縦梁の正中線評価羅針を模型正中に合致するよう下ろし，水平基準となる口蓋骨水平盤相当部（第二あるいは第三大臼歯相当部）の正中線から約12mmの位置（SHILLA Ⅰの横梁に左右的に各1本ずつある水平位評価羅針を正中にもっとも近づけた状態）に水平位評価羅針を固定し，羅針先端が口蓋骨水平盤に接触するまで下ろし，2本の羅針が同じ長さになるよう模型の正中を保った状態で模型の高さ的位置を調整する．

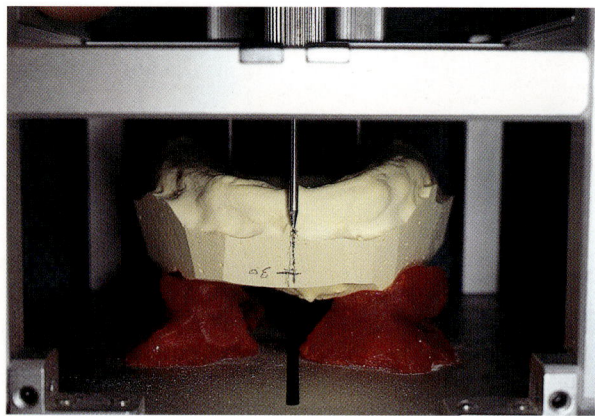

図4-25 模型前面と後面に正中評価羅針を用いて正中線を延長した正中矢状軸線を印記する．この正中矢状軸線を結んでできる平面が正中矢状面である．

緻密骨で比較的安定しているので，有歯顎・無歯顎を問わず水平的で左右同高性を示す．したがって口蓋骨水平盤と同様に，場合によっては水平基準要素となることも知識として知っていてよいことである．

・正中矢状面の分析

SHILLA Ⅰ基定盤上の4か所に約2cmの高さのユーティリティ・ワックスを付着し，その上にまず上顎模型を乗せる．

次に，模型口蓋面上に印記した正中線がSHILLA Ⅰ基定盤の正中溝，上盤の縦梁正中溝におおよそ合致するよう，上盤の正中溝から基定盤の正中溝を片目で，あるいはピストルで目標物に的を定める要領で覗き，模型に正中線をそれと一致させ，模型設置を行う．

設置位置をより正確化するため，上盤縦梁の正中線評価羅針を正中線の位置に下ろし，模型正中がそれと確実に合致するように模型の位置調整を行う．

また，口蓋骨水平盤を水平基準としてとり入れ，口蓋骨水平盤大口蓋孔相当部（第二あるいは第三大臼歯相当部）の正中線から約12mmの位置（SHILLA Ⅰの横梁に左右的に各1本ずつある水平位評価羅針を正中にもっとも近づけた状態）に水平位評価羅針を固定する．羅針先端を口蓋骨水平盤に接触するまで下ろし，2本の羅針が同じ長さになるよう模型の正中を保った状態で，模型の高さ的位置を調整する（**図4-24**）．

この際，最初から水平位評価羅針の長さが同じであれば，模型の正中線は正しいと考えてよく，ほとんどの症例に通じることである．しかし，模型上の正中線の不的確な場合や，症例のなかには生体自体の口蓋骨水平盤が水平的に左右同高でない場合がある．このような場合は，左右の水平基準羅針が同じ高さになるよう模型位置の変更を先に試行してみる．次に模型の正中線を評価してみるとか，口蓋骨水平盤と同様に骨組織として緻密骨で有歯顎・無歯顎を問わず水平的で左右同高性を示す中切歯，犬

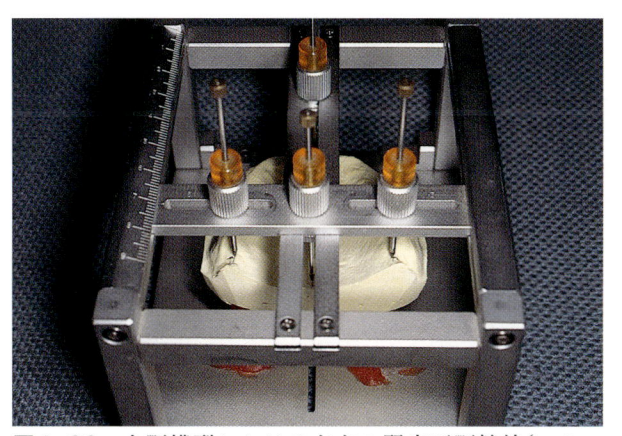

図4-26 上顎模型における左右の翼突下顎縫線（ハミュラーノッチ）最深部の高さを水平評価羅針で計測比較し，挺出している側をフィッシャー・バーなどで削除し左右同高になるよう調整し，削除しない側には約0.5mmの深さの支持溝を設ける．両側が同高の場合は両側に設置する．

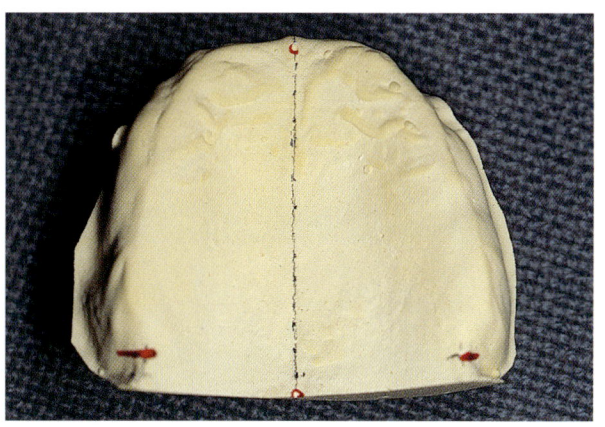

図4-27 上顎模型正中線上の切歯乳頭先端（正中が狂っている場合は修正した線上の当該部）と模型後方部に約0.5mmの深さの支持孔を設ける．

歯，第一大臼歯の根尖相当部などをも水平基準の参考として計測してみた方がよい．

以上の操作で，正中矢状面の分析が完了したならば，模型前面と後面に正中評価羅針を用いて正中線を延長した正中矢状軸線を印記する．すなわち，これらの正中矢状軸線を結んでできる平面が正中矢状面である（図4-25）．

・模型付着のための支持点の設置

正中矢状面の分析が完了したSHILLA Ⅰ上の上顎模型をその位置を保ったまま，咬合器付着のための支持点を設置する．これは次の行程で上顎模型を正中矢状面を基準に咬合器付着する際，咬合平面診断・設定器具SHILLA Ⅱの正中指導羅針，ならびに水平基準点支持バーにより，模型を支持させるためのものである．

まず，上顎模型における左右のハミュラーノッチ（翼突下顎縫線）最深部の高さを水平評価羅針で計測比較し（**図4-26**），挺出している側をフィッシャー・バーなどで削除して左右同高になるよう調整する．削除しない側には約0.5mmの深さの支持溝を設ける．両側が同高の場合は両側に設置する．

削除する必要のあるいわゆる挺出している側は，平衡側を長期間呈していた証拠と考えられる．あるいは，削除しない側と同高な場所を探して支持溝を設けてもよい．また，上顎模型正中線上の切歯乳頭先端（正中が狂っている場合は修正した線上の当該部）と模型後方部に約0.5mmの深さの支持孔を設ける（**図4-27**）．

これら支持孔と支持溝による計4か所の支持点の設置により，咬合器付着の際に用いるSHILLA Ⅱ上で模型を正中線に合わせ，かつ水平的に確実に支持・固定させることができる．

以上で，SHILLA Ⅰを用いた，正中矢状線と同高点をとり入れた確実な正中矢状面の分析操作と，次項で説明する咬合平面診断・設定器具SHILLA Ⅱを用いた咬合器への模型付着の準備行程までを解説した．

エイブ・エスティック・フェイス・ボウの機構

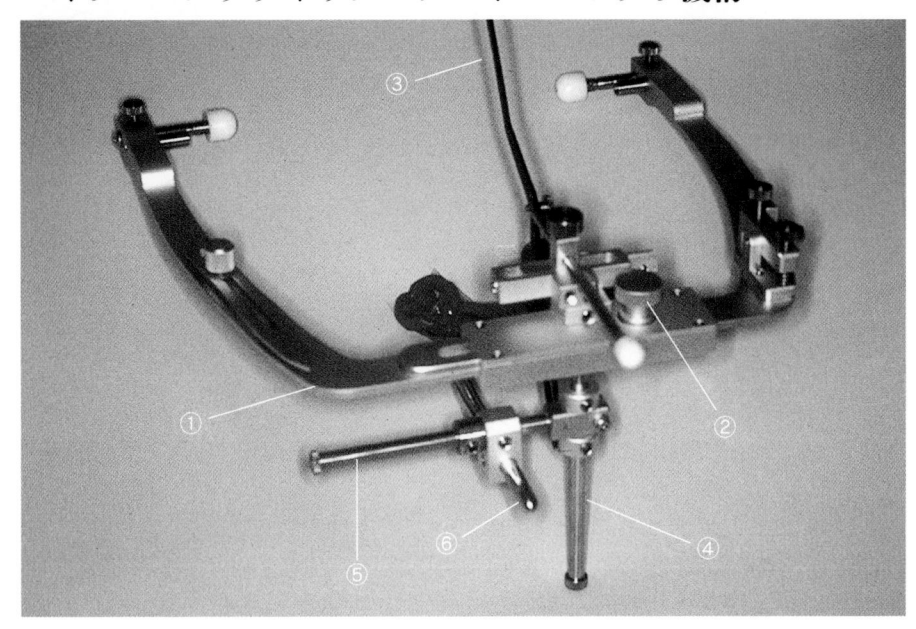

図4-28 エスティック・フェイス・ボウの機構は，①フェイス・ボウ本体，②スライド固定部，③正中長軸指示部，④バイトフォーク固定垂直ポール，⑤バイトフォーク固定水平ポール，そして⑥バイトフォークとから構成される．

エスティック・フェイス・ボウ

エイブ・エスティック・フェイス・ボウによる正中矢状面の記録採取

　多くの生体は構造上歪みを持っているため，後方基準点としての左右のヒンジ・アキシス・ポイントにしても外耳道にしても位置的に同高ではなく，また正中線を介して側方的に左右対称ではなく，いわゆる左右非対称であることが多い．したがって，生体で両瞳孔線，頭位軸などを参考に左右同高的に実測し設定した咬合平面，ならびに頭位軸に一致させて決めた正中線でも，THAを基準にとったフェイス・ボウ・トランスファーにより，咬合器上では生体実測と異なった位置を呈する傾向が強く，左右同高であるべき咬合平面や垂直的な正中軸が失われる．すなわち，咬合器上には口腔外の審美指標である両瞳孔線といった左右同高な水平基準，正中軸といった垂直基準が喪失する状態となる．

　したがって顔貌全体と調和した正中，咬合平面，歯軸，スマイルラインといった審美をまっとうする必要性がある前歯部などの補綴臨床において，補綴物を咬合器上で作製する際に何を基準とするかということが問題として提起される．すなわち，補綴物の作製に携わる歯科技工士サイドでは，机上の咬合器に付着されている模型上には，口腔外の審美指標としての両瞳孔線やスマイルラインなどの情報は存在しないため，残存する臼歯部咬合平面などに頼る以外なく，補綴物を作製する上で戸惑うことが多い．

　ここで，臨床に携わる歯科医師と補綴物を作製する歯科技工士との的確な連携プレーを実現するためには，咬合器上に口腔外の審美指標である左右同高な水平基準，正中軸といった垂直基準の2つの基準を正確に再現できる咬合器付着法が必要になる．

　先に解説した，SHILLA Iは上顎模型の正中矢状面を分析する方法である．SHIL-

エイブ・エスティック・フェイス・ボウ本体

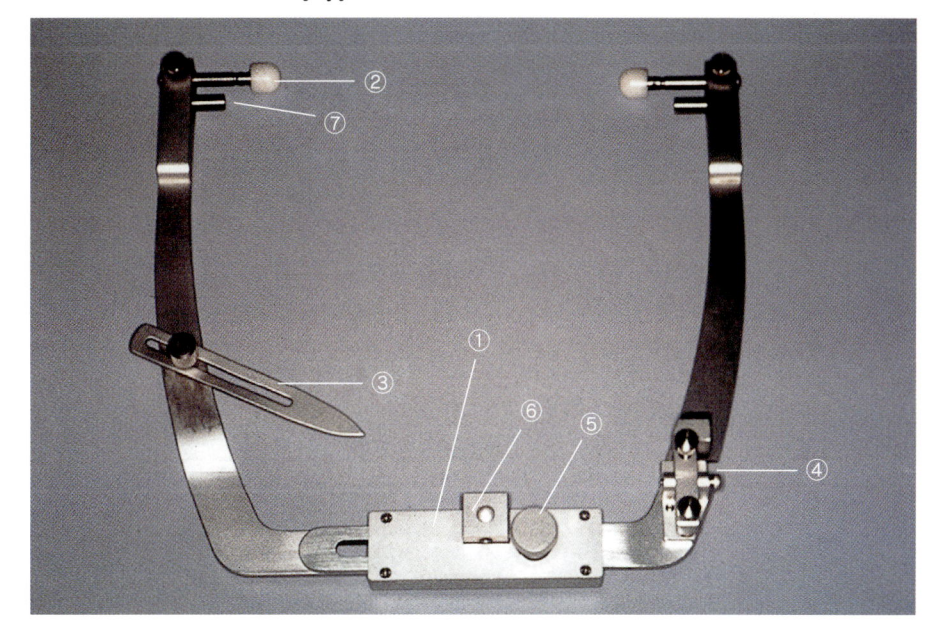

図4-29 フェイス・ボウ本体には，①顔面幅径に対応できるようスライド式に幅径伸縮が可能な機能を備えるスライド固定部，②後方基準点となるイヤーピース，③リファレンス・ポインター，④水平調節機構が設備されている．その他，⑤スライド固定部固定ネジ，⑥正中長軸指示部装着孔，⑦ヒンジ・スタイラスを示す．

LA IIでは，正中矢状面を基本とした咬合器付着を行う（147頁参照）．けれども，この方法によれば，口蓋骨水平盤が左右同高性を呈さない生体や，口蓋骨水平盤の欠如や同高性を示さない口蓋破裂，中咽頭癌などの術後の症例では左右同高に模型付着ができず，目的がまっとうできないことも時には経験する．

このような理由から，患者自身がそなえる顔面部の垂直的・水平的な口腔外の審美指標を咬合器に再現することを目的とし，正中矢状面を直接的に顔面計測し，かつTHAを基準にとる従来のフェイス・ボウを使用した場合の不備を補正することを意図した別の方法を検討した．

エイブ・エスティック・フェイス・ボウ

上記の検討の結果，多くの臨床活用試験を重ね，機構的設計に改良を加えて，エステティック・フェイス・ボウは誕生した．

とはいえ，これは機構的に完全にTHAを否定するものではなく，後方基準点として外耳道を副的基準として採用し，主的基準は正中矢状面においたものである．以下に，正中矢状面を基準に採るエステティック・フェイス・ボウについて，その構造を解説する．

エイブ・エスティック・フェイス・ボウの構造

エステティック・フェイス・ボウの機構は，図4-28に示すように，大別して①フェイス・ボウ本体，②スライド固定部，③正中長軸支持部，④バイトフォーク固定垂直ポール，⑤バイトフォーク固定水平ポール，そして⑥バイトフォークとから構成される．

・フェイス・ボウ本体

フェイス・ボウ本体（図4-29）は，顔面幅径に対応できるようスライド式に幅径伸

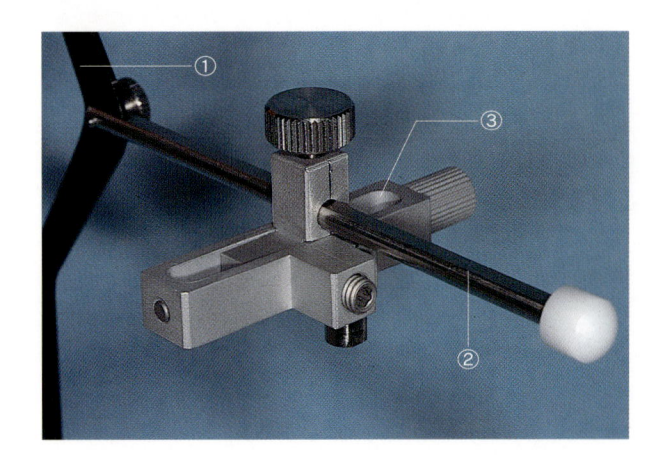

図4-30 正中長軸指示部は，本フェイス・ボウ・トランスファーのみに存在する独特な特徴ある機構であり，
①正中長軸指示弓
②その前後的位置調節桿
③正中位置調節機構ならびにそれらの各固定ネジ部
から構成され，スライド固定部上面に着脱可能な状態でとりつけられる．

縮が可能な機構をそなえ，かつそれ自身が左右側方的位置移動ができ，スライド固定部の固定ネジで幅径固定と位置固定が行われる．

　フェイス・ボウの後方支持は，一般的フェイス・ボウと同様に外耳道にイヤーピースを挿入して行われるため，左右外耳道の幅径に適合するようスライド式に調節可能な機構をそなえる．また，その前方には咬合器付着時に咬合器ヒンジ部に挿入し固定するためのヒンジ・スタイラスが存在し，イヤーピースと平均値的相関位置関係の設計機構を持つ．

　また本フェイス・ボウの特徴として，フェイス・ボウ左側に正中長軸指示部の垂直軸を顔面正中長軸に合致するよう微調整するためのフェイス・ボウの水平度調節機構をそなえる．

　フェイス・ボウ右側には前方基準点として上顎中切歯上方34mm（鼻翼下縁上方約5mm）を指示するリファレンス・ポインターを持つ．

・スライド固定部

　スライド固定部は，フェイス・ボウ本体の幅径調節・固定部であるとともに，正中長軸指示部が上面に，バイトフォーク固定垂直ポールが下面にそれぞれ着脱可能な状態でとりつけられ，それらの左右側方位置の設定と固定をも兼ねるものである．

・正中長軸指示部

　正中長軸指示部（**図4-30**）は，本フェイス・ボウ・トランスファーのみに存在する独特な特徴ある機構であり，正中長軸指示弓とその前後的位置調節桿，正中位置調節機構，ならびにそれらの各固定ネジ部から構成され，スライド固定部上面に着脱可能な状態でとりつけられる．

　正中長軸指示弓は，顔面上部の額部から眉間，鼻柱，人中，上唇結節を通過し，顔面下部の下唇結節，オトガイ正中などに至る顔面全体の正中を指示し，形態は厚さ約1mm，幅約6mmの金属板で顔面側貌のシルエットをかたどった弓状のものであり，①前後位置調節桿により矢状的に前後方向に顔面側貌に合致させ，②また正中位置調節機構により前額面観で正中に合致させることができる．正中位置調節機構は，正中を境に左右的に各10mmずつ計20mmの範囲で側方移動でき，微調整が可能なようにスライド・固定できる機構を備えている．

図4-31 バイトフォーク固定ポールは，バイトフォークを垂直的にまた水平・矢状的に固定する①垂直ポールと②水平ポールとから構成される．
　垂直ポールには，③クランプAと④サポーターA，⑤サポーターBとが組み込まれている．
　水平ポールには，⑥クランプBと⑦サポーターBとが組み込まれており，クランプBにバイトフォークの柄を差し込み，固定ネジで連結固定する．
　その他，⑧垂直ポール嵌入孔，⑨正中長軸指示部装着孔，⑩垂直ポール延長機構を示す．

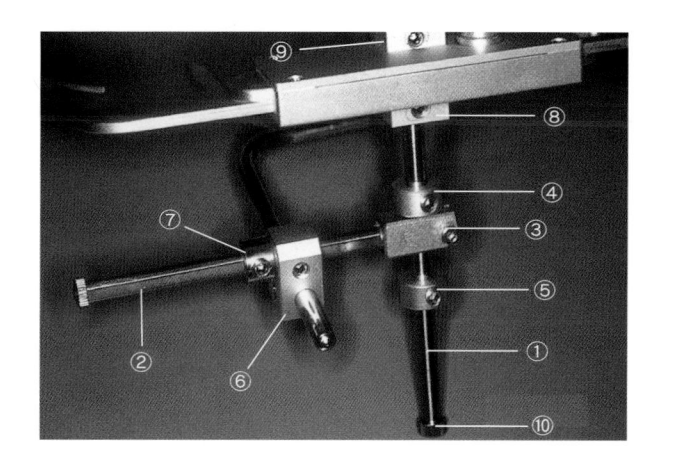

　正中長軸指示弓は，前後延長桿の平坦部を上向きにネジ固定して，垂直的にバイトフォーク垂直固定ポールと垂直軸を一致・平行な状態で用い，フェイス・ボウ左側に存在するフェイス・ボウの水平度調節機構で正中長軸指示弓が顔面正中長軸に一致するよう微調整を行う．

・バイトフォーク固定ポール

　バイトフォーク固定ポール（**図4-31**）は，垂直ポールと水平ポールとから構成される．
　垂直ポールには，クランプAとサポーターA，Bとが組み込まれている．クランプAにはバイトフォークが接続する水平ポールが固定的に接続されてあり，バイトフォークの垂直的高さを固定するものである．サポーターA，Bは，クランプAの固定ネジがフリーになってもクランプAの垂直的高さを上下的に保持しキープするためのサポーターであり，以前1個だけで位置移動して使用していたが，現在ではA，Bの2個に改良されている．
　水平ポールには，クランプBとサポーターCとが組み込まれており，クランプBにバイトフォークの柄を差し込み，固定ネジ番号1～3で連結固定する．
　これらの固定ネジの役割を説明する．
　固定ネジ1は，バイトフォークの左右側方的位置の固定．
　固定ネジ2は，バイトフォークの柄を直接把握し前後的位置の固定．
　固定ネジ3は，バイトフォークの矢状的傾斜位置の固定，ならびにクランプBとサポーターCとの連結固定を兼ねたものである．
　したがって，クランプBの固定ネジ1をフリーにしても固定ネジ2，3さえ締めておけば，バイトフォークの水平的位置を保持しキープすることができる．
　これらサポーターA，B，Cの機構により，咬合器付着時に模型の水平・垂直的位置をキープし，正中矢状面に一致させる微調整を有効に行うことができる．
　また垂直ポールの高さは，フェイス・ボウを咬合器に組み込んだ場合，咬合器上弓とフェイス・ボウ本体とが平行関係を呈する設計機構を持つが，模型付着操作の便宜性を考慮し，約2cm延長できる機構を持つ．

エイブ・エステティック・フェイス・ボウによる記録採取の術式

　では，エステティック・フェイス・ボウを活用した正中矢状面の記録方法について解説する．

エイブ・エステティック・フェイス・ボウによる記録採取の術式

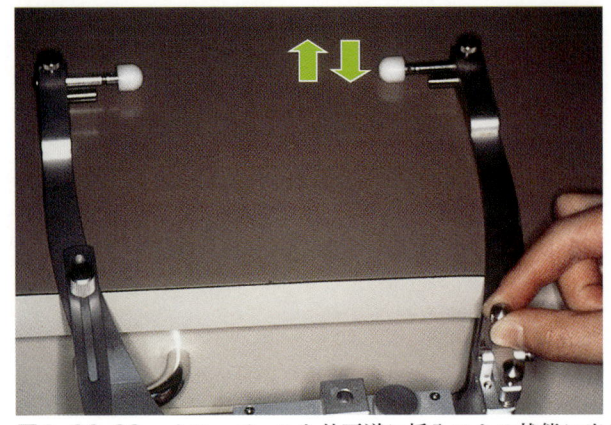

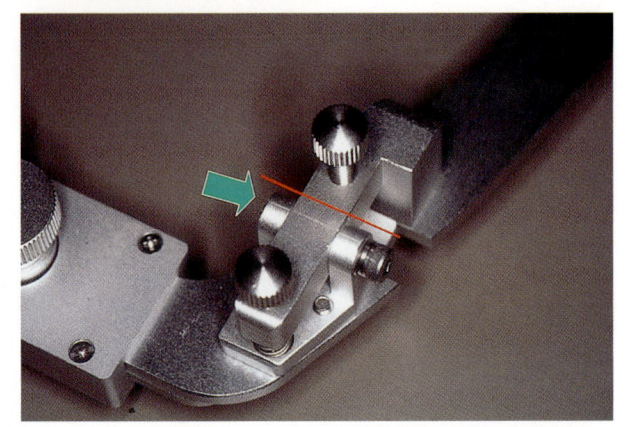

図4-32, 33 イヤーピースを外耳道に挿入できる状態に出し，固定ネジを締めた状態のフェイス・ボウを真っ平らな机などの平板に乗せ，左右のイヤーピースが同高になるよう水平度調節機構を調節し，微調整する．重要なことはリファレンス・ポインターのネジ山を避け机上に乗せることである．この結果，本体左側にある水平度調節機構に刻印されている3本の線が一直線になる．

・フェイス・ボウの準備操作

フェイス・ボウの左右イヤーピースの高さを同高になるよう基本形(ゼロセット)に調節する．

① イヤーピースを外耳道に挿入できる状態にだし，固定ネジを締めた状態のフェイス・ボウを真っ平らな机などの平板に乗せ，左右のイヤーピースが同高になるよう水平度調節機構を調節し，微調整する．重要なことはリファレンス・ポインターのネジ山を避け机上に乗せることである(**図4-32**)．

② この結果，本体左側にある水平度調節機構に刻印されている3本の線が一直線になる(**図4-33**)．

・生体顔面における正中長軸線の計測と記録

顔面額正中から錘のついた糸を下ろし，眉間，鼻柱，人中，上唇結節といった顔面上部の正中要素を通過し，顔面下部正中のオトガイ隆起頂に至る正中長軸線に一致させる．その部位に赤いフェルトペンなどで正確に正中長軸を点でマークする(**図4-34**)．

この操作には，一眼レフカメラにフォーカススクリーンとして方眼格子，あるいは目盛り入りレーザーマットを採用し，錘のついた糸と左右の両瞳孔線，眼角線，口角線などとの直交性も加味，照合し，観察することが推奨される．これらの線は，決して水平とは限らないが，参考にした方が結果的によい．また，注意しなければならないことは，下顎位しだいで顔面下部における正中長軸線が顔面上部のそれと一致しているとは限らないので，適正なる下顎位のもとで行うことが大切である．このように下顎位偏位がある症例では顔面下部の正中要素であるオトガイ隆起頂が正中からずれているので，正中長軸の計測は顔面上部のみで行うことが奨められる．

また，リファレンス・ポインターが指示する前方基準点を適切と思われる中切歯切縁，咬合堤といった前方における咬合平面通過位置から上方34mmの位置にマークする．一般には，鼻翼下縁上方約5mmでよい(**図4-35**)．

この際，研究模型前歯部前面，後面(口蓋小窩中点)に正中長軸線通過位置を正中として記録しておく．

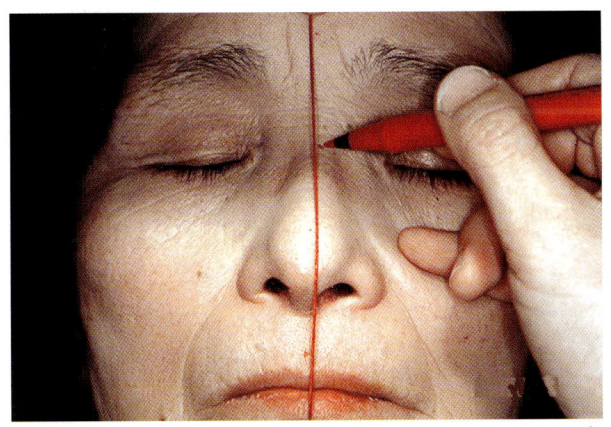

図4-34 顔面額正中から錘のついた糸を下ろし,眉間,鼻柱,人中,上唇結節といった顔面上部の正中要素を通過し,顔面下部正中の下唇結節,オトガイ頂に至る正中長軸線に一致させる.その部位に赤いフェルトペンなどで正確に正中長軸を点でマークする.

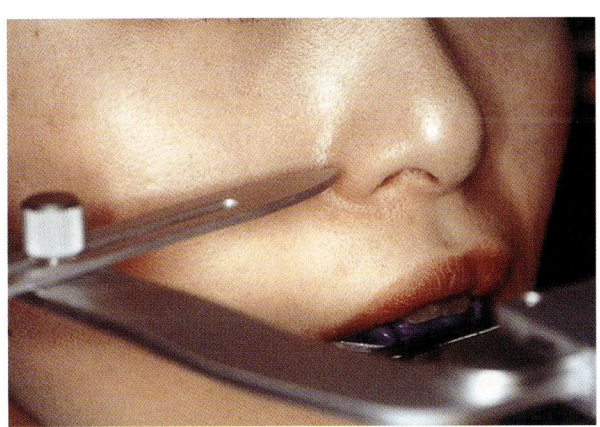

図4-35 リファレンス・ポインターが前方基準点(前方における咬合平面通過位置から上方34mmの位置あるいは一般には,鼻翼下縁上方5mmでよい)を指すように高さの調節を行う.

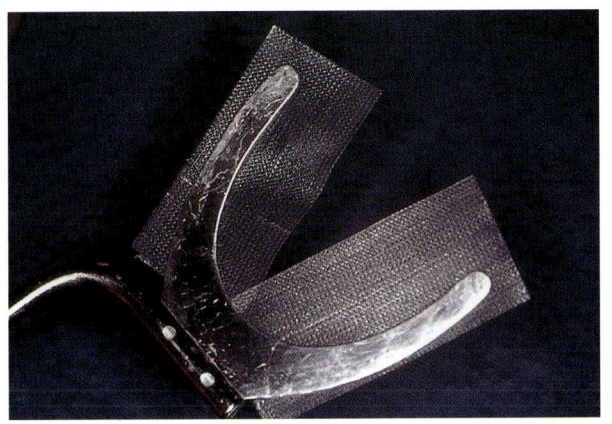

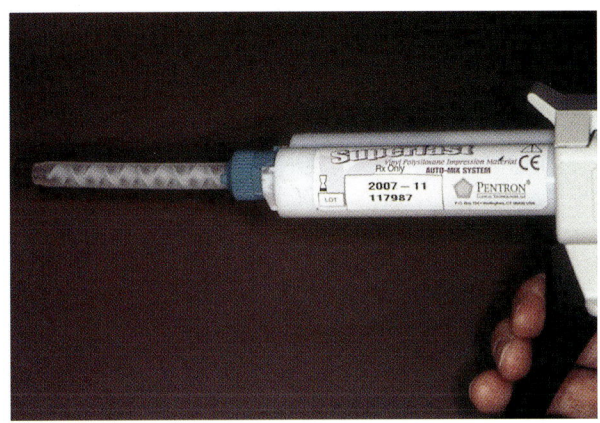

図4-36,37 バイトフォークは患者の右側に柄が位置する状態でセットしたいので,底面にニチバンの絆創膏キープポア®(あるいは3Mのトランスポア)といったセロテープを張りつけ,咬合面コアとなる印象材(Ex.ブルームースなど)の受け皿を準備する.

・バイトフォークの位置づけ

　バイトフォークは患者の右側に柄が位置する状態でセットしたい.そのため,底面にサージカルテープ(絆創膏),キープポア®(ニチバン),あるいはトランスポア™(3M)といったセロテープを張りつけ,咬合面コアとなる印象材(Ex.ブルームースなど)の受け皿を準備する(**図4-36,37**).

　ブルームースが盛られた状態のバイトフォークを患者の右側に柄が位置する状態で,正中矢状面と平行に,かつ前面の正中ラインを生体正中に位置づけ,軽く咬合させ保持する.このときバイトフォークの柄が鼻聴道線に平行か,あるいは前方が低くなるよう傾斜した状態であることが望ましい(**図4-38,39**).

　最近は,有歯顎,無歯顎を問わず,バイトフォークにパラフィンワックスの代わりにこの方法で上顎咬合面記録を採ることが多い(**図4-40**).この技法は操作的にも精度的にも,また後片づけを考えても勧められる.

・フェイス・ボウの装着

①バイトフォークとバイトフォーク固定ポールの連結.患者口腔内に上顎咬合面記録されたバイトフォークを装着し,バイトフォーク固定ポールのみを準備する.バイ

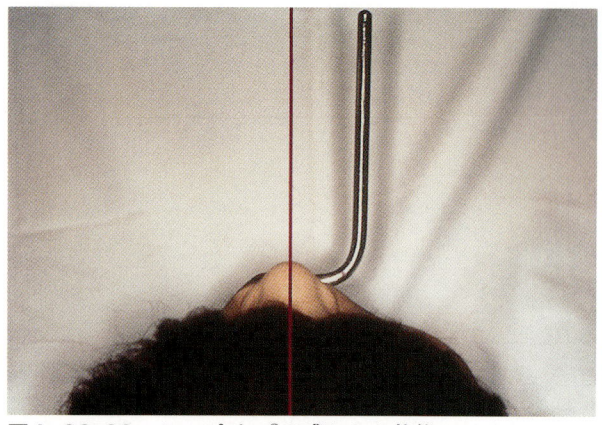

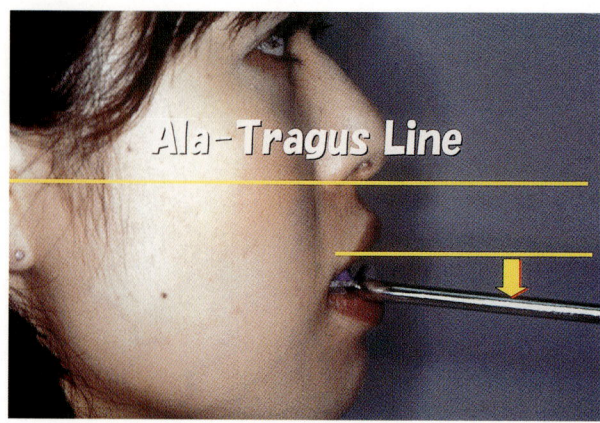

4 SHILLA SYSTEMとエイブ咬合器

図4-38, 39 キープポア®が盛られた状態のバイトフォークを患者の右側に柄が位置する状態で正中矢状面と平行に，かつ前面の正中ラインを生体正中に位置づけ，軽く咬合させ保持する．このときバイトフォークの柄が鼻聴道線に平行か，あるいは前方が低くなるよう傾斜した状態であることが望ましい．

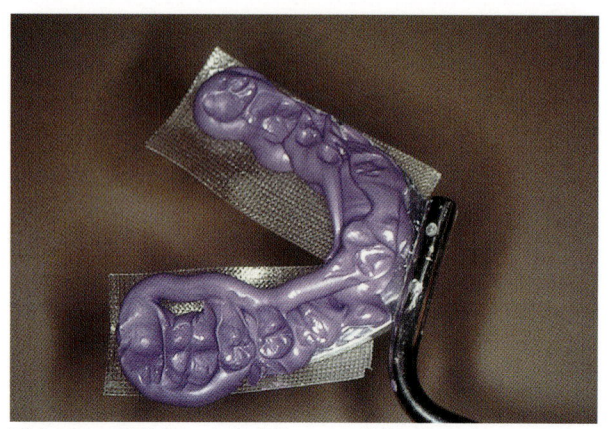

図4-40 操作的にも精度的にも，後片づけを考えても勧められる技法であり，有歯顎，無歯顎を問わずパラフィンワックスの代わりにこの材料で上顎咬合面記録を採ることが多い．図は有歯顎例である．

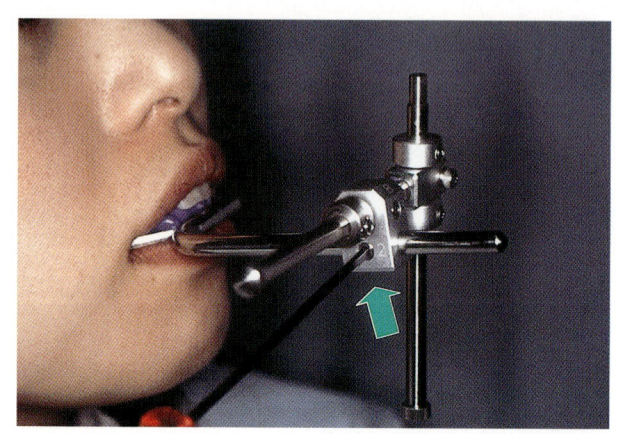

図4-41 患者口腔内に上顎咬合面記録されたバイトフォークを装着し，バイトフォーク固定ポールのみを準備し，バイトフォークの柄をバイトフォーク水平固定ポールのクランプBに差し込み，固定ネジ2のみで軽く連結固定する．

トフォークの柄をバイトフォーク水平固定ポールのクランプBに差し込み，固定ネジ2のみで軽く連結固定する（**図4-41**）．

この際，垂直ポールがフェイス・ボウ本体の垂直ポール嵌入孔に正しく装着できるように，嵌入桿のカット面を前方向きにしておくこと，ならびにクランプAとサポーターA，Bの固定ネジもフェイスボウ本体と合体後に固定ネジを締められるように前面に向く状態でクランプAと離しておく．

またクランプBとサポーターCの関係は，それぞれが離れない程度に固定ネジ3を緩めた状態にしておく．クランプA，Bの固定ネジ（クランプBでは固定ネジ1）は緩めた状態にしておく．

②フェイス・ボウ本体の装着．フェイス・ボウ本体のイヤーピースを患者外耳道に確実に挿入固定し，スライド固定部固定ネジはフリーな状態下でスライド固定部を左右側方にスライドさせ，垂直ポール嵌入孔がおおよそ正中に位置する状態にする．

③フェイス・ボウ本体とバイトフォーク固定ポールの一体化．バイトフォーク水平固定ポールのクランプBの固定ネジ番号2を緩め，垂直ポールをフェイス・ボウ本体の垂直ポール嵌入孔に正しく嵌入装着し，ネジ固定によりフェイス・ボウ本体とバイトフォーク固定ポールを一体化する（**図4-42**）．

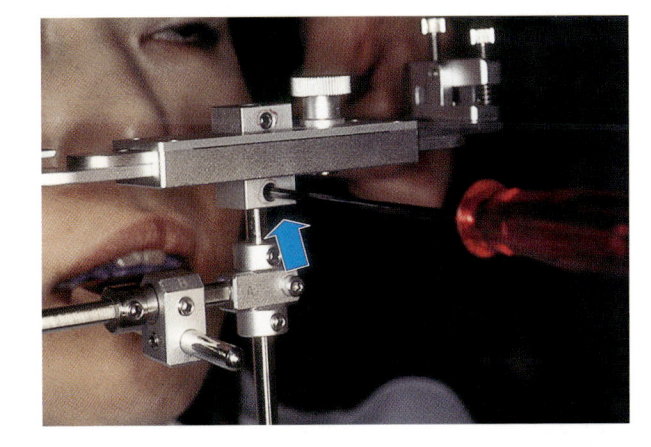

図4-42 バイトフォーク水平固定ポールのクランプBの固定ネジ2を緩め，垂直ポールをフェイス・ボウ本体の垂直ポール嵌入孔に正しく嵌入装着し，ネジ固定によりフェイス・ボウ本体とバイトフォーク固定ポールを一体化する．

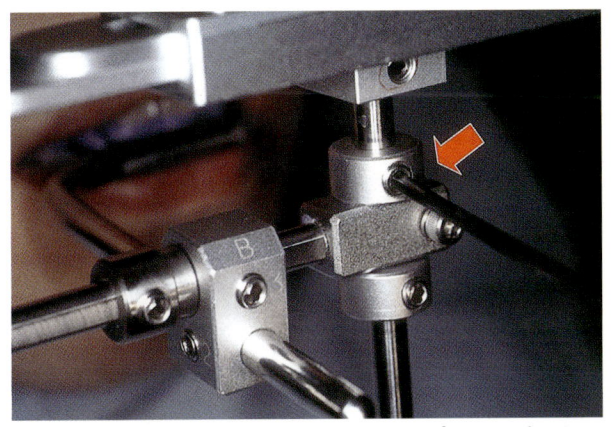

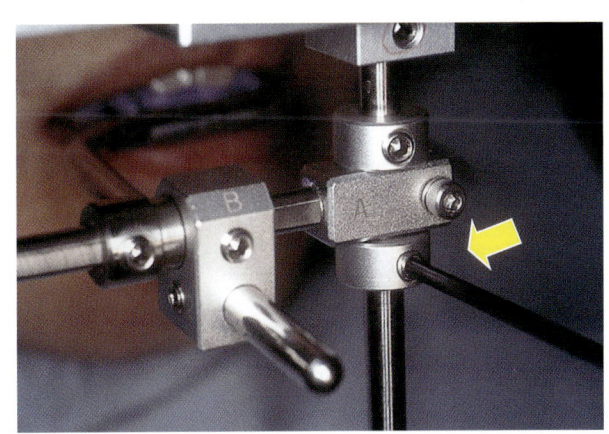

図4-43, 44 サポーターA，BでクランプAをサポートしサポーター固定ネジのみを締める．

④リファレンス・ポインターの位置づけ．リファレンス・ポインターが前方基準点（前方における咬合平面通過位置から上方34mmの位置，あるいは一般には鼻翼下縁上方5mmでよい）を指すように高さの調節を行い，サポーターA，BでクランプAをサポートしサポーター固定ネジのみを締める（**図4-43, 44**）．

　この段階では垂直ポールに接続するクランプA固定ネジは締めないでフリーにしておく．以上で，フェイス・ボウの後方は外耳道により，前方はサポーターAにより支持された状態となる．

　また，水平ポールと接続するクランプBのすべての固定ネジもまだ締めない方が次の操作に有効である．

⑤垂直ポールが顔面正中におおよそ合うようスライド固定部を左右に移動し，スライド固定部のネジ（フェイス・ボウ拡縮固定ネジ）を締める．

・顔面正中長軸のトランスファー
①正中長軸指示部の前後的位置調節桿の平坦部を上向きにし固定する．
②正中長軸指示部の正中長軸指示弓を患者顔面に衝突しない状態に接近させ，フェイス・ボウ本体スライド固定部上面に装着固定する（**図4-45**）．
③正中長軸指示弓が記録した顔面正中長軸線に正確に合致するよう，前後的には前後位置調節機構（**図4-46**）で，左右的には正中位置調節機構（**図4-47**）で，垂直長軸的にはフェイス・ボウの水平調節機構でそれぞれ調節する（**図4-48**）．
④以上の結果，正中長軸が完全に調節されたならば，サポーターA，Bの固定ネジ（図

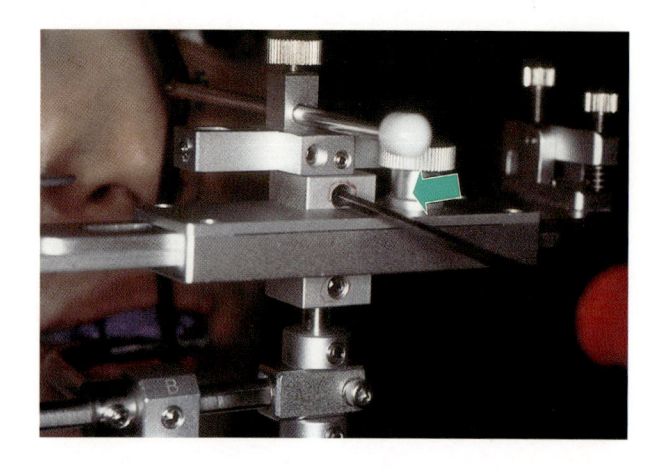

4　SHILLA SYSTEMとエイブ咬合器

図4-45　正中長軸指示部の前後的位置調節桿の平坦部を上向きにし固定し，正中長軸指示部の正中長軸指示弓を患者顔面に衝突しない状態に接近させ，フェイス・ボウ本体スライド固定部上面に装着固定する．

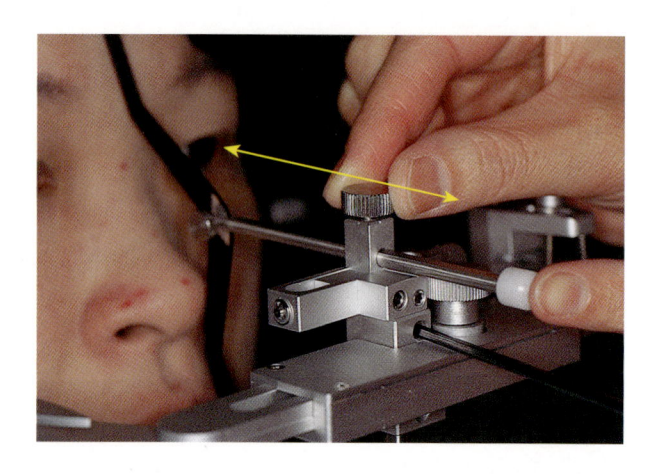

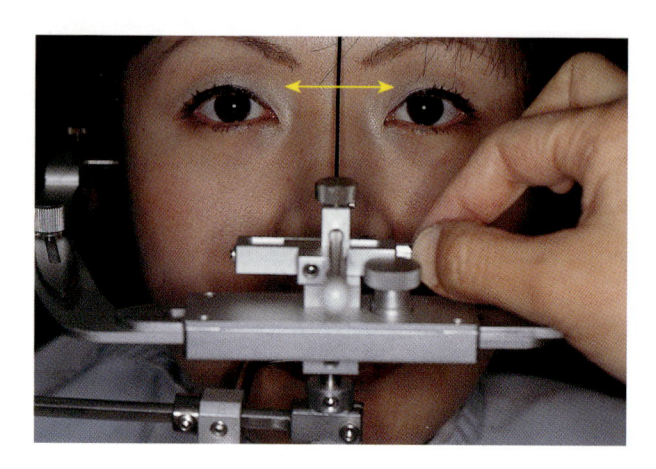

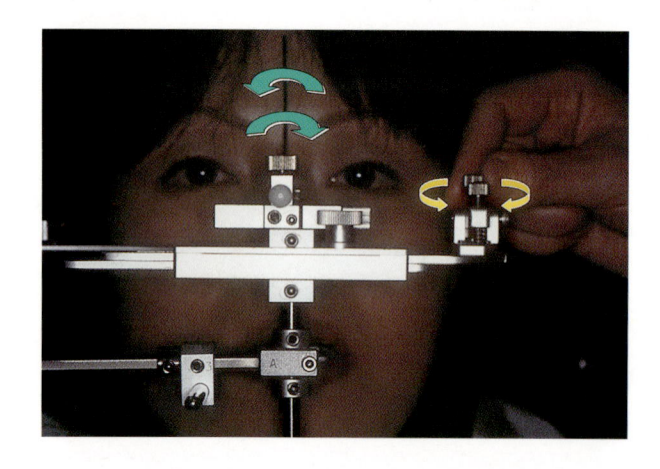

図4-46〜48　正中長軸指示弓が記録した顔面正中長軸線に正確に合致するよう，前後的には前後位置調節機構で，左右的には正中位置調節機構で，垂直長軸的にはフェイス・ボウの水平調節機構でそれぞれ調節する．

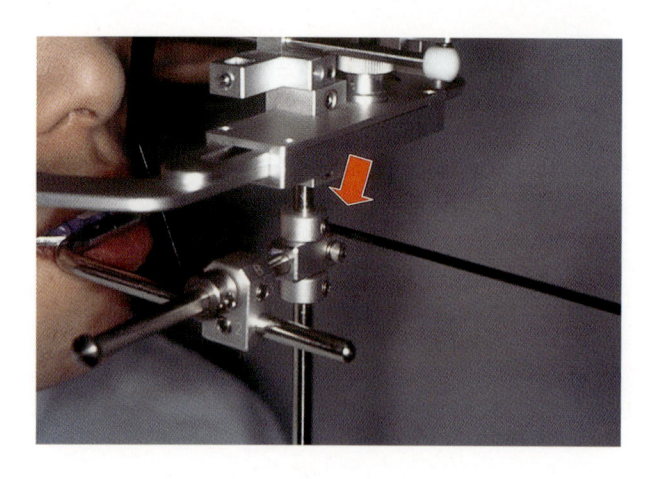

図4-49　正中長軸が完全に調節されたならば，サポーターA，Bの固定ネジを締める．

SHILLA SYSTEM

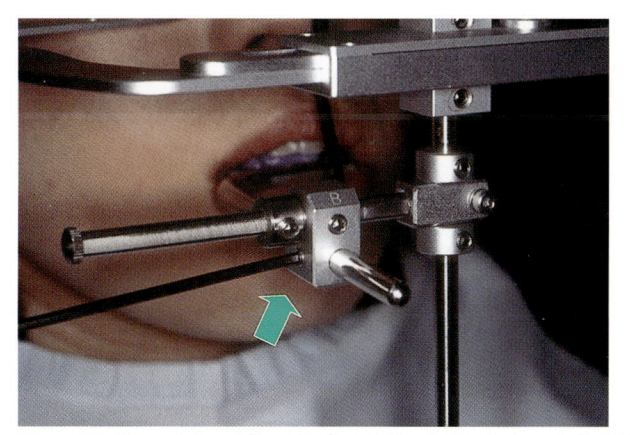

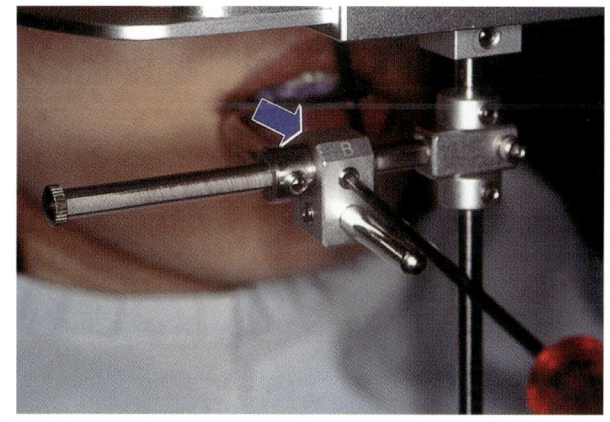

図4-50, 51 クランプBの固定ネジ2, 3だけをしっかりと締める.

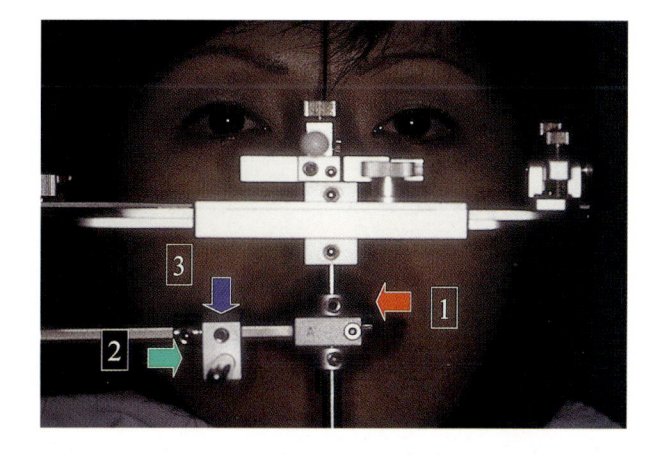

図4-52 図4-49〜51の操作をまとめた図. クランプBの固定ネジ1は締めなくてよい.

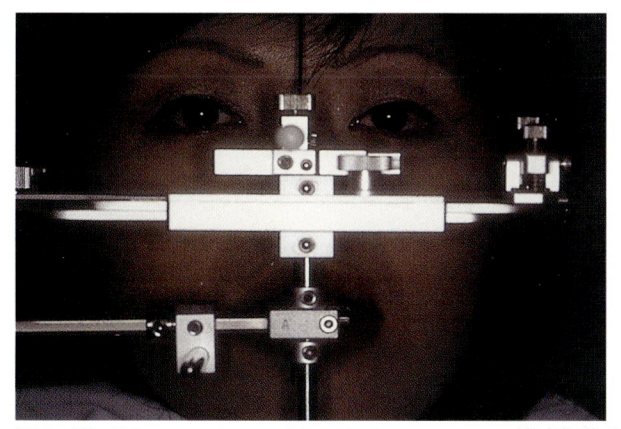

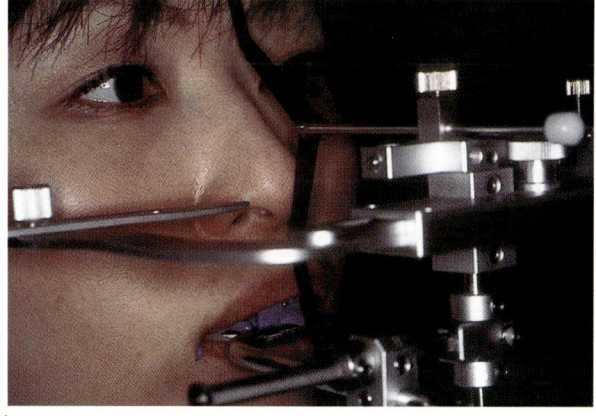

図4-53, 54 フェイス・ボウ・トランスファーの臨床操作を完了する.

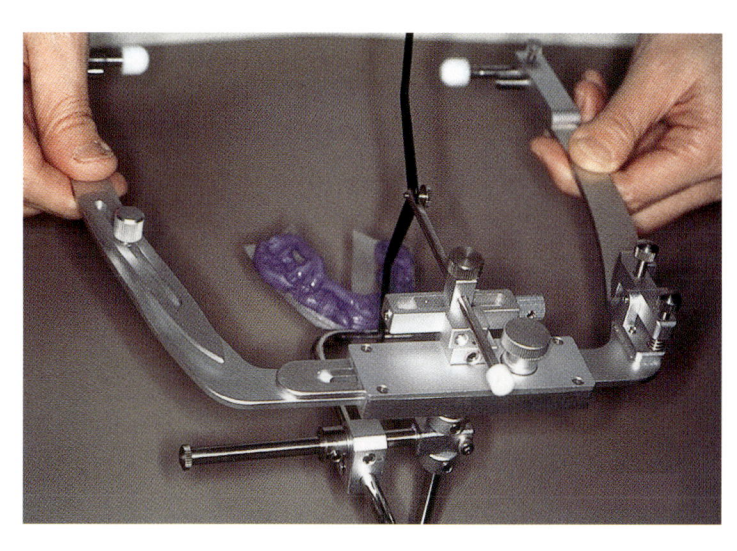

図4-55 フェイス・ボウのスライド固定部の固定ネジを緩め, フェイス・ボウ本体を開き, 外耳道からイヤーピースを外し, 一体として口腔外に取りだす.

137

4-49），ならびにクランプBの固定ネジ2，3だけをしっかりと締める（**図4-50, 51**）．クランプBの固定ネジ1は締めなくてよい．以上の操作をまとめたものが**図4-52**である．

⑤以上で，フェイス・ボウ・トランスファーの臨床操作を完了する（**図4-53, 54**）．フェイス・ボウのスライド固定部の固定ネジを緩め，フェイス・ボウ本体を開き，外耳道からイヤーピースを外し，一体として口腔外に取りだす（**図4-55**）．

クランプAの固定ネジ，クランプBの固定ネジ1は締めていないので，バイトフォークはホバリングしている状態でグルグル水平に回転する．そのためクランプAの固定ネジを軽く締め，咬合器付着操作まで机の上などに載せず，イヤーピースにゴム紐などを通し，ぶら下げて保存しておくことが薦められる．

以上で，エステティック・フェイス・ボウによる顔面計測からの正中長軸線の確実な記録術式を解説した．

咬合器上における垂直・正中矢状座標と水平・側方座標の具現化

前述した方法により，上顎模型は生体の正中矢状面を咬合器の正中矢状面に合致させ，下顎模型は中心位の顎間記録を介して，咬合器付着を完了する．しかし，模型付着が完了した咬合器のみが存在しても，咬合器上には生体顔面がそなえる眉間，鼻柱，両瞳孔，口唇，口角，スマイルラインなどといった垂直的・水平的な口腔外の審美指標の情報は皆無である．

したがって，調和した歯軸・咬合平面などの補綴・矯正学的診断・構築にあたっては，せいぜい模型上の上唇小帯，切歯乳頭，後臼歯三角などに頼る以外なく，戸惑うことが多い．しかし，これらのものも周知のとおり的確性に欠け，生体の正中矢状面である垂直・正中座標，またそれと直交すべき咬合平面の水平・側方座標といった口腔外審美指標を，具現的に咬合器上で観察，認識することは不可能である．

すなわち，これらの座標の具現化がなされない状態の咬合器上では，任意なあるいはTHAを基準とした一般的なフェイス・ボウ・トランスファーによる模型付着法よりましではあっても大差はなく，歯列，咬合平面に対して正中，左右対称，左右同高という見地からの診査・診断，設定・構築といった臨床，技工操作に関して不備を残す（**図4-56, 57**）．

したがって優れた臨床・技工効果を期待するのであれば，三次元的に生体と同じ座標関係下における咬合器の空間に対し，垂直・正中座標と水平座標のほか，側方座標，矢状座標，前後座標の計5座標を具現化することが不可欠となる．

以上のような目的から，上顎模型付着の際のキャストサポートとして，また正中矢状面を合致させる際の微調整に活用した咬合平面診断・設定器具 SHILLA II，ならびに咬合湾曲面診断・設定器具 SHILLA III が活用され，咬合器上に両座標を具現化することが可能となる（**図4-58〜61**）．

ここで，咬合平面診断・設定器具 SHILLA II，ならびに咬合湾曲面診断・設定器具 SHILLA III の基本的活用法，ならびに咬合器上に垂直・正中座標，水平座標，側方座標，矢状座標，前後座標の計5座標が具現化されたことによる咬合診断，咬合構築に対する臨床効果を解説する．

垂直・正中矢状座標と水平・側方座標の具現化

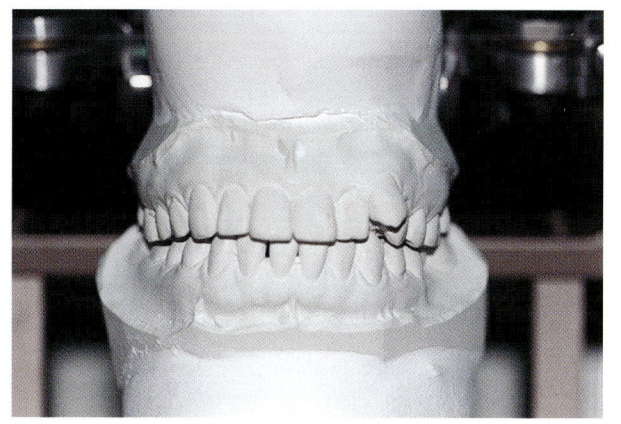

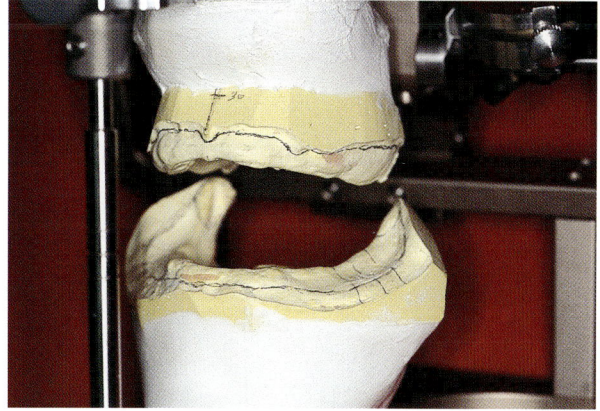

図4-56, 57 有歯顎模型，無歯顎模型が咬合器付着された状態．模型付着が完了した咬合器のみが存在しても，咬合器上には生体顔面がそなえる眉間，鼻柱，両瞳孔，口唇，口角，スマイルラインなどといった垂直的・水平的な口腔外の審美指標の情報は皆無である．したがって，調和した歯軸，歯列，咬合平面に対して，正中，左右対称，左右同高といった見地からの診査・診断，設定・構築といった臨床，技工操作に関して不備を残す．

生体の正中矢状面である垂直・正中座標，またそれと直交すべき咬合平面の水平・側方座標といった口腔外審美指標を咬合器上に具現化し，観察，認識することが必要である．

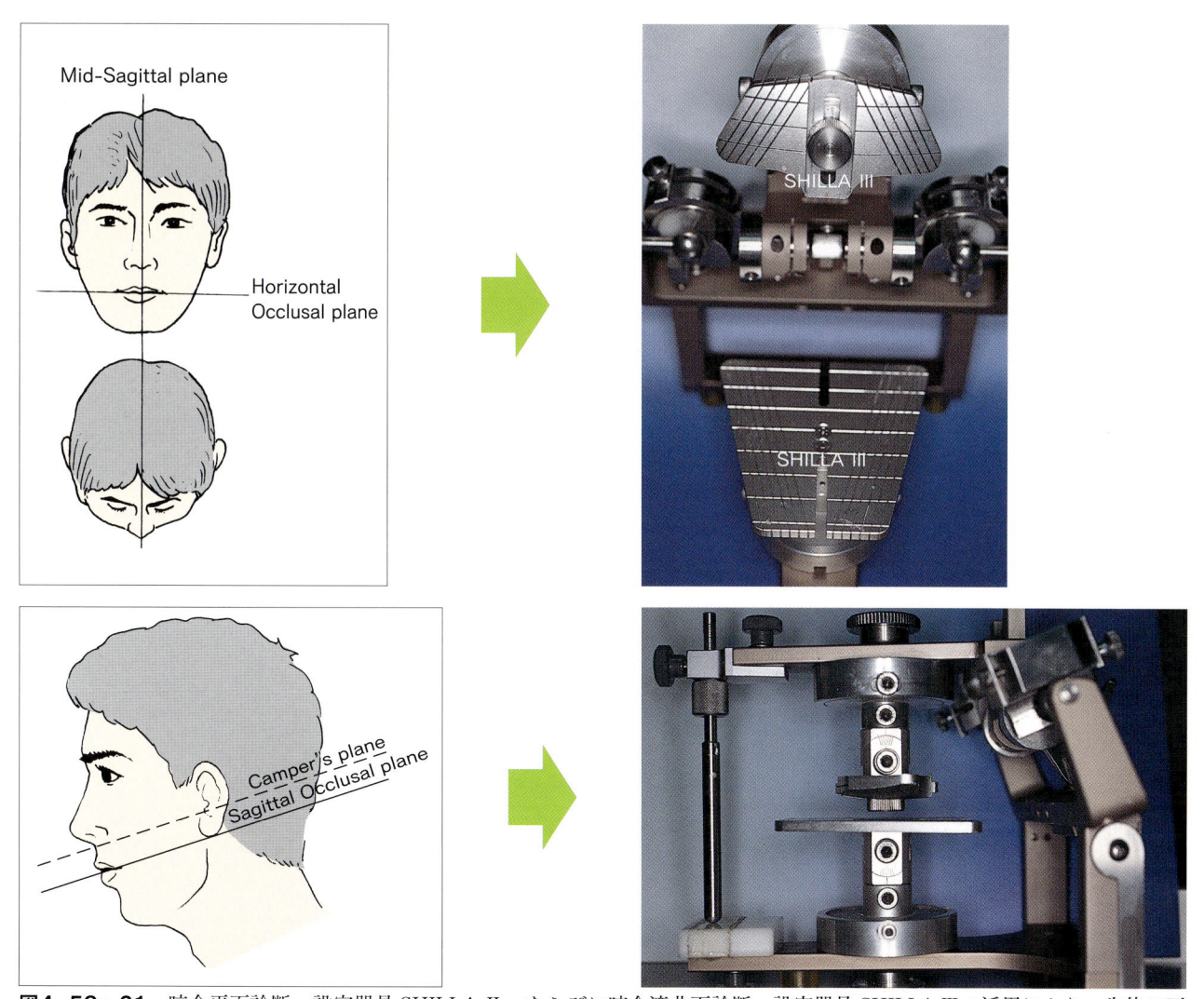

図4-58～61 咬合平面診断・設定器具 SHILLA II，ならびに咬合湾曲面診断・設定器具 SHILLA III の活用により，生体の正中矢状面である垂直・正中座標，またそれと直交すべき咬合平面の水平・側方座標といった口腔外審美指標が咬合器上に具現化することが可能となる．

4　SHILLA SYSTEM とエイブ咬合器

咬合平面診断・設定器具 SHILLA II

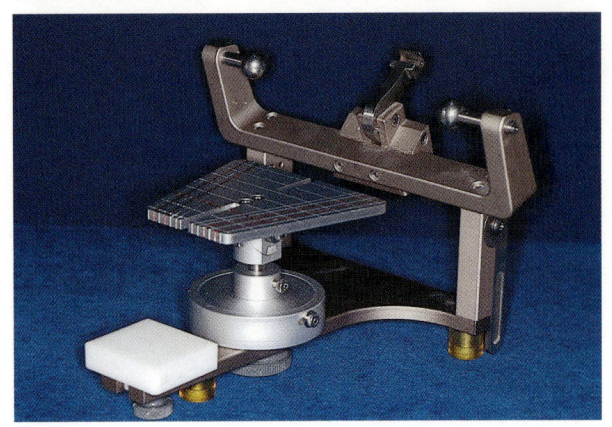

図4-62　咬合平面診断・設定器具 SHILLA II.
　構造は，多くの咬合器でみられる咬合平面盤に似たものと考えてよく，正中に上顎模型正中矢状面を合致させて支持し咬合器付着が行われる関係上，盤部と模型支持部とから構成される．

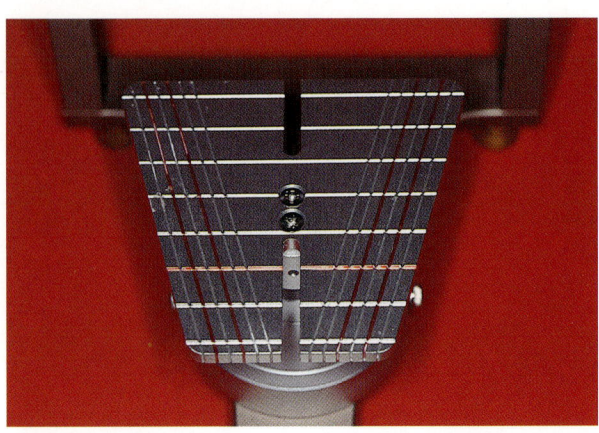

図4-63　SHILLA II の台形の盤上には，正中線のほかにそれを中心に3.0mm の間隔で左右各6本，前後的に10.0mm 間隔で7本の歯列ガイドラインが刻印されている．

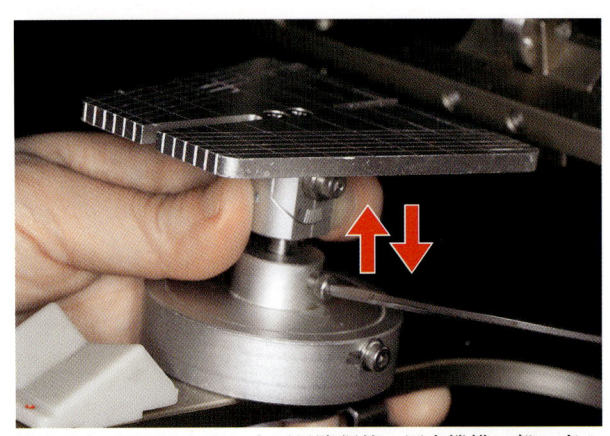

図4-64　SHILLA II の上下昇降調節・固定機構．盤の高さは，最低値で49mm，最高値で60mm の上下昇降調節・固定機構を持つ．一般には，エイブ咬合器の上下弓間距離が108mm なので54mm の高さで活用することが基本である．

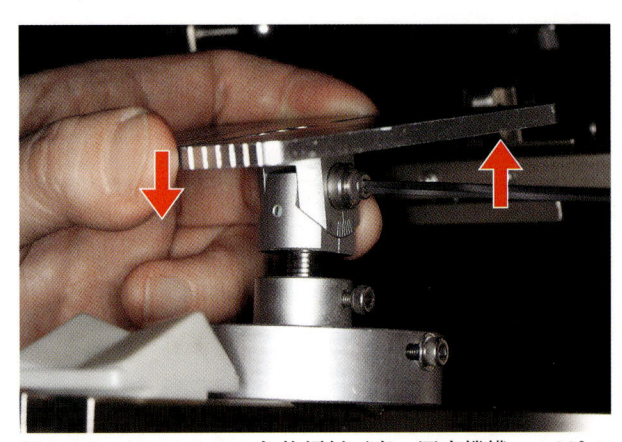

図4-65　SHILLA II の矢状傾斜可変・固定機構．±30°の可変・固定機構をそなえ，あらゆる症例に対応できるよう工夫されている．

SHILLA II

咬合平面・設定器具 SHILLA II

咬合平面診断・設定器具 SHILLA II の構造

　咬合平面診断・設定器具 SHILLA II（**図4-62**）は，多くの咬合器についている咬合平面盤に似たものと考えてよい．SHILLA II の正中に上顎模型正中矢状面を合致させて支持し，咬合器付着を行う関係上，盤部と模型支持部とから構成される．

・**盤部**
　SHILLA II は，台形（約8.5〜5.0×7.0mm）の盤を有し，盤上には正中線のほかにそれ

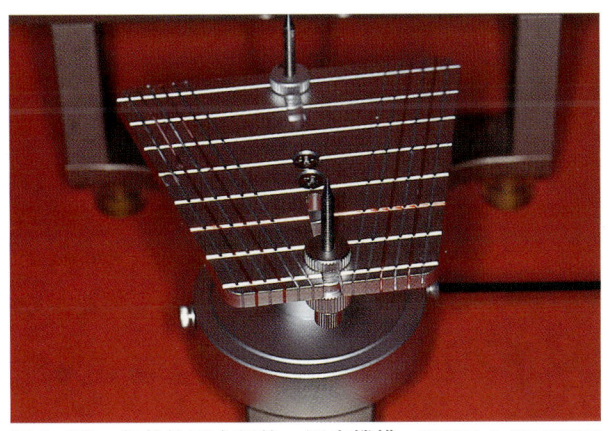

図4-66 矢状的正中調節・固定機構．SHILLA SYSTEMにおける基本となる正中矢状面は，生体模型の正中矢状面を咬合器上でも再現させる必要が前提である．模型付着操作においてその基準となる器具がSHILLA Ⅱであり，咬合器の正中矢状面に対しSHILLA Ⅱの正中矢状面を確実に合致させるための微調整機構が必須となる．

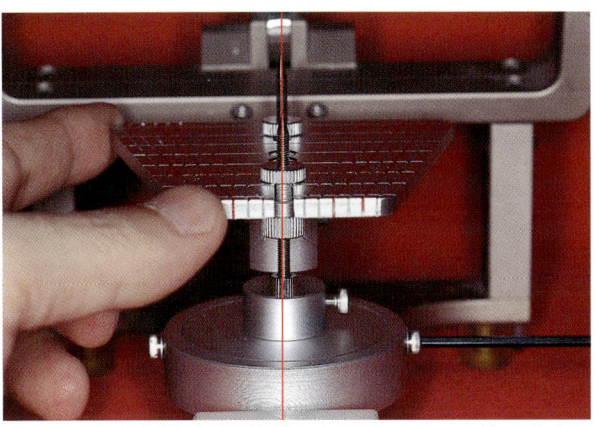

図4-67 咬合器下弓に付着したSHILLA Ⅱに前，後方に2本の正中指導羅針を設置し，前方正面から観察して2本の正中指導羅針が重なって1本に見え，かつそれが咬合器正中と合致した状態になるよう矢状的正中調節機構を回し，その位置で矢状的正中調節・固定機構を固定する操作を行う．

を中心に3.0mmの間隔で左右各6本，前後的に10.0mm間隔で7本の歯列ガイドラインが刻印されている(**図4-63**)．

これらの刻印線は，有歯顎・無歯顎を問わず，咬合器付着された上顎模型のそなえる歯列の診査・診断，構築，人工歯排列に際し，正中，ならびに側方的かつ前後的左右対称性のガイドとなる．

また，SHILLA Ⅱの盤の高さは最低値で49mm，最高値で60mmの上下昇降調節・固定機構を持つ(**図4-64**)．この機構の設計意図は，無歯顎模型も有歯顎模型も挺出の有無にかかわらず，常に咬合器上下弓の高さの中間に望ましい咬合平面が，水平的にあまり矢状傾斜を持たず位置するよう模型付着を行うことにある．一般には，エイブ咬合器の上下弓間距離が108mmなので，SHILLA Ⅱの盤の高さを54mmの高さで活用することが基本であり，この高さ的関係で模型を支持し咬合器付着を行う．

しかし，挺出歯が存在する場合には上記の54mmの高さで咬合器付着を行うことができない．したがって，模型付着の際に46mmの高さで模型を5mm上方で支持して咬合器付着を行い，盤を5mm挙上した54mmの高さの位置を咬合平面通過位置と考える方法を講じる．この方法により，適切と考えられる咬合平面通過位置と挺出量の関係を有効に把握することができる．

また，矢状傾斜±30°の傾斜可変・固定機構をそなえる(**図4-65**)．この矢状傾斜可変・固定機構の設計意図は，症例によっては咬合平面の矢状傾斜に対して改善を行いたい場合も多く，この問題に対処すべく工夫されている．

最後に，盤部は矢状的正中調節・固定機構を持つ(**図4-66**)．これは咬合器の正中矢状面に対し，SHILLA Ⅱの正中矢状面を確実に合致させるための微調整機構である．使用方法は，咬合器下弓にSHILLA Ⅱを付着し，矢状的正中調節・固定機構のネジをフリーな状態にしておく．次いで前，後方に2本の正中指導羅針を設置し，前方正面から観察して2本の正中指導羅針が重なって1本に見え，かつそれが咬合器正中と合致した状態になるよう矢状的正中調節機構を回し，その位置で矢状的正中調節・固定機構を固定する操作を行う(**図4-67**)．

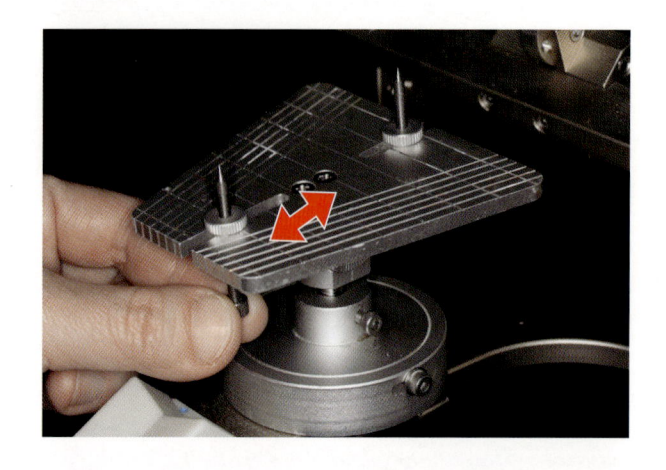

図4-68 SHILLA II 盤上の正中溝に沿って前後位置，垂直高径の調節・固定が可能な前後2本の正中指導羅針をそなえる．

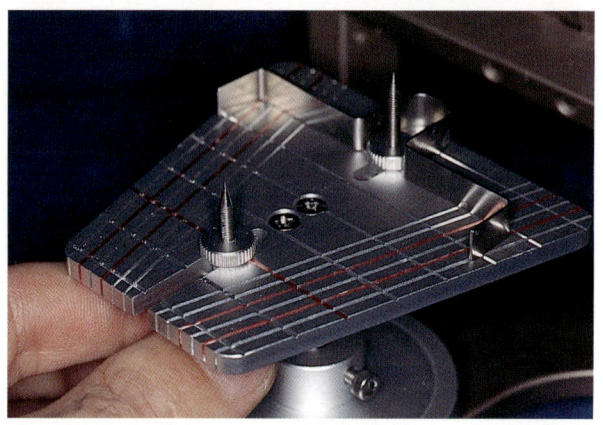

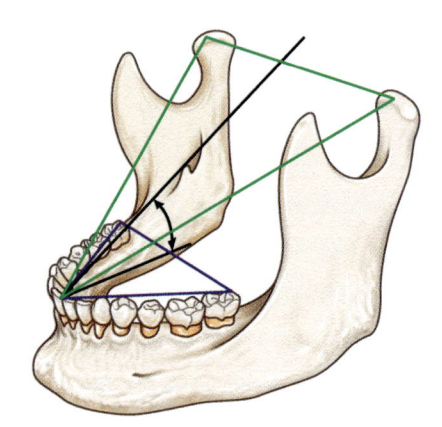

図4-69, 70 前方における正中指導羅針は，上顎模型切歯乳頭部を支持するが，その前後的位置により症例の示す Bonwill 三角に近い位置で模型を支持することができるよう工夫されている．正中指導羅針の位置が盤上に刻印されている前方から3番目の赤線上に位置した場合は，一辺が約10cm の Bonwill 三角の位置となり，前方から2番目の線上に位置した場合は一辺が約11cm の Bonwill 三角の位置となる．

以上の調節・固定機能により，盤の高さ，矢状傾斜を調節することができ，前歯部歯軸の垂直性，左右同高性，左右同矢状傾斜性といった空間的位置を咬合器上で具現化することが可能となる．これは歯列に対する垂直的，側方的，前後的位置の診査・診断，構築に対して有効に働くことになり，機能・審美的な咀嚼器構築に対しSHILLA SYSTEM のみがそなえる特徴といえる．

・模型支持部（正中指導羅針と水平基準点支持バー）

　SHILLA II は，盤上の正中溝に沿って，前後位置，垂直高径の調節・固定が可能な前後2本の正中指導羅針をそなえている（**図4-68**）．

　この2本の羅針は，正中矢状面分析器具 SHILLA I により正中矢状面が分析記録された上顎模型，あるいはエステティック・フェイス・ボウにより記録された上顎模型に対し，咬合器付着に際し正中矢状基準点を支持するものとして活用される．

　前方における正中指導羅針は，上顎模型切歯乳頭部を支持するが，その前後的位置により症例の示す Bonwill 三角に近い位置で模型を支持することができるよう工夫されている．正中指導羅針の位置が盤上に刻印されている前方から3番目の赤線上に位置した場合は，前歯部の水平被蓋が2～3mm と考えれば，一辺が約10cm の Bonwill 三角の位置となり，前方から2番目の線上に位置した場合は一辺が約11cm

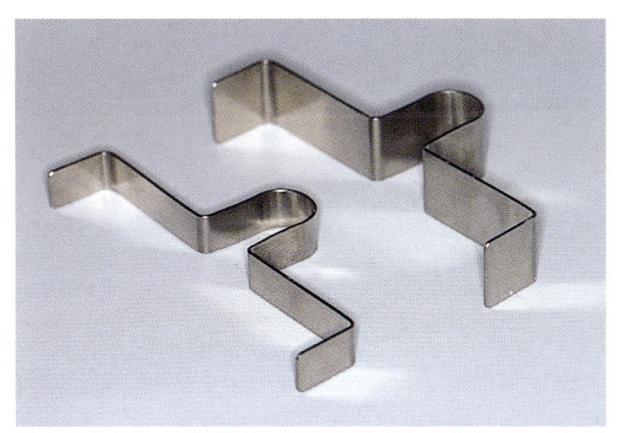

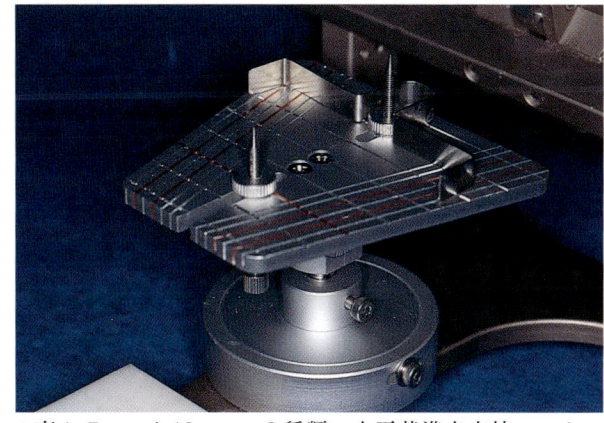

図4-71, 72 上顎模型の水平基準点を支持するために用いられる高さ7 mmと12 mmの2種類の水平基準点支持バーと，SHILLA II上に設置した状態．

のBonwill三角の位置となる（**図4-69, 70**）．

また，正中矢状面分析器具SHILLA Iにより正中矢状面が分析記録された上顎模型の水平基準点をハミュラーノッチ部に求め，支持するために用いられる高さ7 mmと12 mmの2種類の水平基準点支持バーをそなえている（**図4-71, 72**）．

前者の7 mmのものは，SHILLA IIの高さを54 mmの高さで模型付着を行う場合に用いられ，後者の12 mmの支持バーは，挺出歯が存在する場合にSHILLAの高さを49 mmの高さで模型付着を行う場合に用いられる．

この7 mmといった数値は，筆者の臨床において咬合平面通過位置がハミュラーノッチ下方7 mmを通過することが多い経験から設定した数値であり，絶対値ではなく，症例によっては5 mmとか8 mmの場合もある．その場合は，昇降調節・固定機構と矢状傾斜可変・固定機構により対処することで解決することができる．すなわち，7 mmといった数値は，症例により対応しやすい数値と考えるものである．

上記の方法によりSHILLA II上に支持された上顎模型の位置関係は，生体の正中矢状面と咬合器の正中矢状面とが合致した状態を示す．SHILLA IIの盤自身は垂直要素である正中矢状面と直交した関係のため水平面であり，結果として自動的に左右同高性を示すとともに側方的に左右対称性を示す．したがって咬合器上において歯列咬合平面の診断，構築，人工歯排列に対して具現化され，ガイドとして極めて有効なものとなる．

咬合平面診断・設定器具SHILLA IIの基本的活用法と両座標の具現化

SHILLA IIを咬合器下弓に固定設置し，正中調節機構により矢状的に正中を合致させることにより，咬合器の垂直・正中矢状座標と合致した関係となり，盤はそれと直交した機構であるため，水平・側方座標として左右同高性を示し，両座標の具現化が達成される．

①咬合器下弓にSHILLA IIを設置固定し，上顎模型正中と合致するように，正中調節機構により矢状的に正中を合致させる．

②咬合器上弓の上顎模型において，審美的見地ならびにカンペル氏平面，平均的咬合平面通過位置に対する統計的データ（中切歯切縁，犬歯尖頭の高さは根尖相当部から

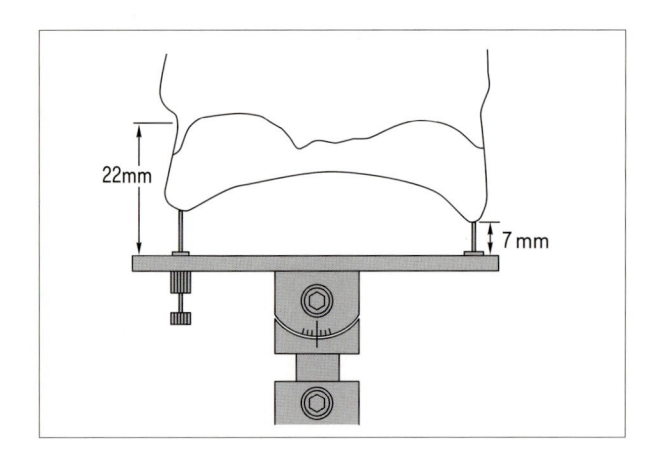

図4-73 咬合器上弓の上顎模型において，審美的見地ならびにカンペル氏平面，平均的咬合平面通過位置に対する統計的データを参考にする．現存する歯にこだわらないで，理想と思われる咬合平面の垂直的・矢状的通過位置に合わせて，SHILLA Ⅱの昇降機構，矢状傾斜機構を調節することにより，盤の高さ，矢状傾斜度合いを試行錯誤的に設定する．

表4-1 総義歯調製における前歯部咬合平面通過位置から咬合高径の設定を行う基準．

①上顎模型中切歯切縁に対しては
- 前歯部中切歯切縁，犬歯尖頭の高さは根尖相当部から約22mm
- 中切歯切縁の高さは上唇皮膚赤色部粘膜境(Vermilion Border)の約0～2mm下方
- 審美的見地からの評価

②下顎模型中切歯切縁に対しては
- 下顎中切歯切縁の高さは根尖相当部から約18mm
- 下唇皮膚赤色部粘膜境と同じ高さ
- 審美的見地からの評価

③咬合高径設定に対しては
- 上下中切歯が垂直被蓋2～3mmを呈する高さ

約22mm，中切歯切縁の高さは上唇皮膚赤色部粘膜境 Vermilion border の約0～2mm下方，第一大臼歯咬頭頂の高さは根尖相当部から約18mm，下顎後臼歯三角の1/2～2/3の高さ，ハミュラーノッチ下方5～7mm)を参考にする．現存する歯にこだわらないで，理想と思われる咬合平面の垂直的・矢状的通過位置に合わせてSHILLA Ⅱの昇降機構，矢状傾斜機構を調節することにより，盤の高さ，矢状傾斜度合いを試行錯誤的に設定する(**図4-73**)．この際，総義歯調製における咬合平面・咬合高径の設定に関する知見を活用することが重要である(**表4-1**)．

　この場合，SHILLA Ⅱの盤自身が平板であるため，平面的基準での操作になるのではないかという問題もでてくることが考えられる．しかし，前歯部，臼歯部の咬合平面を同一平面として設定するか，あるいは前歯部と臼歯部を別々に設定して活用するかどうかについては，術者の判断で行ってかまわない．また湾曲面として付与したければ，平盤を基準に左右同高性をそなえた湾曲面を付与することもできるわけで，SHILLA Ⅱの盤を口腔外審美指標として臨床活用することには問題なく対応できる事柄と認識し，また経験している．

　しかし実際の臨床症例のなかには，不良補綴物によって生理的に具備すべき咬合平面が損失していることが多い．また咬合性外傷として，咬耗歯，挺出歯，圧下歯，欠損歯，歯間離開や咬合高径の低下など，非生理的な病的状態が多種多様にわたり

SHILLA SYSTEM

咬合平面診断・設定器具SHILLA IIの基本的活用法と両座標の具現化

図4-74～76 設定したSHILLA IIにより，正面観では上顎歯列がそなえる正中の適否，歯列全体の左右対称性，左右同名歯萌出・植立位置の左右対称性，咬合平面の左右同高性，側面観では咬合平面の矢状傾斜に対する診査・診断，また補綴・矯正学的構築操作に対する判断が容易になる．

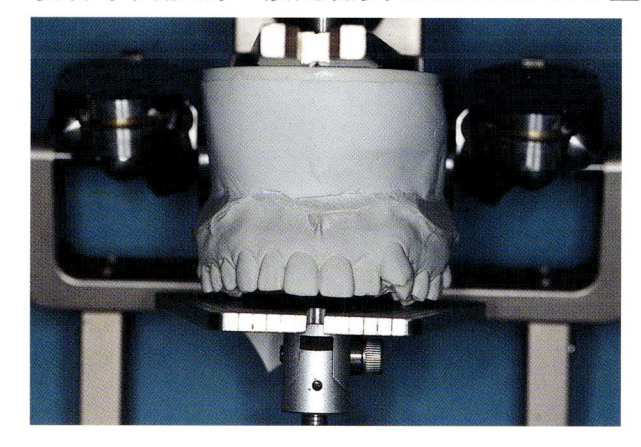

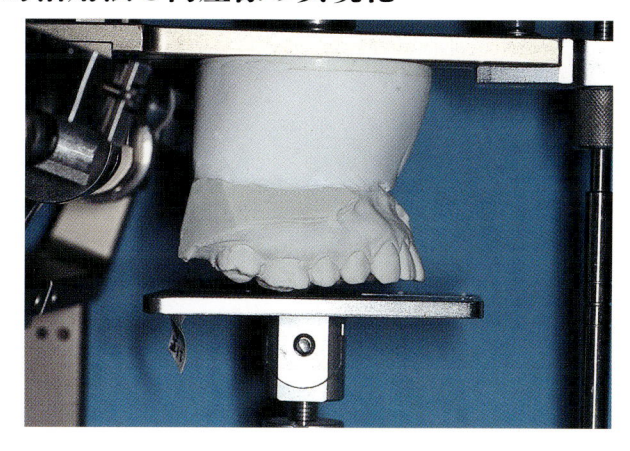

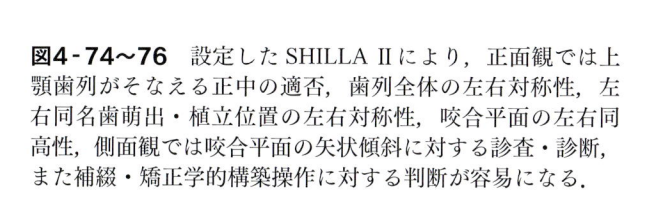

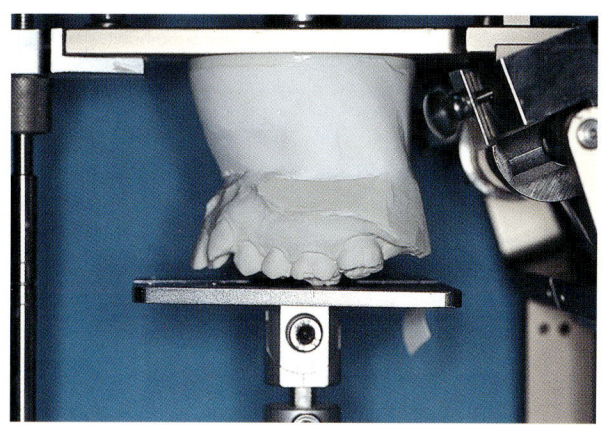

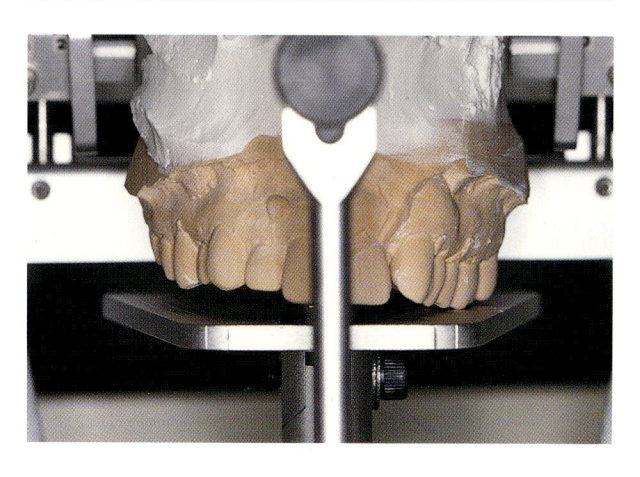

図4-77 挺出・圧下の度合いの判断が容易である．生体の正中矢状面を咬合器にトランスファーし，SHILLA IIで水平面を具現化した結果，明らかに右側よりも左側咬合平面に挺出を認める症例．

存在するため，理想と思われる咬合平面の設定に対して戸惑うことが多い．

したがって，この操作を行うためには本来の歯冠形態，垂直・水平位置，咬合高径などを考慮し，生理的な本来の姿を復元し設定しなければならず，挺出歯の削除，圧下歯の築盛などによる試行錯誤を繰り返すことが大切である．

③以上のように設定したSHILLA IIにより，上顎歯列がそなえる正中の適否，咬合平面の左右同高性，矢状傾斜（**図4-74～76**），挺出・圧下の度合い（**図4-77**），歯列全体の左右対称性，左右同名歯萌出・植立位置の左右対称性などに対する診査・診断，また補綴・矯正学的構築操作に対する判断が容易になる．

臨床例

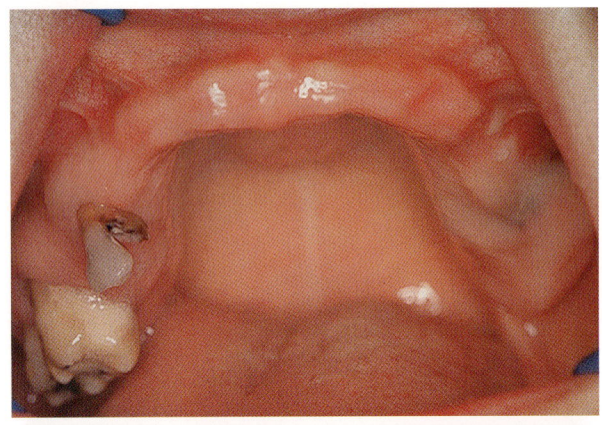

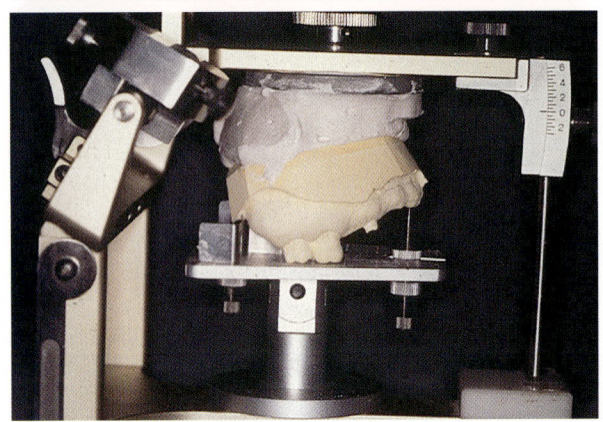

図4-78 上顎前歯部が欠損し、臼歯群に挺出歯がある場合の症例．

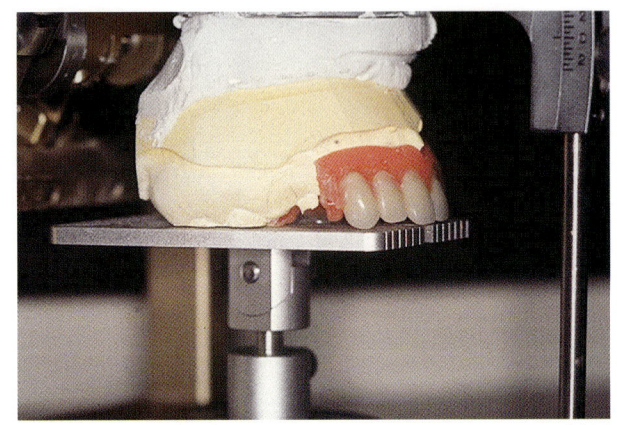

図4-79,80 挺出状態をいかに修正すれば、前歯部と調和した咬合平面になるかを予知する手だてとして、SHILLA IIを活用することはきわめて有効である．また前歯部に調和した咬合平面を設定して人工歯を排列・試適し、SHILLA IIに合わせて研究模型の挺出歯、歯槽堤を削除する．

臨床例

症例は、上顎前歯部が欠損し、臼歯群に挺出歯がある場合の症例である（**図4-78**）．その挺出状態をいかに修正すれば前歯部と調和した咬合平面になるかを予知する手だてとして、SHILLA IIを活用することはきわめて有効である（**図4-79,80**）．この状態でステントを作製し、この場合は咬合面の削除だけではすまず、抜歯・歯槽整形を行った（**図4-81**）．

無歯顎症例においても、SHILLA IIにより垂直・正中矢状座標と水平・側方座標の両座標が具現化されていれば、人工歯排列操作において、正中の適否、前歯部歯軸に対する適否、咬合平面の左右同高性、咬合平面の矢状傾斜度合いの適否、歯列の左右対称性に関して調和した排列となる（**図4-82,83**）．

しかし咬合堤が存在したとしても、咬合堤の作製方法からして、前記の指標に関しては曖昧であり、ワックスを溶かしてしまえば指標は失われてしまうため、優れた排列結果は期待できなくなる．

以上の点から考察すると、垂直・正中矢状座標と水平・側方座標の両座標を具現化したSHILLA IIを活用して上顎の咬合平面を整え、下顎歯列をそれに対向させて構築することにより、意図する機能面のみならず審美的にも理想的な一単位の咀嚼器が再構築できることになる．

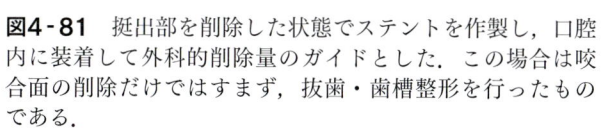

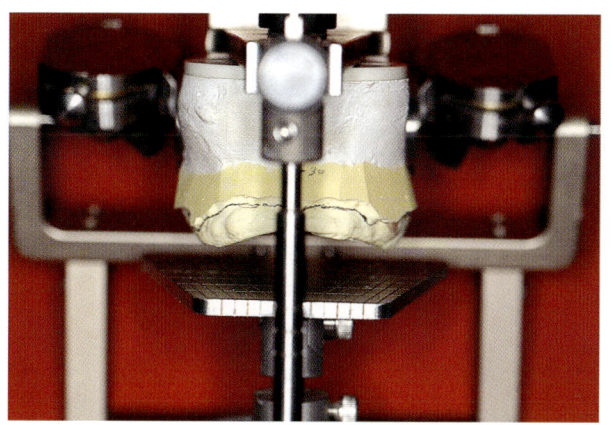

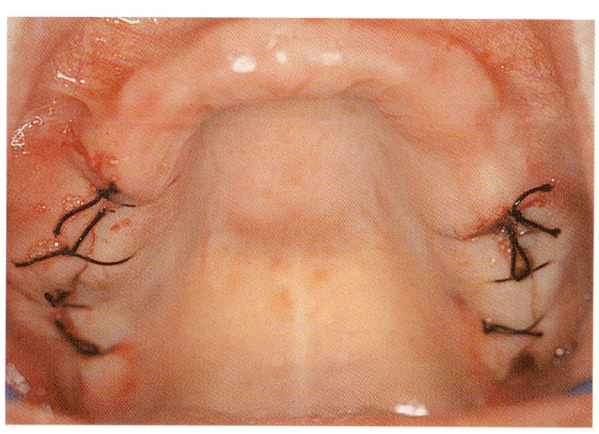

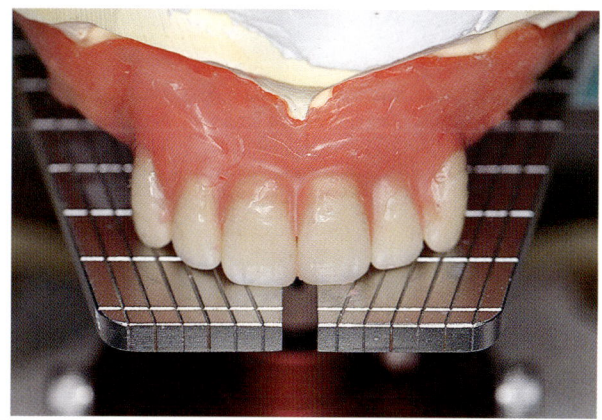

図4-81 挺出部を削除した状態でステントを作製し，口腔内に装着して外科的削除量のガイドとした．この場合は咬合面の削除だけではすまず，抜歯・歯槽整形を行ったものである．

図4-82, 83 無歯顎症例においても，SHILLA IIにより垂直・正中矢状座標と水平・側方座標の両座標が具現化されていれば，人工歯排列操作において，正中の適否，前歯部歯軸に対する適否，咬合平面の左右同高性，咬合平面の矢状傾斜度合いの適否，歯列の左右対称性に関して調和した排列結果を持つ．

まとめ

　以上，SHILLA IIによる両座標の具現化により，臨床，技工操作の不備を解消することができる．
　咬合器上で生体歯列がそなえる，
①正中の適否
②前歯部の歯軸に対する適否
③咬合平面の左右同高性
④咬合平面の矢状傾斜度合いの適否
⑤挺出・圧下の度合い
⑥歯列全体の左右対称性
⑦同名歯の萌出・植立位置の左右対称性
⑧前額面観における下顎位の偏位
などといった見地からの診査・診断に対し，また同じ見地からの補綴・矯正学的構築操作に対して，臨床上多くのメリットを得ることができる．

正中矢状面を基準にした上顎模型の咬合器付着／その1
正中矢状面分析器具 SHILLA I により分析記録した正中矢状面を基準にする方法

　正中矢状面を分析器具 SHILLA I により分析し，支持孔と支持溝による計4か所の支持点の設置が完了した上顎模型を準備する．

正中矢状面を基準にした上顎模型の咬合器付着／その1

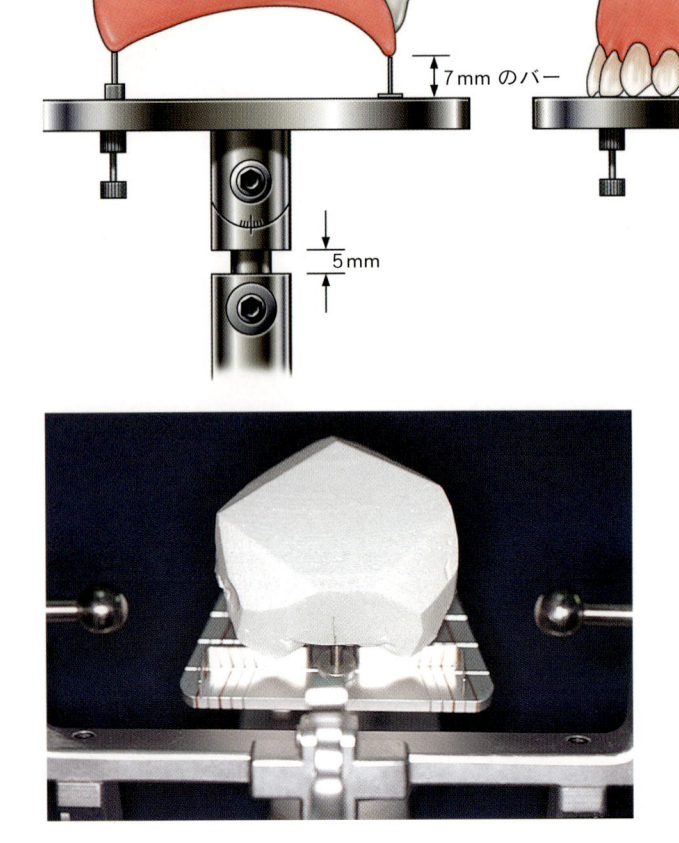

図4-84 7mmの水平基準点支持バーの使用が可能な症例は，無歯顎症例では歯槽堤に挺出がないものに，SHILLA IIの高さは54mmに設定して活用する．

図4-85 図4-67の操作後，前方の正中のみならず後方の正中も正中指導羅針により，上顎模型正中矢状面を支持できる位置に設置する．

7mmの高さの水平基準点支持バーを使用し，SHILLA IIの高さを54mmで模型付着を行う場合

　SHILLA SYSTEMにおける模型付着法の意図は，咬合平面の高さ的通過位置を咬合器上下弓の中間，いわゆる54mmの高さに設定することが基本である．したがってこの方法は，有歯顎症例では上顎歯列に挺出歯がないものに，無歯顎症例では歯槽堤に挺出がなく，7mmの水平基準点支持バーの使用が可能な症例に活用される（**図4-84**）．挺出の有無に対する簡単な判定方法として，咬合面ガイド・スパチュラを活用することが勧められるが，一般には上顎歯槽結節などの挺出がない無歯顎症例に活用されることが多い．

①咬合器下弓にSHILLA IIを付着する．次いで，矢状的正中調節・固定機構により咬合器の正中矢状面に対し，SHILLA IIの正中矢状面を確実に合致させる．

②SHILLA IIの盤を矢状傾斜可変・固定機構により水平位で固定し，昇降調節・固定機構により高さを54mmで固定する．

③前，後方に2本の正中指導羅針を設置する．前方の正中指導羅針は上顎模型切歯乳頭部を支持するが，盤上に刻印されている前方から3番目の赤線上に位置した場合，一辺が約10cmのBonwill三角の位置となることを考慮することが肝要である．後

SHILLA SYSTEM

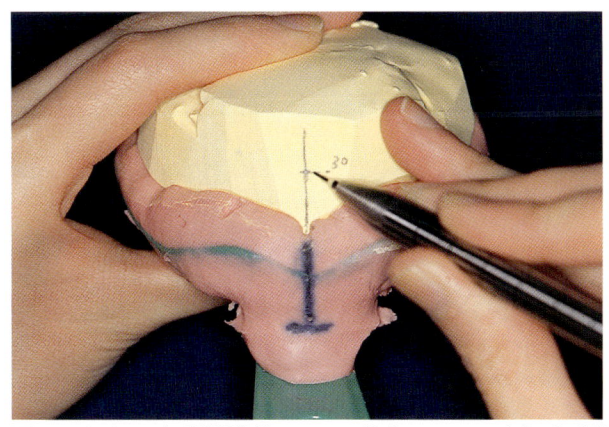

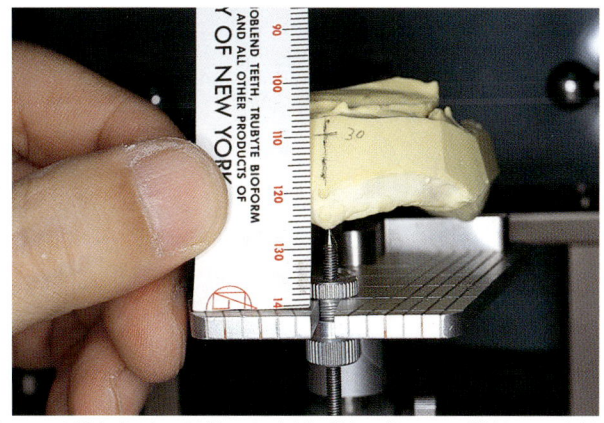

図4-86, 87 無歯顎模型における前方における咬合平面通過位置は，予備印象時に記録した上唇下縁の高さとの関係での審美的判断により設定し，SHILLA Ⅱの盤の高さになるよう，前方の正中指導羅針の高さを調節する．

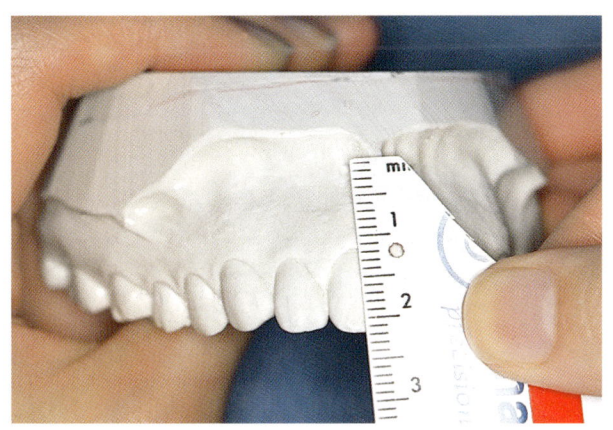

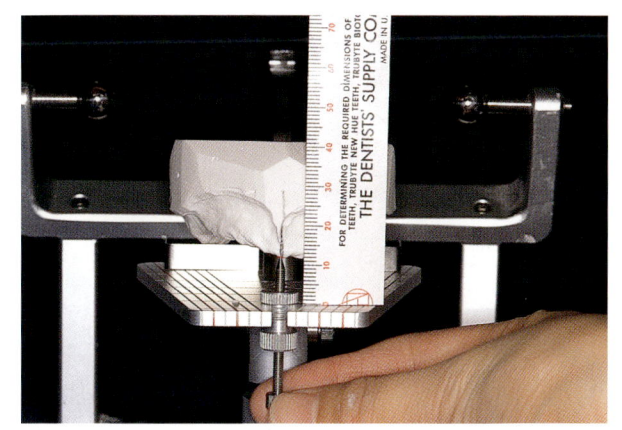

図4-88, 89 有歯顎における前方の咬合平面の高さとなる中切歯切縁の位置は，口腔前庭溝から22mmといった統計値を活用し，無歯顎模型にも適用する模型付着法もしばしば行われる．

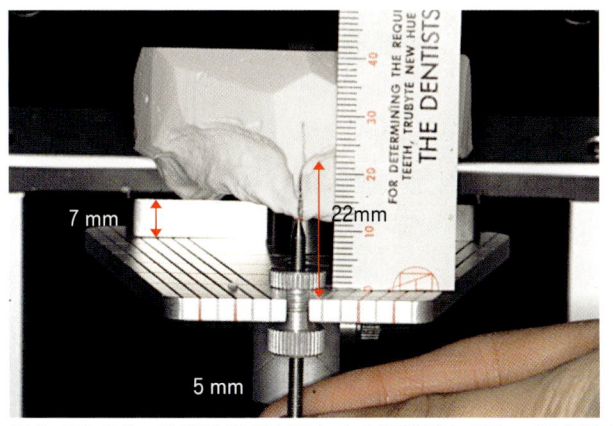

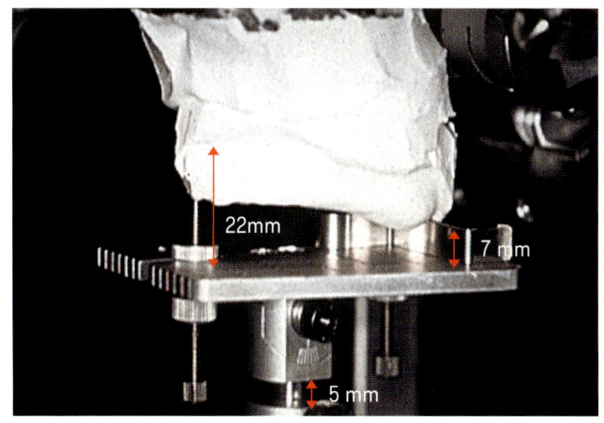

図4-90, 91 位置設定が完了した上顎模型に対し，咬合器上弓のインサイザル・ポールの長さをゼロセットした状態でセントリック・ラッチをかけ，石膏付着を行う．

　　方の正中指導羅針は，上顎模型正中矢状面を後方から支持できる位置に設置する（図4-85）．

④上顎模型の正中矢状面を前後の正中指導羅針で支持し，同高的に調整されたハミュラーノッチ部を7mmの高さの水平基準点支持バーで支持する．

⑤前方における咬合平面通過位置がSHILLA Ⅱの盤の高さになるよう，前方の正中指導羅針の高さを調節する．

149

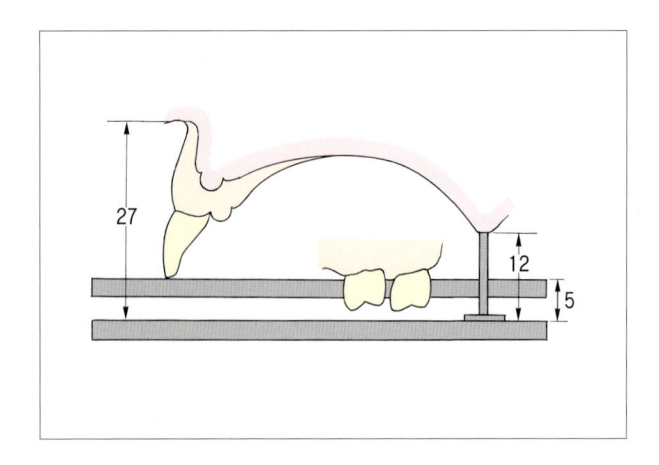

図4-92 挺出歯が存在する有歯顎症例や，無歯顎でも上顎歯槽結節に挺出が認められる場合には，SHILLA IIの高さを54mmで活用すると挺出部が54mm以下にきて先に衝突してしまうため，上顎模型を支持することが不可能となる．このような症例では，SHILLA IIの高さを49mmの高さに5mm下げた状態で，前方における咬合平面通過位置がSHILLA IIの盤の高さ上方5mmの位置になるよう前方の正中指垂羅針の高さを調節するとともに，水平基準点支持バーも12mmの高さのバーを活用する方法をとる．

前方における咬合平面通過位置は，上唇下縁の高さとの関係での審美的判断（**図4-86, 87**）や中切歯切縁の位置は口腔前庭溝から22mmといった統計値を活用する（**図4-88, 89**）．

⑥以上のように，位置設定が完了した上顎模型に対し，咬合器上弓のインサイザル・ポールの長さをゼロセットした状態でセントリック・ラッチをかけ，石膏付着を行う（**図4-90, 91**）．

12mmの高さの水平基準点支持バーを使用し，SHILLA IIの高さを49mmで模型付着を行う場合

有歯顎において挺出歯が存在する場合や，無歯顎でも歯槽堤とくに上顎歯槽結節に挺出が認められる場合には，挺出部が54mm以下にきて先に衝突してしまうため，SHILLA IIの高さを54mmで上顎模型を支持することが不可能となる（**図4-92**）．

このような症例においては，SHILLA IIの高さを49mmの高さに5mm下げた状態で使用する．その代わりに，前方における咬合平面通過位置がSHILLA IIの盤の高さ上方5mmの位置になるよう前方の正中指導羅針の高さを調節するとともに，水平基準点支持バーも7mm＋5mmのいわゆる12mmの高さの水平基準点支持バーを活用し支持する方法をとる．

正中矢状面を基準にした上顎模型の咬合器付着／その2
正中長軸線を基準にしたエステティック・フェイス・ボウによるトランスファー

生体の正中矢状面を記録したエステティック・フェイス・ボウ（**図4-93**）と，前方後方の正中線を記録した上顎模型を準備する．

①エイブ咬合器の下顎体にキャスト・サポートを兼ね，また正中矢状面のガイドとしてSHILLA IIを固着し咬合器を机上に安置する．次いで，矢状的正中調節・固定機構により咬合器の正中矢状面に対し，SHILLA IIの正中矢状面を確実に合致させる．

②SHILLA IIの盤を昇降調節・固定機構により最低の高さ49mmで固定し，傾斜可変・固定機構はフリーにしておく（**図4-95**）．

③SHILLA IIをキャスト・サポートとして活用する目的で正中指導羅針を後方のみに設置し，バイトフォーク上の上顎模型後方における正中の支持にそなえる．以

正中矢状面を基準にした上顎模型の咬合器付着／その2

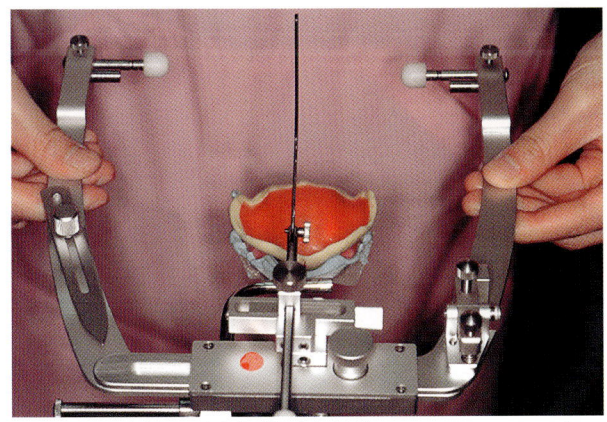

図4-93 生体の正中矢状面を記録したエステティック・フェイス・ボウ．

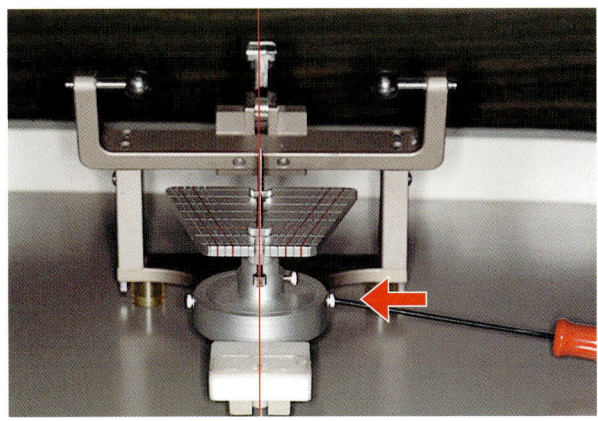

図4-94 SHILLA Ⅱを咬合器に付着し，咬合器正中とSHILLA Ⅱの正中矢状面を合致させる操作を行う．この操作は重要である．

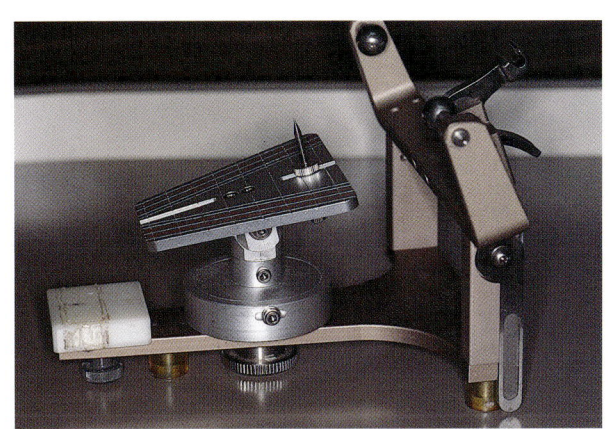

図4-95 SHILLA Ⅱの盤を昇降調節・固定機構により最低の高さ49mmで固定し，傾斜可変・固定機構はフリーにしておく．

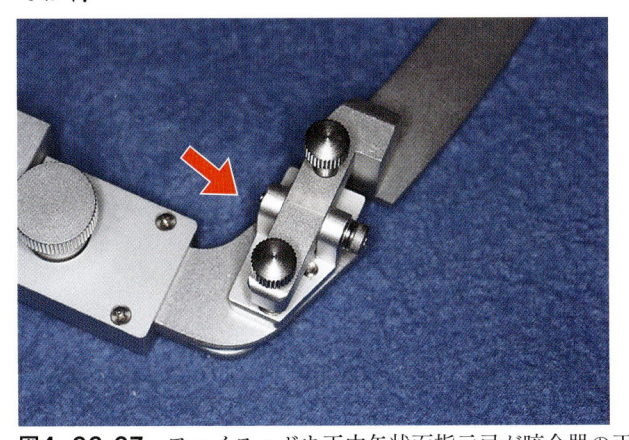

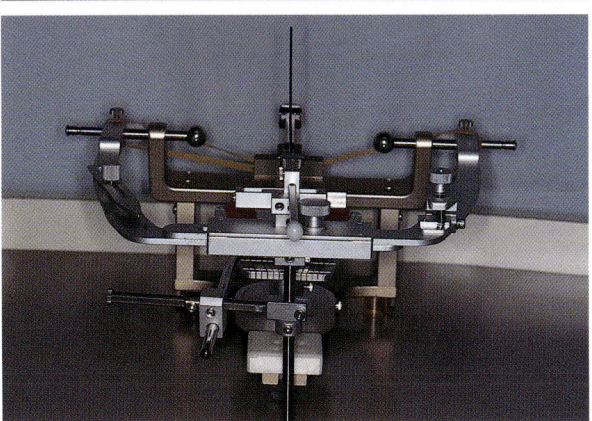

図4-96, 97 フェイス・ボウ正中矢状面指示弓が咬合器の正中長軸と一致した状態に位置するためには，まず，水平度調節機構を元に戻す必要がある．

　　　　　上で，咬合器側の準備を完了する．
　　　④正中長軸のトランスファー．フェイス・ボウ正中矢状面指示弓が咬合器の正中長軸と一致した状態に位置するためには，まず，水平度調節機構を元に戻す必要がある（**図4-96, 97**）．
　　　　その理由は，生体におけるフェイス・ボウ操作において生体正中長軸に合致させるため，使用された水平度調節機構は直線を示しているとは限らないためである．
　　　　この状態のフェイス・ボウを咬合器に付着すれば，生体の正中長軸と咬合器の正中長軸は，合致するかあるいは平行な関係となる．

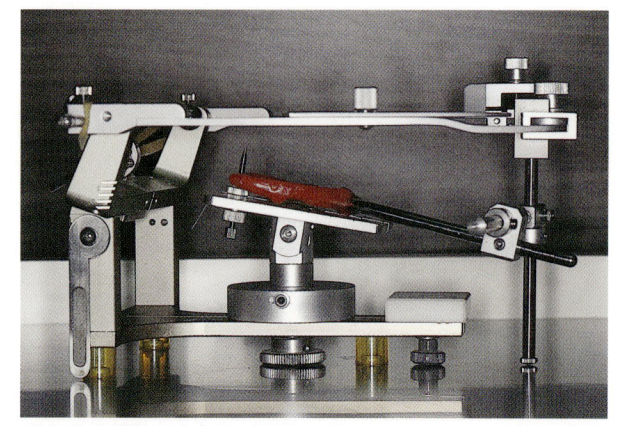

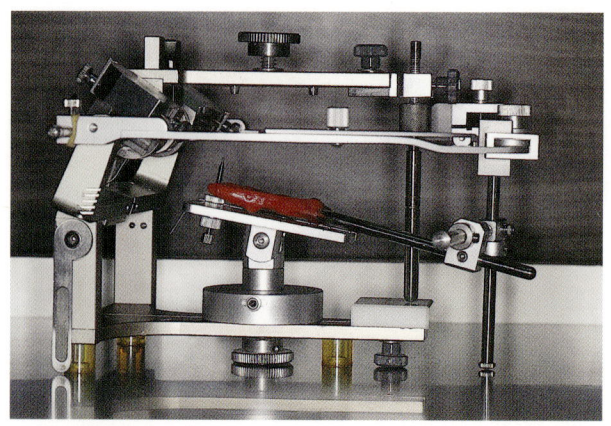

図4-98, 99 咬合器下顎体に対するフェイス・ボウの装着．フェイス・ボウのイヤーピースを引っ込め，ヒンジ・スタイラスをエイブ咬合器下顎体のヒンジ突出部に挿入する．左右のイヤーピース部に輪ゴムをかけ，バイトフォーク固定ポールを机上に接触させてフェイス・ボウを支持する．

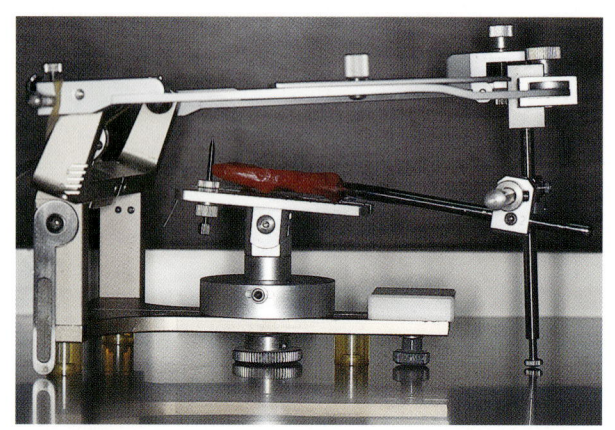

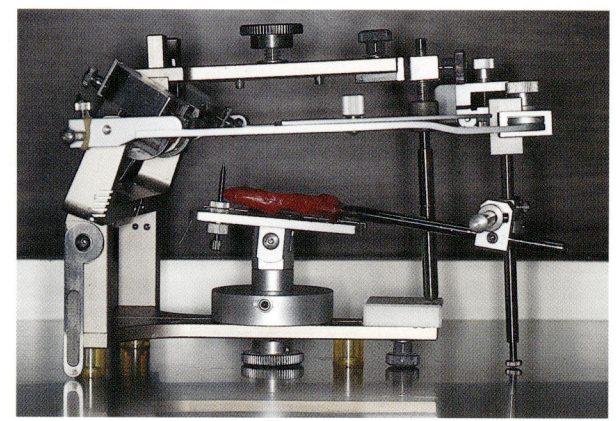

図4-100, 101 キャストサポートとして使用したSHILLA IIに対し，バイトフォーク底面が衝突する場合は，バイトフォークを固定している垂直ポール底面にある高さの延長機構を延長挙上して空間を設定する．このような場合の模型付着の際には，咬合器のインサイザル・ポールとフェイス・ボウの垂直ポールとが平行になるようインサイザル・ポールを挙上し，咬合器上弓とフェイス・ボウとが平行な状態にする．

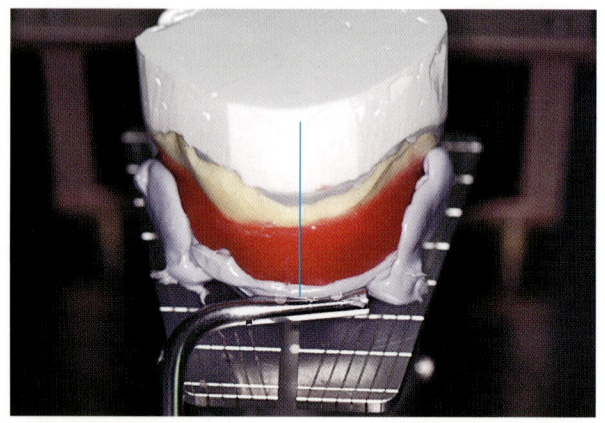

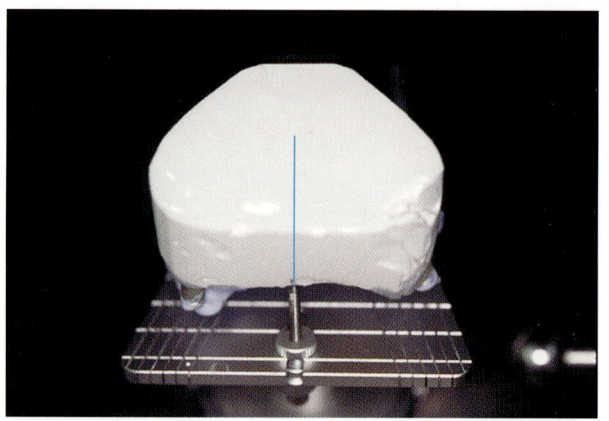

図4-102, 103 バイトフォーク上に模型を乗せ，SHILLA IIの高さ，矢状傾斜度を調節し，模型後部を正中指導羅針により支持する．

⑤咬合器下顎体に対するフェイス・ボウの装着．フェイス・ボウのイヤーピースを引っ込め，ヒンジ・スタイラスをエイブ咬合器下顎体のヒンジ突出部に挿入する．左右のイヤーピース部に輪ゴムをかけ，スライド固定ネジを緩めてもフェイス・ボウが開かないようにし，バイトフォーク固定ポールを机上に接触させてフェイス・ボウを支持する（**図4-98, 99**）．

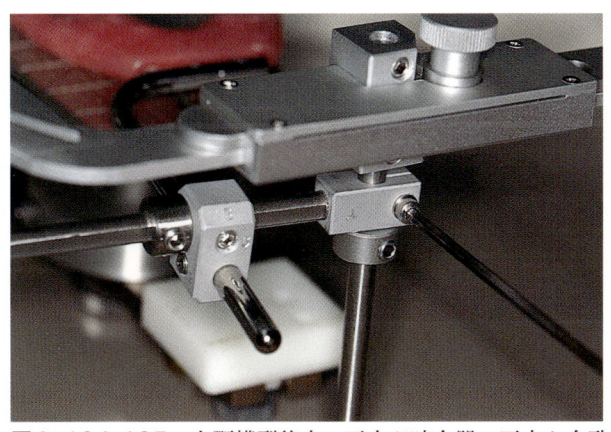

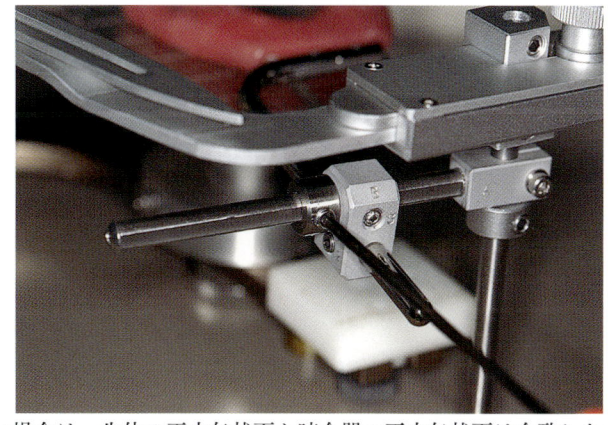

図4-104,105 上顎模型後方の正中が咬合器の正中と合致しない場合は，生体の正中矢状面と咬合器の正中矢状面は合致した状態ではないので，それを合致させるための調節として，クランプAの固定ネジ，クランプBの固定ネジ1を緩める．

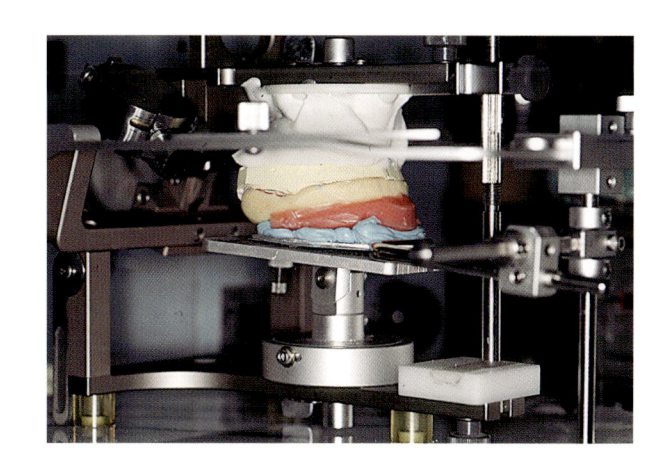

図4-106 バイトフォーク上の上顎模型が真の正中矢状面で咬合器にトランスファーされたならば，咬合器上弓を下弓に乗せ，セントリック・ラッチをかけ石膏付着を行う．

キャスト・サポートとして使用したSHILLA IIに対し，バイトフォーク底面が衝突し，バイトフォーク固定垂直ポールが机上に接触しない場合は，バイトフォークを固定している垂直ポール底面にある高さの延長機構を延長挙上して空間を設定する．しかし，このような場合の模型付着の際には，咬合器のインサイザル・ポールとフェイス・ボウの垂直ポールとが平行になるようインサイザル・ポールを挙上し，咬合器上弓とフェイス・ボウとが平行な状態になることが重要である（**図4-100, 101**）．

スライド固定部の固定ネジを緩め，スライド固定部を側方移動させて正中を合わせれば，正中長軸のトランスファーは終わる．

⑥フェイス・ボウから正中長軸指示弓を外し，バイトフォーク上に模型を乗せ，SHILLA IIの高さ，矢状傾斜度を調節し，模型前面，後面の正中をSHILLA IIの正中に合わせ，模型を正中指導羅針により支持する（**図4-102, 103**）．

⑦真の正中矢状面のトランスファー操作．

左右対称性見地からの無歯顎の人工歯排列を行うにあたり，上顎模型前方の正中のみならず模型後方の正中をも咬合器の正中と合致させた上顎模型の付着が要求される．

したがって，上顎模型後方の正中が咬合器の正中と合致しない結果をもつ場合は，生体の正中矢状面と咬合器の正中矢状面は合致した状態ではないので，それを合致させるための調節を行う．

ⅰ．クランプAの固定ネジ，クランプBの固定ネジ1を緩める(**図4-104,105**)．しかし，サポーターA，Bが効を奏しバイトフォークは垂直的高さならびに長軸記録(左右同高性)を失うことなく保持した状態でフリーとなる．すなわち，バイトフォークが垂直的高さ，長軸記録をキープした状態で，垂直ポールを中心にホバリングした状態で水平的に回転でき，また水平ポールに沿って側方移動できる状態となる．

ⅱ．フリーになった状態のバイトフォークを垂直ポールを中心に水平的に回転させたり，水平ポールに沿って側方移動を繰り返す．そして模型前方，後方における正中通過点を SHILLA Ⅱの正中羅針に合わせ，模型正中矢状面を咬合器正中矢状面に合致するよう微調整を行い，羅針によりサポートさせる．

以上の操作により，バイトフォーク上の上顎模型は真の正中矢状面で咬合器にトランスファーされた結果となる．

⑧咬合器への模型付着．咬合器のインサイザル・ポールとフェイス・ボウの垂直ポールとが平行な状態に，咬合器上弓とフェイス・ボウとが平行な状態にし，咬合器上弓を下弓に乗せ，セントリック・ラッチをかけ，石膏付着を行う．

以上の操作を経て咬合器付着された上顎模型は，前方基準点として，前方における咬合平面通過点である中切歯切縁から上方34mmを採用しているため，咬合器上下弓の中間の高さ，いわゆる54mmの位置に付着される結果を示すことになる．また，後方基準点として，外耳道を採用した平均値的 THAを採用しているため，上顎模型は解剖学的な空間位置を示すことになる．

以上，正中矢状面を基準にした上顎模型の咬合器付着法について，正中矢状面分析器具 SHILLA Ⅰにより分析記録した正中矢状面を基準にする方法と，エステティック・フェイス・ボウにより記録された正中長軸線を基準にフェイス・ボウ・トランスファーする方法とを解説した．

SHILLA Ⅲ

咬合湾曲面診断・設定器具 SHILLA Ⅲ

咬合湾曲面診断・設定器具 SHILLA Ⅲは，モンソンの球面説から引用した半径4inch(10cm)の球面盤(**図4-107**)に正中要素をとり入れ，咬合器上弓にとりつけ，下顎模型咬合平面に対して湾曲面的所見からの診断，構築を目的としたものである．

構造として，SHILLA Ⅱの平盤の代わりに湾曲盤をとりつけたもので，SHILLA Ⅲ盤部は，約8.0〜5.5mm×3.0mmの台形で，盤上には正中線のほか，それを中心に3.0mmの間隔で左右各5本，前後的に8.0mm間隔で3本の歯列ガイドラインが刻印されている(**図4-108**)．

SHILLA Ⅲの盤の高さは，最低値で49mm，最高値で60mmの昇降調節・固定機構，矢状傾斜±30°の傾斜可変・固定機構，矢状的正中調節・固定機構を持つ(**図4-109**)．盤の高さ，矢状傾斜を調節することにより，前歯部歯軸の垂直性，左右同高性，矢状傾斜性といった空間的位置を咬合器上で具現化することが可能となり，歯列に対する垂直的，側方的，前後的位置の診査・診断，構築に対して有効に働くことは SHILLA Ⅱと同様である．

咬合湾曲面診断・設定器具 SHILLA Ⅲ

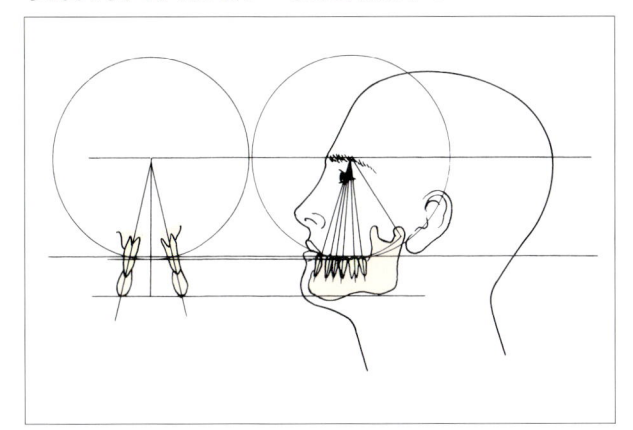

図4-107 咬合湾曲面診断・設定器具 SHILLA Ⅲ は，モンソンの球面説から引用した半径4 inch(10cm)の球面盤に正中要素をとり入れ，咬合器上弓にとりつけ，下顎模型咬合平面に対して湾曲面的所見からの診断，構築を目的としたものである．

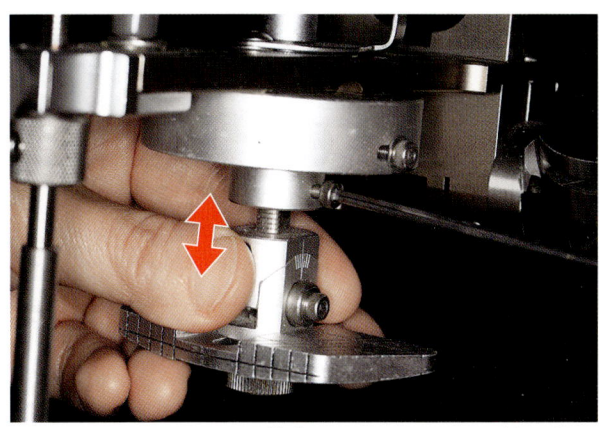

図4-108 SHILLA Ⅲ の構造は，SHILLA Ⅱ の平盤の代わりに湾曲盤をとりつけたもので，盤部は台形で，盤上には正中線のほか，それを中心に左右各5本，前後的に3本の歯列ガイドラインが刻印されている．

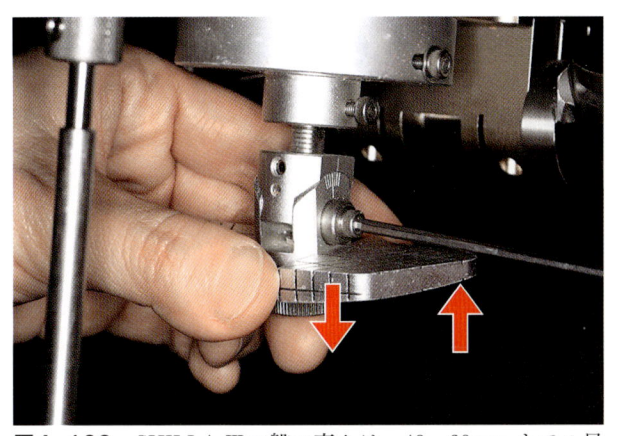

図4-109 SHILLA Ⅲ の盤の高さは，49～60mm までの昇降調節と固定機構がある．また矢状傾斜は±30°の可変・固定機構を持っている．

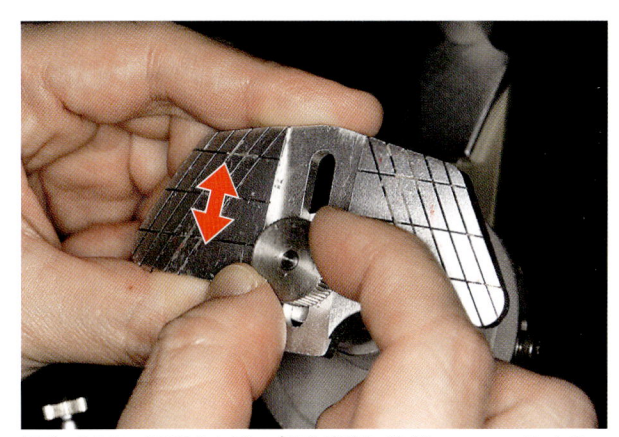

図4-110 SHILLA Ⅲ の盤は前後に約30mm のスライド・固定機構をそなえている．

　特長として，各種症例ならびに前歯部，臼歯部に分けて対応できるように盤の前後径を短縮することにより，咬合器付着された下顎模型のそなえる歯列の診査・診断，構築，人工歯排列に際し，正中，ならびに側方的かつ前後的左右対称性のガイドとなる．盤自身が前後的に約30mm 移動できるようスライド・固定機構をそなえる（**図4-110**）．また盤を裏返しすれば，平盤としても活用できる工夫がなされている．

咬合湾曲面診断・設定器具 SHILLA Ⅲ の基本的活用法と両座標の具現化

　この機構を持つ SHILLA Ⅲ を咬合器上弓に固定設置し，正中調節機構により矢状的に正中を合致させる．それにより SHILLA Ⅲ は咬合器の垂直・正中矢状座標と合致した関係となり，盤はそれと直交した機構であるため，水平・側方座標また湾曲面として左右同高を示し，両座標の具現化が達成される．

① SHILLA Ⅲ の正中矢状の合致操作．SHILLA Ⅲ を咬合器上弓にとりつけ，咬合器下弓においては正中矢状面が模型正中と合致した状態の SHILLA Ⅱ に正中指導羅

咬合湾曲面診断・設定器具 SHILLA Ⅲ の基本的活用法と両座標の具現化

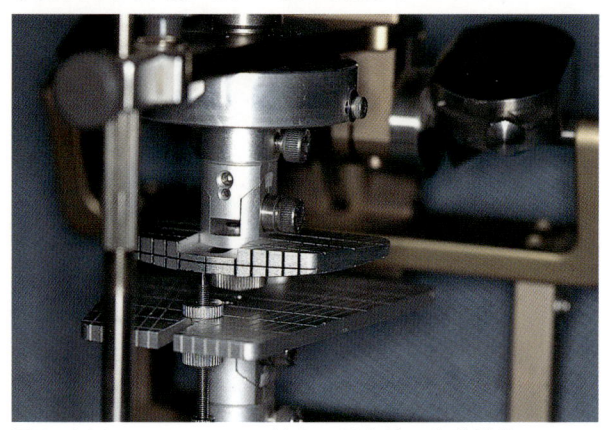

図4-111 SHILLA Ⅲ に対する正中線の合致操作．SHILLA Ⅲ を咬合器上弓にとりつけ，咬合器下弓においては正中矢状面が模型正中と合致した状態の SHILLA Ⅱ に正中指導羅針をとりつけ，その羅針に SHILLA Ⅲ の正中矢状面を正中調節機構により合わせる．

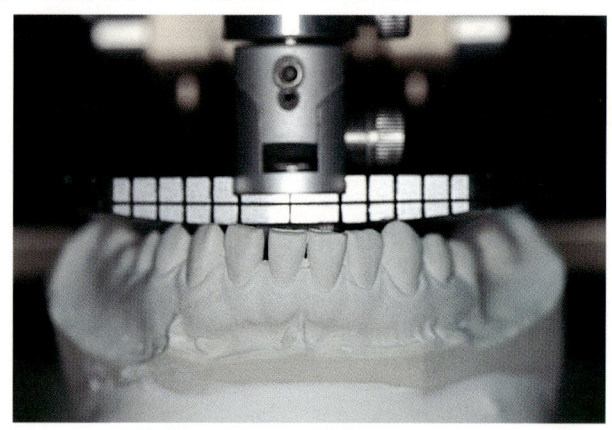

図4-112 前歯部に活用する場合には，理想とする切縁の高さを前歯部の咬合平面として，昇降機構，矢状傾斜機構，前後スライド・固定機構を調節することにより，盤の高さ，矢状傾斜度合いを設定する．

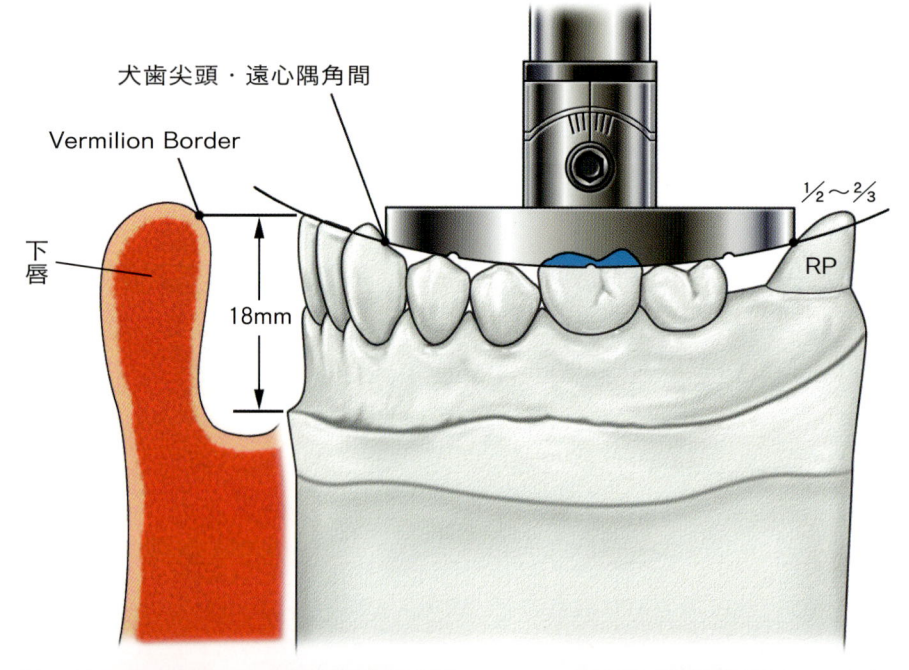

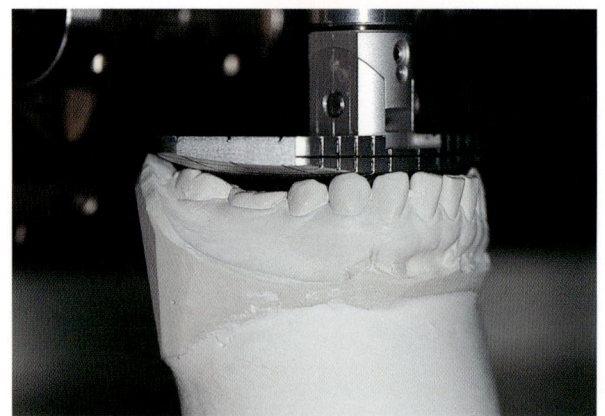

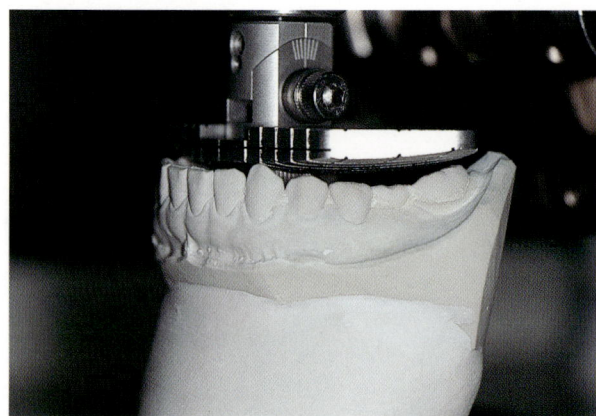

図4-113〜115 臼歯部に適用する場合は，まず咬合平面の垂直的・矢状的通過位置の設定操作を行う．前方における咬合平面通過位置は，下顎犬歯の尖頭から遠心隅角間に始点を置き，下顎第二大臼歯頬側遠心咬頭頂，欠損歯の場合には後臼歯三角 1/2〜2/3 の高さを参考に，それらを連ねた面とするのが一般である．咬合器下弓の下顎模型に対して SHILLA Ⅲ の昇降機構，矢状傾斜機構，前後スライド・固定機構を調節することにより，盤の高さ，矢状傾斜度合いを設定する．

臨床例

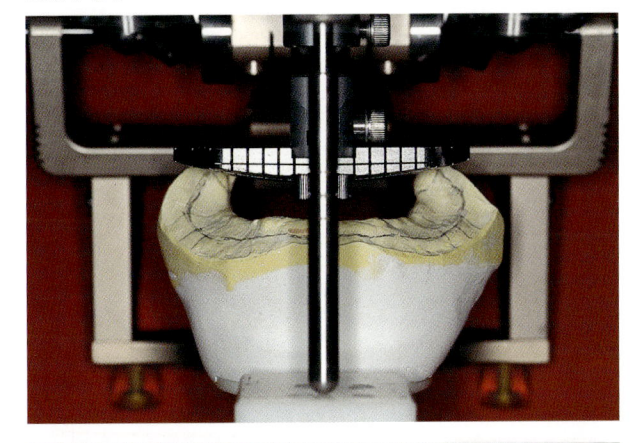

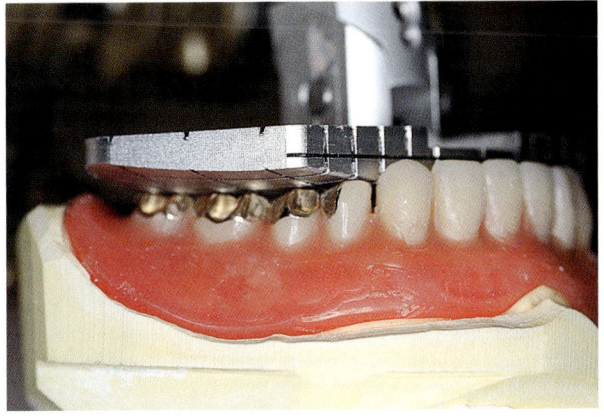

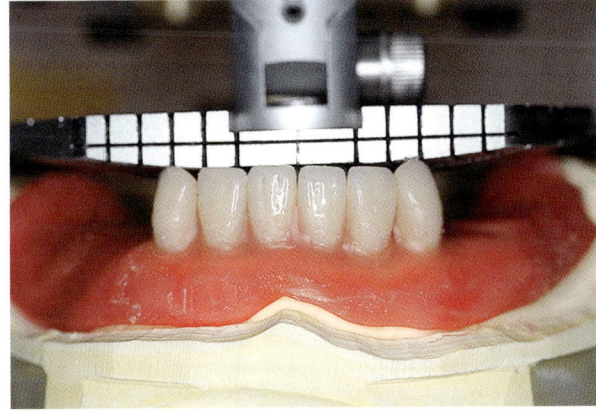

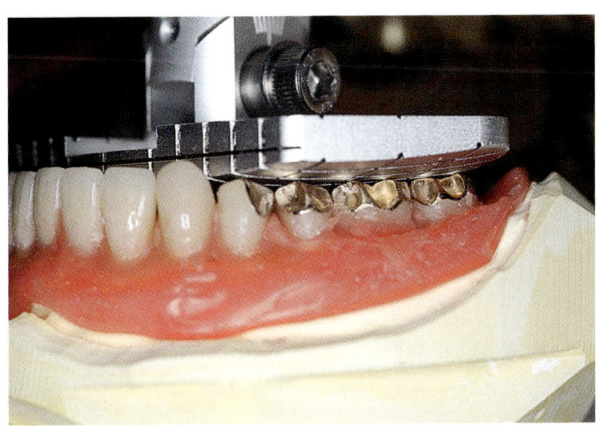

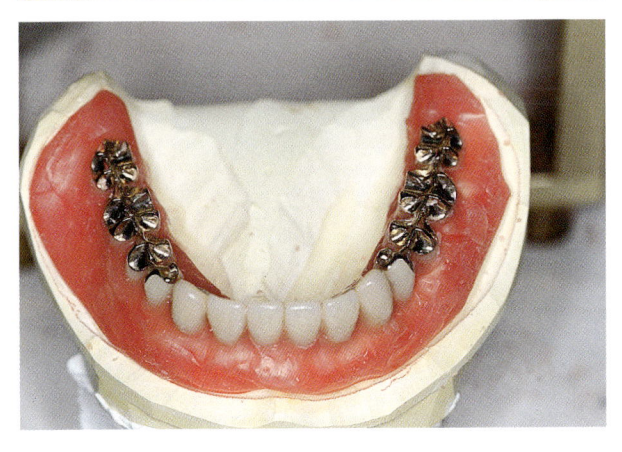

図4-116～120 無歯顎症例においても，SHILLA Ⅲにより垂直・正中矢状座標と水平・側方座標の両座標が具現化されていれば，人工歯排列操作において，正中の適否，前歯部歯軸に対する適否，咬合平面の左右同高性，咬合平面の矢状傾斜度合いの適否，歯列の左右対称性に関して調和した排列となる．

　　　針をとりつけ，その羅針にSHILLA Ⅲの正中矢状面を正中調節機構により合わせる（**図4-111**）．

②次に，前歯部に活用する場合には，下顎中切歯切縁の高さは根尖相当部から約18mmといった統計的数値や，下唇皮膚赤色部粘膜境(Vermilion Border)と同じ高さであるとか，また審美性をも考慮し，理想とする切縁の高さを前歯部の咬合平面として，昇降機構，矢状傾斜機構，前後スライド・固定機構を調節することにより，盤の高さ，矢状傾斜度合いを設定する．一般に前歯部には，矢状傾斜0°を基準とする設定ですむことが多い（**図4-112**）．

③臼歯部に適用する場合は，まず咬合平面の垂直的・矢状的通過位置の設定操作を行う．垂直的・矢状的通過位置は，基本的には下顎犬歯の尖頭から遠心隅角間に始点

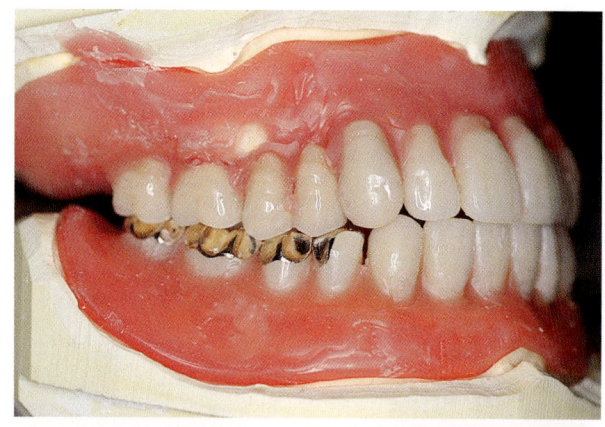

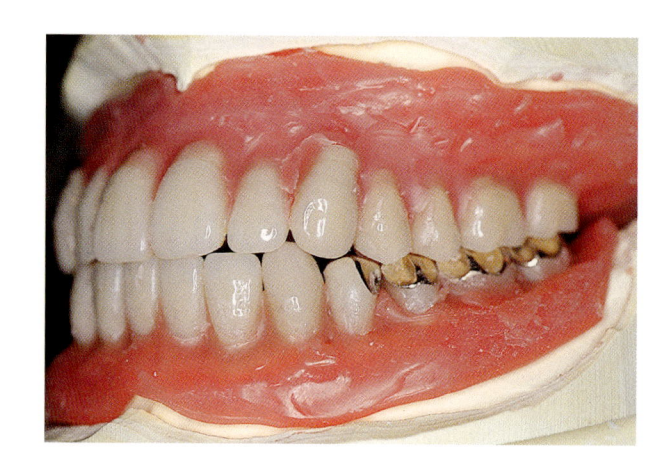

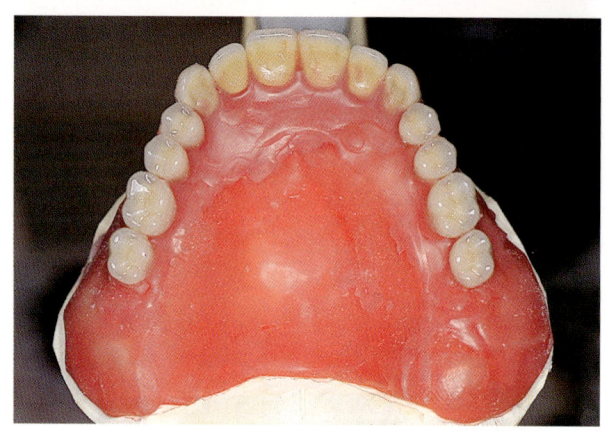

図4-121～123 垂直・矢状的に左右同高で左右対称的に排列された下顎歯列に対して，上顎歯列を排列することにより，上顎歯列も優れた排列となる．

を置き，下顎第二大臼歯頬側遠心咬頭頂，また欠損歯の場合には後臼歯三角1/2～2/3の高さを参考に，それらを連ねた面とするのが一般である．咬合器下弓の下顎模型に対してSHILLA Ⅲの昇降機構，矢状傾斜設定機構，前後スライド・固定機構を調節することにより，盤の高さ，矢状傾斜度合いを設定する（**図4-113～115**）．

しかし，臨床症例のなかには上顎の挺出歯を対合歯としたクラウンやブリッジがあったり，咬耗歯，挺出歯，欠損歯の存在も少なくない．また咬合高径の低下も考えられるので，審美的配慮，本来の歯冠形態長径，位置，咬合高径を考慮する必要がある．

④以上のように設定したSHILLA Ⅲにより，下顎歯列に対する正中の適否，咬合平面の左右同高性，矢状傾斜，挺出・圧下の度合い，歯列の左右対称性，左右同名歯萌出・植立位置の左右対称性などに対する診査・診断，また補綴・矯正学的構築操作が容易になる．

⑤また咬合器下弓にSHILLA Ⅲを固着し，盤を裏返しにして上顎歯列を対象とした活用も可能であり，操作上有効な場合も多い．

以上にあげた事柄に対して，以下に臨床例で説明する．まず，正中の適否，咬合平面の左右同高性，矢状傾斜を診査・構築するために，臨床的に勧められる方法をあげてみたい．

臨床例

無歯顎症例においても，SHILLA Ⅲにより垂直・正中矢状座標と水平・側方座標の

両座標が具現化されていれば，人工歯排列操作において，正中の適否，前歯部歯軸に対する適否，咬合平面の左右同高性，咬合平面の矢状傾斜度合いの適否，歯列の左右対称性に関して調和した排列となる(**図4-116〜120**).

このように垂直・矢状的に左右同高で左右対称的に排列された下顎歯列に対して，上顎歯列を排列することにより，上顎歯列も優れた排列となる(**図4-121〜123**).

このように，垂直・正中矢状座標と水平・側方座標の両座標を具現化したSHILLA Ⅲを活用し，下顎の咬合平面を整え，上顎歯列をそれに対向させて構築することにより，意図する機能面のみならず，審美的にも理想的な一単位の咀嚼器が再構築される．

まとめ

このように正中矢状面を基準にした咬合治療を行っていると，正中を介した上下顎間関係を観察できる．したがってそれが資料となり，ゴシック・アーチ・アペックスと中心位との関係，中心位のチェック・バイト記録の適否，習慣性咬合位に対する下顎偏位の有無などに対する判断が容易に行える利点があることも付言したい．

以上のように，SHILLA Ⅲによる両座標の具現化により，臨床，技工操作の不備を解消することができることは，SHILLA Ⅱを活用した場合と同様である．

とくに，咬合器上で生体歯列がそなえる咬合平面に対して，モンソンの球面を基準に湾曲面として捉えた咬合平面の左右同高性，咬合平面の矢状傾斜度合いの適否，挺出，圧下の度合い，歯列全体の左右対称性，正中の適否，前歯部の歯軸に対する適否，同名歯の萌出・植立位置の左右対称性，前額面観における下顎位の偏位などといった見地からの診査・診断に対し，また同じ見地からの補綴・矯正学的構築操作に対して，多くの臨床効果を持つといえる．

エイブ007咬合器

エイブ007 咬合器の誕生

　エイブ007 咬合器の設計意図は，理想的咀嚼器官を意図し，左右対称な歯列，左右同高・左右同矢状傾斜な咬合平面で，かつ審美性に関係する前歯部の歯軸・切縁列を重視し，これらの診断・構築が容易に行えるよう臨床実践的であることを考慮した．したがって，上顎模型の咬合器付着は正中矢状面を基準に行う咬合器である．

　また，口腔内での咬合調整を最小限にとどめた，あるいは必要としない合理的補綴物製作を意図し，機能的運動路(Functional generated path)の再現が可能な顆路指導機構を備えている．1984年の最初の開発以来[56,57]，数回にわたり改良を加え，設計の基本を貫いたアルコンタイプの非スロットタイプの咬合器である．実践的使用操作性を考え，容易な模型・器具の脱着機構，切歯指導板，インクライン・サポーターなど多くの機構的特長を備え，有歯顎・無歯顎を問わない All in one な咬合器であるといえる（図4-124，表4-2）．

左右対称的歯列，左右同高で同傾斜な咬合平面を備えた咀嚼器の診断・構築を意図した咬合器

　咀嚼器官における上下顎の歯列，顎骨，周囲筋，下顎運動などは，左右対称性があることが機能面のみならず顎位保持，審美性のうえで理想的と考える．また，全身的不健康の要因となる姿勢を左右する顔面頭蓋の重心に関する認識からも，歯列のみならず下顎位も左右対称であれば，それに関与する周囲筋の機能も向上し，上下顎は理想的な位置関係を保持しやすくなる．結果的に優れた顎関節機構，運動機能といった理想的な咀嚼器官の機能に有効に関与するものと考えられる．

　したがって下顎位が非対称であれば，非生理的であり非機能的と考えられ，その改善を図る治療計画の策定が重要となる．とくに，フルマウス・リコンストラクション

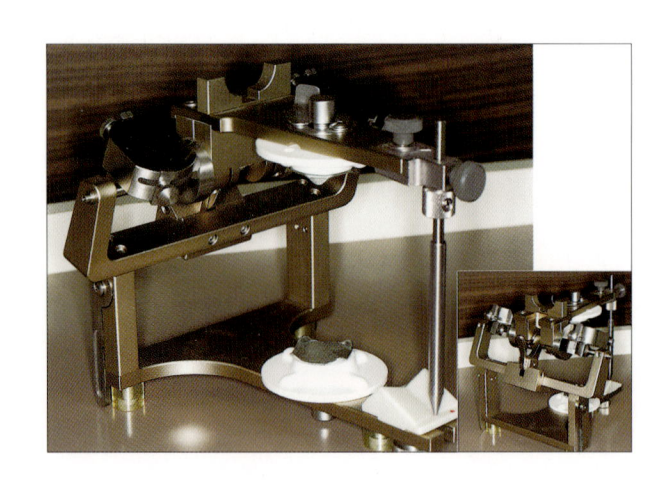

図4-124　有歯顎，無歯顎を問わない All in one なアルコンタイプの非スロットタイプの咬合器エイブ007．

表4-2 エイブ007咬合器の仕様.

顆頭球位置,指導機構	アルコンタイプ,ボックス（非スロット）タイプ
調節性	準全調節性
顆頭間距離	110mm
上下顎フレーム間距離	108mm
矢状顆路指導と傾斜度	直線 0～60°
ベネット・ムーブメント	外側方、前外側方30°, 後外側方30°
イミディエイト・サイドシフト	無
プログレッシブ・サイドシフト（ベネット角）	0～90°
切歯路指導	レジンによる各個調製 メカニカル調節性 レジン製の非調節性
切歯指導釘	直・湾曲両方
トランスバース・ホリゾンタル・アキシス・トランスファー	可能
セントリック・ラッチと操作性	有　ワンタッチ
後方斜支持桿（インクライン・サポーター）	有
模型・器具の着脱機構	把握つめによる

や無歯顎症例においては，機能の左右対称性を実現する努力をする必要がある．

　咀嚼時およびすべての咬合接触に際して，自然に無意識に中心位がとれることが重要である．この現象が効果的に行われるためには，機能的な優れた支持機能をもつ歯列による咬合接触と，その咬合面には中心位に導く左右対称的に機能する誘導滑走路が重要となる．

　このように左右対称的に機能する咀嚼器像を背景とし，診断，補綴物製作を咬合器上で行うためには，正中矢状面・咬合平面を重視した模型付着法が合理的であるという結論に達する．

　ここで問題提起として，顎関節部と模型歯列との位置的関係は解剖学的に一致させるべきではないかといった一般的教育で取り上げている方法，いわゆる生体の蝶番軸（垂直・前頭座標である関節平面）を咬合器の蝶番軸に一致させる蝶番軸点を基準に採るフェイス・ボウ・トランスファーの必要性が一般に生じる．

　しかし，この問題に対する答えは後述のフェイス・ボウ・トランスファーに対する私感の項で詳述するので，ここでは割愛する．要は，模型付着法が顎関節部と模型歯列との位置的関係を解剖学的に一致させなくとも，また生体の蝶番軸点を咬合器の蝶番軸点に一致させるフェイス・ボウ・トランスファーを行わなくとも，顆路指導機構が偏心位チェックバイトにより記録された運動方向に関する情報を受け入れ再現できれば，結果として咬合器上の上下顎模型は，口腔内の上下顎歯列と同じ運動経路をとることになり，補綴物の咬頭・切縁・窩は合理的な形態で製作できる．

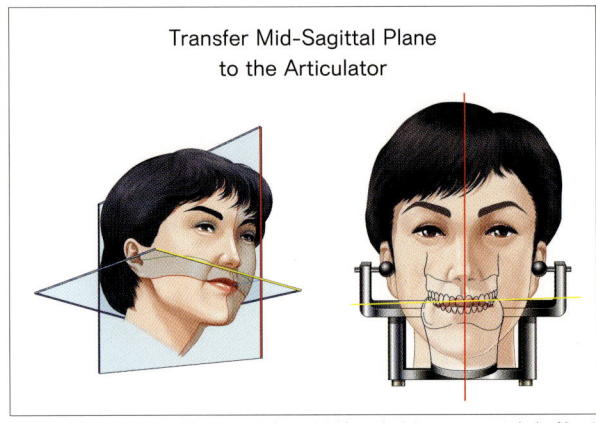

図4-125 上顎模型の咬合器付着は記録された正中矢状面を咬合平面診断・設定器具 SHILLA II を基準に，咬合器の正中矢状面に合致させる方法をとる．

咀嚼器の診断・構築に関与する標準座標の具現化
(Visualyzing Standard Coordinates)

1．垂直座標　Vertical Coordinate
2．水平座標　Horizontal Coordinate
3．矢状座標　Sagittal Coordinate
4．側方座標　Lateral Coordinate
5．前後座標　Mesio-Distal Coordinate

図4-126 咬合器上に具現化された5座標．SHILLA II，III がガイドとなり，歯列の前後・側方的左右対称性，咬合平面の左右同高性，左右同矢状傾斜性のほか，前歯の歯軸・歯頸線・切縁・歯冠長などの診断・構築が容易となる．

　また，咬合平面の診断，補綴物製作といった臨床・技工における操作上のメリットを考慮した場合，咬合器の模型付着は，正中矢状面を基準とする付着方法を行えば，結果的にそれと直交するものは水平・側方座標であり，咬合平面もおのずから左右同高性を示すことになり，多面において有利と考える．

　以上のことを最優先して，上顎模型の咬合器付着は，咬合平面診断・設定器具 SHILLA II を基準に，記録された正中矢状面を咬合器の正中矢状面に合致させる方法をとる（**図4-125**）．

　結果的に，SHILLA II および下顎歯列咬合平面診断・設定器具 SHILLA III がガイドとなり，歯列の前後・側方的左右対称性，咬合平面の左右同高性，左右同矢状傾斜性のほか，前歯の歯軸の垂直性などを診断・構築することが容易に可能となる（**図4-126**）．

　このように正中矢状面を記録し，それを基準とした上顎模型の咬合器付着を行い，前述した理想的咀嚼器を意図する咬合診断・構築術式が SHILLA SYSTEM である[58, 62, 64, 65]．

フェイス・ボウ・トランスファーの問題点と SHILLA SYSTEM

　フェイス・ボウ・トランスファーにより上顎歯列と顎関節との三次元的位置を咬合器上に再現することが可能となる．結果として咬合器が症例とまったく同じ開閉運動を営むことから，下顎運動の運動学的には価値ある，とくに間接法で咬合診断，補綴物の構築をするうえで必須な有効な操作といえる．

　しかし，水平基準面と垂直基準面（矢状面）は運動学的見地から設定されるもので，症例の顔面の審美情報が咬合器上に表現・伝達されるわけではない．すなわち，フェイス・ボウ・トランスファーにより再現されるものは運動学的な基準であって審美学的基準にはならない．

　そのため，歯科医療に審美性が重要視される今日，深刻な問題となっている．

　筆者は1985年，フェイス・ボウ・トランスファーの結果，生体の正中は咬合器の

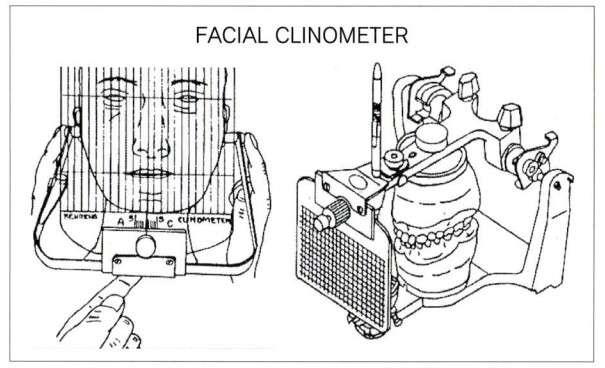

図4-127 Behrendによるクリノメーター・システム．

図4-128 保母らによるフェイス・アナライザー．

正中には合致しないし，生体の水平な咬合平面は咬合器の水平面に一致しないことから審美学的基準とはならないことを指摘し，これが正中矢状面を基準として上顎模型の咬合器付着をする咬合診断・構築技法，今日のSHILLA SYSTEMを開発するきっかけとなった[58]．

また，このフェイス・ボウ・トランスファーの結果生じるデメリットに気づいたオーストラリアの開業医Behrend[59,60]は1988年にクリノメーター・システム(**図4-127**)を，保母ら[61]は2005年にフェイス・アナライザー(**図4-128**)を考案，報告している．

フェイス・ボウ・トランスファーの結果生じるデメリットの要因は，生体における左右の横走水平軸点(Transverse horizontal axis points)は，顔面上の正中を介して左右対称の位置にはなく，また水平的に左右同高な位置にはない証である．SHILLA SYSTEMでは，上顎模型の咬合器付着は後方基準点として横走水平軸点(Transverse horizontal axis points)を重要視するのではなく，正中矢状面を基準に行う．

前項で詳述したように正中矢状面の記録法には，上顎模型を正中矢状面分析器SHILLA Iにより行う方法[62]と，顔面における正中垂直軸をエステティック・フェイス・ボウ[62]により記録する方法とがある．

記録採得された正中矢状面を基準とした咬合器付着は，咬合平面診断・設定器具SHILLA II[62]を活用し，生体と咬合器の正中矢状面を合致させる方法をとる．結果的に咬合器上のSHILLA II，SHILLA III上には，垂直座標，水平座標，矢状座標，側方座標，前後座標といった5つの座標が具現化されることになる(**図4-126**)．

したがって，前歯部のみの垂直座標・水平座標しか具現化できないBehrendのクリノメーター・システム，保母のフェイス・アナライザーとは異なり，臼歯部においても上下顎の歯列全体の咬合平面の水平性ならびに矢状傾斜性，歯列の左右対称性，前歯部歯軸の垂直性，切縁の水平性に至るまで，審美性のみならず機能性をも取り入れた歯列に対する診断から構築操作に対し，きわめて有効性を発揮することが可能となる．

機能運動路の再現が可能な平衡側側方顆路指導機構，作業側顆路指導機構を備える咬合器

咬合器の顆路調節を側方チェックバイトにゆだねるかぎり，使用される咬合器は

Bennett' movement(Laterotrusion)として作業側の顆頭の動きを少なくとも側方的に捉え得る機種が必要になる．

　Bennett' movement(Laterotrusion)は，一般に下顎側方運動における作業側顆頭の外側方へのごくわずかな移動として扱われる傾向が強いため，一般的な半調節性咬合器では外側方へ対応できる運動機構しか備えていないものが多い．しかし実際には外側方のみならず，外上側方・外下側方・外前側方・外前上側方・外前下側方・外後側方・外後上側方・外後下側方といったように複雑な運動の合成であるといわれる．臨床において咬合器の調節を行えば，自然にこの作業側顆頭の動きを知ることができる．

　エイブ007咬合器は，一般的な解剖学的半調節性咬合器以上に，生体が示す機能的運動路(Functional generated path)を咬合器上に再現することができ，合理的な補綴物製作を意図した咬合器である．この際の咬合器の顆路指導機構の調節は，患者生体の上下歯列咬合面同士が咬合滑走した際に得られる側方・前方のチェックバイト記録により行う．

　このような条件下で製作された補綴物は，口腔内で優れた咬合・咬交関係を示し，咬合調整の必要がなく，結果的につねに生体との調和が保証される．

　まず，咬合器本来の製作・使用目的を原点に戻って考える必要がある．それは，間接法により口腔内で咬合調整の極力不要な，合理的な咬合・咬交を示す補綴物を調製することにある．日常の臨床でもっとも頻繁に咬合器が必要なのは，習慣性咬合のもとで1歯～数歯の歯冠・欠損補綴処置を行う場合が挙げられる．

　このような条件下での補綴物が，口腔内で咬合調整の必要なく優れた咬合・咬交関係を示し，生体との調和が保証されるとなれば，この際，平均値咬合器や顎関節のみからの下顎運動記録を調節性咬合器にインプットした条件下で製作しても意味がない．必要なものは習慣性咬合路であり，フリーハンドでそのファセットにしたがった下顎運動に沿った咬合面付与を行うか，習慣性咬合路を再現できる咬合器に負う以外ない．

　自分の歯がある時代に障害がなければ，この条件の下で患者固有の咬合様式に障害なく順応できるよう製作した補綴物は，関節機能に障害を与えることはないことになる．また，総義歯あるいは有歯顎のフルマウス・リコンストラクションを行う場合にも，最終補綴物製作に備え，プロビジョナルレストレーションに対しつねに健全な咬合関係を目的とした評価と修正が要求され，その結果漕ぎ着けた咬合・咬交関係位を咬合器にインプットし補綴物製作を行うことが重要となる．

　症例の咬合関係，顎関節の状態が病的でなければ，習慣性の機能運動路を重視して「主」と考え，顎関節の働きを「従」であるという考えの下で，咬合器においても歯列そのものにより口腔内と同じ咬合・咬交関係が嚮導できれば問題はなく，偏心位で咬合路終点のチェックバイト記録により調節できる咬合器が必要となる．

　そのため，約20年前，エイブ88咬合器には0～60°まで調節できる矢状顆路指導機構のほか，とくに非作業側側方顆路(ベネット角)指導機構は90°まで，作業側側方顆路(ベネット運動)指導機構は前方30°，後方30°といった可変機構を設計した．エイブ007咬合器でも，この機構は固執している(図4-129,130)．したがって，患者生体が示す機能的運動路(Functional generated path)が咬合器上に同一のものとして再現でき，側方チェックバイトによる顆路調節に関してほとんどの症例にも対応できる準全調節性咬合器である(図4-131)．

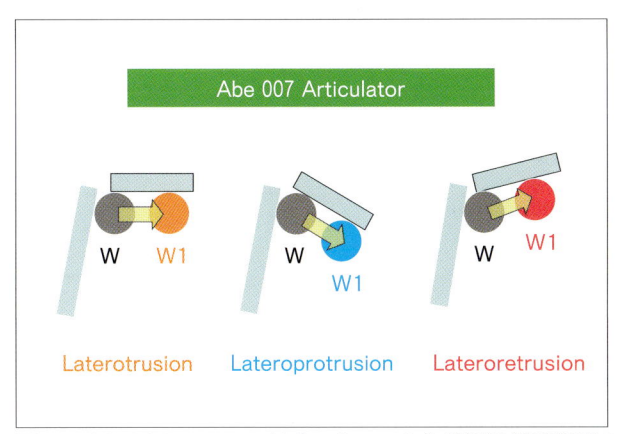

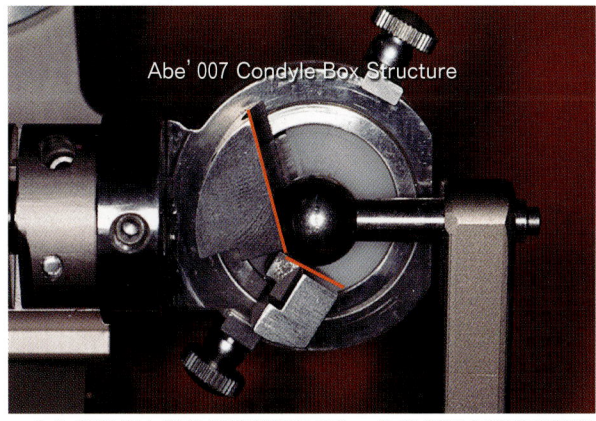

図4-129, 130 FGPに対応できるよう矢状顆路指導機構0〜60°，非作業側側方顆路指導機構は90°，作業側側方顆路指導機構は前方30°，後方30°といった可変機構を備えることも特筆できる機構である．

図4-131 エイブ007咬合器は，側方チェック・バイトによる顆路調節に関してほとんどの症例にも対応できる準全調節性咬合器である．

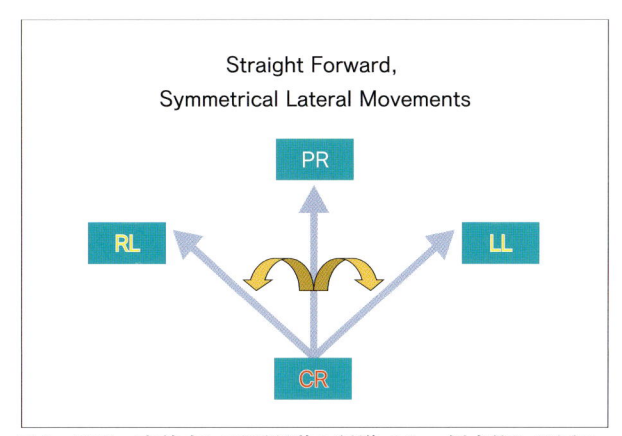

図4-132 真前方に下顎運動を誘導でき，側方的には同じ角度で下顎運動ができる咀嚼器を目指したい．

多岐にわたるインサイザルテーブル（切歯指導板）の具備

処方角度設定済みインサイザルテーブル

　筆者は，理想的咀嚼器像とは，咬合面同士が接触する空口時あるいは咀嚼運動中の下顎運動が顎関節主導ではなく，切縁・咬合面上にあるファセットとしての誘導面主導であると考えている．

　その結果，真前方に下顎運動を誘導でき，側方的には同じ角度で下顎運動ができるアンテリアガイダンスが必要であり，このような咀嚼器においては下顎変位も起きない，否，起きにくいと考えている（**図4-132**）．

　このように筆者が咀嚼器像として理想的と考える咀嚼器の診断・構築に対しては，プロビジョナルレストレーションで漕ぎ着けた咬合関係の下でのアンテリアガイダンスをアンテリア・テーブル上に即時重合レジンを用いて各個調整法で製作したものでは，咬合診断・構築に不備である．

　1995年，保母，高山[66〜68]は，咬合様式を全うするには顆路指導，前歯誘導，咬頭傾斜の3要素が関与するといったことを指摘し，新しい補綴術式としてツインステージ法を報告した（**図4-133, 134**）．

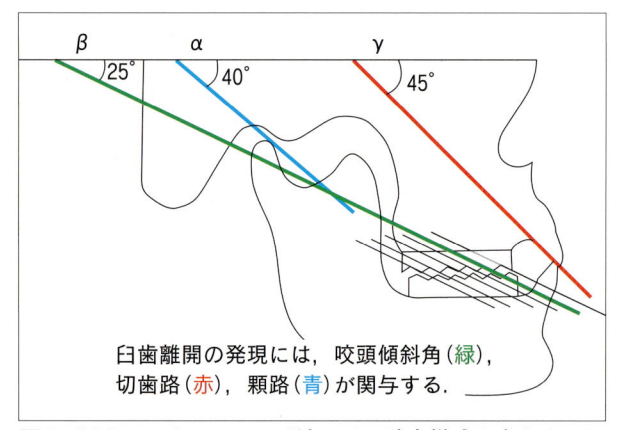

図4-133 ツインステージ法では，咬合様式を全うするには顆路指導(青)，前歯誘導(赤)，咬頭傾斜(緑)の3要素が関与することを指摘した(参考文献69より引用).

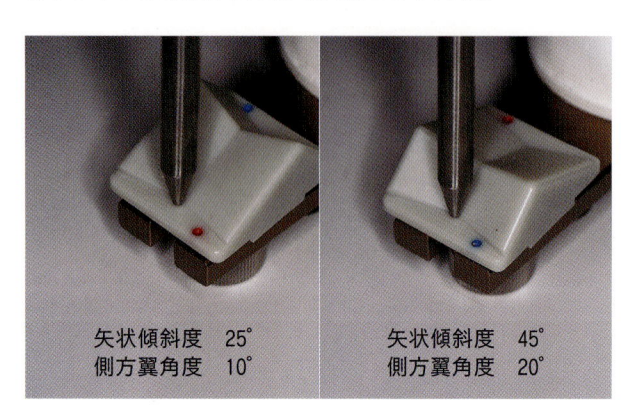

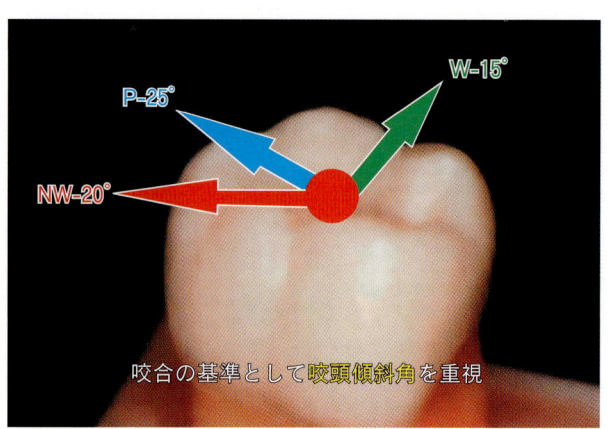

図4-134 ツインステージ法では顆路の測定をやめ，咬合の基準としていちばん影響度の強い咬頭傾斜角を用いている(参考文献69より引用).

図4-135 無歯顎，有歯顎を問わず意図する咬合様式に対応できるように，この処方角度設定済みインサイザルテーブルを常備して登場したエイブ007咬合器.

　バランスド・オクルージョンを付与する場合は，咬合器の顆路と切歯指導板を正確に平行関係に設定する．この設定を誤れば偏心運動中に上下の歯は離れてバランスせずに離開してしまう．つまり補綴的に咬合を構成する際に顆路と切歯指導板の間に平行関係ではなく，あらかじめ一定の誤差を組み込んでおけばバランスド・オクルージョンは再現されず臼歯離開が作られる．ここで正常な咬合をもつヒトの臼歯離開量を参考に2組の調節値が求められた．

　このような考察からゼロホビー咬合器の切歯指導板は，条件1と条件2の2組の調節値がインストールされている．目的とする咬合様式がバランスド・オクルージョン，グループファンクション，ミューチュアリー・プロテクテッド・オクルージョンいわゆる臼歯離開などを全うする際，それぞれ顆路指導と前歯誘導を組み込み設定し，得られる咬頭傾斜角をもつ臼歯咬合面を作る場合と，前歯誘導面を作る場合とで咬合器の設定値を簡単に切り替え，最適の条件下で技工操作を行うことができる．

　エイブ007咬合器は，この考え方を取り入れ，無歯顎・有歯顎を問わず意図する咬合様式に対応できるように，この処方角度設定済みインサイザルテーブルを常備したものとして登場した(**図4-135**).

　ここで，このツインステージ補綴術式による臼歯離開咬合を解説する．

① エステティック・フェイス・ボウにより正中矢状面を記録後，咬合器付着に備え咬合器正中にSHILLA IIの正中を一致させる．

② 上顎作業模型を正中矢状面を基準に咬合器付着する．中心位チェックバイト記録に

エイブ007咬合器

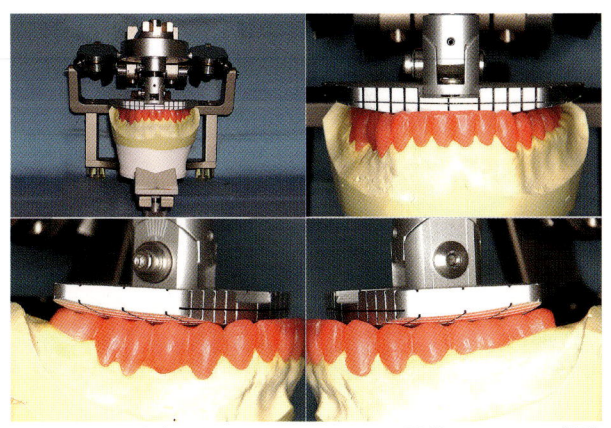

図4-136 咬合器上弓にSHILLA Ⅲを付着し，それを基準に下顎歯列のワックスアップを行う．結果として，左右同高で左右同矢状傾斜のモンソンの球面説を取り入れた咬合平面を備えた状態となる（大沢一茂先生のご厚意による）．

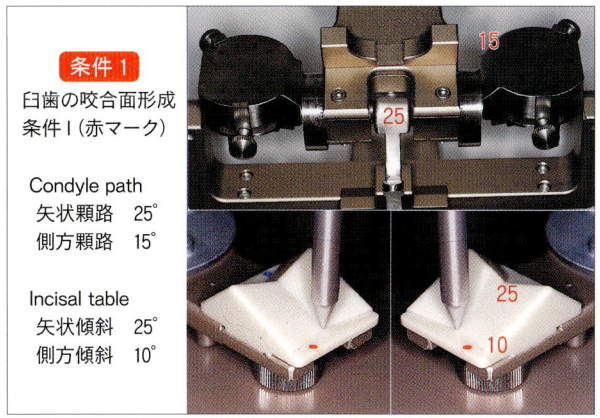

図4-137 臼歯離開咬合の作製工程に入るので，条件1を咬合器にインプットする．

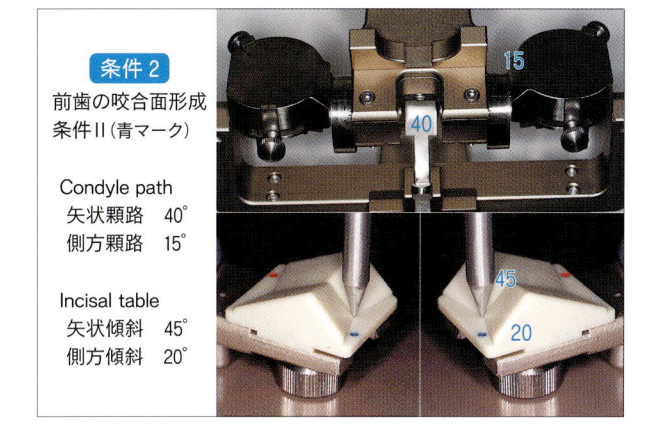

条件1
臼歯の咬合面形成
条件Ⅰ（赤マーク）

Condyle path
矢状顆路　25°
側方顆路　15°

Incisal table
矢状傾斜　25°
側方傾斜　10°

図4-138 条件2として顆路（矢状顆路傾斜度40°，ベネット角15°），切歯路（矢状傾斜度45°，側方翼角20°）をインプットする．

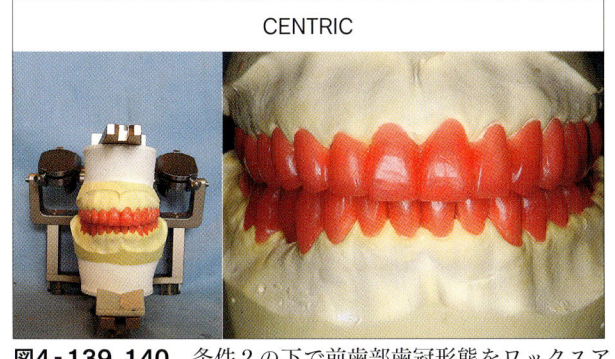

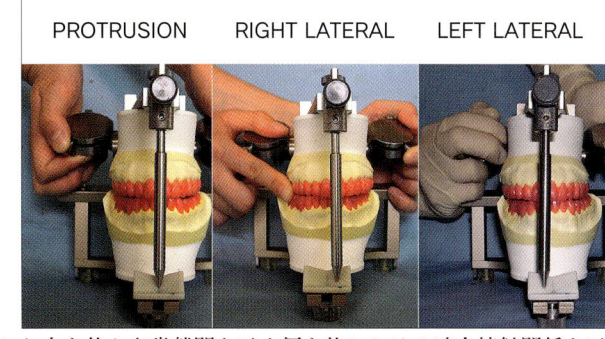

条件2
前歯の咬合面形成
条件Ⅱ（青マーク）

Condyle path
矢状顆路　40°
側方顆路　15°

Incisal table
矢状傾斜　45°
側方傾斜　20°

図4-139, 140 条件2の下で前歯部歯冠形態をワックスアップした中心位と臼歯離開を示す偏心位における咬合接触関係を示す（大沢一茂先生のご厚意による）．

より下顎模型を咬合器付着する．

③咬合器上弓にSHILLA Ⅲを付着し，それを基準に下顎歯列のワックスアップを行う．結果として，左右同高で左右同矢状傾斜のモンソンの球面説を取り入れた咬合平面を備えた状態となる（**図4-136**）．

④ここからツインステージ法によるミューチュアリー・プロテクテッド・オクルージョンいわゆる臼歯離開咬合の製作工程に入るので，条件1を咬合器にインプットする（**図4-137**）．

167

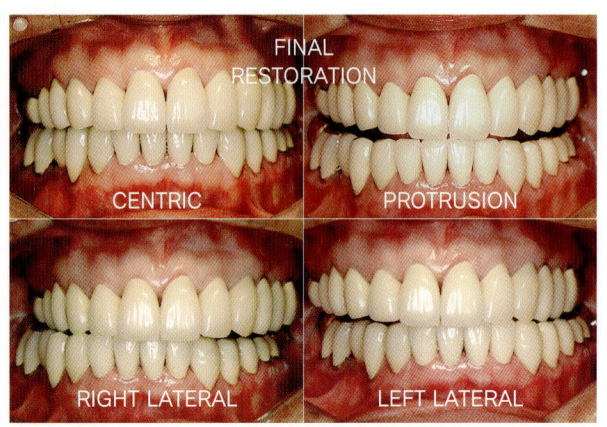

図4-141 口腔内における最終補綴物の咬合状態(大沢一茂先生のご厚意による).

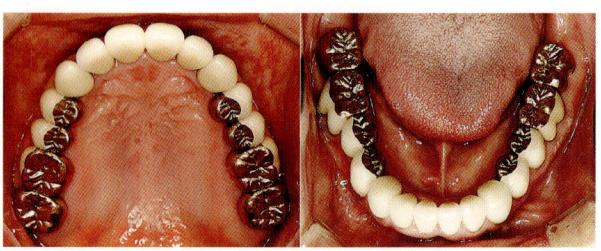

図4-142 口腔内における最終補綴物の咬合面観(大沢一茂先生のご厚意による).

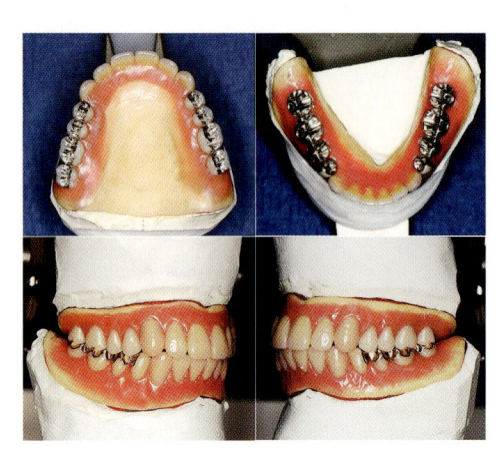

図4-143 バランスド・オクルージョンを備えた咬合器上のワックスデンチャーの咬合面観と側面観.

⑤上下臼歯部の咬合構成．前歯部を外し条件1のインプットされた顆路(矢状顆路傾斜度25°，ベネット角15°)，切歯路(矢状傾斜度25°，側方翼角10°)との関係から生まれた咬頭傾斜角を備えたバランスド・オクルージョンを示す上下臼歯部が完成する．

⑥条件2として顆路(矢状顆路傾斜度40°，ベネット角15°)，切歯路(矢状傾斜度45°，側方翼角20°)をインプットする(**図4-138**).

⑦条件2の下で前歯部歯冠形態をワックスアップし，偏心位では臼歯離開を作る(**図4-139,140**).

⑧この状態をレジンに置き換え，プロビジョナルレストレーションを製作する．

⑨口腔内に装着する．

⑩経過観察を行い，満足した状態が得られたならば，最終補綴物に置換していく(**図4-141,142**).

つぎに，ツインステージ補綴術式により，総義歯におけるバランスド・オクルージョンを解説する．

①咬合器に条件1(**図4-137**)を付与する．人工歯排列し，この条件下で削合する．

②バランスド・オクルージョンを備えたワックスデンチャー(**図4-143**)が完成する．

メカニカル・インサイザルテーブル

先述したように，筆者の考える理想的咀嚼器像としては，咬合面同士が接触する空口時あるいは咀嚼運動中の下顎運動は，顎関節主導ではなく，切縁・咬合面上にある

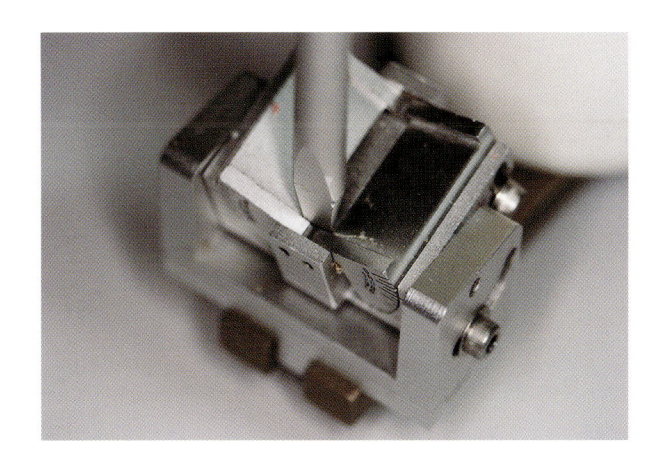

図4-144 メカニカル・インサイザルテーブル．

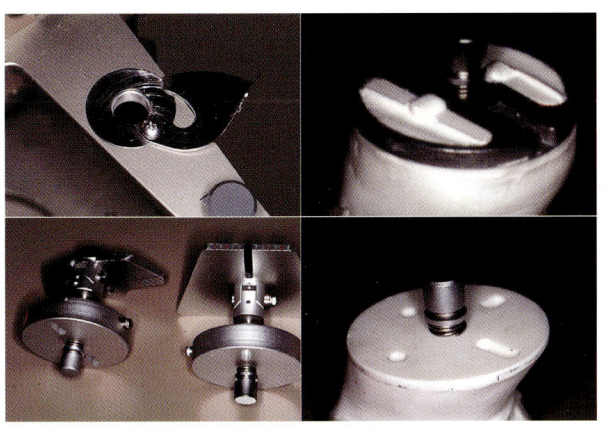

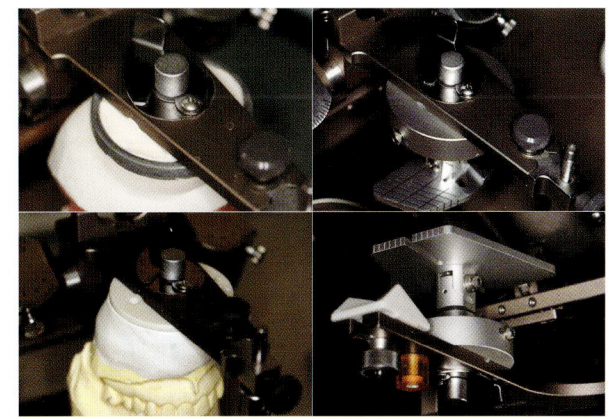

図4-145, 146 従来のサム・スクリューによるマウンティング・プレート着脱機構を廃止し，研究模型や作業模型，SHILLA ⅡやSHILLA Ⅲを瞬時に着脱できる機構に改良が施されている．

ファセットとしての誘導面主導と考える．これを全うできる切歯指導板としては，矢状的・側方的に角度の読めるものが必要となる（**図4-144**）．

メカニカル・インサイザルテーブルは，術者が意図的に調節・付与することが可能であり，また補綴術式としてツインステージ法に対する使用も可能である．

即時重合レジンを用いた各個調製法によるインサイザルテーブル

本咬合器における切歯指導路は本来，プロビジョナルレストレーションで漕ぎ着けた咬合関係の下でのアンテリアガイダンスを，あるいはFGPにおける習慣性咬合関係におけるアンテリアガイダンスを，平坦なインサイザルテーブル上に即時重合レジンを用い，各個調製法で調製することも可能である．

マウンティングプレート着脱機構

ワンタッチでできる模型・器具の着脱機構の必要性

SHILLA SYSTEMにおいては，確実な正中線の確保，左右同高・同矢状傾斜の咬合平面，左右対称の歯列を基本に立脚した咬合診断・構築操作を行うため，研究模型や作業模型のみならず，咬合平面診断・設定器具SHILLA ⅡやSHILLA Ⅲを頻繁に着脱することが多い．

そのため，エイブ007咬合器では，従来のサム・スクリュー（マウンティングプレー

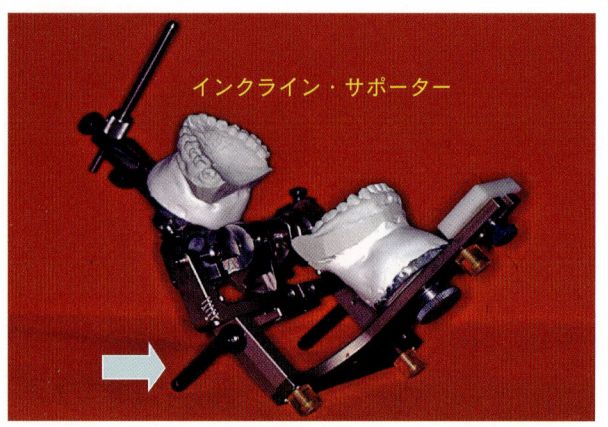

図4-147 後方斜倒支持桿（インクライン・サポーター）により，有床義歯の人工歯排列やクラウン・ブリッジのワックスアップなどの技工操作，状況観察，写真撮影などをきわめて有効に行うことができる．

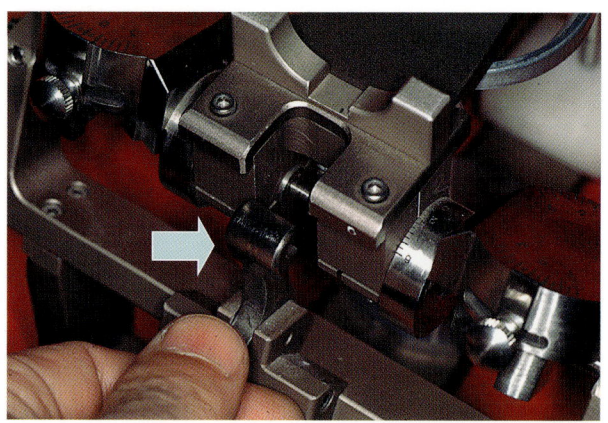

図4-148 機構的に横走水平軸（Transverse horizontal axis）に堅固に働き，ワンタッチで開閉操作のできるセントリック・ラッチ．

ト固定ネジ）によるマウンティングプレート着脱機構を廃止し，研究模型や作業模型，SHILLA ⅡやSHILLA Ⅲを瞬時に着脱できる機構に改良が施されている（**図4-155，156**）．しかし，マウンティングプレートは従来のものと同じなので，旧型のエイブ咬合器やリプレースメント・ジグ使用に際しても支障はない．

後方斜倒支持桿（インクライン・サポーター）

咬合器を矢状的に後上方に傾倒した場合に安定するよう，後方斜倒支持桿（インクライン・サポーター）を備えるという設計工夫が施されている．この種の機構の先駆であり，約20年前の1988年のエイブ88咬合器から備えられている，格納性に優れた機構である．

これにより，有床義歯の人工歯排列やクラウン・ブリッジのワックスアップなどの技工操作・状況観察・写真撮影などをきわめて有効に行うことができる（**図4-157**）．

セントリック・ラッチ

セントリック・ラッチは，機構的に横走水平軸（Transverse horizontal axis）に堅固に働くことが必須である．しかも，咬合器を駆使し診断・構築操作中セントリック・ラッチの開閉は頻繁に行われることから瞬時にワンタッチで開閉操作のできるものが好ましいと考え，**図4-158**のようなものを付設してある．

結語

筆者の歯科医師人生も光陰矢のごとしで今年で50年になる．歯学部に入学したのは56年前であり，咬合器と初めて出会ったのは学部1年（今の3年）から始まった総義歯の人工歯排列の実習の時だった．渡された咬合器は，Gysiの半調節性咬合器をコピーしたような沖野式咬合器で，そのころの咬合器は（敗戦後10年のころだからやむを

得ないかもしれないが），マウンティングプレートは互換性がなく，今日では考えられないJIS規格が低かった時代である．沖野教授は，Gysiに師事した関係でGysi理論に精通し，軸学説などいま振り返れば咬合に対する教育としては高度なレベルだったと感謝している．

　このような経緯で咬合に興味を抱き，咬合器を収集してきた．愛読していた洋書にでてくるHANAU H咬合器やHOUSE咬合器を手にしたときは嬉しかった．このようなわけで，過去多くの咬合器を実際に使用してきたが，使用操作性の点で長所・短所もあり，実際に使う身になって設計したのか疑いたい機種も多い．

参考文献

1. Shore NA：Temporomandibular Joint Dysfunction and Occlusal Equilibration, 2nd edition, Philadelphia Tronto, J. B. Lippinctt Co., 1976.
2. Celenza FV：The Theory and clinical management of centric positions：centric relation and centric relation occlusion, Int. J. perio Rest Dent., 6：63-86, 1984.
3. 阿部晴彦：図説　総義歯の臨床テクニック，東京，書林，1976.
4. 阿部晴彦：私の咬合採得の術式，歯界展望，59(1)：61, 1982.
5. 阿部晴彦：総義歯に強くなる本，東京，クインテッセンス出版，1983.
6. 保母須弌也：The Adas of Oral Rehbilitaion, 東京，書林，1974.
7. Bowley, JF, Michael GC, Lai TW and Lin PP：Reliability of a face-bow transfer procedure, J. Prosthet. Dent., 67(4)：491, 1992.
8. Behrend DA：An esthetic control system for fixed and removable prosthodontics, J. Prosthet. Dent., 54：488, 1985.
9. Chiche GJ：講義録，東京，1995.
10. Kois JC：講義録，東京，1995.
11. 阿部晴彦：コンプリートデンチャーの臨床，東京，クインテッセンス出版，1991.
12. 阿部晴彦：咬合平面に対する新しい評価・設定方法 Part I　従来のフェイス・ボウ・トランスファーに対する考察，ザ・クインテッセンス，15(3)：51-61, 1996.
13. 阿部晴彦：優れた研究模型を求めて，Part I 予備印象について，QDT, 21(7)：5-18, 1996.
14. 阿部晴彦：優れた研究模型を求めて，Part II 研究模型の作製，QDT, 21(8)：53-60, 1996.
15. 阿部晴彦：'87阿部総義歯調整法（I）（II）（III）（IV），QDT, 12(2)：94-102, 12(3)：65-74, 12(4)：75-85, 12(5)：83-91, 1987.
16. 阿部晴彦：咬合平面の診断・設定に対する考え方（I）（II），QDT, 14(7)：67-74, 14(8)：87-102, 1989.
17. 阿部晴彦：コンプリート・デンチャーの臨床，東京，クインテッセンス出版，1991.
18. 阿部晴彦："よく噛める総義歯"づくり③，デンタルダイヤモンド，16(10)：90-104, 1991.
19. 阿部晴彦："SHILLA SYSTEM"による無歯顎補綴臨床，義歯づくり大全，デンティスト別冊，31-48, 1991.
20. 阿部晴彦：正中矢状面分析器SHILLA Iを活用した咬合堤による咬合採得法，補綴臨床別冊コンプリートデンチャーの臨床，158-164, 1992.
21. 阿部晴彦：ワックスデンチャーの口腔内試適のポイント，補綴臨床別冊コンプリートデンチャーの臨床，237-243, 1992.
22. 阿部晴彦：正中矢状面を基準に作製した咬合堤による再建適咬合採得法，歯科ジャーナル，37(6)：951-959, 1993.
23. 阿部晴彦：咬合診断・構築における正中矢状面の役割，日本臨床歯内療法学会雑誌，14(2)：96-102, 1993.
24. 阿部晴彦：無歯顎補綴医療への対応1, 2, 3, ザ・クインテッセンス，13(4)：791-808, 13(5)：1007-1024, 13(6)：1245-1266, 1994.
25. 阿部晴彦：システム化された機能的総義歯治療，ザ・クインテッセンス，14(10)：72-92, 1995.
26. 阿部晴彦：咬合平面に対する新しい評価・設定方法 Part 1　従来のフェイス・ボウ・トランスファーに対する考察，ザ・クインテッセンス，15(3)：51-61, 1996.
27. 阿部晴彦：咬合平面に対する新しい評価・設定方法 Part 2　正中矢状面を基準に採る新しいフェイス・ボウ，ザ・クインテッセンス，15(4)：56-68, 1996.
28. 阿部晴彦：咬合平面に対する新しい評価・設定方法 Part 3　新しいフェイス・ボウの活用がもたらす臨床効果，ザ・クインテッセンス，15(5)：103-121, 1996.
29. 保母須弌也：咬合学事典，395，東京，書林，1979.
30. Swenson MG：Complete Dentures, 4th Ed.：656, St. Louis Mosby, 1959.（Reprint of Glossary of Prosthodontic Terms by the Academy of Denture Prosthetics, J.P.D., 6：1956）
31. Academy of Denture Prosthetics：Glossary of Prosthodontic Terms, J.P.D., 10：Part II 13-14, 1960.
32. Boucher CO：Swenson's complete dentures, 5th Ed.：771, St. Louis Mosby, 1964.（Excerpted from Current Clinical Dental Terminology, St. Louis, Mosby, 1963）
33. Granger ER：Centric relation, J.P.D., 2：160, 1952.
34. Lusia VO：A technique for recording centric relation, J.P.D., 14：492, 1964.
35. Academy of Denture Prosthetics：Glossary of Prosthodontic Terms, J.P.D., 20：447-480, 1968.
36. Heartwell Jr. CM, Ralm AO：Syllabus of Complete Dentures, 3rd Ed.：512, Philadelphia, Lea Febiger, 1980.（Reprint of Glossary of Prosthodontic terms, J.P.D., 1977）
37. Zwemer TJ（Editor）：Boucher's Clinical dental terminology, 3rd Ed.：250, St. Louis, Mosby, 1982.
38. Long JH Jr.：Location of the terminal hinge axis by intraoral means, J.P.D.,23(1)：11-24, 1970.
39. Dawson PE：Evaluation, diagonosis and treatment of occlusal problems, 1st. Ed.：48, St. Louis, Mosby, 1974.
40. Dawson PE：Centric relation. The Dental Clinics of North America, 23(2)：169, 1979.
41. Nagle RJ, Sears VH：Denture prosthetics, 2nd Ed.：106-124, St. Louis, Mosby, 1959.
42. Forde TH：Oral Dynamics. 214, NewYork, Exposition Press, 1964.
43. Sears VH：Mandibular Condyle Migration as Influenced by Tooth Occlusion, J.A.D.A. 45：179-192, 1952.
44. Sears VH：Occlusal Pivots, J.P.D. 6：332, 1956.
45. Nagle RJ, Sears VH：Denture Prosthetics, 2nd Ed.：368, St. Louis, Mosby, 1959.
46. McCollum BB：Function-Factors that make mouth and teeth avital organ. J.A.D.A., 14：1291, 1927.
47. Thomas PK：Lecture note, 1980.
48. 村岡　博ほか：スチュアート咬合器使用におけるアシスタント，テクニシャンとのチーム・プレー（4），日本歯科評論，400：197, 1976.
49. 阿部晴彦：中心位記録術式としてのVisible Centric Recording Techniqueの紹介，顎咬合誌，3(4)：21-33, 1982.
50. 岩田優男，蓮見禎彦：New Clinical Concept and Technique for Evoluating and Establishing Occlusal Plane, Table clinic Program, The American Academy of Fixed Prosthodentics, 45th Anual Scientific Session, Feb. 23, 1996.
51. Chiche GJ, Aoshima H：Functional Versus Aesthetic Articulation of Maxillary Anterior Restorations, Practical Periodentics and Aesthetic Dentistry, 9(3)：335-341, 1997.

52. 矢崎正方：総義歯学，東京，歯科学報社，97-78，1935.
53. 阿部晴彦：無歯顎補綴難症例の解釈と人工臼歯，ザ・クインテッセンス，12(11)：59-73，1993.
54. MacGrane HF：Five basic principles of the MacGrane full denture procedure. J Glorida Dent Soc, 20：5-8, 1949.
55. Helperin AR et al：Mastering Art of Complete Dentures, Chicago, Quintessence Books, 1988.
56. 阿部晴彦：新しい作業側側方顆路指導機構を備えた半調節性咬合器の考案 第1報 調節機構とその設計意図．補綴誌．1984；28(4)：738-747.
57. 阿部晴彦：新しい作業側側方顆路指導機構を備えた半調節性咬合器の考案：第2報 調節法と調節限界への考察．補綴誌．1984；28(6)：1002-1009.
58. 阿部晴彦：'87阿部総義歯調製法(Ⅰ)〜(Ⅳ)．QDT．1987；12(2)〜12(5)．
59. Behrend DA：An esthetic control system for fixed and removable prosthodontics. J Prosthet Dent. 1985；54(4)：488-496.
60. Behrend DA：An improved esthetic control system. Int J Prosthodont. 1988；1(1)：80-86.
61. 保母須弥也，細山愃，宮本容正：顔面の審美情報．Dental Magazine．2005；115：38-44.
62. 阿部晴彦：SHILLA SYSTEM の概念とその臨床活用．東京：クインテッセンス出版，2006.
63. Lauritzen AG：Atlas 咬合分析の臨床．東京：医歯薬出版，1977：166.
64. 阿部晴彦：コンプリート・デンチャーの臨床．東京：クインテッセンス出版，1991.
65. 阿部晴彦，佐藤直志，岩田健男，元永三：機能・審美的な咀嚼器構築の臨床 有歯顎・無歯顎症例に対する SHILLA SYSTEM の活用．東京：クインテッセンス出版，1999.
66. 保母須弥也，伊藤秀文，高山寿夫：咬合学臨床アトラス．東京：クインテッセンス出版，1995.
67. Hobo S, Takayama H：Twin-stage procedure. Part 1: A new method to reproduce precise eccentric occlusal relations. Int J Periodontics Restorative Dent. 1997；17(2)：112-123.
68. Hobo S, Takayama H：Twin-Stage Procedure. Part 2: A clinical evaluation test. Int J Periodontics Restorative Dent. 1997；17(5)：456-463.
69. 保母須弥也，細山愃：ゼロホビー咬合器について．Dental Magazine．2005，114：78-84.
70. 阿部晴彦：咬合器に対する考察(3)．QDT．2008；33(12)：48-61.

5 人工歯列の構成と咬合採得

人工歯列に対する考察

　無歯顎補綴における咬合採得の目的は，上下顎の最大咬頭嵌合位という垂直的にまた水平的(側方的，前後的)な下顎位設定のほか，人工歯排列位置をも記録しなければならない．また咬合様式に対しても，術者の思考しだいで，咬合採得操作の内容も異なる．

　したがって，この臨床操作は咬合床(基礎床＋咬合堤)を活用して行われる．その操作行程は，一般には上顎の咬合堤上に人工歯の垂直的排列位置を咬合平面として記録し，それに下顎の咬合堤を対合させ，垂直的下顎位としての咬合高径，ならびに水平的(前後・左右的)下顎位の設定に活用される．また，唇舌・頬舌的な人工歯排列位置の基準とする．

　以上のことを意図した咬合採得について述べるにあたり，まずゴールとなる人工歯列に対する考察から触れてみたい．

力学的思考からの人工歯列

　歯槽頂間線法則などによる人工歯列に対する考え方は，義歯転覆の回避を第一目標においたものである(**図5-1**)．

　この要因は，印象調製にも問題があったものとも思われる．当時の印象調製に対する考え方として，義歯の維持・安定性に対して義歯周囲筋群の筋圧を利用し，辺縁封鎖に委ねるといった現在の考え方と異なり，むしろ義歯周囲筋の筋圧を極力避けて，不動粘膜との接着に求めようとしたところから，維持・安定性に欠ける狭い義歯床を生む印象結果となり，転覆線が床縁内で収まるような人工歯列による咬合の確立にあった．

　このような状態下で，総義歯の維持・安定を人工歯列に委ねるとなれば，力学的見地から義歯の転覆回避のみを懸念し，歯槽頂優先思考での人工歯列構成が生じる．当然，剣の刃渡りのように歯槽頂を優先し，唇舌・頬舌的に歯槽頂上あるいは歯槽頂間

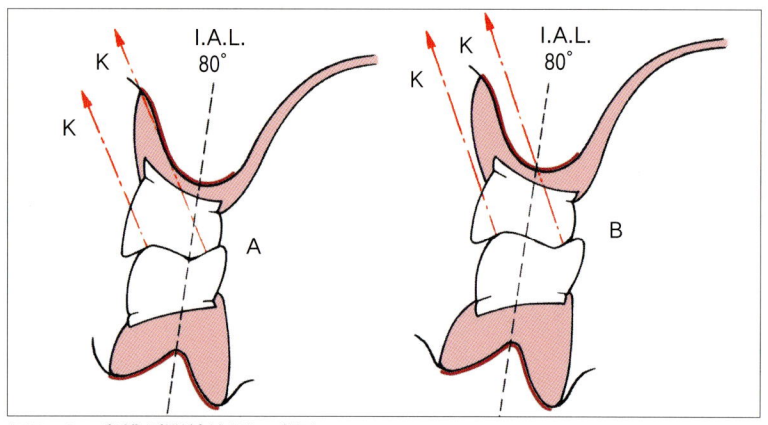

図5-1 歯槽頂間線法則の意図.
　Aのように人工歯が歯槽頂から頰側寄りに排列すると，食塊介入時，転覆力(K)が義歯床縁より外側に作用し，梃子作用で義歯が転覆する．この現象を避ける方法として，Bのように転覆力が義歯床縁内に働くよう，人工歯を歯槽頂間線を中心に排列する．

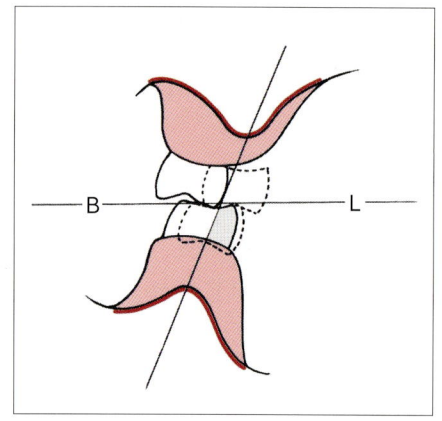

図5-2 天然歯植立位置と歯槽頂間線法則により排列された人工歯の位置(破線)との比較．後者は，本来の舌房を狭窄する結果をもつ．

線内で歯軸を歯槽三角長軸に一致させて排列しなければならず，歯槽頂間線と咬合平面とのなす角度が80°以下の場合には逆被蓋咬合に排列し，咬合・咀嚼圧作用点における，梃子現象の消滅を意図しなければならない．

　この歯列構成を考察すれば，絶対に舌房の狭窄化を招くだけではなく，ときには左右非対称な歯列ともなり，舌をも含めた義歯周囲筋の筋圧均衡の不調和を生み，義歯の維持・安定が疎外され，咀嚼，構音などの機能面の回復，審美性，装着感，調和した下顎位の保持に大きく影響するといえる．すなわち，無歯顎補綴の予後不良を生む要因の1つと考えている(**図5-2**).

　たしかに，義歯転覆に関与する咬合・咀嚼圧の負担や分散状態を，紙面上で作図した場合にはこの理論は有効かもしれない．しかし咀嚼機能回復のためには，義歯周囲筋群の生理的調和が不可欠である．これは餅つきの場面を考えてみても，いかに優れた臼と杵があっても，巧みに餅をこねる助っ人が働かなければ，餅は効率よくつけないことからも想定できる事柄である．

　また歯列しだいで総義歯の口蓋面形態は変わり，歯列が広ければゆるやかになり，狭窄した歯列であれば急斜面となる．したがって，総義歯の歯列が天然歯のころの歯列よりも狭窄すれば，当然，歯列ばかりでなく，口蓋面形態によっても発音・談話機能も強く影響されるのは自明の理である．発音・談話機能の回復は，意志疎通の手段として社会生活上患者はもちろんのこと術者にとっても重要な課題であるとなれば，この点でも人工歯列を大切に扱うべきと考える．

　同時にこのことは，審美性(静態としての外観，動態としての表情構成能)の回復だけでなく，装着感，下顎位の保持にも影響してくる．ここで，抜歯後に起こる歯槽堤の吸収パターンから歯槽頂の形成される位置を考えてみても，天然歯の大部分は歯槽頂上には植立していなかったはずである(**図5-3,4**).また，この図からいえることは，極論すれば歯槽堤の吸収が進めば，すべての症例が逆被蓋咬合になることである．このようなことからも，歯槽頂上あるいは歯槽頂間線法則という人工歯排列理論は再考する必要があると考える．

歯槽堤の吸収パターン

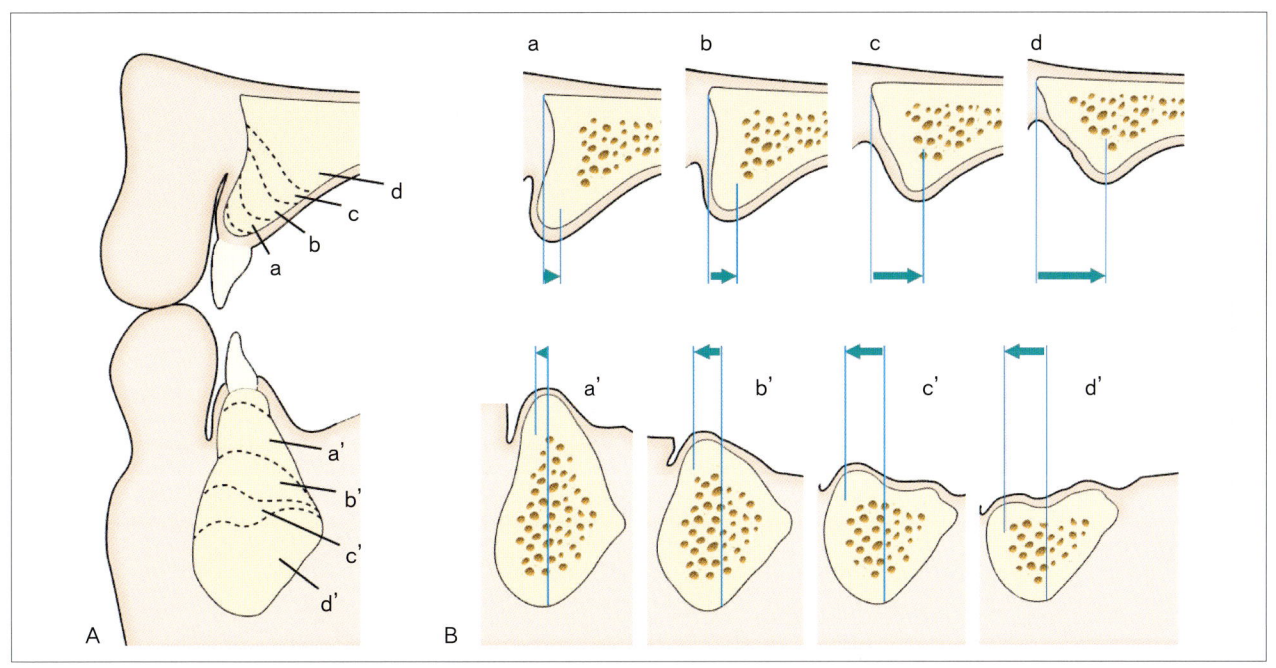

図5-3 前歯部における上・下顎歯槽堤の吸収パターン．
　上顎の歯槽頂は著しく後退することがわかる(Nagle RJ, Sears VH[1]より改変)．

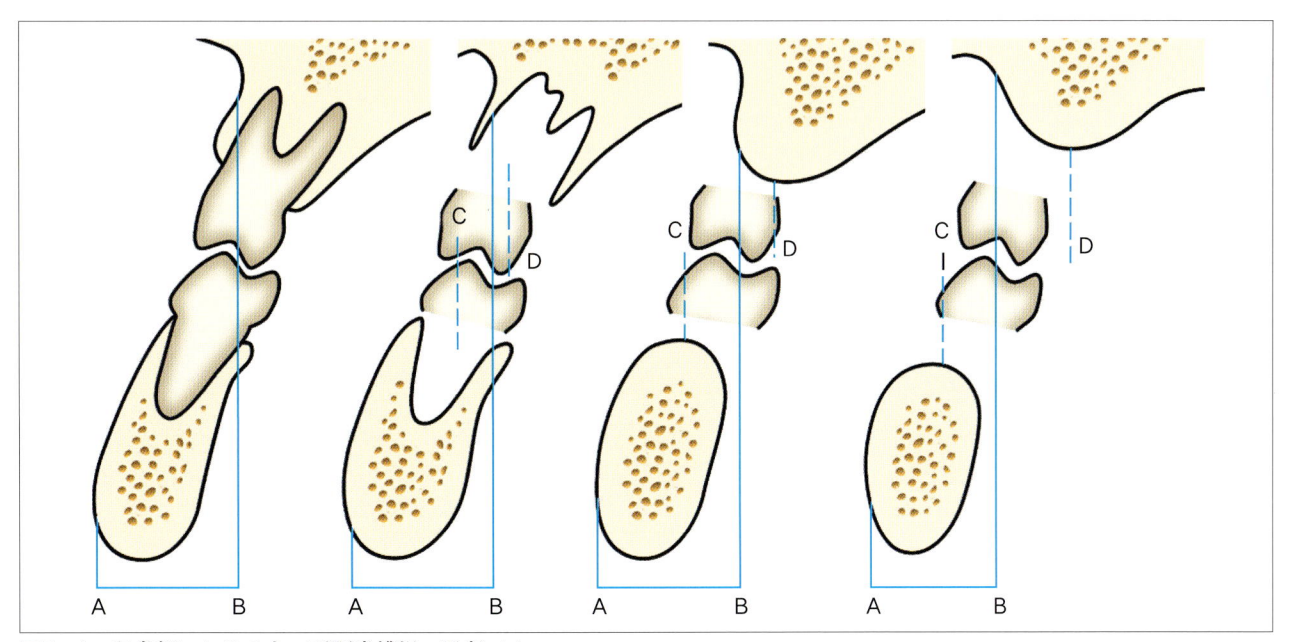

図5-4 臼歯部における上・下顎歯槽堤の吸収パターン．
　Aは下顎骨外縁，Bは上顎骨外縁，C,Dは，歯槽堤の中心．上顎の歯槽頂が成すアーチは縮小し，下顎の歯槽頂のアーチはむしろ拡大する．この状況に対して歯槽頂間線法則を適用した人工歯排列を行えば，結果として逆被蓋咬合を呈する傾向は大きい(Boucher CO[2]より改変)．

　また，その他の考察として，歯槽頂が消失し曖昧な症例も多いことや，実際に歯槽頂間線と咬合平面とのなす角度の測定は咬合器上でどのようにして行うのか，口述，筆舌は可能なものの実践的ではない．また，たとえ角度測定が可能であると仮定しても，咬合高径のわずかな変更に伴い被蓋状態は変化してしまうというむずかしい点もある．したがって，このような思考もあるといった知識の1つとして受け止めている．

構音機能からの人工歯排列

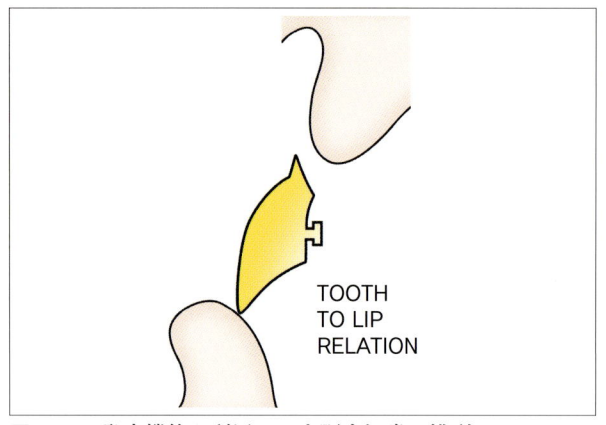

図5-5 発音機能を利用した上顎中切歯の排列．
"F"，"V"音における上顎中切歯切縁の位置は，下唇のドライ・ウェットラインに接することを基準とする．

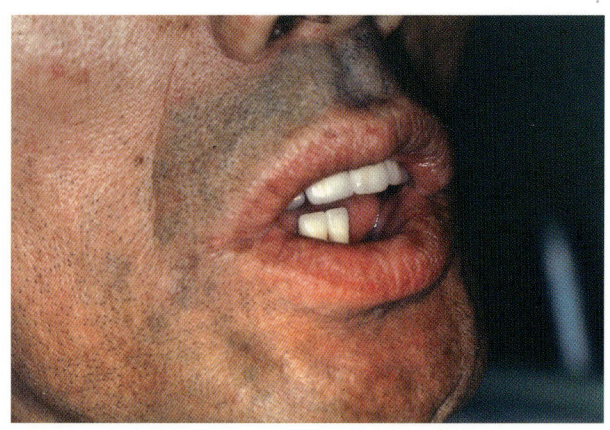

図5-6 発音機能を利用した下顎前歯部の排列．
最初はビーズ・ワックスをスピーキング・ワックスとして用い"S"positionがとれる状態に位置修正を行い，次にその位置を人工歯に置き換え，再度"S"positionを試行し下顎前歯部の排列位置とする．

図5-7 Verti-Centricのもつ意味．
"S"positionで下顎前歯部の排列位置が決定され，そこから中心関係位に誘導すると，症例が備えていた上下前歯部の垂直被蓋，水平被蓋いわゆるアンテリアガイダンスとともに，咬合高径，中心咬合位が復元される（Pound E[3]より改変）．

生理学的思考からの人工歯列

歯槽頂を金科玉条とした力学的思考からの人工歯列構成がある一方，それを否定した生理学的思考での排列理論も存在する．

構音機能を利用した方法

まず，構音機能と解剖学的調和の復元を重視し，天然歯における"F"音や"V"音発音時の口唇と歯牙との位置関係から上顎前歯人工歯の排列位置の範とし（**図5-5**），下顎前歯部も同じく天然歯における"S"音や"Z"音発音時の上下歯牙相互の関係になるよう排列する方法があげられる（**図5-6**）．

天然歯における"F"や"V"音発音時に，中切歯切縁は下唇のドライ・ウェットラインに接するという位置関係を利用するわけである．しかし，われわれの母国語である日本語には"F"や"V"音は存在しないのでこの方法はむずかしい．下顎前歯部は"S"

人工歯列に対する考察

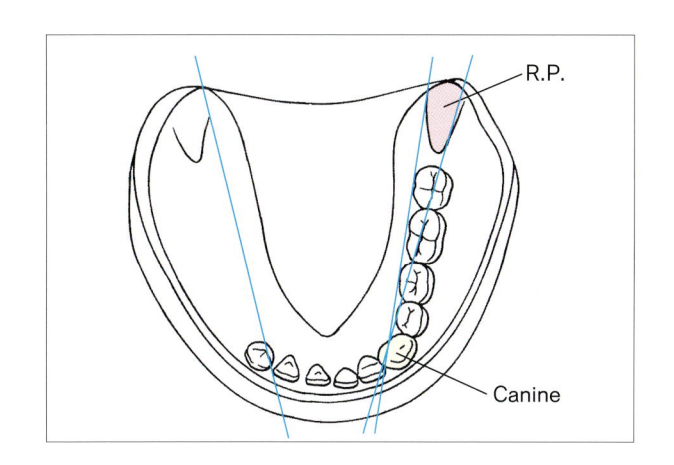

図5-8 下顎臼歯部の排列位置と Pound's Triangle.
　的確に大きさが選択された人工歯を優れたリップサポートが得られるよう排列，試適を行った状態下の下顎前歯部犬歯近心面と後臼歯三角舌側面，頬側面とで構成される三角形を Pound's Triangle という．下顎臼歯舌側面あるいは舌側咬頭が，この三角形のなかに位置するよう排列する．

　音や"Z"音発音時に下顎が前下方に移動し，上下中切歯切縁間に1.5～2.0mm の最小発音間隙を呈することを利用する．この位置関係を"S"position とか"S"clearance という．結果として，症例が有歯顎時に備えていた垂直・水平被蓋関係すなわちアンテリアガイダンス，咬合高径，最大咬頭嵌合位などを復元し，採取できるとされている．
　この方法による下顎位設定は，"S"音や"Z"音発音時に下顎が前下方に移動し，上下前歯切縁間に1.5～2.0mm の最小発音間隙を呈する現象を逆利用し，下顎を後上方に戻して上下前歯部の対向する位置を記録して行われる．この技法は，咬合高径，最大咬頭嵌合位の両者を同時に記録できることから，Verti-Centric Technique と呼ばれ，患者固有の前歯被蓋関係が復元できるといわれる．しかし，この方法は有歯顎時に"S"，"Z"音を発声する際，舌を上下切縁間にはさむクセのある人には不適当である（**図5-7**）．
　また，この方法での臼歯部の排列位置は，解剖学的調和を求め，天然歯臼歯部の植立位置を範とし，下顎小臼歯舌側面は上記のようにして排列された下顎犬歯近心部と後臼歯三角外側とを結んだ線に位置するよう排列する．また大臼歯舌側面は，下顎犬歯近心部と後臼歯三角内側とを結んだ線に位置するよう排列を行う（**図5-8**）．上顎臼歯は，排列された下顎臼歯に対合するよう排列する．
　この方法に対する考察として，前歯部の歯列構成にあたっては，発音テスト結果だけを鵜呑みに信用するとまったく不自然な排列位置，歯冠長径，咬合高径となる危険性も潜在しているので，歯槽堤の吸収量や前歯の平均的歯冠長径などを考慮に入れ，あくまでも解剖学的調和が得られているかを各方面から評価することが重要である．筆者としては，この方法で排列するよりも試適の際の評価手段として活用することを推奨したい．
　臼歯部の歯列構成については，筆者も臨床活用を多く採り入れ，優れた結果が得られている．

筋圧中立位に排列位置を求める方法

　一方，このほかにあげられる生理学的思考での排列理論として，フランジ・テクニックなどに代表される義歯周囲筋の筋圧中立位に排列位置を求める方法がある．
　準備行程として，通法による下顎位記録後に咬合器付着を行い，基礎床だけを別に作製し，キールにより咬合高径を確保した状態で予想される人工歯排列位置に筋圧を

筋圧中立位の人工歯排列

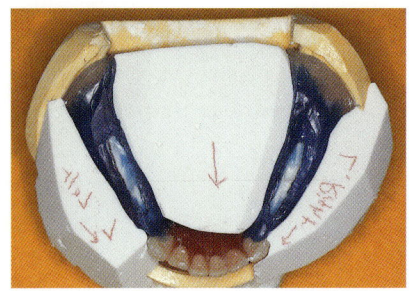

図5-9a 上下前歯部の人工歯排列を行い，優れたリップサポートを確立した後，フランジ・テクニックにより筋中立位を求め，フローしたフランジ・ワックスの面に対して石膏コアを採る．

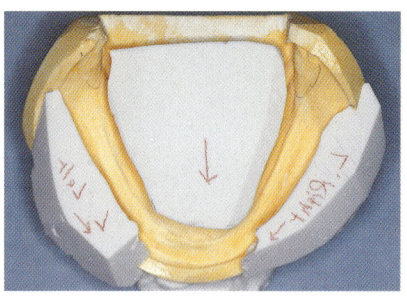

図5-9b 石膏コアに囲まれた筋中立位を人工歯配列位置とする．

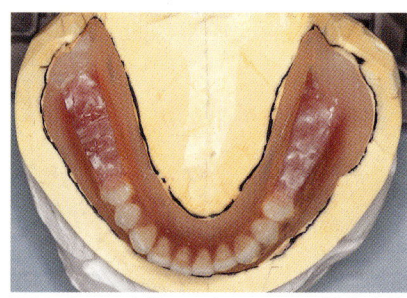

図5-9c 石膏コアをガイドに筋中立位に排列された下顎．

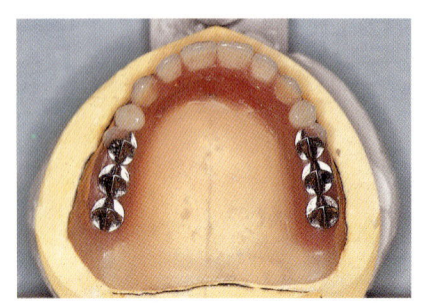

図5-9d 石膏コアをガイドに筋中立位に排列された上顎．

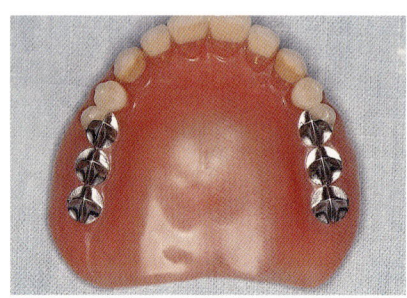

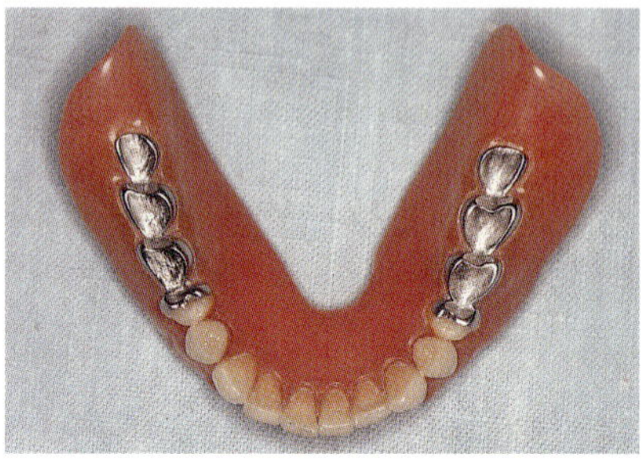

図5-9e, f 筋中立位に排列された上下完成義歯．

とらえることのできるフランジ・ワックスなどの軟性ワックスで咬合堤を設置しておく．

このように作製された咬合床軟性ワックスを約50℃前後の温湯中で軟化し，口腔内に装着し，嚥下，口唇突出，口角後方牽引などの義歯周囲筋の活動を生理的範囲で行わせる．結果として，軟性ワックスは内側からは舌により，外側からは主に頬筋などにより筋圧中立位にフローすることになる．このような操作を繰り返して筋圧中立位を求め，そのゾーンを人工歯の頬舌的幅径，ならびに排列位置とする（**図5-9a〜c**）．筆者は，フランジ・テクニックを数多く活用した経験をもつが，原法よりも前歯部排列を行ってリップサポートを確保後，この方法を活用する方が有効と考えている．

フランジ・テクニックは，アポイントメントを1回増やす必要があるという操作上の複雑さがあり，また慣れないうちはどの時点のワックス面を筋圧中立位として受け止めるべきかむずかしいテクニックと解釈している．しかし結果としては，優れた予後を数多く経験しているので，試行を奨めたい技法の1つである．

有歯顎時の歯牙萌出植立位置への排列方法

このほかにあげられる排列理論には，歯槽堤の吸収パターンを逆計算的に応用して，有歯顎時における生理的状態下での歯牙萌出植立位置を想定し，その位置への復元的な排列方法が存在する．

この方法の基本となるものは，有歯顎上顎における天然歯と，切歯乳頭，口蓋皺襞，

有歯顎時の歯牙植立位置を想定しての人工歯排列

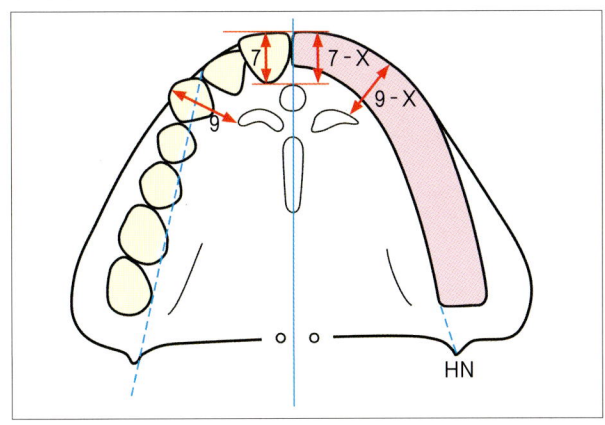

図5-10a 有歯顎模型における切歯乳頭中央と左右犬歯を通過する前額両断(左)と，抜歯後に切歯乳頭が外方移動するので，無歯顎模型では左右犬歯は切歯乳頭の後方辺縁を通過する前額断面上に位置している(右).
X：無歯顎における切歯乳頭，第一横口蓋皺襞の外側への移動量.

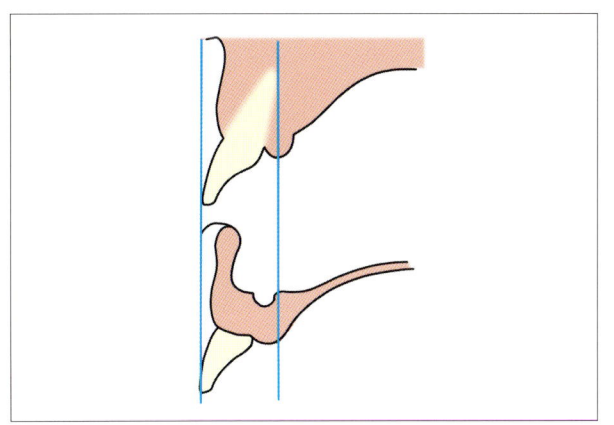

図5-10b このことを，中切歯切縁唇面の位置にあてはめれば，有歯顎では切歯乳頭中央部から前方約7〜10mmのところにあるが，無歯顎ではその数値が外方移動量分少なくなることを意味している(Watt DM, MacGregor AR[4]から改変).

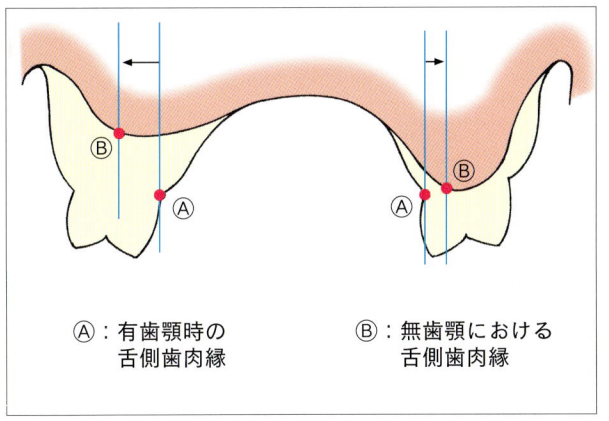

Ⓐ：有歯顎時の舌側歯肉縁　　Ⓑ：無歯顎における舌側歯肉縁

図5-11a 前額断面，有歯顎時における上顎舌側歯肉縁の位置と，抜歯後無歯顎における歯槽堤吸収に伴う舌側歯肉縁の頬側移動の様相(Watt DM MacGregor AR[4]改変).歯槽堤の吸収が進めば頬側移動量も大きいことを示している.

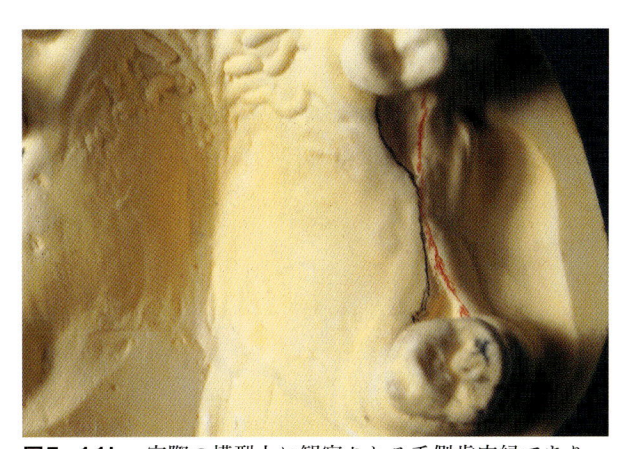

図5-11b 実際の模型上に観察される舌側歯肉縁であり，抜歯後，経時的に古傷ほど頬側移動していることがわかる例である.

表5-1 上顎歯抜去後の舌側歯肉縁残遺の唇頬側への移動量(被験者数25名)

部位と計測面	変化の平均値(mm)	標準偏差(mm)
切歯矢状断	1.6	1.16
第一小臼歯前額断	2.6	1.43
第二小臼歯前額断	2.8	1.16
第一大臼歯前額断	2.9	1.30
第二大臼歯前額断	3.6	1.26
第三大臼歯前額断	2.9	1.51

(Watt DM MacGregor AR[4]改変)

舌側歯肉縁などの軟組織との位置関係の統計的記録である(**図5-10**).これらの軟組織は無歯顎になっても残遺するので，歯槽堤の吸収に伴うそれらの位置的移動を理解し，この統計的数値を活用し，排列位置にあてることが重要となる(**表5-1**，**図5-11**).

筆者の考える人工歯列構成

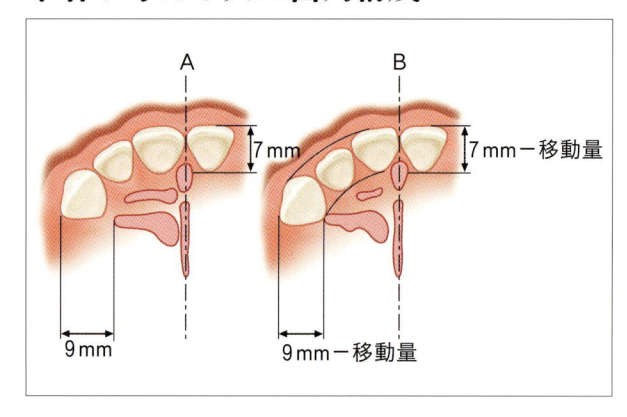

図5-12 A：有歯顎における切歯乳頭と中切歯切縁，第一横口蓋皺襞先端と犬歯唇面との位置関係．B：総義歯における人工歯排列位置は，有歯顎における数値より切歯乳頭や第一横口蓋皺襞の唇頬側への移動量分少なくなることに注目（Schleieh H の図より改変）．

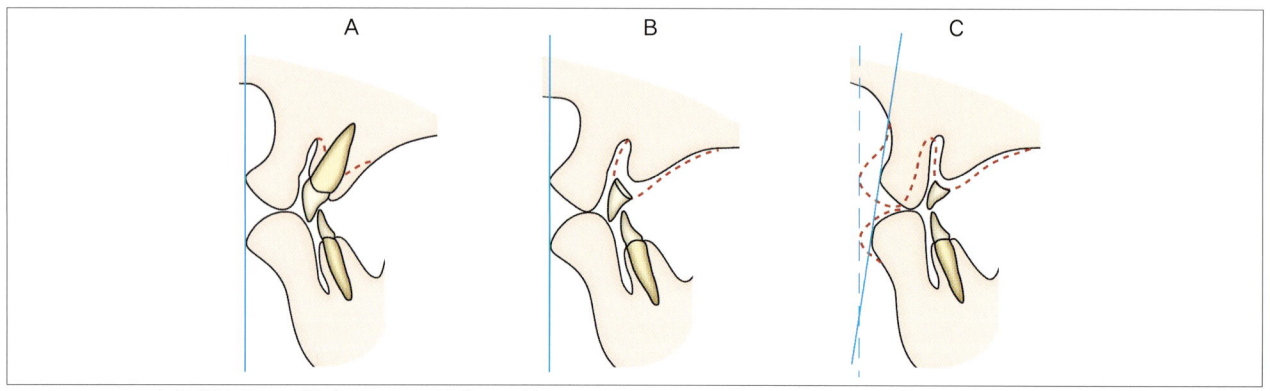

図5-13 A：生物学的萌出，植立をもつ天然歯は，結果的に口唇，舌と調和した位置関係をもつ．B：総義歯における人工歯排列も，Aのように口唇，舌と調和した位置関係を満足できる排列位置が必要であり，またそれを全うできるような唇舌径をもつ前歯部人工歯の選択が重要となる．C：天然歯よりはるかに薄い唇舌径をもつ前歯分人工歯を選択したり，静力的前歯排列を行えば，口唇や舌との生理的関係は達成されず，審美性のみならず構音，咀嚼機能の障害の要因となる（Schleieh H の図より改変）．

　下顎では，口腔前庭溝，後臼歯三角，歯槽堤などを参考に，天然歯が植立していた位置を想定し，いわゆる天然歯植立位置への排列が行われる．
　この方法は，上手に活用すれば操作上簡単であり，現在の筆者の臨床では最も活用頻度が高い方法である．

筆者の考える人工歯列構成

　筆者の人工歯列構成に対する考え方は，極端な力学的思考は捨てるべきとしているので，どちらかといえば先述した生理学的思考での排列理論に近い．しかし，生理学的思考だけで天然歯があった位置に復元することにも問題がないわけではない．その理由として，天然歯が植立していた位置が必ずしも理想ではないことがあげられる．
　それは，天然歯の植立機構を考えると，基底骨としての顎骨上に歯槽骨に周囲を取り囲まれて植立している．ちょうど，岩盤上の土地に植立している樹木と同じである．したがって顎骨そのものの大きさが調和のとれたものであっても，その歯牙が転位歯であれば，抜歯後形成される歯槽堤も転位した位置に形成される．このことから，もし天然歯の歯列がアーチの狭い状態であれば，歯槽堤弓も狭く形成されるため，それを範とした人工歯列には否定的見解をもつためである．

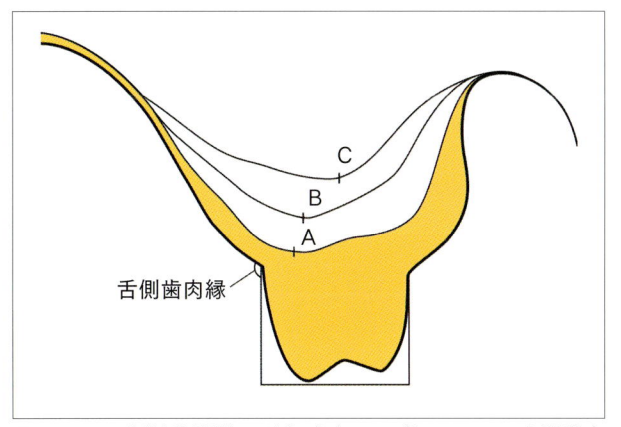

図5-14 上顎歯槽堤の吸収度合から考えられる舌側歯肉縁と臼歯部排列位置(咬合堤)との関係．A：歯槽堤の吸収が少ない場合は，舌側歯肉縁上に咬合堤幅舌側寄り1/4を，B：中等度な吸収の場合は1/3を，C：吸収著しい場合は1/2を，それぞれ位置するよう設置する．

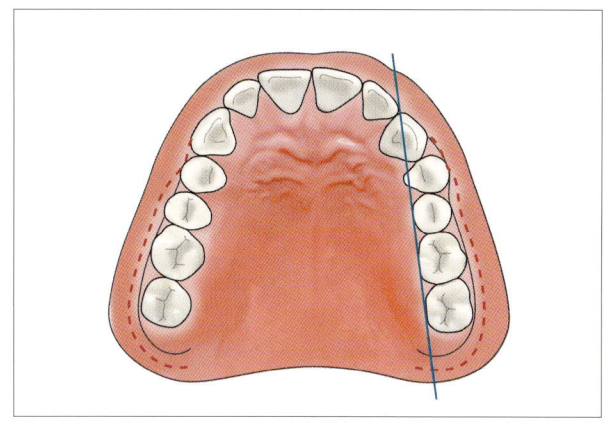

図5-15 調和した大きさの前歯部人工歯を，口唇，舌と調和した状態位置に排列させた場合，犬歯近心と翼突下顎縫線を線で結び，その位置を臼歯舌側面として排列する．

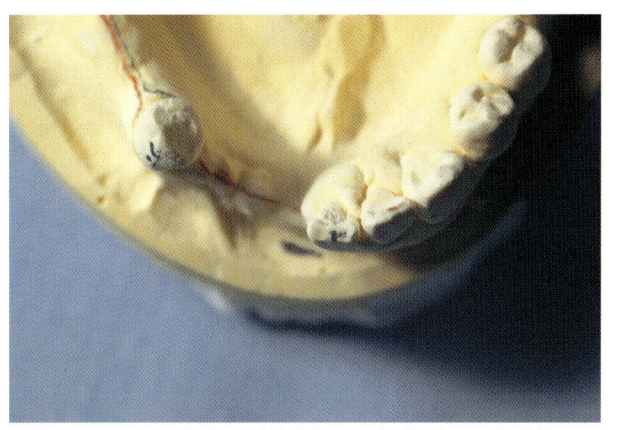

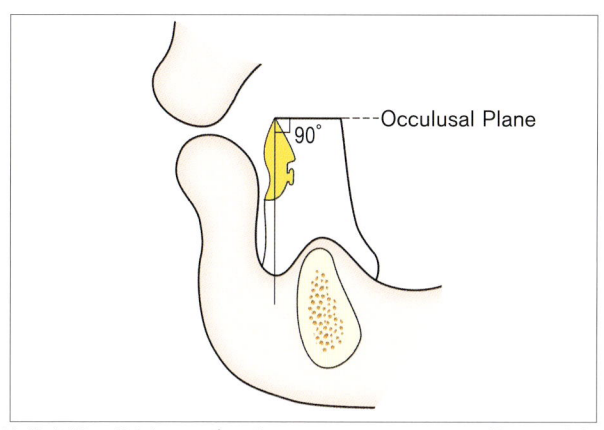

図5-16a, b 天然歯下顎前歯部の切縁位置と，抜歯後における口腔前庭溝の位置がほぼ一致していることがわかる模型の咬合面観．咬合平面から下ろした垂線が口腔前庭溝に一致する位置を下顎中切歯切縁の排列位置とする．

したがって，天然歯歯列が理想的な場合には，それを範とする人工歯列には賛成できるが，発育途中に完成した非理想的な天然歯列を復元することには多くの問題があるといえる．そのような場合には，天然歯列を理想的な歯列にMTMなどにより修正したような人工歯列が望ましいと考えている．また，われわれが万有引力のもとで地球上に住む以上，矢状正中面を介して左右対称性である方が，発音における舌房の問題や全身の健康維持のうえで，理想的と考えている．

ここで筆者の考える理想的歯列について極論すると，それは舌が無理なく歯列舌面に接触できるような広い舌房が確保でき，結果として嚥下しやすい歯列になる．

歯列構成の基本的手段としては，上顎前歯部では有歯顎上顎における天然歯と切歯乳頭，第一横口蓋皺襞を，臼歯部は舌側歯肉縁の位置関係の統計的数値を活用する．したがって前歯部人工歯は残遺する切歯乳頭，第一横口蓋皺襞の位置から人工歯排列にあてるし，それを満足するような唇舌径が人工歯にも要求される(**図5-12, 13**)．

臼歯部人工歯は残遺する舌側歯肉縁を排列基準に取り入れている(**図5-14**)．この際，左右の歯槽堤を観察評価し，天然歯列時を想定し，優勢側を基準として左右対称性を備えるようにする．

また，ほかの排列方法としては，前歯部を排列試適後，翼突下顎縫線ハミュラーノッ

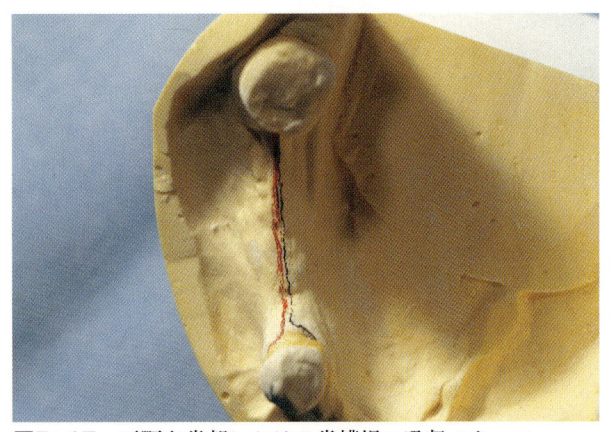

図5-17 下顎臼歯部における歯槽堤の吸収パターン．
小臼歯部においては歯槽頂が頰舌的に均等，あるいはやや舌側寄りにでき，大臼歯部は頰舌的に均等，あるいはやや頰側寄りにできる．

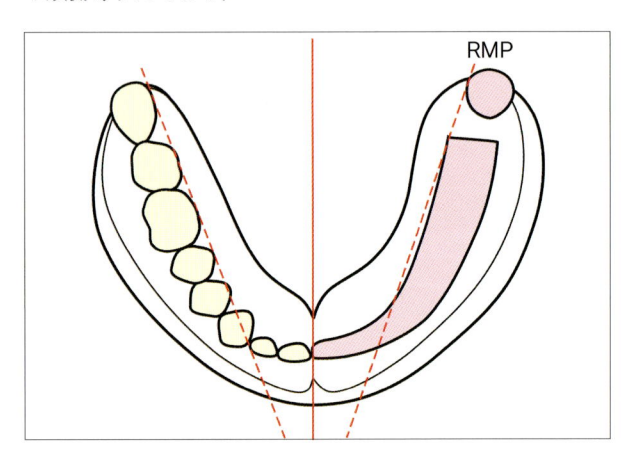

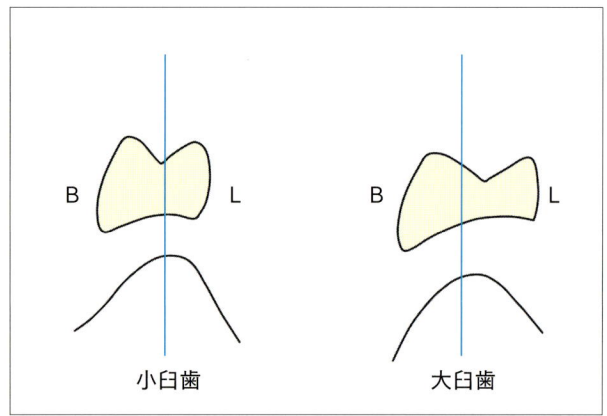

図5-18 歯槽頂が存在する場合の臼歯部排列位置．
小臼歯部人工歯は，中央溝を歯槽頂に一致させる．大臼歯部人工歯は，頰側咬頭内斜面を歯槽頂に一致させる．

図5-19 歯槽頂がない場合の下顎臼歯部の排列位置．
下顎臼歯の舌側面あるいは舌側咬頭が犬歯近心面と後臼歯三角舌側面，頰側面とで構成される三角形の中に位置するよう排列する．しかし有歯顎歯列（向かって左）でわかるように，このことは調和した大きさの前歯部人工歯が口唇，舌と調和した状態位置に排列された場合のことである．

チ部と犬歯近心を線で結び，その線に臼歯舌側面を一致させるか，やや外側に排列する．この際，第一小臼歯だけは線よりやや内側に排列されることもある．この方法は，前法での排列結果の評価手段として活用することも多い（**図5-15**）．

下顎では，咬合平面から口腔前庭溝に向かって下ろした垂線上に中切歯切縁が位置するよう前歯部を排列する（**図5-16a, b**）．しかし，そのように排列した結果，上顎前歯との関係で下顎前突になる症例では，上記のことを守らず，たとえ歯槽堤を後方に越えても内側に排列を試み，アンテリアガイダンスが得られるような排列を行う．結果として，舌房を損なうことなく審美性が確保され，患者にも喜ばれることが多い．この排列法は例外ではあるが，活用価値のあることとして知っておいてよいだろう．

臼歯部の排列にあたっては，歯槽堤の吸収パターン（**図5-17**）から歯槽頂がある場合は，小臼歯部はそれをまたぐ位置あるいはやや頰側寄りに排列し，大臼歯部は頰側咬頭内斜面あるいは頰側咬頭頂が歯槽頂に一致するよう排列する（**図5-18**）．

歯槽堤の吸収が著しく，歯槽頂として判断できない場合は解剖学的調和を求め，天然歯臼歯部の植立位置を範として，臼歯舌側面，あるいは舌側咬頭をすでに排列されている下顎犬歯近心部と後臼歯三角外内側とを結んでできる三角形内に位置するよう排列を行う．結果として，下顎でも臼歯部は翼突下顎縫線と犬歯近心を結んだ線より外側に排列される（**図5-19**）．

また人工歯排列の遠心限界は，歯槽堤の吸収に関係なく，上顎は上顎歯槽結節前縁，下顎は後臼歯三角前縁までとする．この点で，矢状面観で後方臼歯部域が吸収著しく

斜面を形成した部位に排列すると，下顎義歯の前方推進現象の要因となるとの反論もあることと思う．しかし食塊形成時，その部位だけに食物が存在するわけではなく，前方推進現象は存在しないと考えている．

　以上のような人工歯列構成を考察すると以下のようにまとめられる．

①義歯周囲筋群の生理的調和が得られる結果として，咀嚼機能を餅つきの場面での例を考えても，義歯周囲筋群が巧みに餅をこねる助っ人が働くため，効率的である．

②歯列だけでなく，口蓋面形態が解剖学的調和がとれた生理的な状態に復元されることにより，優れた舌房が確保され，発音・談話機能の回復が得やすい．

③左右対称性の歯列により，解剖学的に調和がとれた lip support, buccal support, buccal corridor が得られるため，静態としての外観，動態としてのスムーズな表情構成能といった審美性の回復がなされる．

④当初に述べたように，舌が無理なく歯列舌面に接触できるような広い舌房が確保でき，結果として嚥下しやすく，舌側からの辺縁封鎖が解けにくく，優れた維持を示し装着感向上が得られやすい．

⑤また，その他の考察として，歯槽頂が消失し曖昧な症例にも活用できる．

⑥結果として，上顎歯列(とくに犬歯)は河川でいえば堤防，牧場でいえば柵のように，下顎歯列という河の流れ，牧場の牛をコントロールし，優れた顎位をキープでき，下顎位の偏位を制御できるような上顎対下顎の歯列構成となる．

咬合床

基礎床の作製

　充実した咬合採得を行うには，印象調製結果に基づく維持・安定性のよい基礎床がまず必要である．そのため，一般には即時重合レジンや，熱可塑性のプラスチック板による精度のよい仮床が用いられる．また，完成義歯床の基礎床部のみを加熱重合レジンで作製したり，あるいは最終印象したトレーをそのまま基礎床として充当するテクニックもある．

咬合堤の設置法

　咬合堤は，総義歯のほかに多数歯欠損例といった有床補綴独特なものであり，一般には上顎の咬合堤上に人工歯の垂直的排列位置を咬合平面として記録し，それに下顎の咬合堤を対合させ，垂直的下顎位としての咬合高径ならびに水平的（前後・左右的）下顎位の設定に活用される．また，唇舌・頬舌的な人工歯排列位置の基準となる．

　とくに，高齢患者層の多い無歯顎補綴においてはチェアタイムが短縮できる臨床工程が要求され，少ない調整で咬合平面，咬合高径が設定でき，かつ人工歯排列の適切なガイドとなるような臨床的に実践度の高い咬合床の準備が肝要となる．

　その要点は，咬合堤の設置方法にかかわっており，咬合堤を唇舌・頬舌的にどの位置におき，またどのような高さを与えておけばよいか，そして遠心限界をどこでカットしておくかといったことになる．

　以上のことを意図した咬合堤の設置方法は前項での人工歯列構成を予測することを基本的背景とした方法に尽きるが，その具体的な方法について述べることにする．

上顎の咬合堤設置

①上顎模型を観察し，切歯乳頭，第一横口蓋皺襞，舌側歯肉縁，翼突下顎縫線ハミュラーノッチ，正中矢状線，水平基準点を記録する．また，中切歯根尖部口腔前庭溝をマークしておく（**図5-20a, b**）．模型をSHILLA Ⅰに適合し，正中矢状面から左右ハミュラーノッチの水平基準としての同高性を求める（**図5-21**）．

②基礎床を適合し，咬合堤をおおよその歯牙植立位置に設置する（**図5-22**）．この段階ではおおまかな位置づけでよい．咬合堤の高さは，加温した咬合平面ガイド・スパチュラの水平基準板を模型ハミュラーノッチ部にあてがい，ワックスを溶かし，前歯部で中切歯根尖部口腔前庭溝からおよそ22mmになるようにする[6]（**図5-23～25**）．

咬合床

上顎咬合堤の設置

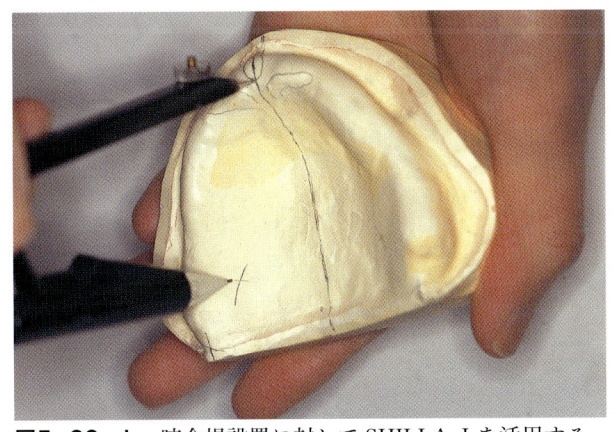

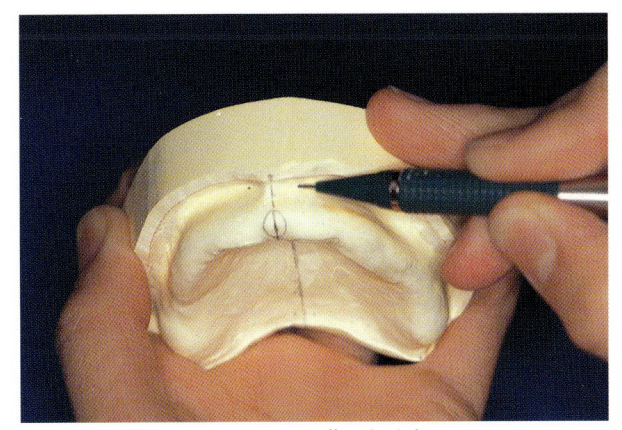

図5-20a, b 咬合堤設置に対してSHILLA Iを活用する．上顎模型に正中矢状線を記録し，大口蓋孔相当部やハミュラーノッチ部に水平基準点を設ける．また，口腔前庭溝に中切歯根尖相当部をマークする．

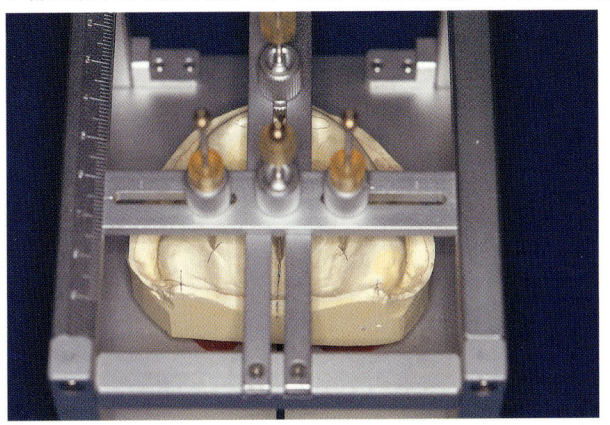

図5-21 模型をSHILLA I上に置き，正中矢状面を記録し，ハミュラーノッチ部水平基準点の同高性を精査し，同高性になるよう修正する．

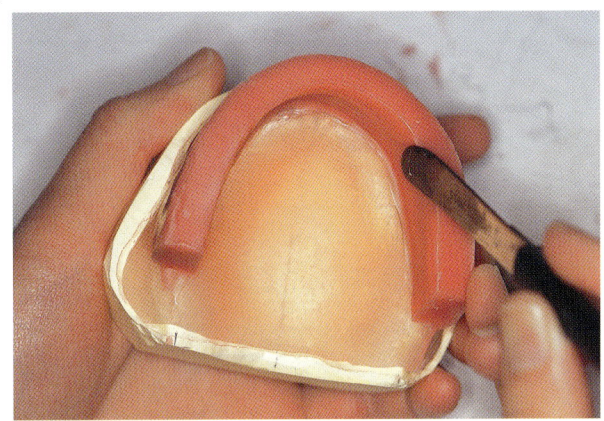

図5-22 基礎床の上に咬合堤を任意にやや太めに幅をもたせ設置する．

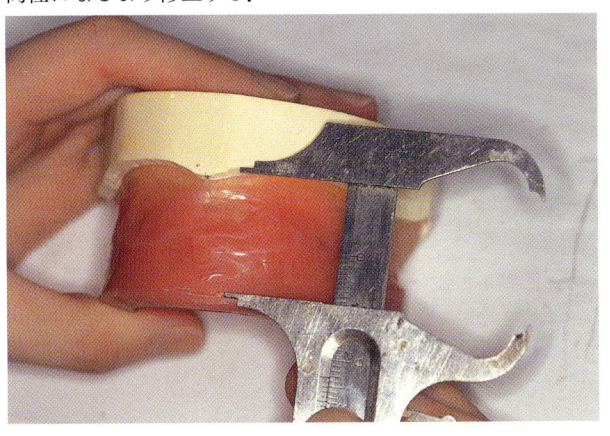

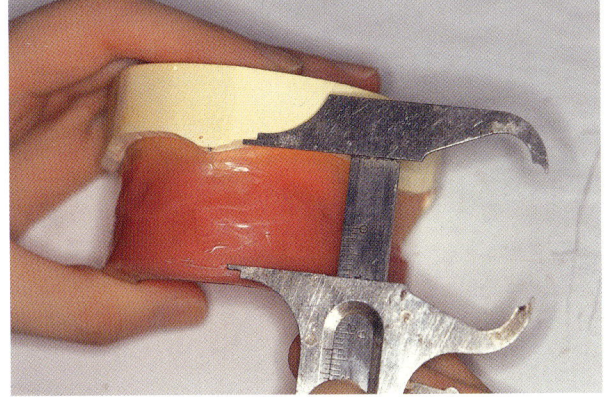

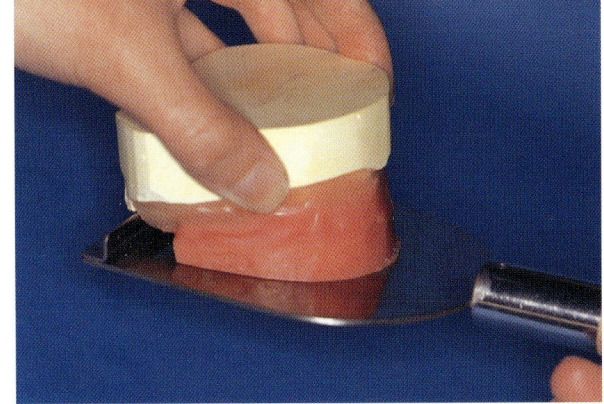

図5-23 咬合堤唇面に中切歯部口腔前庭溝根尖相当部から22mmの高さをマークする[6]．
図5-24 熟した咬合平面ガイド・スパチュラを同高性を求めたハミュラーノッチ部にあてがい，前歯部の咬合堤唇面にマークした高さまで溶かす．
図5-25 咬合堤にあらかじめ付与しておく咬合平面の高さは，前歯部では有歯顎時における口腔前庭溝から中切歯切縁までの距離の平均値を活用する．この方法だと，歯槽堤の吸収状態に影響されることが少なく，臨床的である．

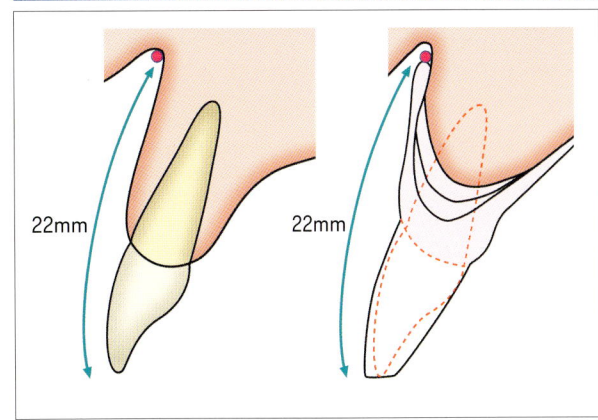

185

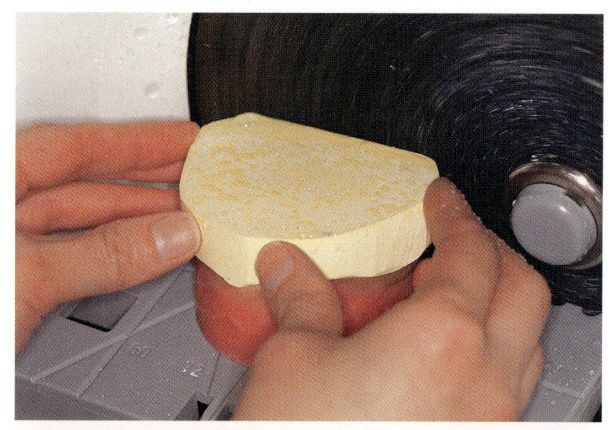

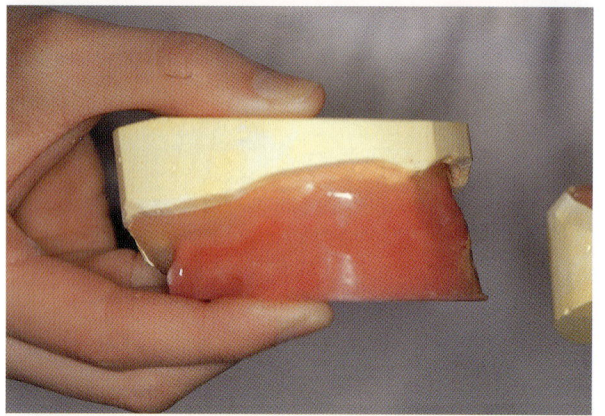

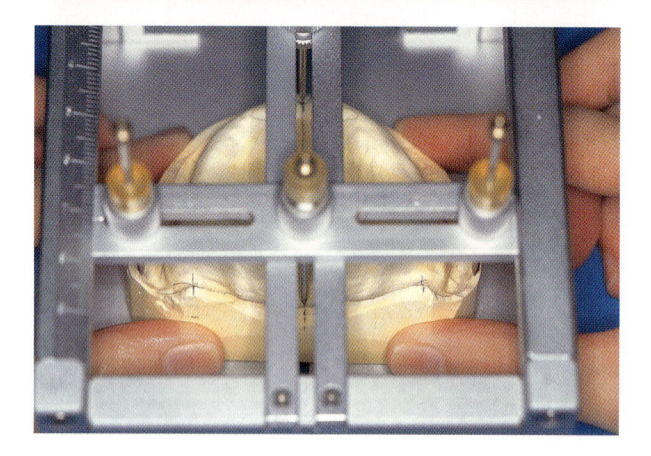

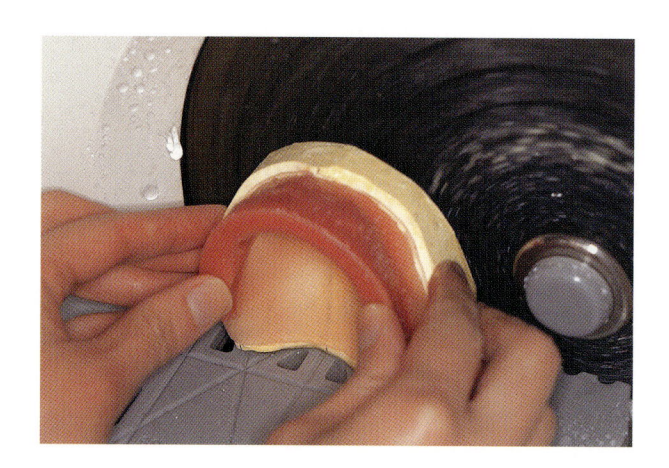

図5-26a〜c 付与した咬合平面と模型基底面を平行にする．平坦なディスク面をもつモデル・トリマーを用意し，それと90°に模型固定盤を調節する．まず，咬合堤咬合平面を模型固定盤に適合し模型の後面を削る．次に，模型後面を模型固定盤に適合し模型基底面を削る．以上の操作で，模型基底面は咬合平面と平行になる．

図5-27 模型だけをSHILLA Ⅰ上に乗せ，模型正中矢状線をSHILLA Ⅰに合せる．

③ディスクと固定盤が直角なモデル・トリマーを利用して，咬合堤に付与した咬合平面と模型基底平面を平行にする(**図5-26a〜c**)．

④ここからはSHILLA Ⅰの4本の羅針を活用し，上顎模型上に記録してある切歯乳頭，第一横口蓋皺襞，舌側歯肉縁，翼突下顎縫線ハミュラーノッチなどの位置を記録し，その位置を基本として咬合堤の唇舌・頰舌的位置設定を行う操作に移る．

　先に述べたように，筆者の抱く歯列構成は左右対称性を与えたいため，咬合堤の設置に関しても同じであり，模型上で観察される優勢側を基本に取り入れることが今後の行程上重要である．

⑤天然歯中切歯は，その唇面が切歯乳頭より前方5〜10mmの位置にあることから，前歯部咬合堤もその位置に設置する．一般には，7〜8mmをとるように設置することが多い．

　したがって，まずはじめにSHILLA Ⅰで正中矢状面の模型分析を行い，模型

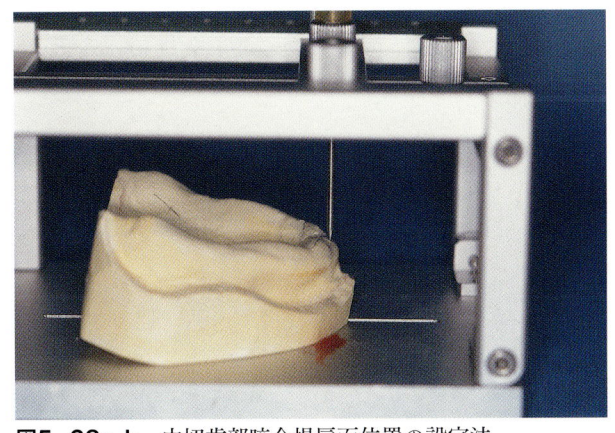

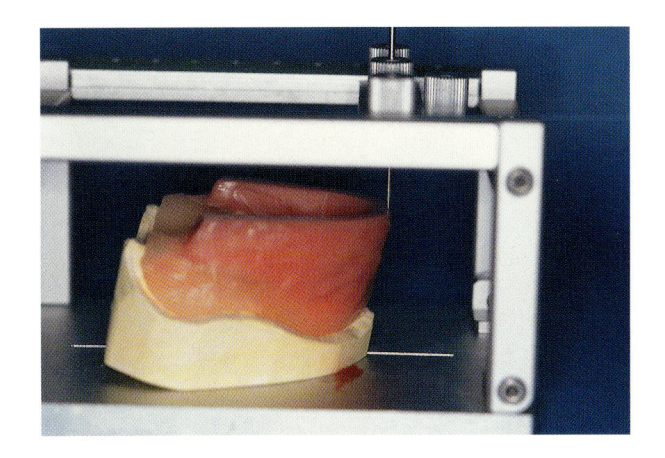

図5-28a, b 中切歯部咬合堤唇面位置の設定法．
　SHILLA Ⅰの正中指導羅針を模型切歯乳頭に合わせ数字を読みとる．
　有歯顎における上顎中切歯切縁は，切歯乳頭前方約7〜8mmの位置にあるのが一般であるが，抜歯後矢状断面観で外側いわゆる前方に移動といった歯槽堤の吸収パターンを理解し，切歯乳頭から前方約5〜6mmに正中指導羅針を移動し，その位置を中切歯部咬合堤唇面とする．

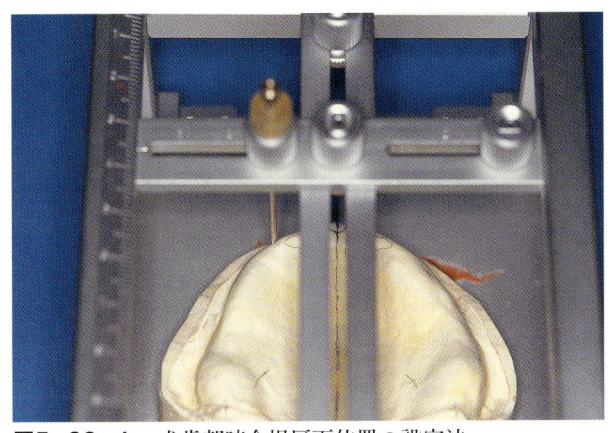

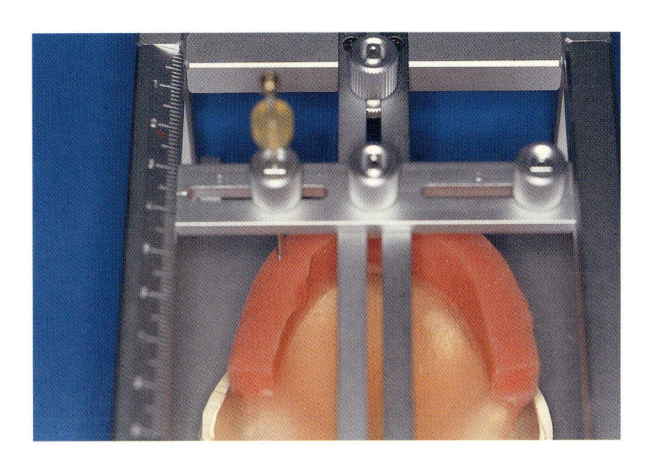

図5-29a, b 犬歯部咬合堤唇面位置の設定法．
　模型上の左右歯槽堤を観察し，優勢と考えられる側の歯槽堤を対象とし，SHILLA Ⅰの同高点指導羅針を模型第一横口蓋皺襞先端に合わせ，数字を読みとる．
　有歯顎における上顎犬歯唇面は，第一横口蓋皺襞先端外方約9mmの位置にあるのが一般であるが，抜歯後前額断面観で外側いわゆる頬側に移動するので，その位置から外方約7mmに同高点指導羅針を移動し，その位置を犬歯部咬合堤唇面とする．

を正中矢状面に正しく設置する（**図5-27**）．この状態の模型の切歯乳頭の位置にSHILLA Ⅰの前後的に移動できる前方の羅針を合わせ，その際の数値を読みとる（**図5-28a**）．次に，その状態の模型上に咬合床を適合し，羅針を読みとった数値＋約7〜8mmの位置に移動し，当該部を咬合堤唇面の位置とする（**図5-28b**）．

　しかし歯槽堤の吸収とともに切歯乳頭は上位を呈する一方，唇側（外側）に移動するので，切歯乳頭の遠心部から測定したり，症例により，その分だけもともとは口蓋側（内側）にあるべきことを読む必要がある．たとえば吸収の結果2mm唇側移動していると考えられる場合には，切歯乳頭中央から咬合堤唇面は約5mmの位置に設定するようにする．

⑥天然歯犬歯は，その歯頸結節が最前方にある大きい第一横口蓋皺襞末端から約3mmの位置にあり，唇面は約9mmの位置にあることから，犬歯部咬合堤もその位置に設置する．この際に，SHILLA Ⅰの側方的に移動できる羅針を活用し，同じ要領で咬合堤の位置を設定する．

　しかしこの際にも，歯槽堤の吸収とともに切歯乳頭や第一横口蓋皺襞は唇側（外側）に移動するので，症例によりその分だけを読む必要がある．たとえば，吸収の

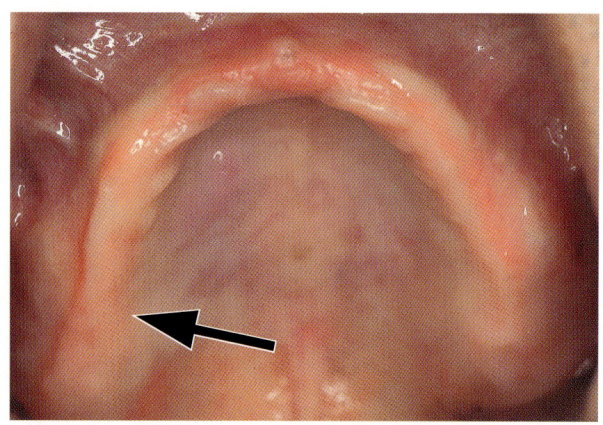

図5-30 臼歯部咬合堤舌側面位置の設置基準となる舌側歯肉縁の口腔内所見．舌側歯肉縁は，抜歯後，歯槽堤の吸収に伴い前額断面観で頬側へ移動する．

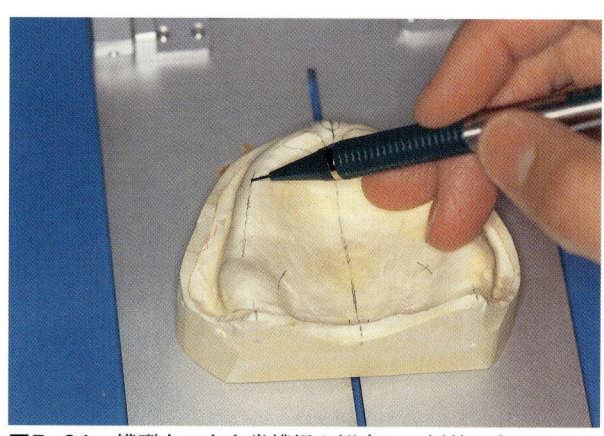

図5-31 模型上の左右歯槽堤を観察し，優勢と考えられる側の歯槽堤の舌側歯肉縁を対象とし，吸収により頬側移動した分だけ（一般に約3mm）口蓋側寄りに修正しマークする．

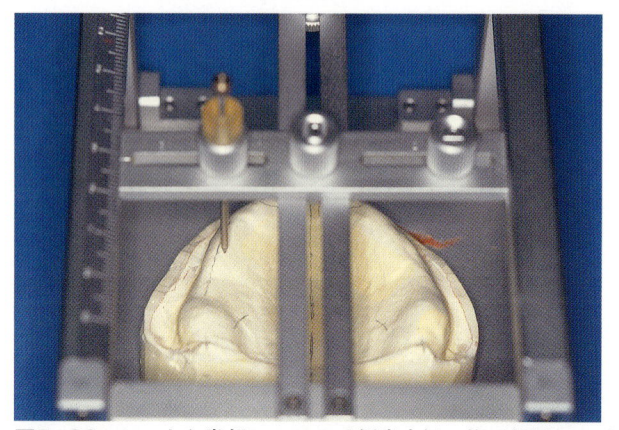

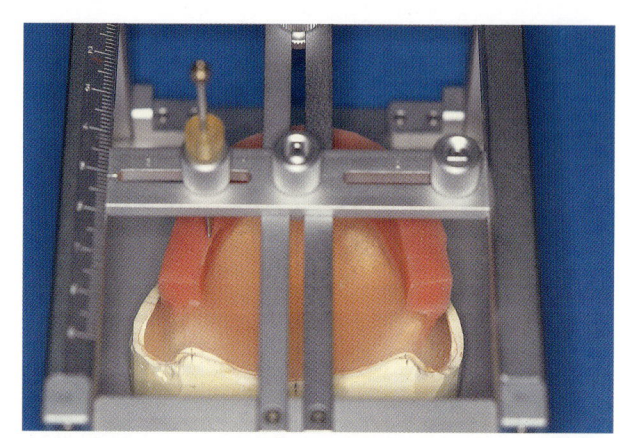

図5-32a, b 小臼歯部における舌側歯肉縁の修正位置から咬合堤に羅針を下ろし，当該部を咬合堤舌側面とする．

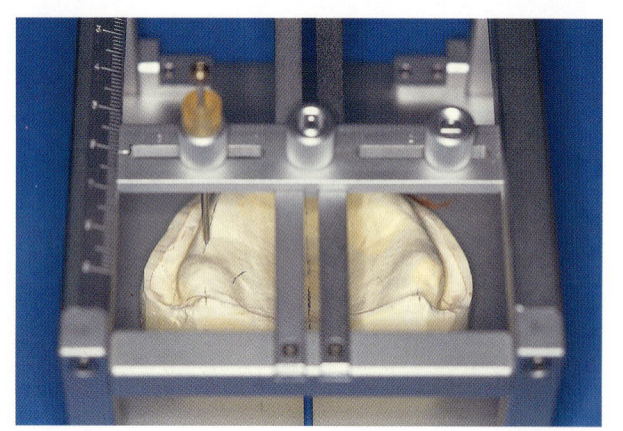

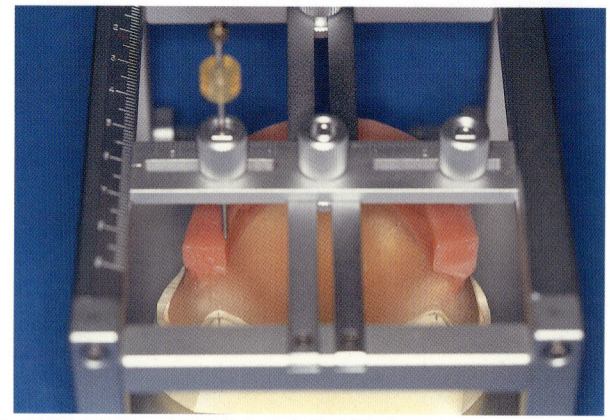

図5-33a, b 大臼歯部における舌側歯肉縁の修正位置から咬合堤に羅針を下ろし，当該部を咬合堤舌側面とする．

結果2mm唇側移動していると考えられる場合には，第一横口蓋皺襞末端から咬合堤唇面は約7mmの位置に設定する（**図5-29a, b**）．

また第一横口蓋皺襞末端は，犬歯舌側面の中央あるいはやや遠心を指すとか，犬歯尖頭は正中線と直交する切歯乳頭部を通過する線上の±1mmのところにあるとの報告もある．咬合堤の設定や人工歯の大きさの選択，排列などのうえで知識として活用することが重要である．咬合堤の頬舌幅は，前歯部では約3〜5mmを与える．

⑦小臼歯部，大臼歯部の咬合堤の設置は，観察される舌側歯肉縁を症例に応じた歯槽

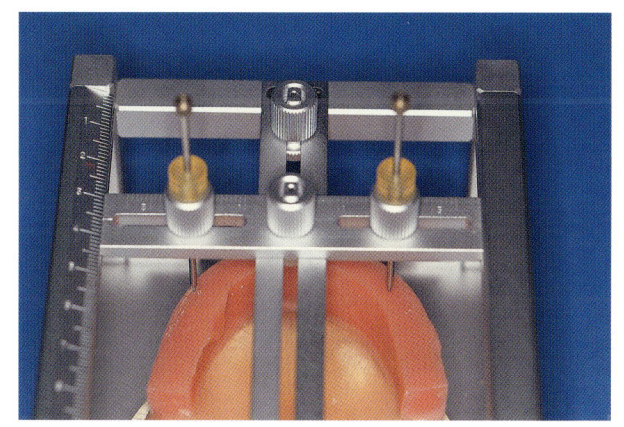

図5-34 劣性と考えられる反対側咬合堤咬合面に対しては，左右対称に同じ数値でマークする．

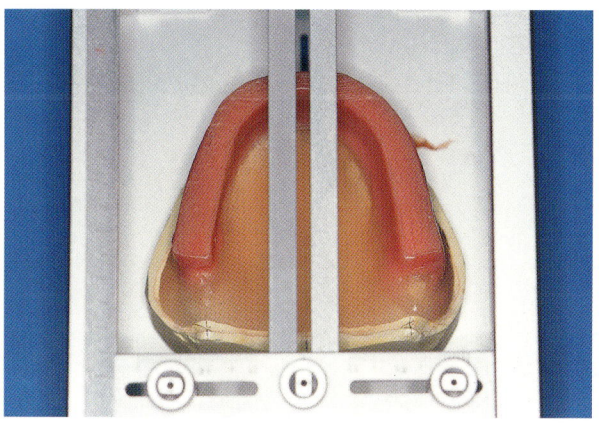

図5-35 マークした基準点から前歯部で3〜5mm，小臼歯部で7〜8mm，大臼歯部で8〜10mmの頬舌幅でトリミングし，咬合堤の遠心限界を上顎歯槽結節の前縁とし，左右対称的な上顎咬合堤設置が終了する．中切歯部に正中線をマークする．

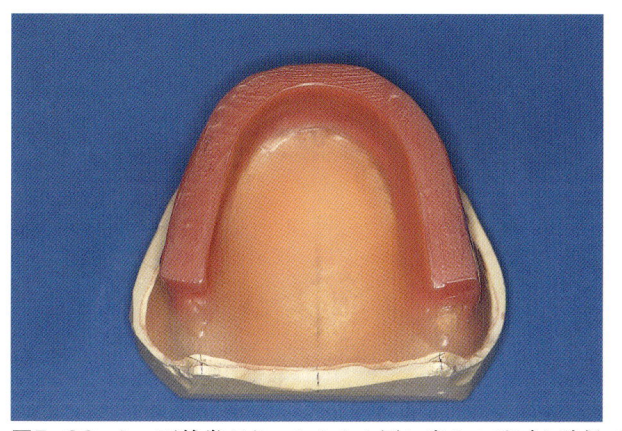

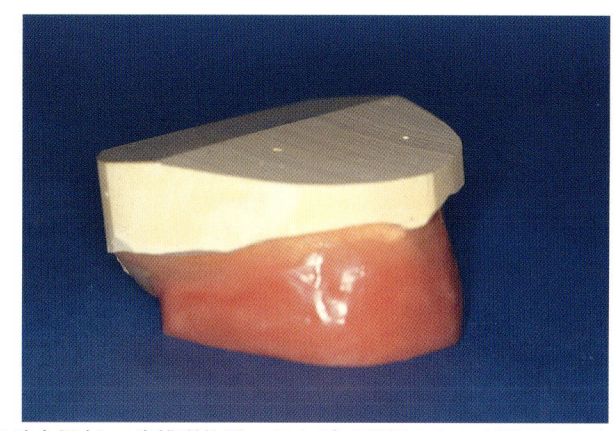

図5-36a, b 天然歯があったときと同じ広さの舌房を確保できる咬合堤（人工歯排列位置のガイド）が設置された上顎咬合床咬合面観と側面観．

堤の吸収量から判断し，舌側歯肉縁の位置から咬合堤の舌側面を位置づける（**図5-30〜33a, b**）．

舌側歯肉縁は，歯槽堤の吸収に伴って頬側（外側）に位置移動するので，Watt DMとMacGregor ARの研究成果に基づきその移動量を逆計算することが重要となる．筆者は，多年の臨床活用からその相関関係を見出し，簡素化した方法で行っている．

それは**図5-14**に示したように，①歯槽堤の吸収が少ない場合は舌側歯肉縁上に咬合堤幅舌側寄りの1/4を，②中等度の吸収においては1/3を，③吸収著しい場合は1/2をそれぞれ位置するように咬合堤を設置することである．咬合堤の頬舌幅は，小臼歯部で約7〜8mm，大臼歯部で約8〜10mmを与え，歯槽結節前縁を遠心限界とする．

歯列構成は左右対称性を与えたいため，模型上で観察される優勢側を基本に取り入れ，上記の行程を行うことを推奨する（**図5-34，35**）．

以上，上顎咬合堤の唇舌・頬舌的設置法の実際を解説した．この結果できる咬合床（**図5-36a, b**）は，ほとんどは無修正で受け入れられることが多いことを特筆したい．また，臨床操作を非常に簡素化できることも強調したい．

下顎の咬合堤設置

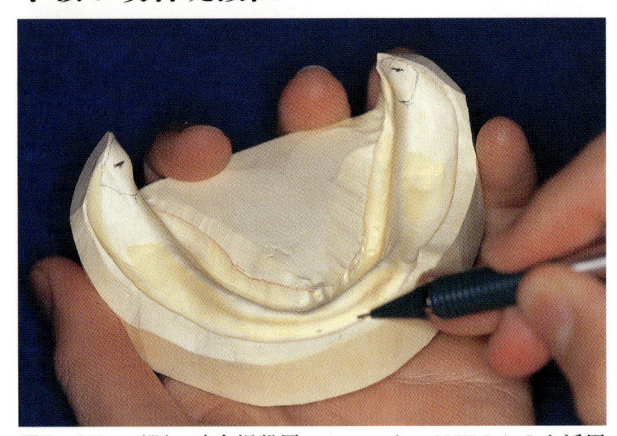

図5-37 下顎の咬合堤設置においても，SHILLA Ⅰを活用するため，まず下顎模型に正中矢状要素として下唇小帯，舌小帯，後臼歯三角，翼突下顎縫線を記入し，また口腔前庭溝に中切歯根尖相当部をマークする．

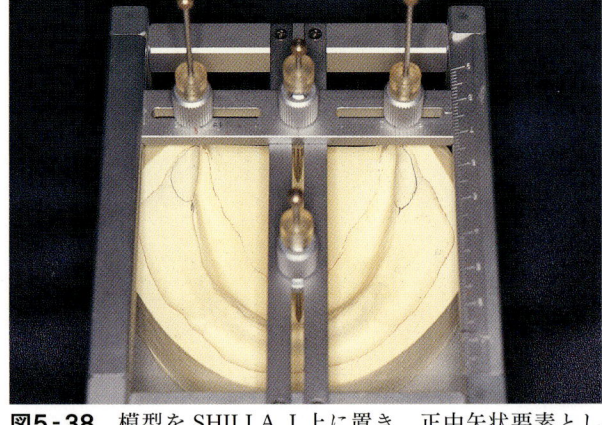

図5-38 模型をSHILLA Ⅰ上に置き，正中矢状要素としての下唇小帯，舌小帯を正中指導羅針に一致させ，後臼歯三角，翼突下顎縫線を同高的にかつ左右対称的に位置づけ，正中線を印記する．

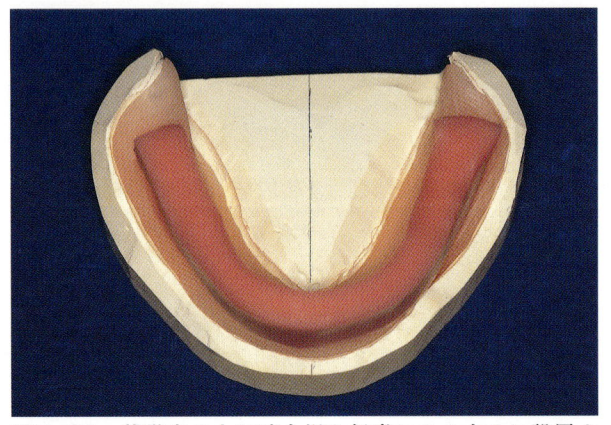

図5-39 基礎床の上に咬合堤を任意にやや太めに設置する．

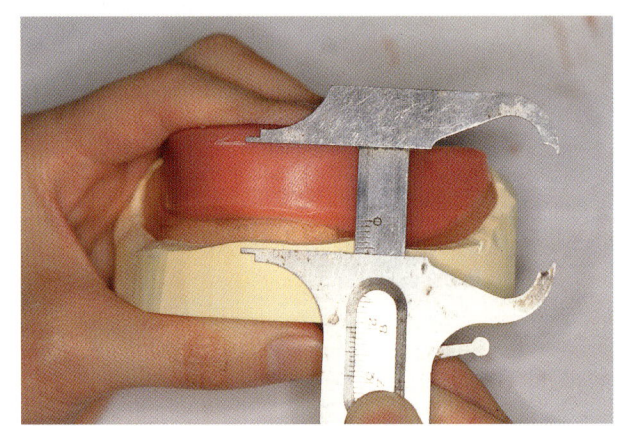

図5-40 咬合堤唇面に中切歯根尖相当部から16mm（本来18mmだが垂直被蓋分2mmを引いた数値）の高さをマークする[6]．

下顎の咬合堤設置

①下顎模型を観察し，中切歯相当部の口腔前庭溝，存在すれば歯槽頂，後臼歯三角内面と外面，翼突下顎縫線，顎舌骨筋線を記録し，それと下唇小帯，舌小帯との関係から正中線を記録する（**図5-37, 38**）．

②基礎床を通合し，咬合堤をおおよその歯牙植立位置に設置する（**図5-39**）．この段階では，おおまかな位置づけでよい．咬合堤の高さは，前歯部で中切歯根尖部口腔前庭溝からおよそ18mmになるよう[6]，臼歯部では後臼歯三角の高さ1/2～2/3になるよう（この際，後の工程上，臼歯部の高さは床縁の高さでこの操作を行い，後で修正する），加温した咬合平面ガイド・スパチュラをあてがい，ワックスを溶かして形成する（**図5-40, 41**）．

③上顎で行った要領で，モデル・トリマーを用い咬合堤に付与した咬合平面と模型基底面を平行にする（**図5-42**）．

④ここからはSHILLA Ⅰの4本の羅針を活用し，下顎模型上に記録してある中切歯

咬合床

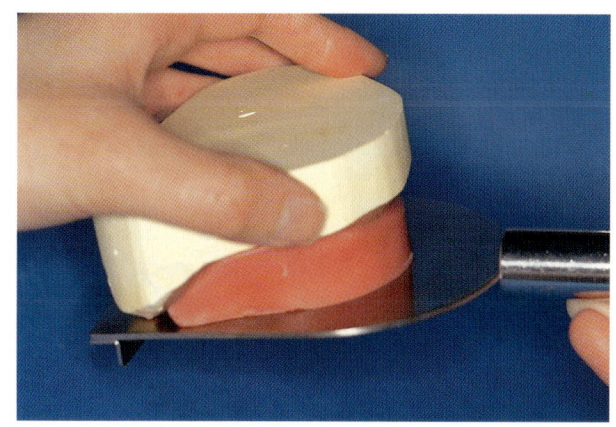

図5-41 咬合堤にあらかじめ付与しておく咬合平面の高さは，前歯部では有歯顎時における口腔前庭溝から中切歯切縁までの距離の平均値(18mm)を活用し，熱した咬合平面ガイド・スパチュラを同高性を求めた後臼歯三角部にあてがい，前歯部の咬合堤唇面にマークした高さまで溶かす．

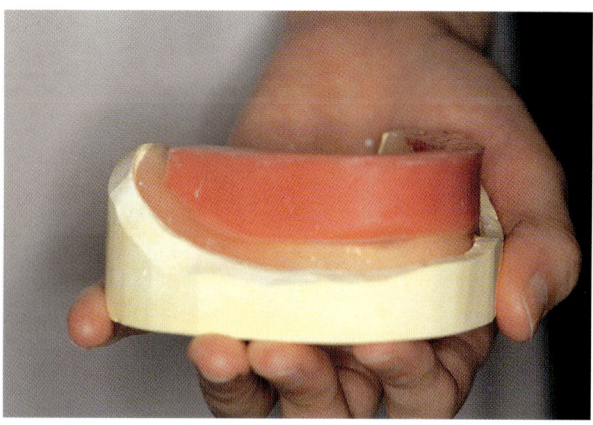

図5-42 図5-26a〜cと同じ操作で，付与した咬合平面と模型基底面を平行にする．

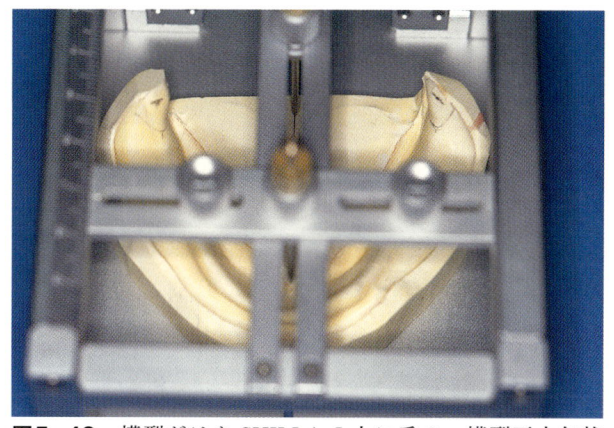

図5-43 模型だけをSHILLA I上に乗せ，模型正中矢状線をSHILLA Iに合わせる．

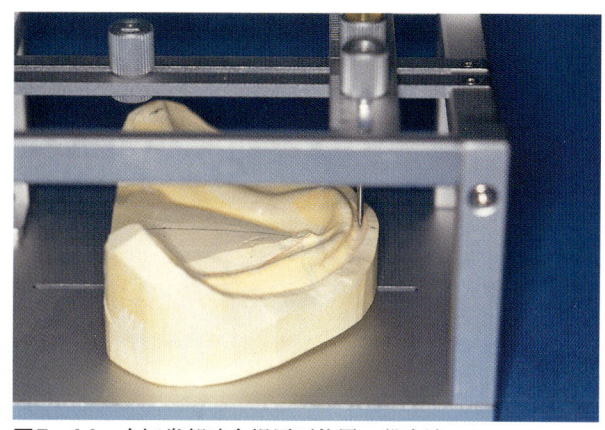

図5-44 中切歯部咬合堤唇面位置の設定法．SHILLA Iの正中指導羅針を模型口腔前庭溝に合わせる．

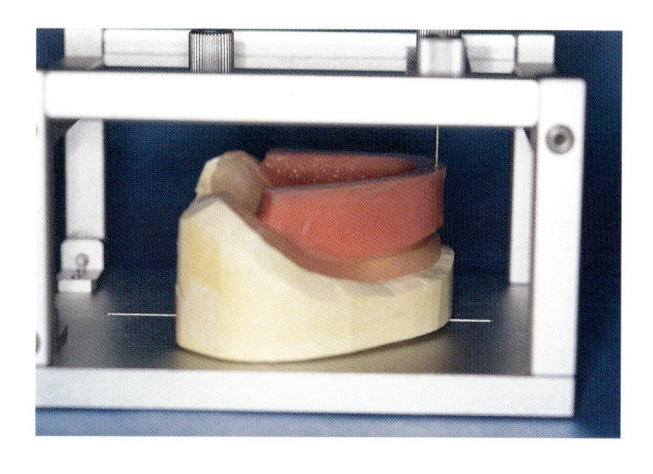

図5-45 有歯顎における下顎中切歯切縁は，矢状断面観で咬合平面から口腔前庭溝に下ろした垂線に一致し植立しているので，咬合堤咬合平面に正中指導羅針をそのまま下ろし，その位置を中切歯部咬合堤唇面とする．咬合堤頰舌幅は約3mmを与える．

部口腔前庭溝，存在すれば歯槽頂，翼突下顎縫線，後臼歯三角などの位置を基本として，咬合堤の唇音・頰舌的位置設定を行う操作に移る（図5-43）．

この際も，左右対称性の歯列構成を意図して模型を観察し，優勢側を基本にすることが肝要である．

⑤天然歯中切歯切縁は，咬合平面から口腔前庭溝に下ろした垂線の交点にあることを活用して，咬合堤もそのように設置する．

操作方法は，下顎模型上に記録してある中切歯部口腔前庭溝模型の位置に，

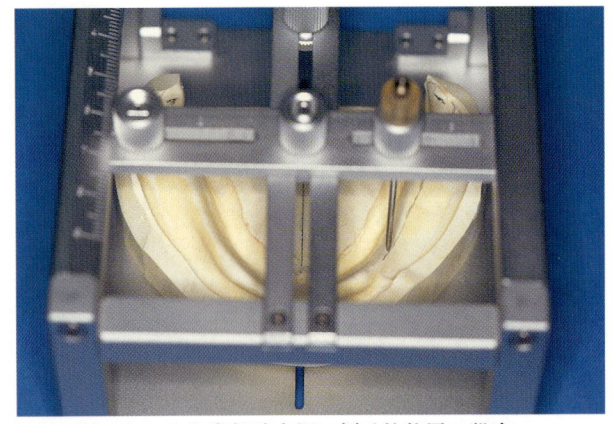

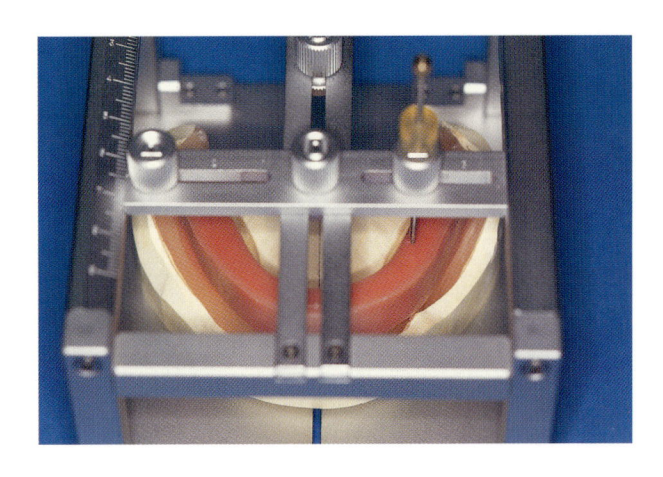

図5-46a, b 小臼歯部咬合堤の頬舌的位置の設定.
　模型上の左右歯槽堤を観察し，優勢と考えられる側の歯槽頂を対象とし，小臼歯部歯槽頂に羅針を下ろし固定する．その位置から咬合堤咬合面に羅針を下ろし，当該部が咬合堤の頬舌的中央を通過するようにする．結果的に咬合堤は頬舌的に1：1で歯槽頂をまたぐ状態となる．咬合堤頬舌幅は約7〜8mmを与える．

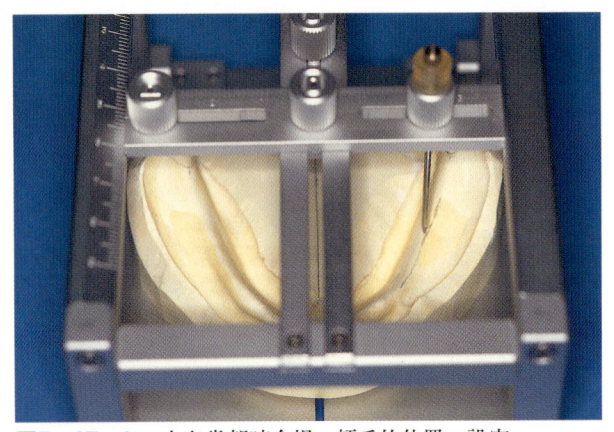

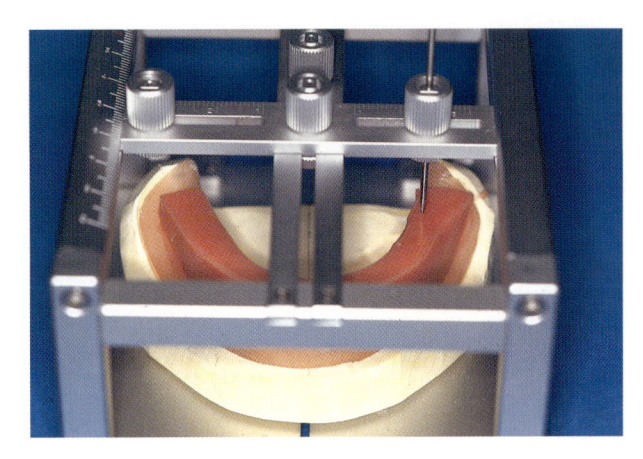

図5-47a, b 大臼歯部咬合堤の頬舌的位置の設定.
　模型上優勢側の大臼歯部歯槽頂に羅針を下ろし固定する．その位置から咬合堤に羅針を下ろし，歯槽頂が咬合堤の頬側寄り1/3（大臼歯頬側内斜面）を通過させる．咬合堤頬舌幅は約8〜10mmとする．

　SHILLA Iの前後的に移動できる前方の羅針を合わせる（**図5-44**）．次に，その状態の模型上に咬合床を適合し，羅針を下ろし，当該部を咬合堤唇面の位置とする（**図5-45**）．以下，同様な方法で羅針で位置を捉え，それを咬合堤に移行するという操作を行う．

⑥天然歯小臼歯は，披歯後，頬舌的に等しい状態で歯槽堤の吸収様相を示すといわれる．しかし筆者としては頬側の方が吸収が多く，歯槽頂は舌側よりに形成されるように思っている．したがって歯槽頂を頬舌的に2分するか，やや頬側よりに咬合堤の設置を行う（**図5-46a, b**）．

⑦天然歯大臼歯歯槽堤は，披歯後，舌側の方の吸収が多く，歯槽頂は頬側よりに形成される．これは下顎大臼歯の植立方向や頬側には頬密骨としての頬棚があることからも確かなことである．したがって咬合堤の設置にあたっては，頬側咬頭頂あるいは頬側咬頭内斜面が歯槽頂に相当するようにすればよく，歯槽頂を中心に咬合堤幅2/3を舌側に，1/3を頬側に位置づけすることが重要となる（**図5-47a, b**）．

⑧歯槽頂がない症例では，排列されると思われる犬歯近心と後臼歯三角内面・外面を結んだ線でできる三角形のなかに，咬合堤舌側面を設定する方法をとる．

⑨以上の操作は，模型観察の結果，優勢側を基準に行われた．反対側にも，左右対称的に咬合堤を設定する（**図5-48**）．

咬合床

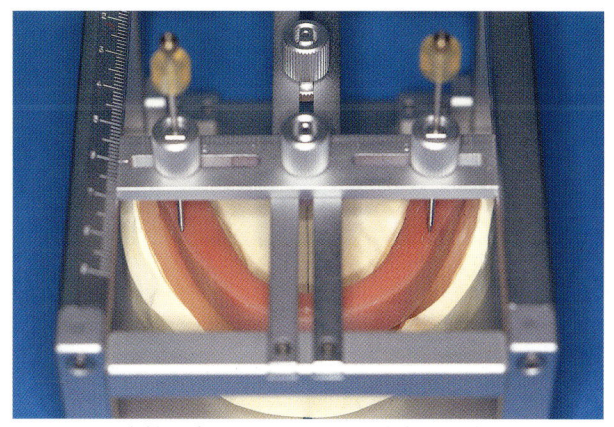

図5-48 劣性と考えられる反対側咬合堤咬合面に対しては，左右同じ数値でマークし左右対称的に形成する．

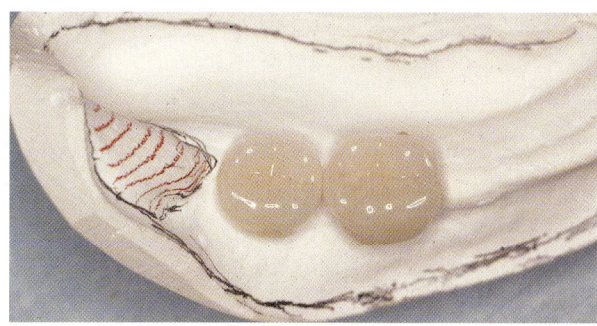

図5-49 後臼歯三角前縁まで人工歯排列を行いたいため，咬合堤設置の遠心限界は後臼歯三角前縁までとする．これは，たとえ後方臼歯部歯槽堤の吸収が著しく矢状断面観で斜面的吸収が存在しても，当該部のみに食塊形成圧がかかるわけではなく，前方推進現象は起きないと考えるからである．

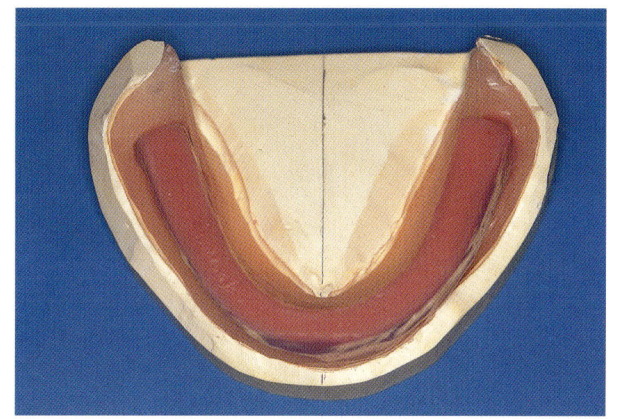

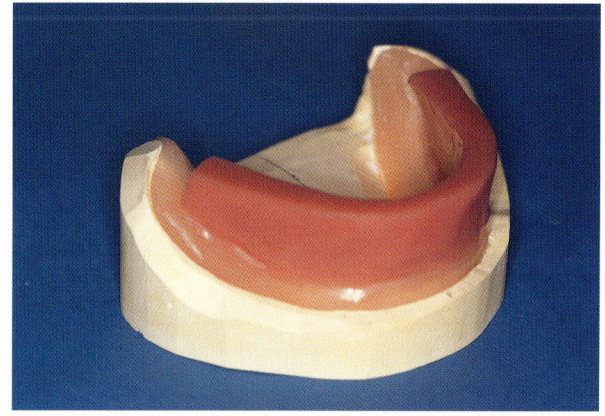

図5-50a, b 有歯顎時の舌房の広さを意図して咬合堤が設置された下顎咬合床咬合両観と側面観．自然的舌房により，舌運動が楽に行え，下顎義歯舌側辺縁域の辺縁封鎖上，有効となる．

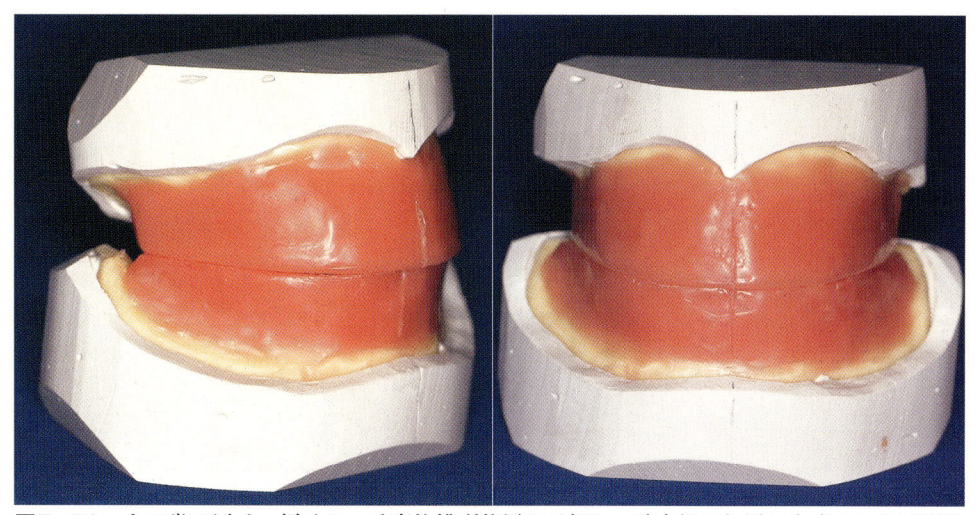

図5-51 人工歯の唇舌，頬舌かつ垂直的排列位置を予知し，咬合堤を設置し完成した上下顎咬合床．このまま口腔内に装着することにより，若干の誤差は存在するとしても修正が少なく，ほとんどは咬合採得した結果と同じような優れた前後・側方的顎位，咬合高径のもとで，上下正中の一致した状態で上下咬合堤は咬合接触，水平的に左右同高で矢状的に同傾斜の咬合平面を示すことが多い．もちろん，人工歯排列位置に対する優れたガイドとなることは特筆できる咬合堤設置法といえよう．

⑩咬合堤の頬舌幅は小臼歯部で約7〜8mm，大臼歯部で約8〜10mmを与え，後臼歯三角前縁を遠心限界とする（**図5-49, 50a, b, 51**）．

193

最大咬頭嵌合位（中心咬合位）の記録

リップサポート（Lip Support）の調整

　リップサポートの調整を先行しないと，咬合平面を設定したり調整したりすることはむずかしい．また当然，優れたリップサポートを呈する咬合堤アーチがなければ，前歯人工歯の調和した大きさすら選択できない（図5-52）．

　準備された上顎咬合床を口腔内に装着し，上唇のリップサポートの状態が自然であるかを検査する．一般には，上唇の添い具合，人中，鼻唇溝の出現状態などの自然観を基準にする．この操作は，先述した方法によって設置された咬合堤により，調整は比較的少なくすみやかに行うことができる（図5-53）．

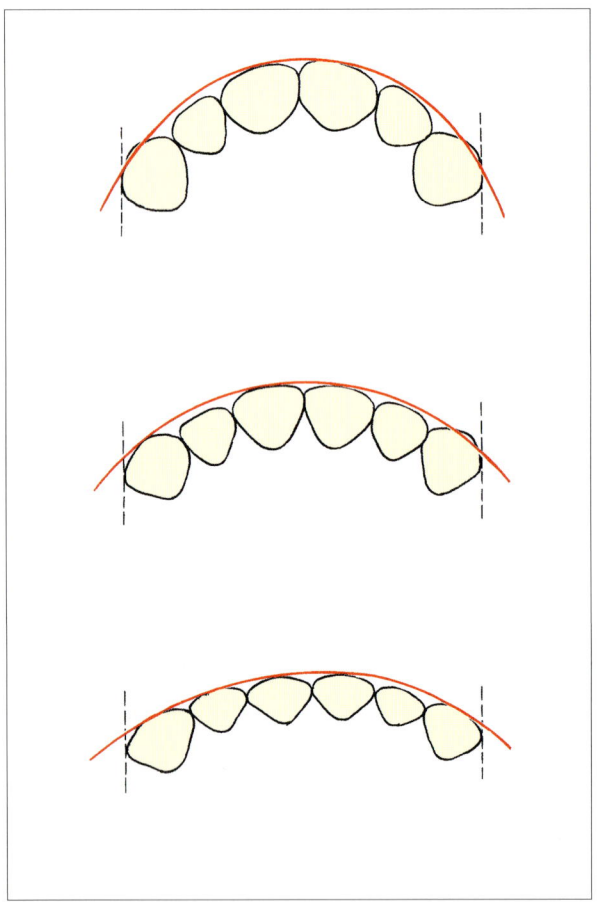

図5-52 調和したリップサポートと人工歯選択の関係．前歯部人工歯の大きさの選択には，咬合堤の左右口角間を測定して6前歯の幅とする．しかし，調和したリップサポートを呈する咬合堤の弧径を測径しなければ意味はない．

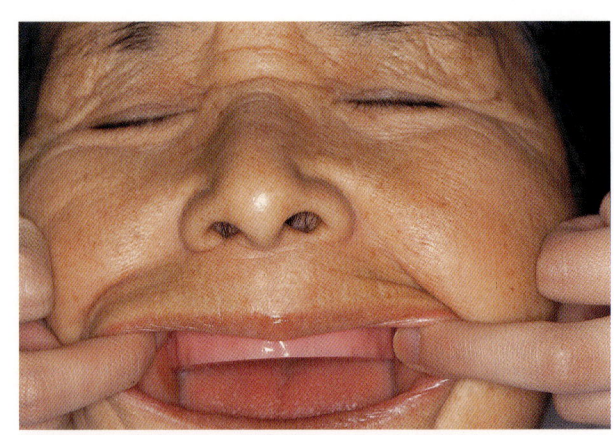

図5-53 本法による咬合堤は，ほとんど修正しなくとも咬合平面の高さ，調和したリップサポートを得やすい．

咬合平面の設定

表5-2 年齢，性別による上唇下縁と中切歯切縁の高さ的関係[5].

a	若い女性	安静時，上唇下縁より下方3mm
b	若い男性	安静時，上唇下縁より下方2mm
c	中　　年	安静時，上唇下縁より下方1.5mm
d	高齢者	安静時，上唇下縁と同じ高さか，上方2mm

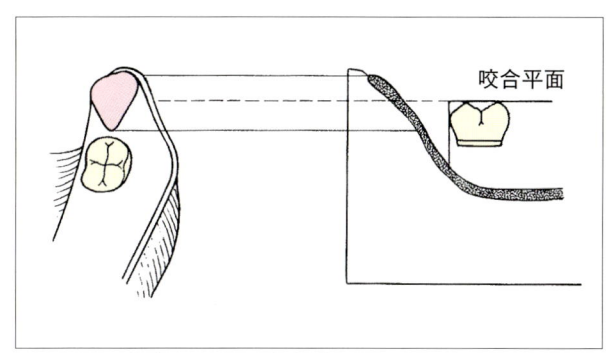

図5-54 後方における咬合平面は，後臼歯三角の高さの1/2～2/3を通過し，左右同高である．

咬合平面の設定

次に，上唇下縁の高さを基準に前歯部咬合平面の高さを決める．一般に，多くの教科書には上唇下縁から下方2mmにそれを設定するよう説かれている．しかし重要なことは症例の年齢，性を考慮することである．Frush JP, Fisher RP[5]は，**表5-2**のように示しており，高齢者の多い無歯顎補綴では，むしろ上唇下縁と同じ高さ，±1mmぐらいの感じで臨床に対処した方が実践的であろう．

臼歯部の咬合平面は，前歯部咬合平面の高さを基準に，最終的には後臼歯三角の高さの1/2～2/3あたりを通過し，水平的に左右同高であることが望ましい(**図5-54**)．

通法では，鼻翼下縁と耳珠上縁を結ぶいわゆる鼻聴道線とかカンペル線(Camper's line)などを基準に，先に決定された前歯部の咬合平面の高さを基準にそれと平行な状態で記録採取し，咬合器付着後に後臼歯三角の高さの1/2～2/3あたりを通過するよう修正するのが一般である．しかし，左右の鼻翼は同高とは限らないし，耳珠にしても同様であり，水平的に左右同高となるとはいえない．また一方，カンペル線に平行な咬合平面は人体構造の統計上では15％にしかみられないという報告もある．

そのため，もし修正の必要がある場合にはここで再度咬合平面ガイド・スパチュラを活用することを推奨する．その結果，上記のことが簡単に満足した状態で得ることができるであろう．

ここで特筆できることは，先に詳述した咬合堤の設置により，本操作は少ない調整ですむことである．

下顎位の設定

筆者は，最終的に与えたい生理的な最大咬頭嵌合位のような機能的な下顎位は，一気に決定することはむずかしい場合も多いと考えている．したがって，日常の臨床では，はじめが最終義歯の作製をするのではなく，まず治療用義歯を作製し，実際に義歯を使用させながら試行錯誤的に下顎位を得ていることが多い．このような見解から，あえて「決定」ではなく「設定」とした．

咬合堤による咬合採得

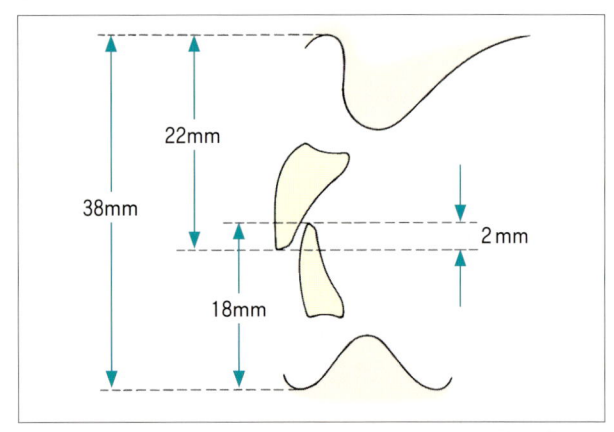

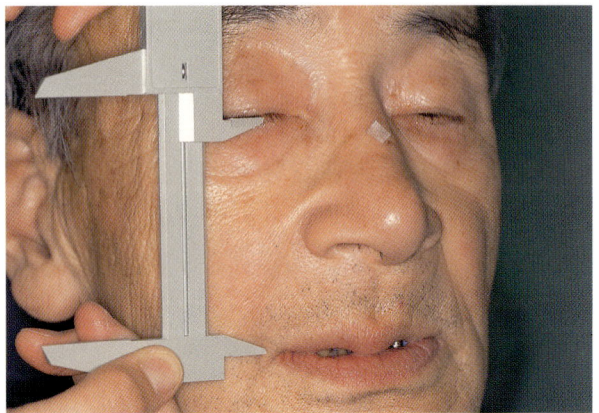

図5-55　有歯顎における平均的中切歯切縁の垂直的位置は，上顎では口腔前庭溝から22mm，下顎では18mmである．このことを無歯顎に適応すると総義歯の咬合高径設定上，有効である．

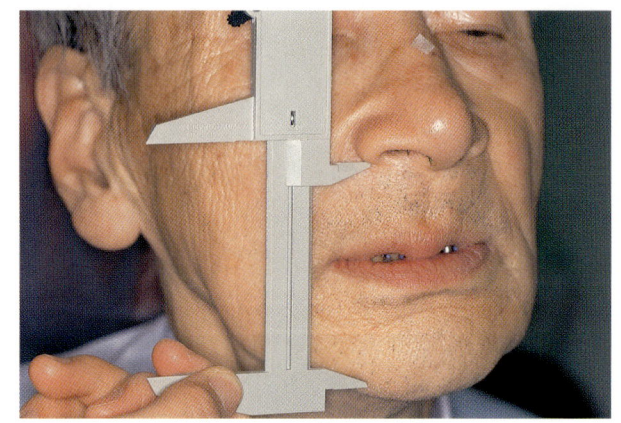

図5-56a, b　調和した咬合高径下においては，内眼角から口角，口角からオトガイ下縁までの距離はほぼ同じである．

しかし，その咬合調整のスタートとなる下顎位が，最終的に与えたい生理的な最大咬頭嵌合位のような機能的な下顎位として決定できる位置に近いに越したことはないので，次のような技法を採用することが多い．

咬合堤による咬合採得

生理的な最大咬頭嵌合位のような顎間関係は，垂直的顎間関係（咬合高径）と水平的顎間関係により確立される．しかし両者を別々に記録採取するのではなく，操作的には同時並行的に記録採取が行われる．

まず，垂直的顎間関係（咬合高径）の記録操作に入る．この際に重要なことは，知識として生体における垂直的顎間距離の平均値を把握し活用することである．それは，
①上顎中切歯切縁は口腔前庭溝から約22mm，下顎中切歯切縁は約18mmであり，垂直被蓋が約2mmと仮定すれば，顎間距離は22mm＋18mm－2mmで約38mmぐらいで妥当であるという論理になること（**図5-55**）
②生体観察から調和した垂直的顎間距離は，眼角から口角までの距離と鼻翼下縁からオトガイ底部までの距離が等しいこと（**図5-56a, b**）
③ナジオンから前鼻棘，前鼻棘からポゴニオンまでの両距離はほぼ等しいことなどである．

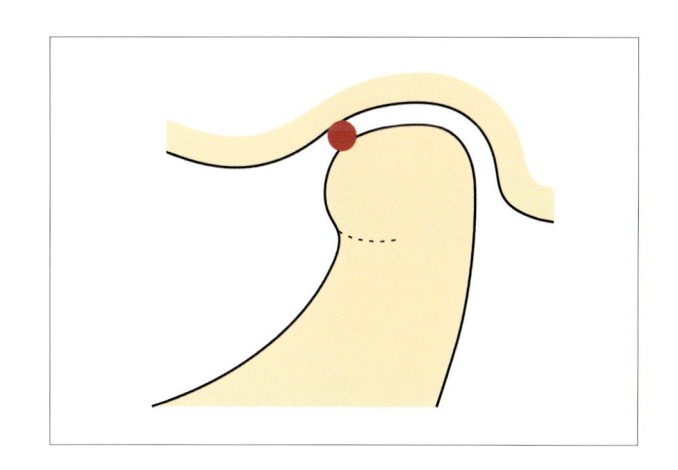

図5-57　現時点における適正顆頭位は「左右の顆頭がそれぞれの下顎窩内の上前方において，関節結節の後部傾斜部と対向し，かつ関節円板のもっとも薄い駆血な部分と嵌合している上下顎の位置的関係」と定義されている．

　次に，咬合平面を設定した上顎咬合堤に対して下顎咬合床を装着し，水平的顎間関係に顎位を誘導しつつ，まず生体における平均的相関関係に満足するように調整を行い，最大咬頭嵌合位といった顎位を設定する．

　この際の患者姿勢は重要であり，下顎そのものに対して重力が働くことを考えれば，立位か座位であれば垂直的に座らせ，頭位もヘッドレストや背もたれを外した垂直位が重要である．水平位とか足を組んだ姿勢などは避けるべきである．

　水平的顎間関係に顎位を誘導する方法にはいろいろあるが，結果として得られた下顎位が偏位している状態であれば，いわゆる顎関節症だけでなく多くの下顎位症候群の要因となるので，そのことを十分に考慮した顎位設定が重要となる．そのために心がけることは，絶対に強制的な下顎後退位に誘導しないことである．また，下顎側方偏位も十分に気をつけなければならない．したがって，上顎の正中矢状面と下顎の正中矢状面とが直線(垂線)として観察できるかを評価することも重要である．これには，下顎オトガイ頂などの位置を参考にすることが効果的である．当然，このことを優先した下顎位の設定を先行することも多い．

　また，顎間関係を記録した後，上下の咬合床を後方から観察し，上顎の翼突下顎縫線の位置と，下顎のそれとの一致性をチェックすることも，顎位偏位の検査として重要である．

適正顆頭位への下顎位誘導

　現時点における適正顆頭位は，1973年，Celenza FV[8]の指摘以来，「左右の顆頭がそれぞれの下顎窩内の前上方において，関節結節の後部傾斜部と対向し，かつ関節円板のもっとも薄い駆血な部分と嵌合している上下顎の位置的関係」と定義されている[9-11](図5-57)．

　顎機構は，矢状面観で顎関節部が支点，咀嚼筋部が力点，食塊形成部が作用点となる3級のテコである．これを逆利用し，術者の右手の示指爪先を咬合堤に固定し顎位を誘導すれば，作用点となる関節頭は意図する適正顆頭位いわゆる前上方位が記録されると考えている(図5-58, 59)．

　それは，Williamsonら[12]の報告と同じ科学的根拠にあると考察する所以である．Williamsonらの説明として，リーフゲージを噛ませると外側翼突筋の上頭と側頭筋が収縮し，咬筋や内側翼突筋は臼歯が接触するまで活動しない．外側翼突筋の上頭は

5　人工歯列の構成と咬合採得

適正顆頭位への下顎位誘導

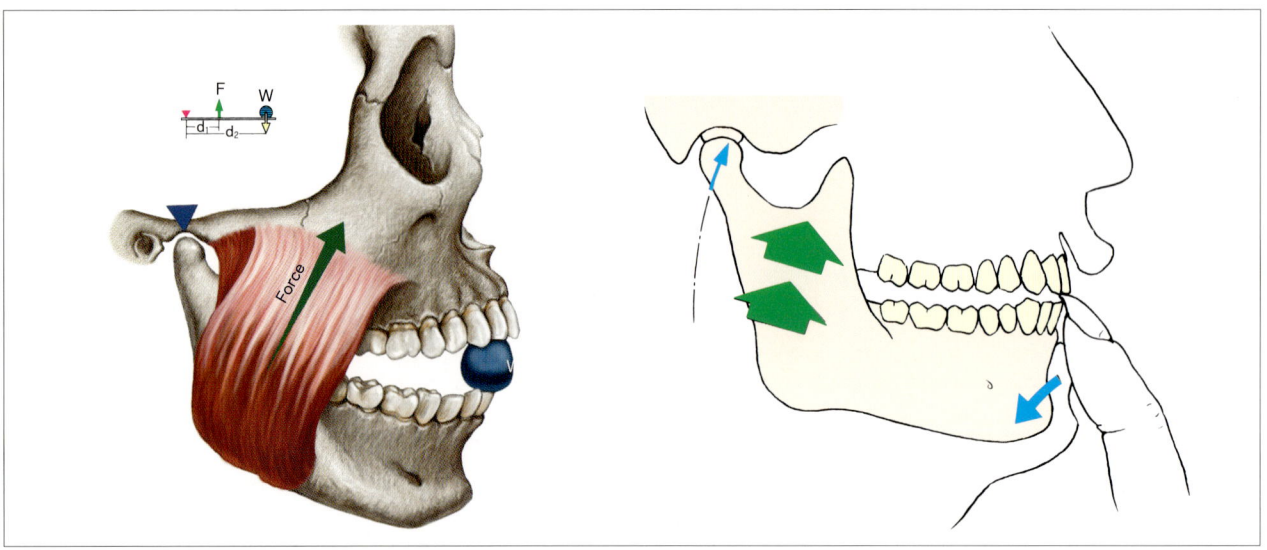

図5-58　顎機構は，矢状面観で顎関節部が支点，咀嚼筋部が力点，食塊形成部が作用点となる3級のテコである．筆者は右手の示指の爪先をリーフゲージと同じように活用した顎位誘導法を奨めている．結果的に示指の爪先部が支点となり，作用点となる関節頭は意図する上前方位が記録されると考えている．

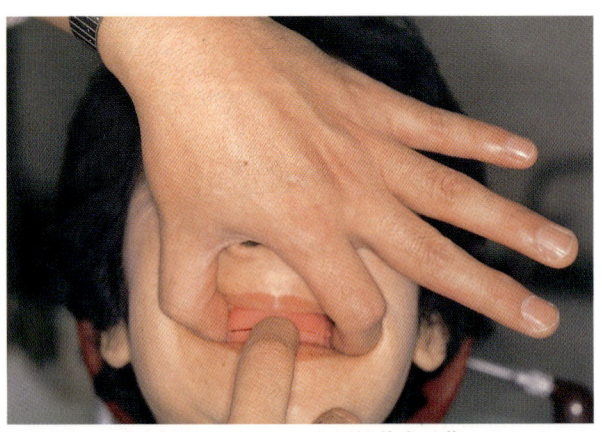

図5-59　咬合採得の手つき．上顎総義歯は落ちないけれども安定性に欠けるので，まず，上顎をしっかり確定した位置で押さえ，それに対し下顎を誘導する手つきが必要である．術者の左手の指の腹で上下の臼歯部を，右手の人差指の爪で下顎前歯部を押さえ，上下咬合堤同士で左手の指の腹をはさんだ状態で閉顎させ，咬合接触する寸前に指の力を抜く．

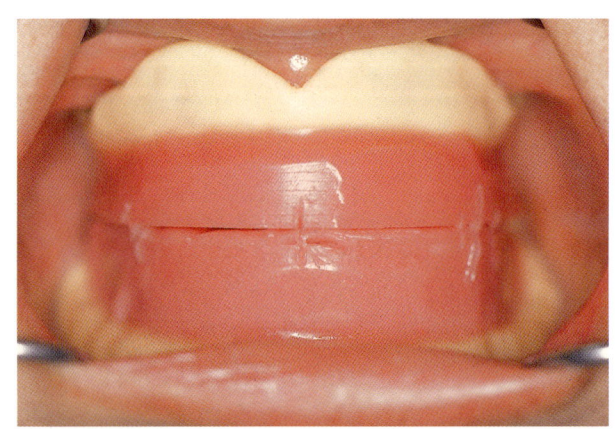

図5-60　咬合採得が完了した口腔内における咬合床前方観．

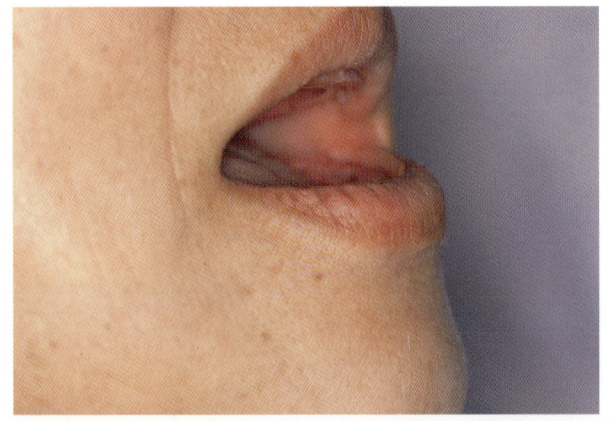

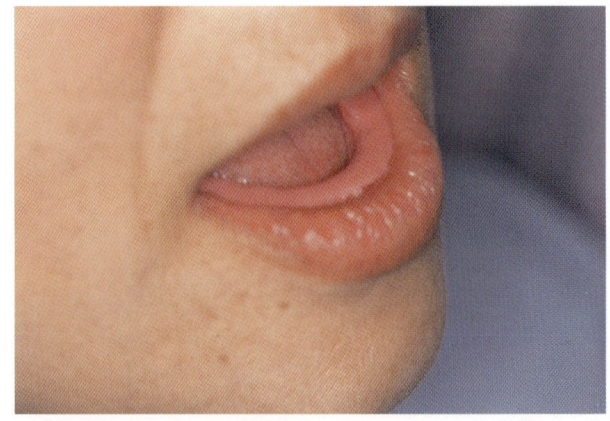

図5-61a, b　咬合採得が完了した咬合堤は，前後的には優れたリップサポートを示し，垂直的にはリラックスした状態で，上顎は口唇皮膚の赤色部(Vermilion border)の高さよりやや下方に，下顎は同じ高さぐらいとなる．

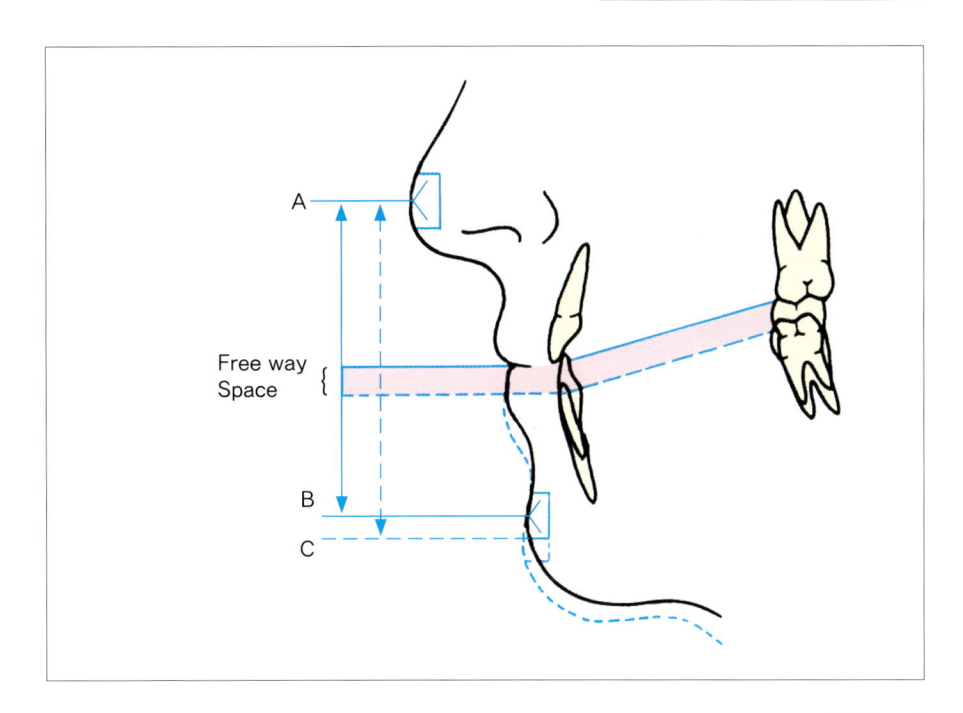

最大咬頭嵌合位（中心咬合位）の記録

図5-62 安静位においては，点線で示すように無咬合の状態であり，ここから咬合に至るまでの距離をFree way spaceと呼ぶ．

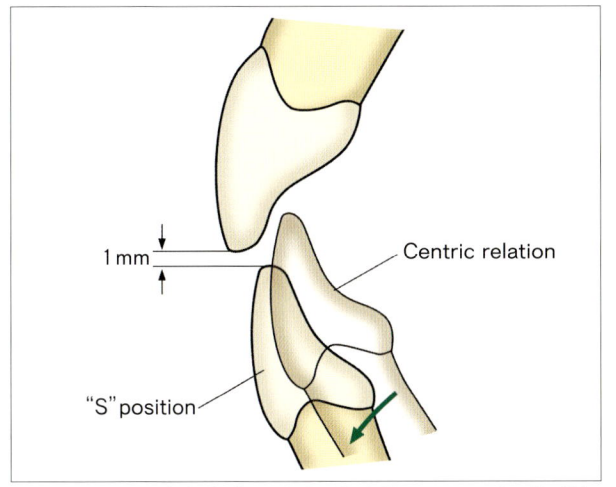

図5-63 "S"音発生時，下顎は前方位をとり，上下切歯切縁間には約1mmの間隙を示す．これを"S"clearanceという．

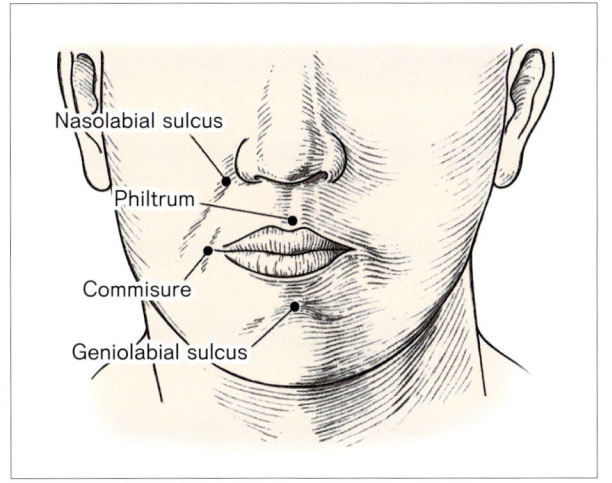

図5-64 咬合採得後における顔面の検査．顔面長径はもとより，オトガイ唇溝，口唇交連，人中，鼻唇溝などが自然的に表現されているかを観察し，問題がある箇所はこの際あるいは人工歯排列後試適時に修正する．

　関節円板に付着をみるため，外側翼突筋の収縮により関節円板は下顎窩の前方斜面に固定され，また側頭筋の収縮により下顎頭は下顎窩の上方に固定され，結果的に下顎頭は前上方位に位置づけられると説明している．また，この意見に対する賛成意見も多い[13〜14]．

　最終目的は，嚥下，咬合が無理なくできるような咬合位への誘導，記録採取である．手法は以下のとおりである．

①術者の左手の拇指と示指で上顎咬合堤第二小臼歯相当部を頰側から上方に押さえることにより，上顎咬合床を正位置に保持しておく．

②下顎咬合堤咬合面を軟化し装着後，右の示指爪先で咬合堤前歯部を固定し，この状態で軽いタッチで奥歯で合わせるよう下顎を後方に軽く誘導しながら閉鎖させる．このとき，左手の拇指と示指の腹で下顎咬合堤をも保持する．

③上下咬合堤間に指の腹をはさんで閉じさせながら，最後は拇指と示指を離すように

199

ゴシックアーチによる咬合採得

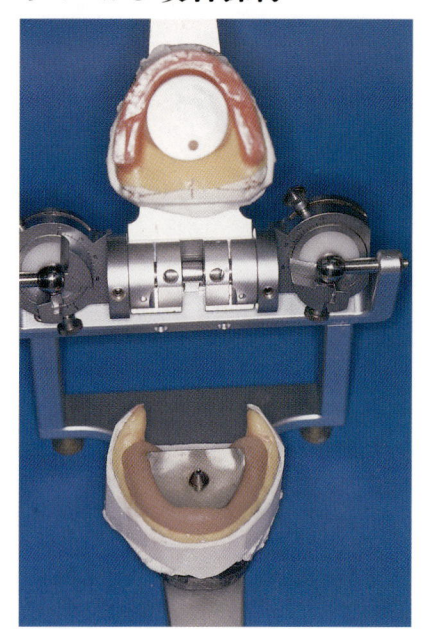

図5-65 ゴシックアーチ・トレーサーの設置.

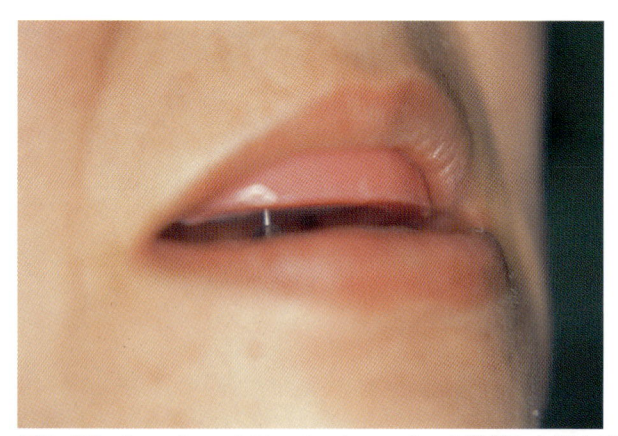

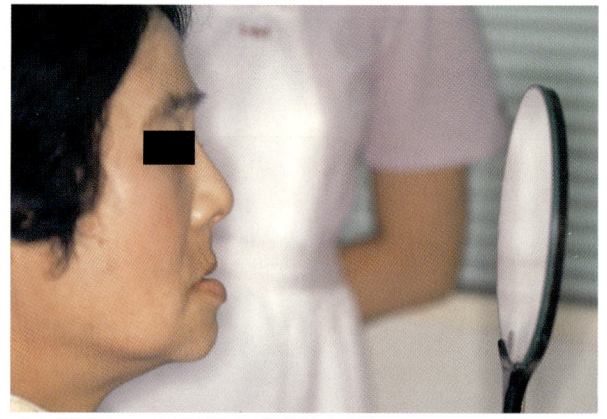

図5-66a, b ゴシックアーチ・トレーサーを設置した咬合床を口腔内に装着し,患者姿勢は垂直位をとらせ,ゴシックアーチ・トレーシングを行わせる.手鏡をみせながら誘導し,自力で行わせる.

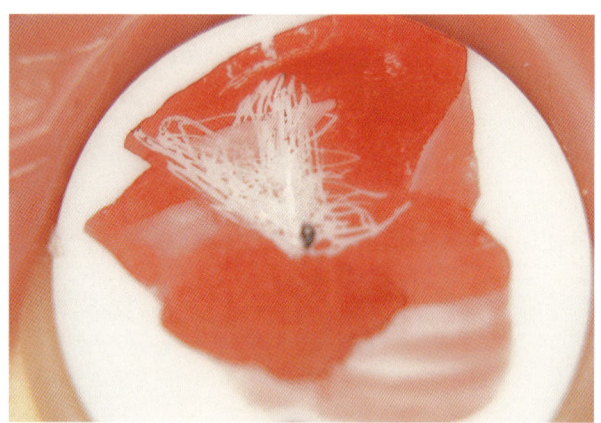

図5-67 トレーシング状況から顎関節の診断を行う.本例では,右側で噛む習慣があることがわかる.

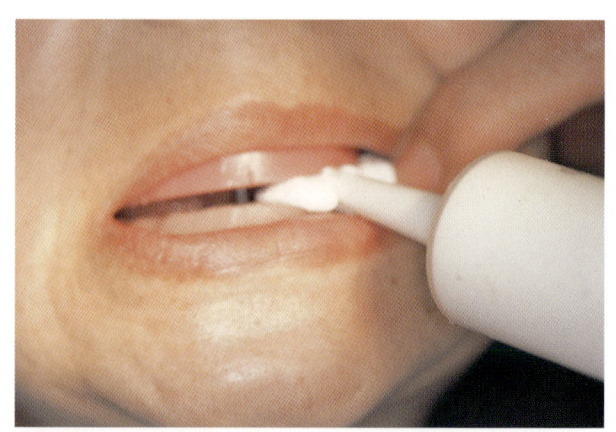

図5-68 速硬性プラスターによるチェックバイト記録.

最大咬頭嵌合位(中心咬合位)の記録

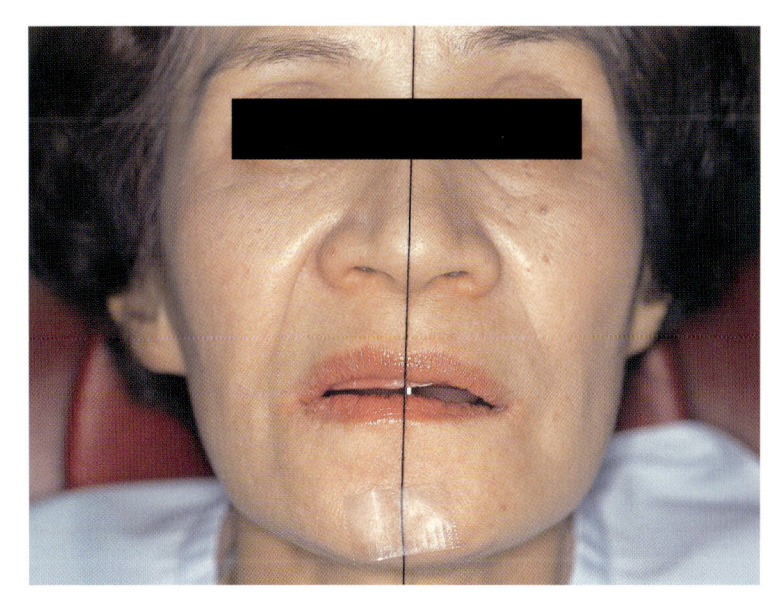

図5-69 顎位偏位の評価．チェックバイトを採得した顔貌を正面から観察し，上顎と下顎の正中矢状面の合致性から顎位偏位の有無をチェックする．顔面上部の正中垂直線と顔面下部の正中垂直線が一致していることが重要である．

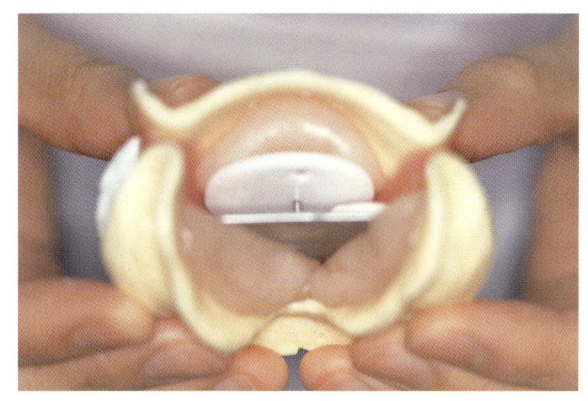

図5-70 顎位偏位の評価．チェックバイト記録を後方から観察し，上下の翼突下顎縫線の合致性により，顎位偏位の有無の評価手段とする．

して，上下の咬合堤同士が接触し，記録採取が完了する(図5-58〜61a, b)．

このように設定した咬合高径を，生理機能を活用した方法であるFree way spaceを活用するNiswonger法により(図5-62)，またClosed speaking spaceを用いるPound法，Silverman法(図5-63)，嚥下を利用したShanahan法などにより設定した記録の評価・修正を行う．また，術者の顔面観察による判断も重要である(図5-64)．

以上のように，この操作には，確実にこの方法といったものはない現実からいえば，多くの方法により相互的に評価し最終設定すべき性格のものであるが，後者を先行し，それを前者で評価・修正の手段としてもどちらでもよい．

ゴシックアーチ(Gothic Arch)記録による咬合採得

咬合堤のみによる操作で優れた記録採得ができればそれに越したことはない．しかし，術者の技量しだいではむずかしいことが多いことから，そのような場合には，試行錯誤が可能なゴシックアーチ記録による咬合採得を行うことを推奨したい．

準備工程をあげてみる．
①まず咬合堤による咬合採得を行い，咬合器に模型付着を行う．

②咬合器上の上下顎顎間関係を保持し，その状態でゴシックアーチ・トレーサーを設置する(図5-65).

③このように準備された咬合床を口腔内に装着し，患者姿勢は垂直位でゴシックアーチ・トレーシングを行わせる(図5-66a, b).

④トレースされたゴシックアーチを観察評価し，症例の示すTMJの診断を行う(図5-67).

⑤重要なことは，トレースされたゴシックアーチのどの位置で下顎位を設定すれば，生理的な最大咬頭嵌合位として優れた位置なのかを考察し，症例に応じて水平的顎間関係の設定基準を選択し，チェックバイトを採取することである(図5-68).

　症例に応じアペックスを下顎位とするか，それより前方にするか，あるいは左右的にどの前方にするか，無理なく反復できる位置にするか，またその位置が上顎の正中矢状面と下顎の正中矢状面(オトガイ頂)とが直線(垂線)として観察できる位置であるか(図5-69)，記録採取後の上顎の左右翼突下顎縁線の位置と，下顎のそれとの一致性で偏位がない状態か(図5-70)，といったことをチェックすることが重要である.

　以上の操作により，トレースされたゴシックアーチを観察評価し可視できる状態下で，より信憑性の高い，より優れた顎位記録を採取できる．この顎位記録法も前述した顎機構が3級のテコであることを考えると理にかなった方法であるということがわかる．

　しかし，ゴシックアーチ・トレーシングをやらない人には面倒に感じられると思うが，実践することにより，離せないテクニックとなり，筆者の臨床では欠かせないものとなっている．

顆路測定についての見解

　ここで問題となることは，総義歯調製における顆路測定の要否であり，その見解しだいで広義の咬合採得術式は当然異なってくる．

　顆路についての見解を述べる前に考えなければならないことは，どの機構が関与して下顎の滑走運動が指導されるかということである．

　下顎の滑走運動は，当然，切歯路を含み，咬合斜面同士の接触状態と顎関節機構が備えもつ顆路との協調により制御・指導される．しかし，咬合接触した状況下と咬合接触していない状況下とでは，その指導機構の主導権は異なってくる．

　つまり，上下顎に咬合接触する歯牙が存在する場合の下顎の滑走運動は，咬合斜面同士の接触状態が主導権をもち，下顎運動は指導される．しかし，咬合接触する歯牙が存在しない場合，いわゆる純粋な下顎滑走運動は，顎関節機構の備える顆路が主導権をもち，下顎運動は指導されると考えられる．これは，咬合接触していない開口した状態とか，ゴシックアーチ・トレーシングにおける描記針と描記板の接触下における下顎の滑走運動である．

　上記の下顎滑走運動指導機構の考え方からいえば，最終的意図としての咬合様式が何であろうとも，顆路測定結果から顎関節の状態を診断して正常と考えられる場合には，顆路と協調させた咬頭傾斜で咬合様式を満足させることが最も優れた術式であるといえる．

　しかし一方では，意図とする咬合様式が両側性平衡咬合の場合なら，生体の示す顆路傾斜度あるいはそれ以上高い顆路を与えた条件下で咬合器を活用し，両側性平衡咬合の咬合構築を行えば，生体では補償されることになる．結果として，生体の示す顆路が，一般に平均値あるいはそれより低いと考えられれば，あえて顆路測定を省いて平均値でもよいということになる．その際，咬合平面を矢状顆路に平行に設定すればいっそう簡単となる．

　これとは逆に，付与しようとする咬合様式にディスクルージョンさせたい有機咬合を考えれば，咬合器に生体の示す顆路が平均値あるいはそれより高いと考えられれば，平均値的顆路傾斜度あるいはそれより低い顆路を付与した条件下で作製された咬合であれば，生体では有機咬合が補償されることになる．

　また，測定結果の顆路にしたがった補綴物作製は，たしかにその状況下で咬合様式は満足されたものにはなるであろうが，顎関節異常が考えられる場合，その病的状況下の顆路に協調させて咬合構築することは妥当かという問題もでてくる．また，その異常な顎関節の状態を継続し伝達することよりも，優れた咬合構築により顎関節状態の改善を意図することが医療の本筋である．

　以上のことから，筆者の顆路についての見解を述べれば，顆路測定をすることには異論はないがそのままインプットする意図ではなく，診断目的として，また度数採択基準とすべきと考えている．むしろ意図する咬合様式を理解し，それが補償しやすい状況を咬合器に任意に左右対称的に設定することの方が，臨床上重要と考えている．

　この点でエイブ007咬合器[15]でツインステージ法を活用し，条件1の顆路，切歯路

のもとで左右同傾斜に咀嚼運動が可能な咬合構築をすることは有効といえる．

参考文献

1. Nagle RJ, Sears VH：Denture Prosthetics Complete Dentures, 2nd ed. St. Louis：Mosby CV Co, 1962.
2. Boucher CO(ed)：Swenson's Complete Dentures. 5th ed. St. Louis：Mosby CV Co, 1964.
3. Pound E：Personalized Denture Procedures, Denar Corporation. Philadelphia：Anaheim, 1973.
4. Watt DM, MacGregor AR：Designing Complete Dentures, Philadelphia：Saunders WB Co, 1976.
5. Frush JP. Fisher RD.：The age factor in dentogenics. J Prosthet Dent. 1957；7：5-13.
6. McGrane HF：Five basic principles of the McGrane full denture Procedure. J Florida Dent. Soc. 1949；20：5-8．
7. Schleich H：Personal communication. 1984.
8. Celenza FV：The centric position-replacement and character. J Prosthet Dent. 1973；30：591-568.
9. Celenza FV：The theory and clinical management of centric positions；Ⅱ Centric relation and centric relation occlusion. Int J Periodont Rest Dent. 1984；6：63-86.
10. GPT-5．Glossary of prosthodontics terms. 5th ed. J Prosthet Dent. 1987；58：717-762.
11. 保母須弥也編：新編咬合学辞典．東京：クインテッセンス出版，1998．
12. Williamson EH, Steineke RM, Morse, PK, Swift TR：Centric relation. A comparison of muscle determined position and operator guidance. Am J Ortho. 1980；77：133-145.
13. McHorris WH：Centric relation;defined. J Gnathology. 1986；5：5-21.
14. 岩田健男：日常臨床のためのオクルージョン．東京：クインテッセンス出版，2002：21-22．
15. 阿部晴彦：咬合器に対する考察．QDT. 2008；33(12)：48-61．

6 人工歯の選択と排列

前歯部人工歯の選択

　無歯顎補綴医療の目的は，周知のように多くの障害を機能回復することにあるが，咀嚼機能にしても，発音機能にしても，審美性にしても，直接関係するものは人工歯列にかかわる問題といっても過言ではなく，完成する総義歯の良否にかかわる重要な事柄である．

　総義歯に使用される人工歯は，既製(プレハブ)のものから色調，大きさ，形態そして材質の点で選択し，用いられるのが一般である．ここで前歯部人工歯，臼歯部人工歯に対する選択方法，排列の実際について解説する．

　前歯部人工歯は，色調，大きさ，形態，そして素材の点で選択，活用される．ここでは色調，大きさ，形態に対する一般的選択法をあげる．

　しかし，この前歯部人工歯の選択に対する研究論文のなかには，これらの意見はまったく根拠がないとするものも多いことをも知っておくべきである．

前歯部人工歯の色調の選択

　色調の選択は，色の三属性，すなわち色相(Hue, Shade)，明度(Brilliance)，彩度(Saturation)の三方面から行われる．色相とは，色のスペクトラム，すなわち赤，黄，緑，青などを指し，明度とは明るさであり，白は明るく，黒は暗く，灰色はその中間の明るさであることを指し，彩度とは色つきの強弱をいう．しかし，臨床では黄色っぽい歯とか，透明度があるというような感覚的表現が多く用いられる．

①色調は，一般に患者年齢と深く相関するといわれ，高齢になると透明度に欠け，暗い色となる．抜歯前の健全な天然歯が最も参考になることはいうまでもない．

②人種により，色素量の強い人種ほど歯牙の色も比例して濃い．これは，皮膚，毛髪，瞳の色調と同じであり，歯肉色にもいえることである．

③側切歯，中切歯，犬歯の順で，色相，明度，彩度が濃くなる傾向が強い．

前歯部人工歯の色調の選択

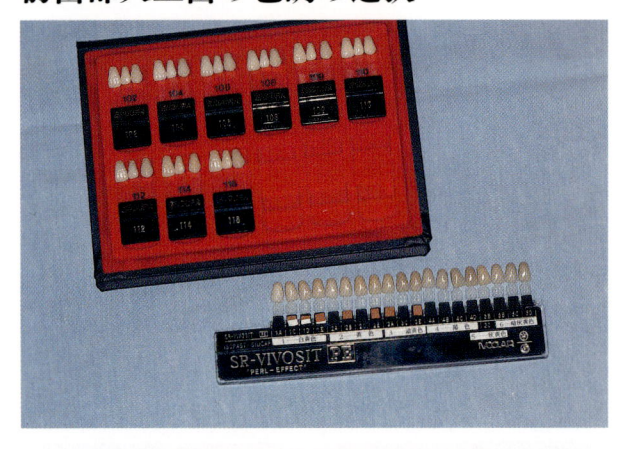

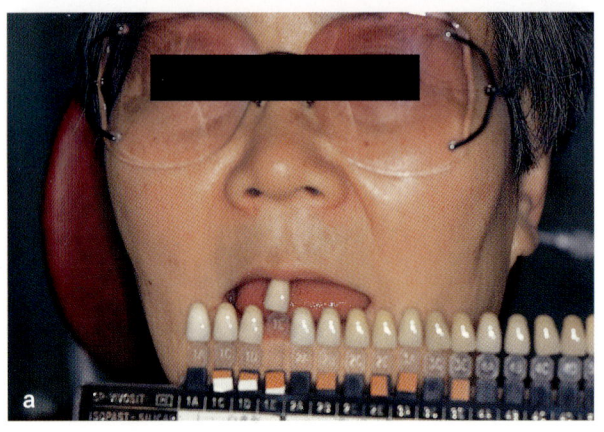

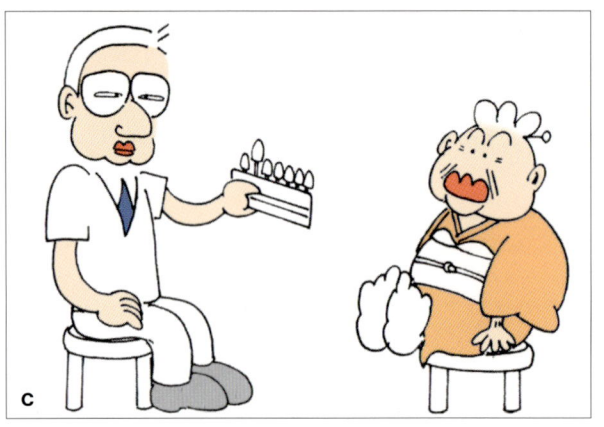

図6-1 シェードガイド.
　シェードを的確に選択すると，患者が東洋人で高齢者の場合，結構濃いものである．しかし一般に使用されているシェードは白すぎる傾向があると感じられる．

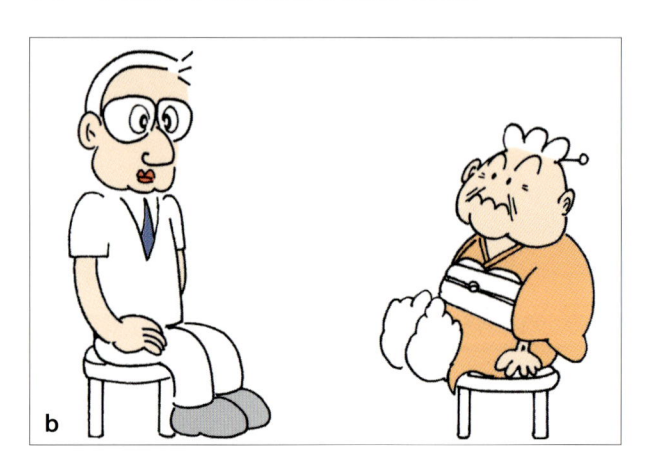

図6-2a〜c シェードの選択.
　術者は少し離れた位置からスクィントテストにより皮膚の色に調和したものを選択する．

　④また，年齢に応じて歯面にステインやクラックが多くなるので，そのような人工歯を選択することも有効である．
　以上のことを念頭に入れ，スクィントテスト法(Squint Test，眼を細くしてみる)を行う．まず，術者の判断でシェードガイド(**図6-1**)から適切と考えられるものを取りだし，表面を水で濡らした状態で患者口唇内側にあてがい，術者は1〜2mm離れて眼を細めて，顔面の皮膚の色と調和したシェードかどうかをテストし選択する．もちろん，自然光のもとで行うことが望ましい(**図6-2**)．
　スクィントテストによりシェードガイドが周囲の顔面皮膚の色よりも浮きでて目立つ場合は白すぎると判断し，逆に沈んでしまう場合は黒すぎると考え，最終的に顔面の皮膚の色と調和したシェードを選択する．

前歯部人工歯の大きさの選択／口内法

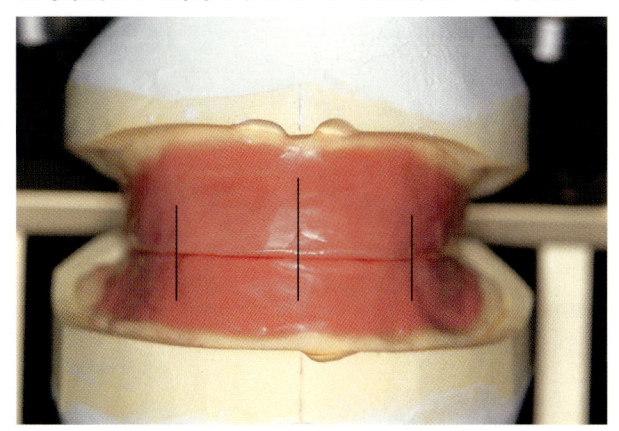

図6-3 正中線，左右口角線，笑線が記録された咬合堤．

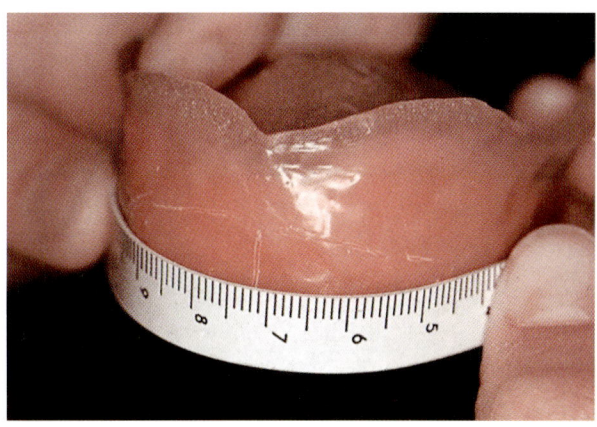

図6-4 大きさの選択．左右口角線間の弧径を測定し，6前歯配列横径とする．

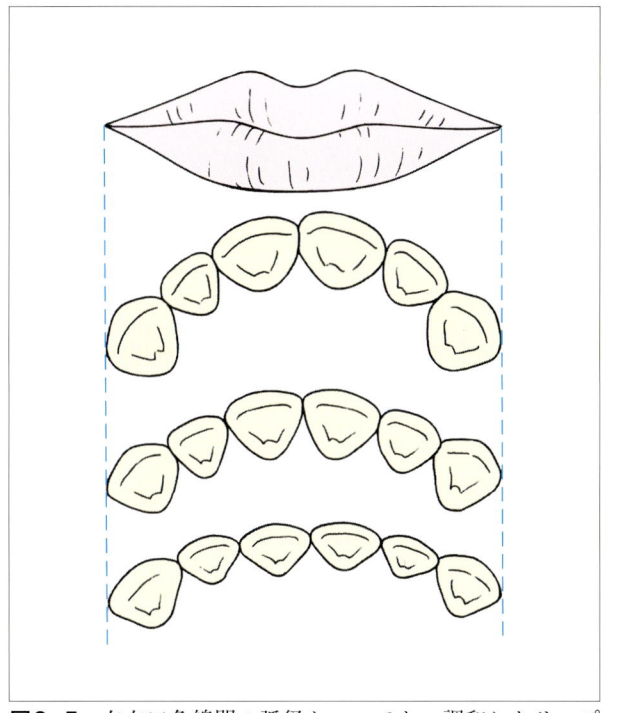

図6-5 左右口角線間の弧径といっても，調和したリップサポートでなければ，正しい大きさの人工歯は選択はできない．

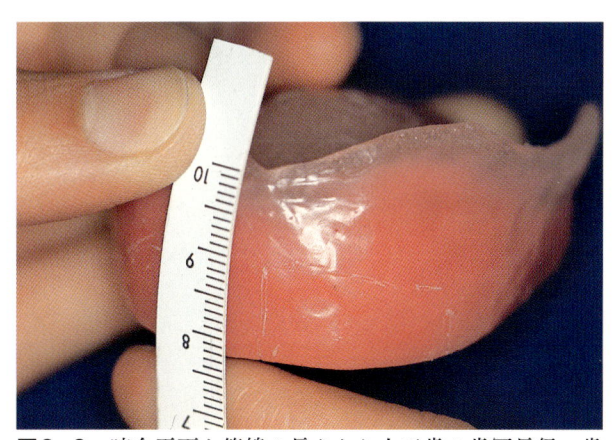

図6-6 咬合平面と笑線の長さから人工歯の歯冠長径，歯肉の露出度を決める．

前歯部人工歯の大きさの選択

前歯部人工歯の大きさに対する選択は，口内法と口外法を併用したり，これらの方法を基準にしてつくられ商社から発売されている Tooth Indicator を活用することもある．確実なのは，可能であれば抜歯前の天然歯記録を模範にし選択することが奨められる．

口内法

口内法では，咬合採得時に調和したリップサポートに調整された咬合堤唇面に口角

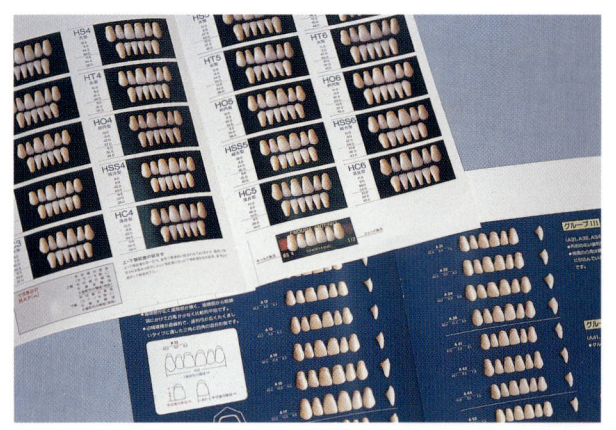

図6-7a モールド表．

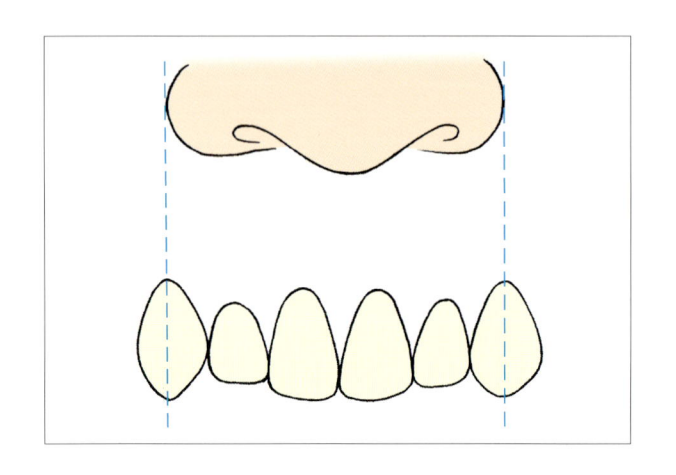

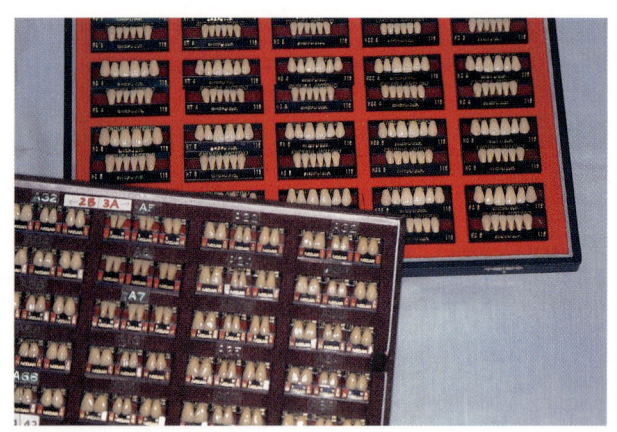

図6-7b モールドガイド．
もっとも使用頻度の高いシェードの全形態を揃えておくと都合がよい．

図6-8 鼻翼から下ろした垂線が犬歯尖頭に相当するような幅径をもつ6前歯を選択する．

線，笑線(上唇線)を記録しておく(**図6-3**)．

　歯冠幅の選択は，フレキシブルな定規を上顎咬合堤唇面の湾曲に沿わせて適合し，左右口角線間の弧径を測定し(**図6-4**)，6前歯の排列横径とする(**図6-5**)．また歯冠長に関しては，咬合堤咬合平面(安静時の上唇下縁0〜下方1mm)と笑線(笑った際の上唇下縁の位置)間の長さを参考に選択する(**図6-6**)．その結果得られた情報を，モールド表(**図6-7a**)の記載数値にしたがってモールドガイド(**図6-7b**)から選択する．

　また鼻翼から下ろした垂線が犬歯尖頭に相当することから6前歯の幅を選択し，その幅径の1/4を中切歯の幅径として選択する方法もある(**図6-8**)．

口外法

　口外法は，顔面の横径・縦径を計測し，解剖学的統計結果を活用する方法である．
　歯冠幅の選択は，顔面の横径として左右頬骨弓間を計測して，その1/16を上顎中切歯の歯冠幅とし，モールド表の記載数値にしたがって選択する．歯冠長の選択は，顔面の縦径として調和した咬合高径下で額の生え際(禿げている場合は最上の横シワ)から調和した咬合高径下でのオトガイ下縁までを計測し，その1/16を上顎中切歯の歯冠長とし，モールド表の記載数値にしたがって選択する(**図6-9**)．
　また，左右頬骨弓の幅径の1/3.3を上顎6前歯の幅径とする方法や，頭蓋円周の1/13を上顎前歯の横幅とする選択法もある．

前歯部人工歯の大きさの選択／口外法

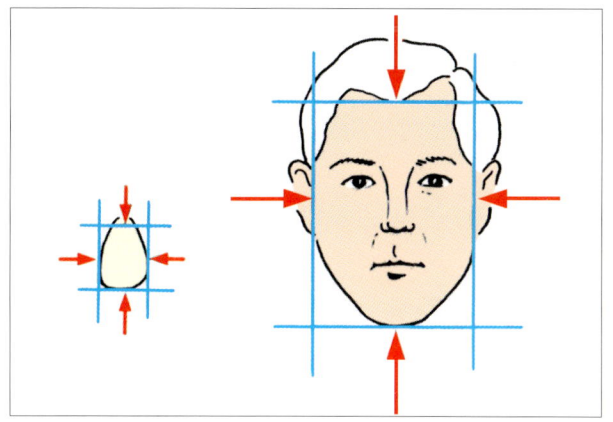

図6-9 上顎中切歯の歯冠幅径，歯冠長径は，顔面測径の1：16といわれる．

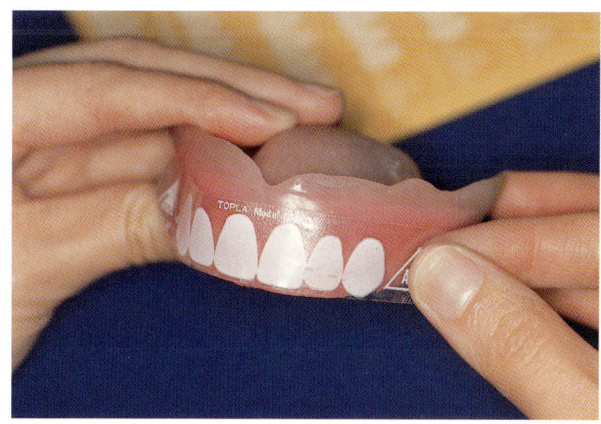

図6-10 簡単で具体的な人工歯の選択法．
モデルシール（トップラーデンタル）を選択し，咬合堤唇面に貼る．

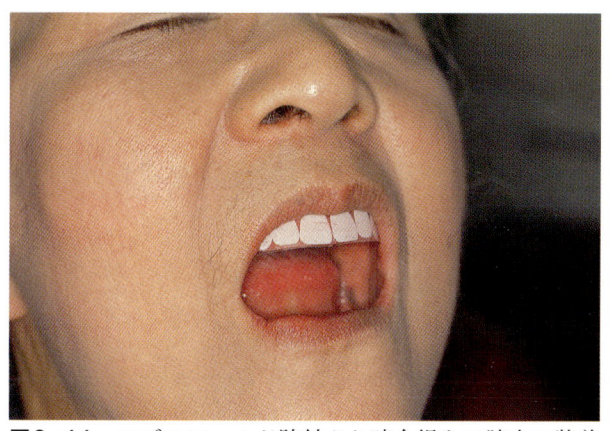

図6-11 モデルシールが貼付され咬合堤を口腔内に装着し観察・評価する．

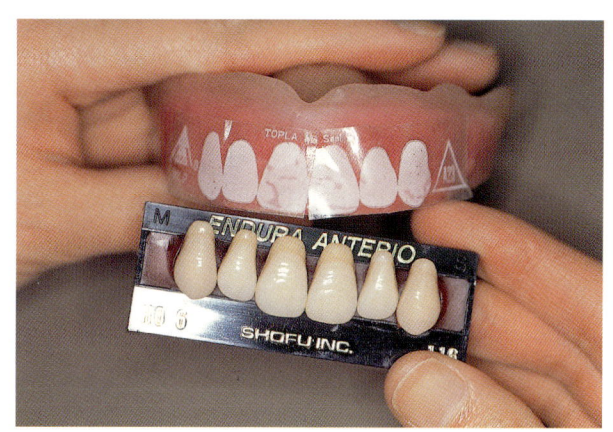

図6-12 モデルシールの観察結果を基に人工歯の大きさを選択する．

　しかし，最もよい選択法は，このようにして選択された人工歯を排列後，試適し観察・評価することである．また，モデルシール（トップラーデンタル）を蝋堤に貼って（**図6-10**），試適，観察することも有効である（**図6-11, 12**）．

前歯部人工歯の形態の選択

　上顎中切歯の輪郭は顔面骨格，額部，頬骨弓，下顎角を結んだ輪郭に相似するといわれる（**図6-13**）．前額面観における顔面の輪郭を大別すると，それらは方形(Square)，尖形(Tapering)，円形(Ovoid)，そしてその中間形，混合形であり，人工歯もほとんどのメーカーはそのような形態のものを選択できるよう形態分けして発売している．また顔面側面観，頭頂面観における顔面輪郭に調和した人工歯唇面を選択するのが一般である（**図6-14**）．

　また性別と歯冠形態の関係では，女性は一般に丸みを帯び，軟調な，柔らかい，優しい感じの形態が多く，男性では角張った硬調な，硬い，強そうな形態が多いといわ

中切歯の輪郭

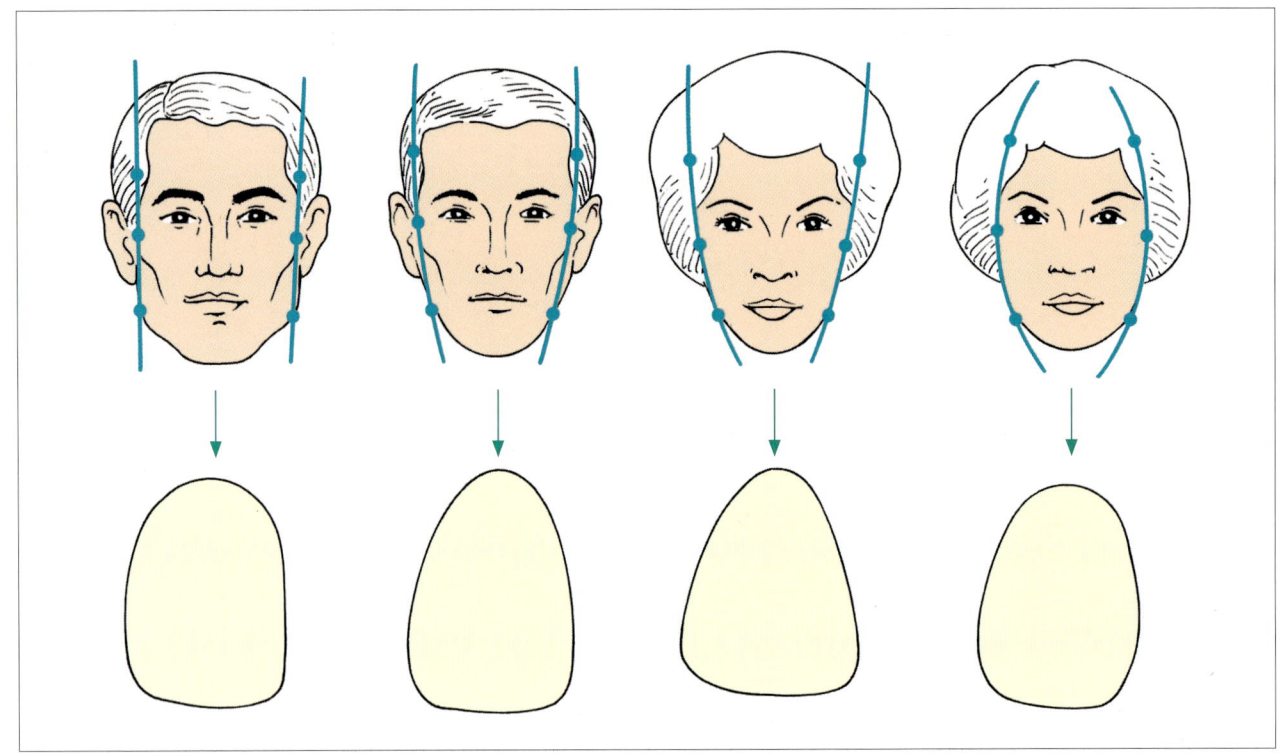

図6-13 形態の選択．上顎中切歯の正面的輪郭は，顔面骨格の額部，頰骨部，下顎角がなす正面輪郭に相似するといわれる．

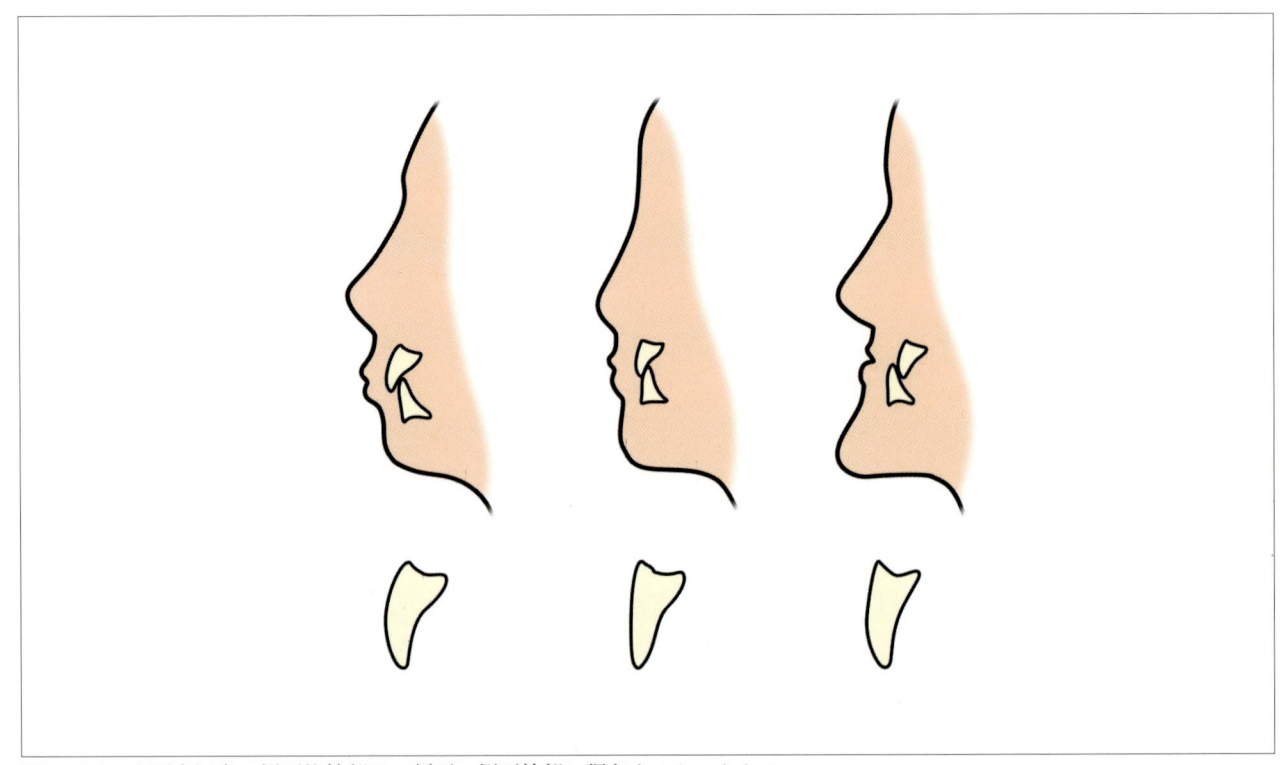

図6-14 上顎中切歯の側面的輪郭は，顔面の側面輪郭に調和するといわれる．

れ，この性別的観点からも形態の選択が行われる．しかし，歯牙の形態により軟調・硬調を表現することよりも，排列に負うことの方が重要ともいわれる．

一方，年齢と歯冠形態も深く関係するので，年齢に応じて調和した切縁の咬耗を形態修正することが，歯肉形成とともに自然観をつくりだすうえで大切である．

また，前方からみた形態ではないけれども，咬合機能上唇舌的な厚みとしての形態はきわめて重要であり，排列された状態が口唇，舌と調和した位置関係を全うでき，優れたアンテリアガイダンスを得やすいことが重要である．すなわち，天然歯に近い唇舌径をもつ前歯部人工歯形態が咬合機能上要求される．この点で前方面観ではよくても，唇舌的に薄く，歯髄が入っていないような唇舌径の前歯部があることは残念なことである．

前歯部人工歯の材質の選択

前歯部人工歯が作製されている素材には，陶材，プラスチックのほか，超硬質のプラスチックがあげられる．それぞれ素材の特性からくる利点や欠点があり，陶歯は耐摩耗性に優れるが耐破折性に乏しく割れやすく，プラスチック歯は逆に割れない利点はあるものの摩耗しやすい．この点で，超硬質のプラスチック人工歯は，陶歯とプラスチック歯のもつよさを狙った人工歯といえる．

どの素材の人工歯を選択すべきかといった問題に対しては，義歯に対する使用年数に対する考え方の相違から，多くの異なった答えがでてくることと思う．

筆者は，前歯部人工歯の素材として，耐摩耗性，耐破折性の点で超硬質のプラスチック歯を好んで用いている．しかし，アンテリアガイダンスとして咬合接触に関係する最も耐摩耗性が要求される切縁から舌側面にかけてはアクリル材で，あまり耐摩耗性に関係のない唇面だけに超硬質のプラスチック材を用いた意味のない前歯部人工歯もある．

臼歯部人工歯の選択

　臼歯部人工歯は，色調，大きさ，形態そして素材の点で選択，活用される．以下に，色調，大きさ，形態に対する一般的選択法をあげる．

臼歯部人工歯の色調の選択

　臼歯部人工歯の色調は，前歯部，とくに犬歯に準じてそれと調和するものを選択するのが一般である．

臼歯部人工歯の大きさの選択

　臼歯部人工歯の大きさの選択は，下顎犬歯遠心から後臼歯三角近心までの距離を測定し，4臼歯の近遠心径として選択することが多い(**図6-15**)．しかし小臼歯の歯冠長径，歯冠幅径に関しては，審美上，犬歯の大きさに調和させることが重要である．

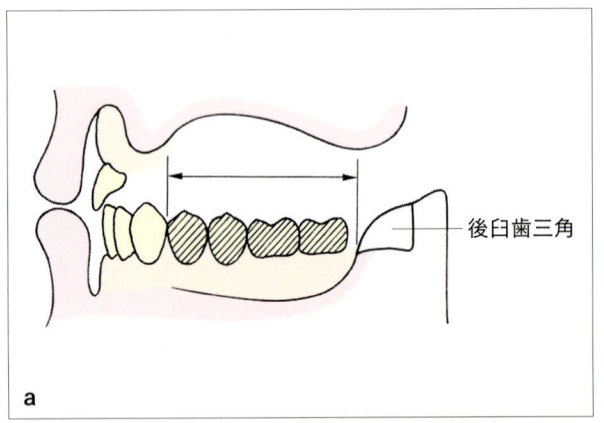

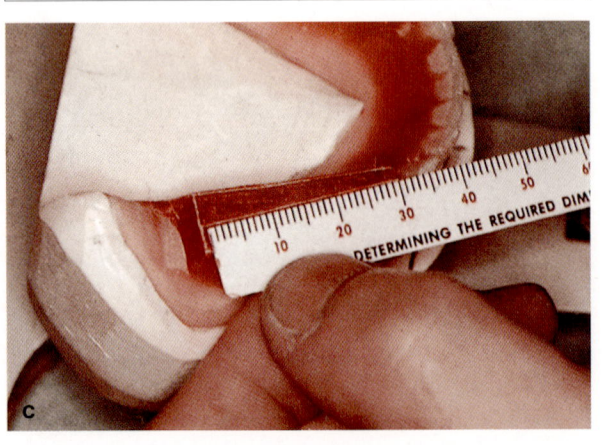

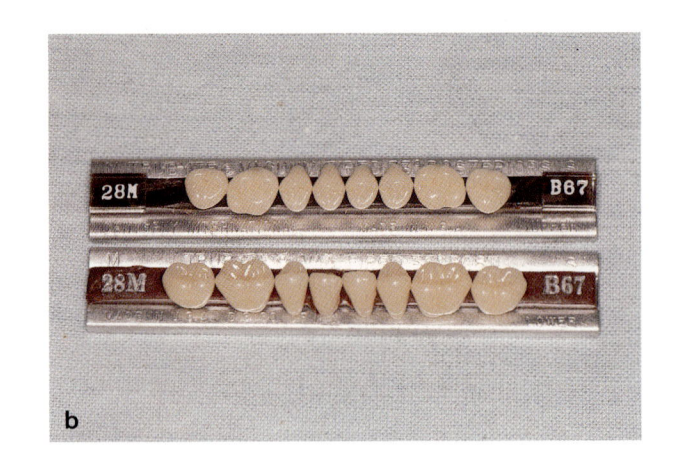

図6-15a〜c　臼歯人工歯は，下顎を基本に4臼歯の大きさを選択する．排列された下顎犬歯遠心から後臼歯三角前縁までの距離を測径し選択するが，それと対合する上顎小臼歯は審美的に満足した大きさでなければならない．
b：人工臼歯がついている板に表示されているミリ数(この場合は28M)は，上顎からの排列を優先していた時代の名残りで上顎第一小臼歯近心から第二臼歯遠心までの長径を示している．下顎28Mは，実際には31mmくらいある．しかし，最近では上顎，下顎それぞれの数値が示されるものが多くなってきている．

臼歯部人工歯の咬合面形態の選択

　臼歯部人工歯の咬合面形態には，解剖学的咬合面形態，半解剖学的咬合面形態そして非解剖学的咬合面形態が存在する．

　選択にあたっては，付与したい咬合様式や咬合接触状態に関する術者のフィロソフィーが関係する．筆者の臨床では，小臼歯部には解剖学的咬合面形態のものを用い，大臼歯部にはH-Aブレード臼歯やS-Aブレード臼歯を用いることが多い．

臼歯部人工歯の材質の選択

　臼歯部人工歯は，材質的にプラスチック歯，超硬質のプラスチック歯，陶歯そして金属歯とが存在する．しかし，審美性，破折抗力，対摩耗性，床材料との結合性，義歯床の加強，変色性，形態修正の難易性，技工操作などを考慮すると，三者それぞれに利点や欠点が存在する．

　筆者は，一般に最終義歯には超硬質のプラスチック人工歯を上下小臼歯部に用い，上顎大臼歯部にはH-Aブレード臼歯，S-Aブレード臼歯とそれと対合する下顎には超硬質のプラスチックあるいは，金属のオクルーザル・テーブルを作製し用いることが多い．

　この素材の点で臼歯部人工歯の選択上最も重要なことは，相互に対合し咬合接触するわけであるから，対合歯を磨滅してしまうような材料の選択は絶対に避けるべきである．とくに，陶歯は削合すれば砥石と同様であるので，陶歯対金属歯，シングルデンチャー（片側総義歯）での陶歯対天然歯，金属冠は禁忌と考えている．

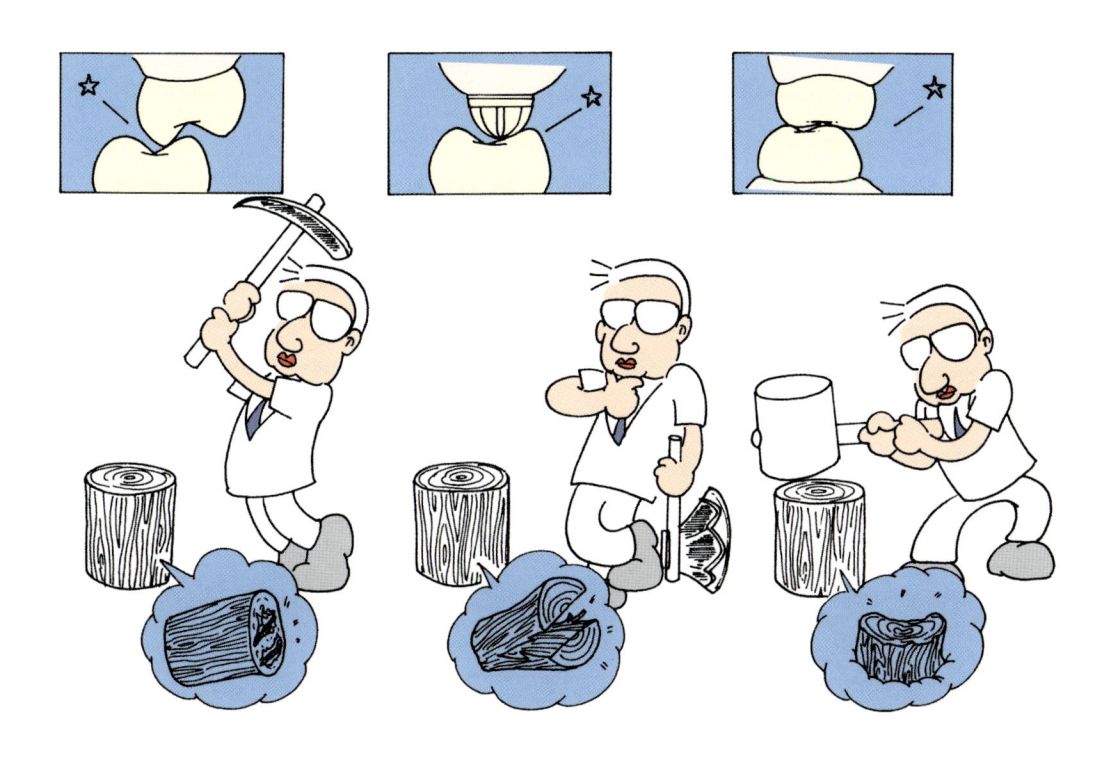

人工歯排列

　人工歯の排列に関する詳しい考え方については，前章で述べた人工歯列の構成の項（173頁参照）に譲るとして，ここでは，そのフィロソフィーを背景にした人工歯排列の実際を図説する（図6-16～45）．
　筆者の臨床では，前歯部から第一小臼歯までの排列はチェアーサイドで患者に試適しながら行っている．

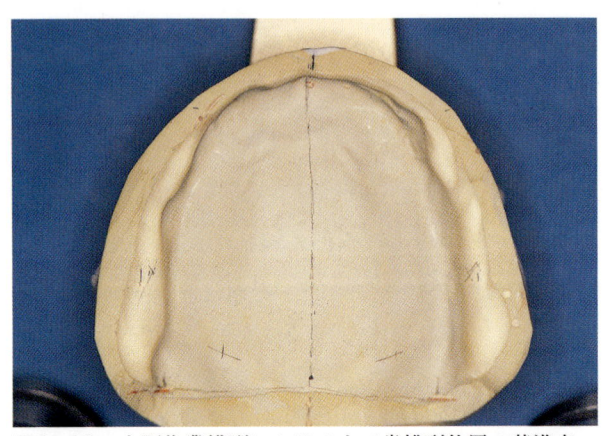

図6-16 上顎作業模型における人工歯排列位置の基準点．
　前歯部人工歯の排列において，中切歯唇面は切歯乳頭より約7～8mm前方に，犬歯は第一横口蓋皺襞末端より約7mm外方に排列する．臼歯部は，舌側歯肉縁を参考に排列された犬歯近心と翼突下顎縫線ハミュラーノッチとを結んだ線より外側に（第一小臼歯だけはやや内側に）排列を行う．

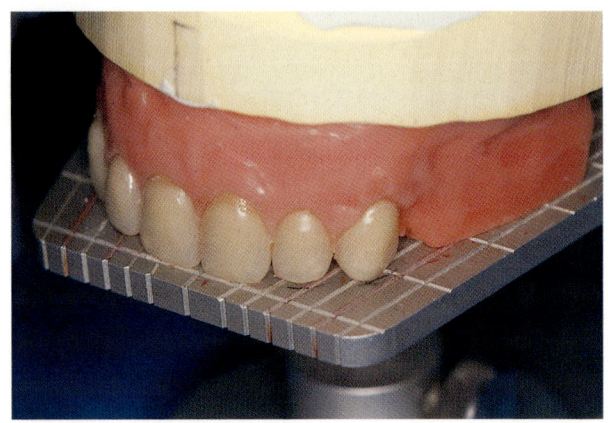

図6-17 上顎前歯部の排列．
　模型はSHILLA Ⅱを活用して，正中矢状面，水平面（咬合平面），切歯乳頭を基準に咬合器付着してあるので，人工歯の排列はSHILLA Ⅱの高さと刻印線をガイドに左右対称的に行う．

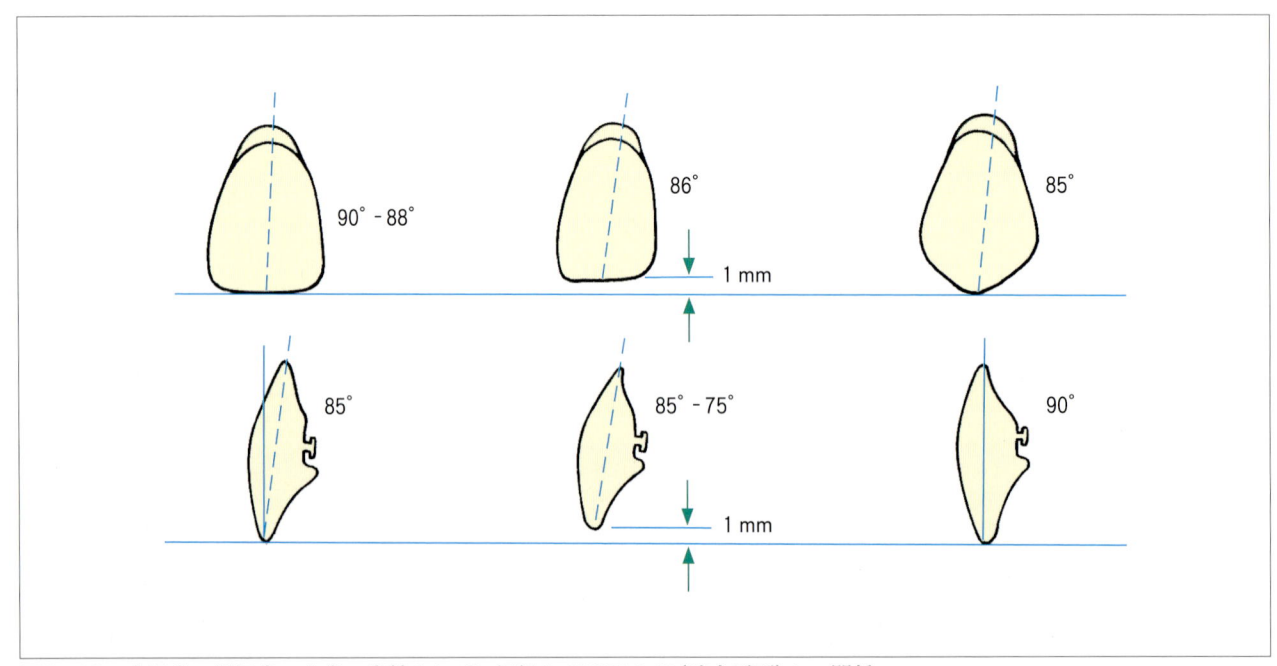

図6-18 中切歯，側切歯，犬歯の歯軸ならびに切縁とSHILLA Ⅱ（咬合平面）との関係．
　中切歯は歯軸を正面観で90～88°，側面観で約85°とし，切縁をSHILLA Ⅱ（咬合平面）に一致させる．

人工歯排列

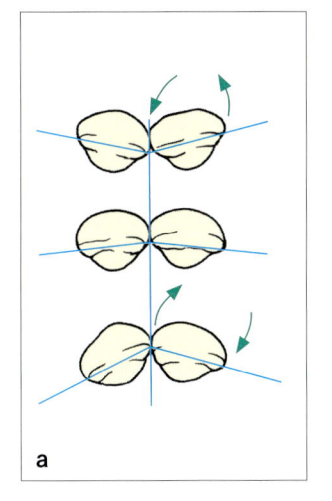

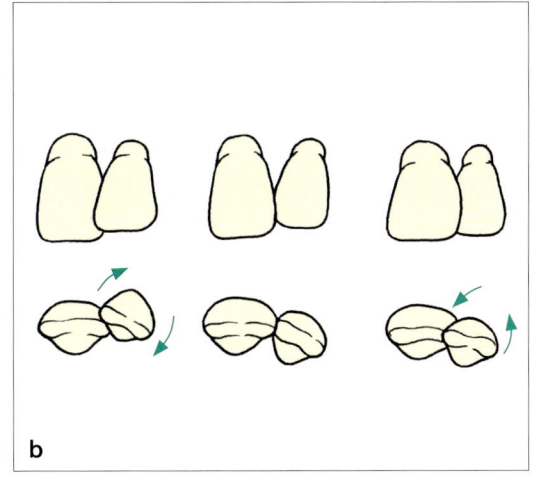

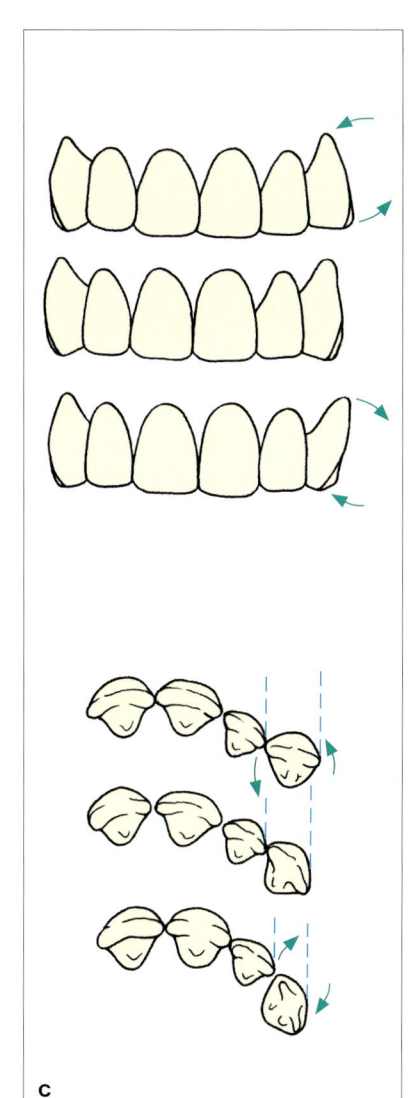

図6-19a〜c 自然感，個性を表現する目的で乱排技法を採る場合がある．すべての前歯部は，咬合面観で遠心隅角，側面観で切縁を前方にだすことにより硬調できつい感じを示す．
a：中切歯．遠心隅角を外にだすと硬調な感じを表現する．
b：側切歯．遠心隅角を外にだすと硬調に，入れると軟調になる．
c：犬歯．犬歯の排列とは咬合面観で遠心隅角を極端にだすと鉾状に，入れると槍状を呈し，両者ともきつい感じを表現する．また，正面観で切縁(尖頭)を外方にだし，歯頸部を内方に入れるときつく野蛮な感じをだすので禁忌といえる．
　しかし，このような排列を行った結果，下顎前歯との接触関係で，下顎位滑走が真前方的にまた左右対称的でない結果をもち，下顎偏位の要因となりやすいので，それを配慮することが重要である．

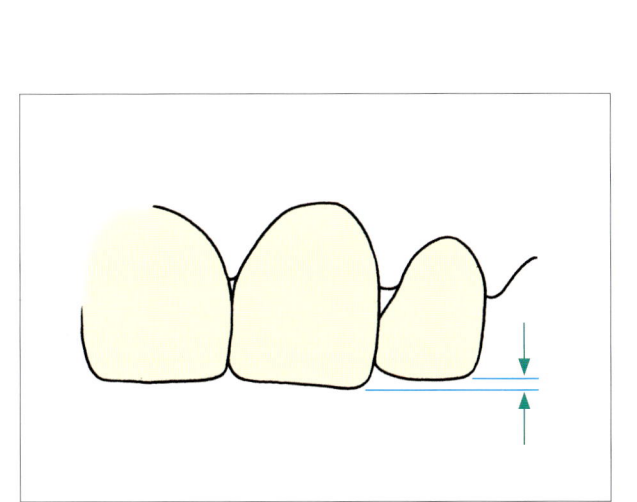

図6-20 年齢，性別の表現．
　側切歯と中切歯切縁の高さの差は，老齢者ほど咬耗によりその差がない．

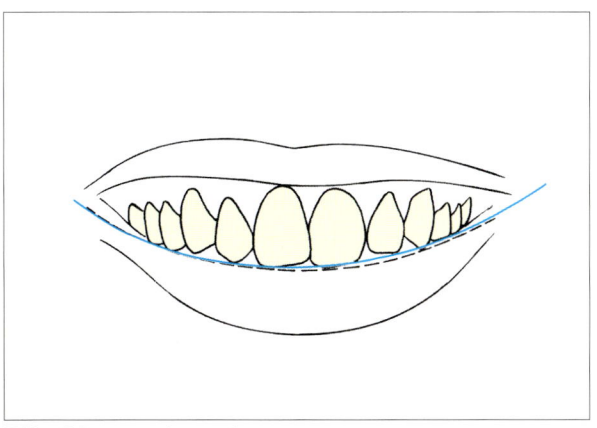

図6-21 スマイルライン．
　前歯切縁が構成する切縁列は，笑った場合に下唇上縁に平行するよう排列，修正すると優しい口元となる．

215

| 6 | 人工歯の選択と排列 |

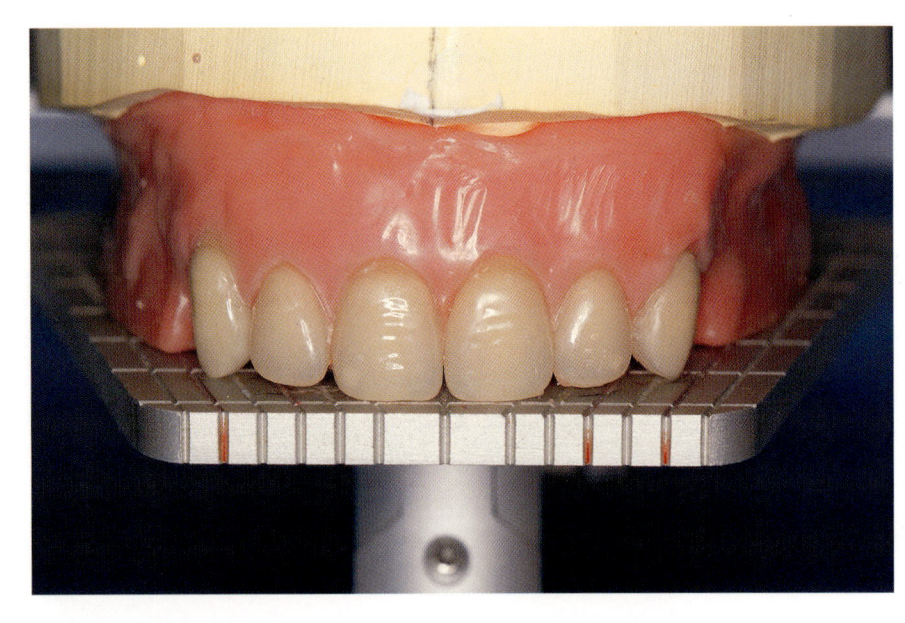

図6-22 左右対称的に調和したリップサポートのもとで排列された上顎前歯部.

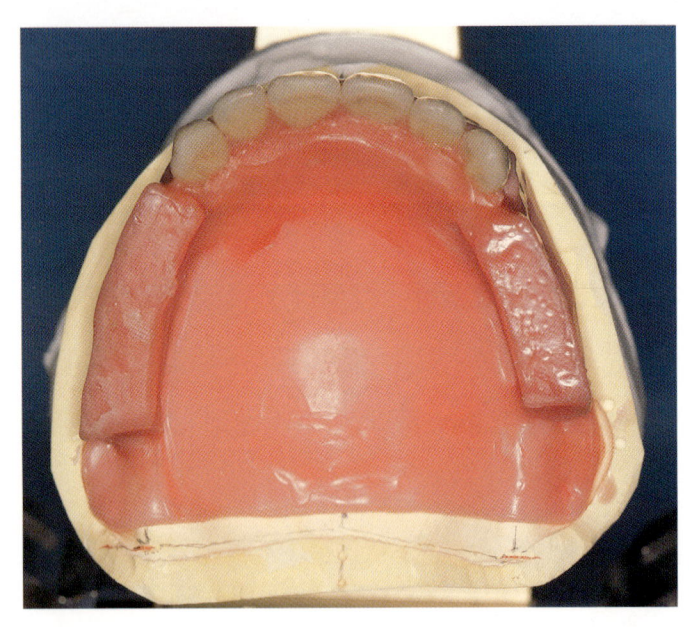

図6-23 排列完了した上顎前歯部の咬合面観. 前説の模型との関係を対比していただきたい.

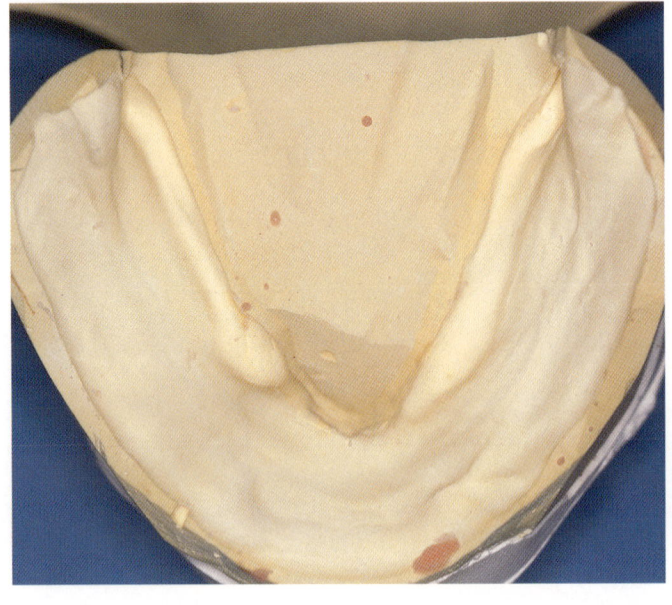

図6-24 下顎作業模型における人工歯排列位置の基準点. 前歯部人工歯の排列において, 中切歯切縁は咬合平面から口腔前庭溝に下ろした垂線の位置, 臼歯部は, 舌側咬頭が犬歯の近心から後臼歯三角舌側面に引いた線よりやや頬側寄りに排列を行う.

人工歯排列

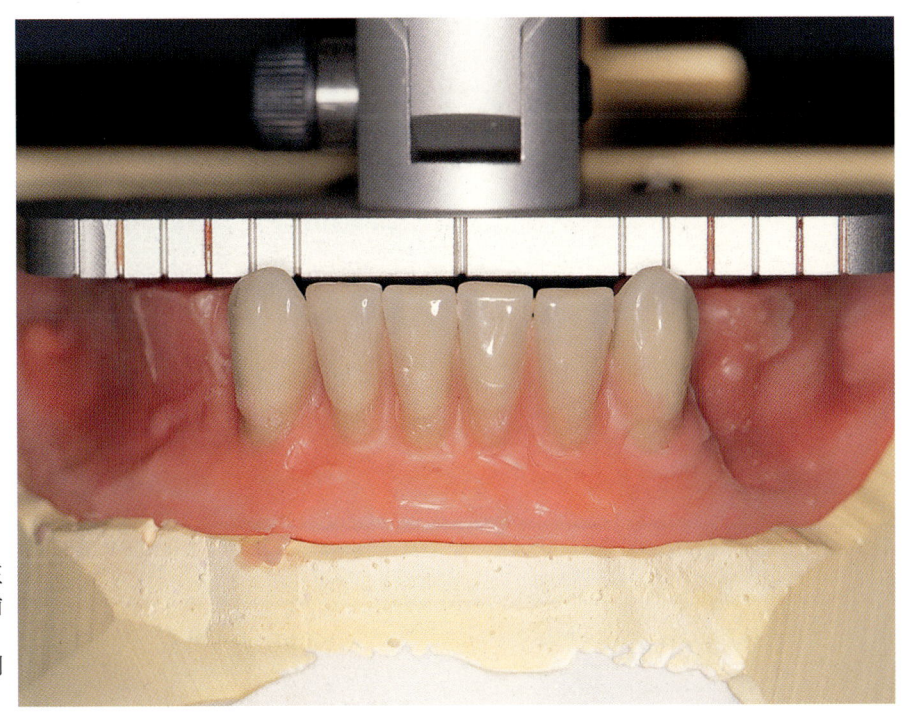

図6-25 下顎前歯部の排列.
　模型はSHILLA Ⅲを活用して, 正中矢状面, 水平面(咬合平面), 切歯点を基準に咬合器付着してあるので, 人工歯排列はSHILLA Ⅲの高さと刻印線をガイドに左右対称的に行う.

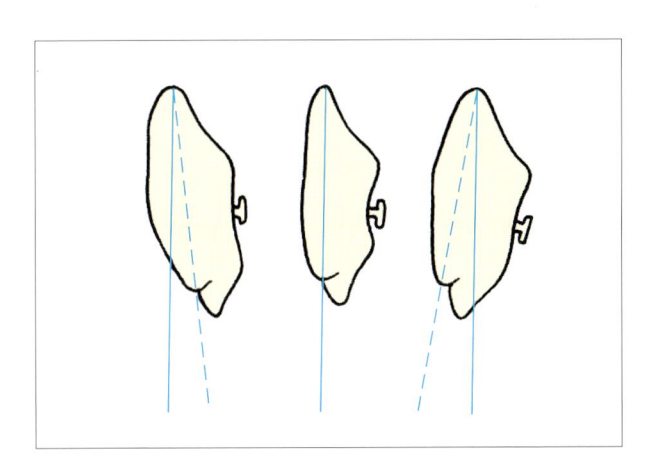

図6-26 中切歯, 側切歯, 犬歯の歯軸ならびに切縁とSHILLA Ⅲ(咬合平面)との関係. 中切歯は歯軸を側面観で前方傾斜させ, 側切歯は直角に, 犬歯は後方傾斜あるいは直角に排列する.

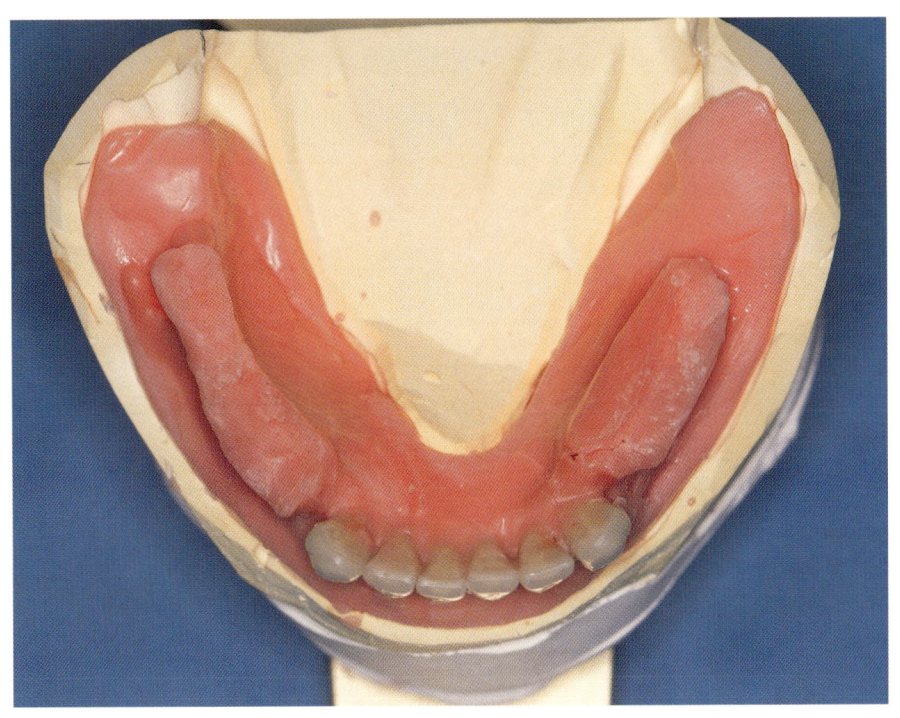

図6-27 排列完了した下顎前歯部の咬合面観. 前説の模型との関係を対比していただきたい.

217

6 人工歯の選択と排列

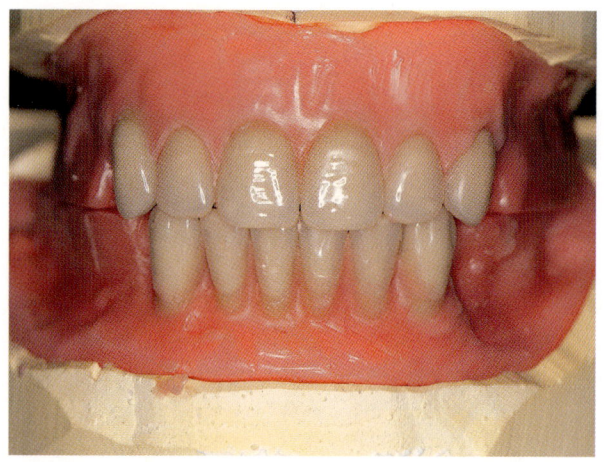

図6-28 上下顎前歯部人工歯が排列された正面観.
　左右対称に排列することにより，口輪筋も左右対称に筋活動でき，審美性のみならず，下顎位保持にとっても有効となる．削合により，下顎位保持のため下顎位滑走が真前方的にまた左右対称的にできる咬合調整を行う．

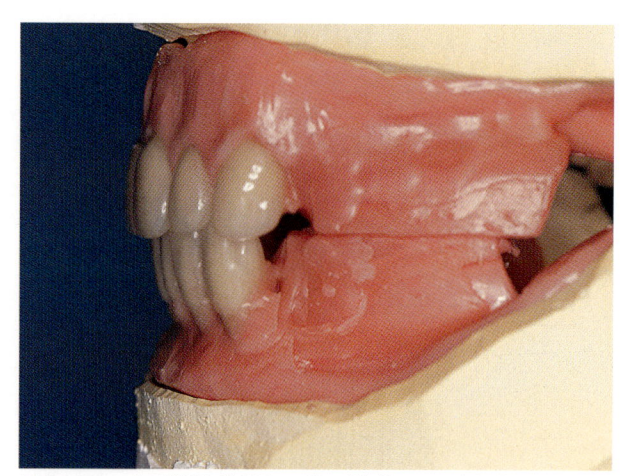

図6-29 上下顎前歯部人工歯が排列された側面観.

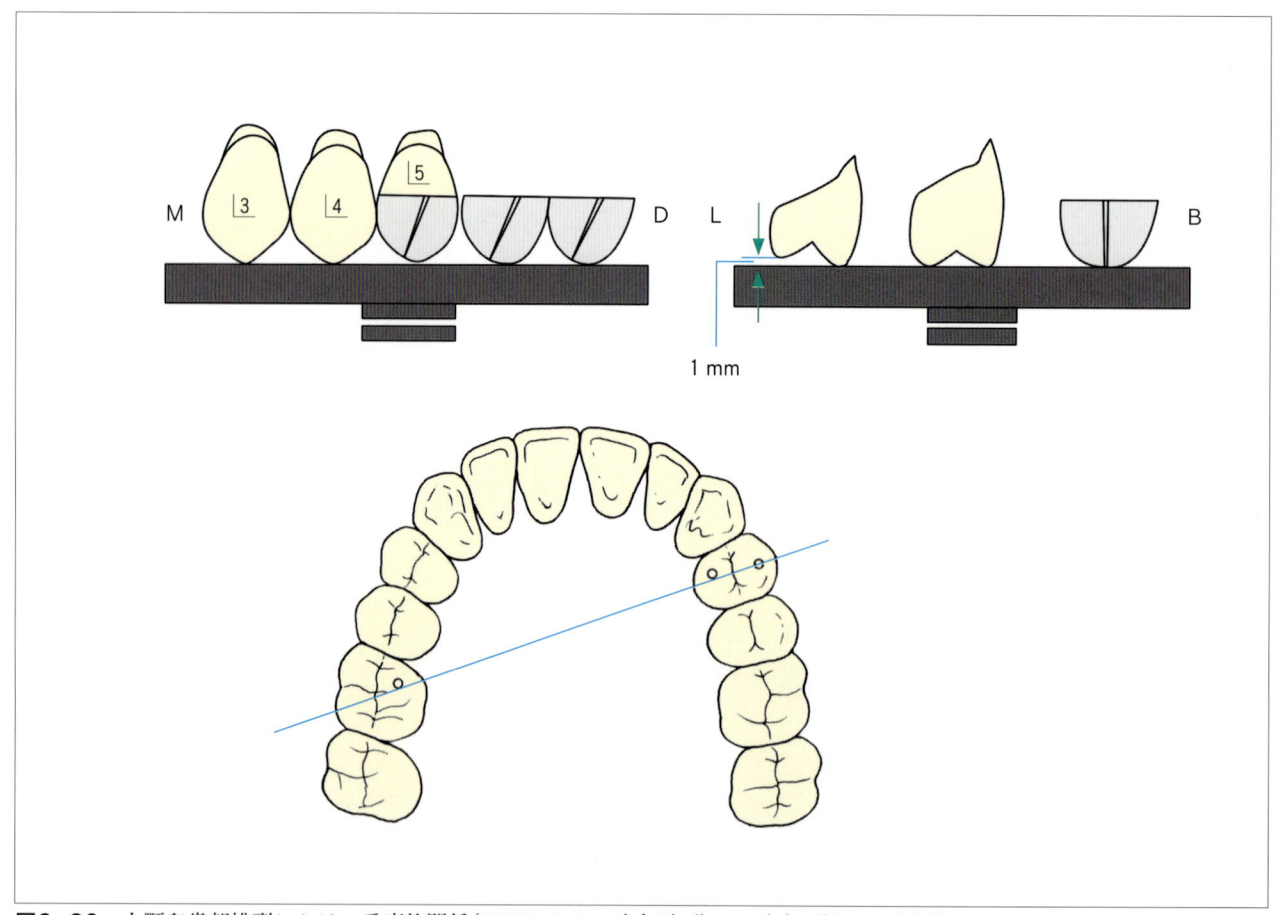

図6-30 上顎臼歯部排列における垂直的関係(SHILLA Ⅱ＝咬合平面)と，咬合面観での咬頭位置.

人工歯排列

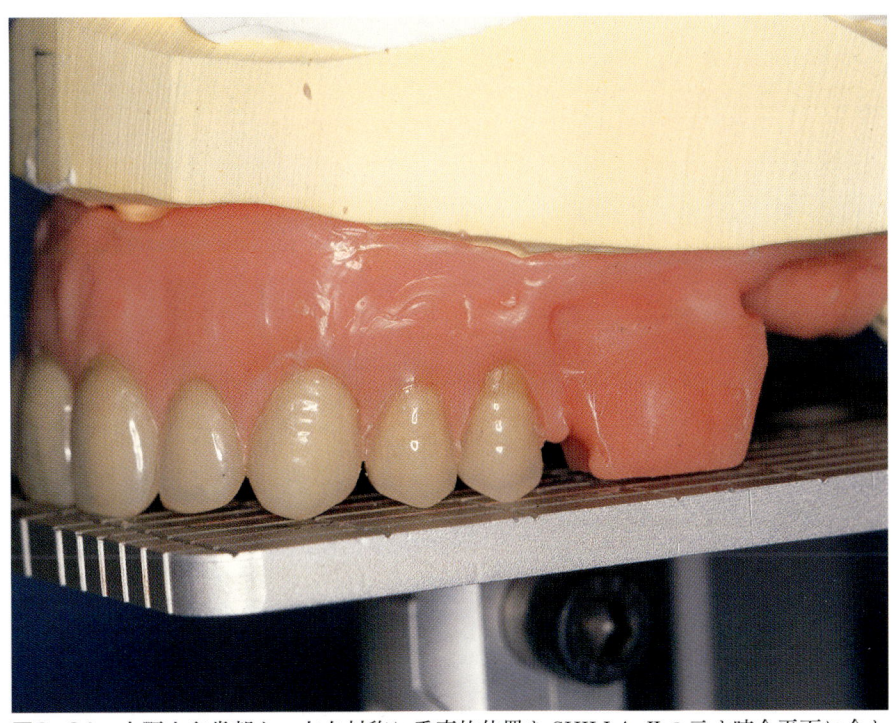

図6-31 上顎小臼歯部も，左右対称に垂直的位置をSHILLA Ⅱの示す咬合平面に合わせて排列する．

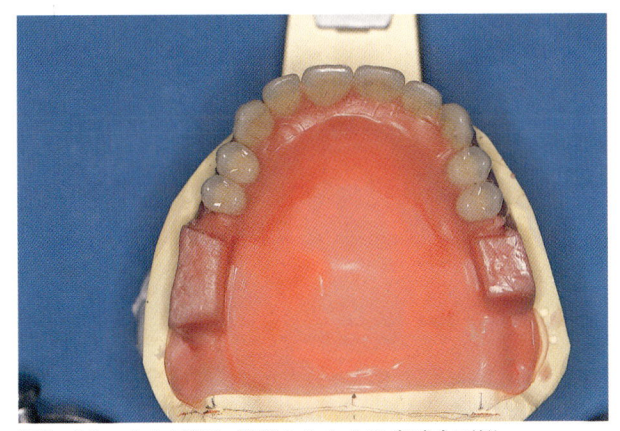

図6-32 左右対称に排列された小臼歯咬合面観．

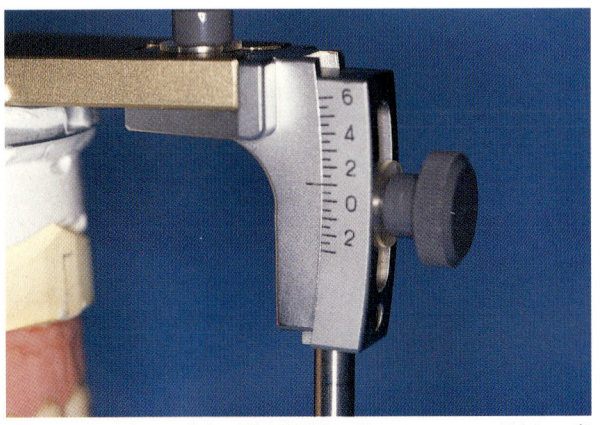

図6-33 優れた咬合面接触関係を得るために，下顎人工歯排列の前に削合間隙を確保のため，咬合器切歯嚮導桿を0.5～1°挙上する．

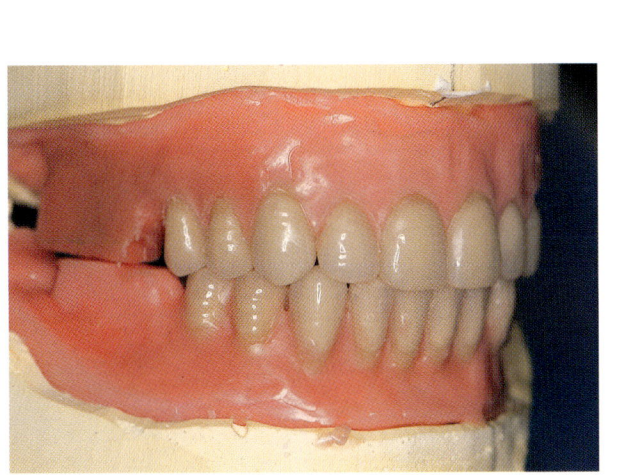

図6-34 上顎小臼歯に嵌合させ下顎小臼歯部を排列した側面観．

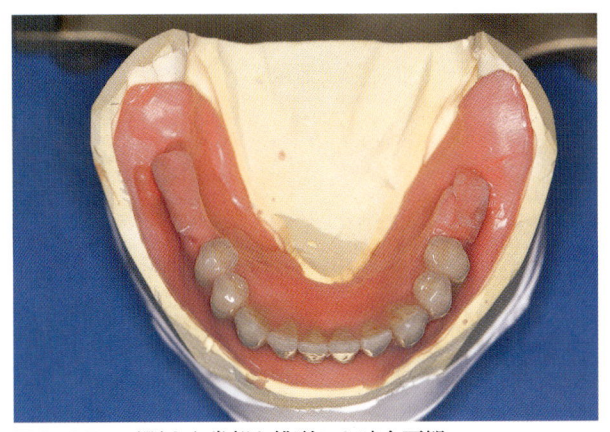

図6-35 下顎小臼歯部を排列した咬合面観．

219

6 人工歯の選択と排列

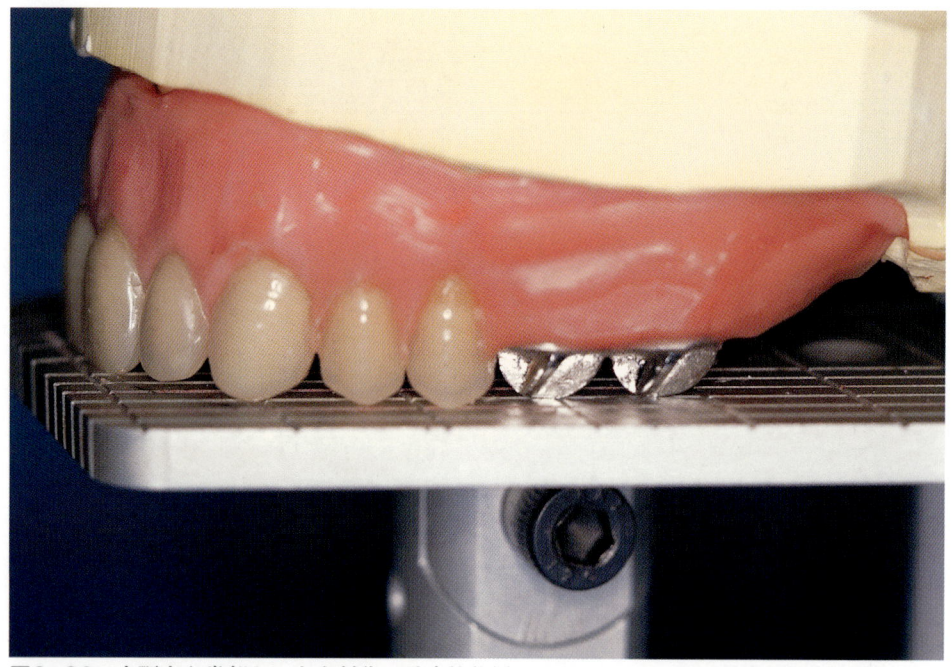

図6-36 上顎大臼歯部も，左右対称に垂直的位置をSHILLA Ⅱの示す咬合平面に合わせて排列する．本症例では，咬合・咀嚼圧支持性が優れていると考え，2歯のS-Aブレード臼歯を採用した．

図6-37 左右対称に排列された大臼歯咬合面観．
以上で，臼歯部は舌側歯肉縁を参考に排列された犬歯近心と翼突下顎縫線ハミュラーノッチとを結んだ線より外側に（第一小臼歯だけはやや内側に）排列した．

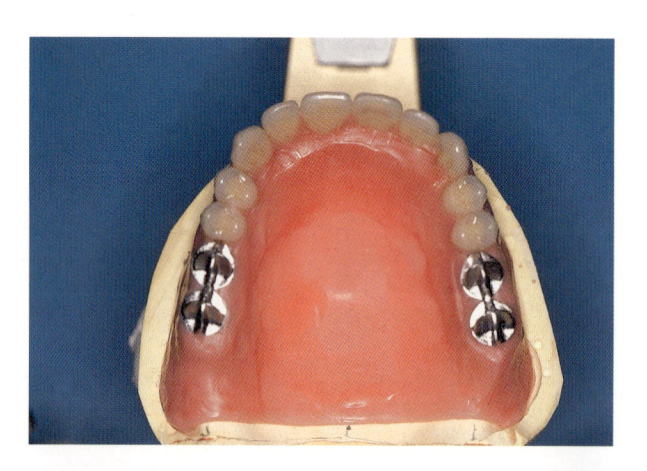

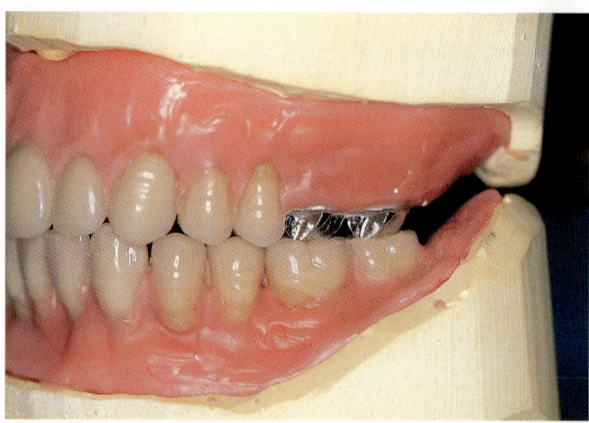

図6-38 下顎大臼歯の排列．
本例では，対摩耗性を考えて超硬質の人工臼歯を採用し，上顎ブレード臼歯に対合させ排列を行った．

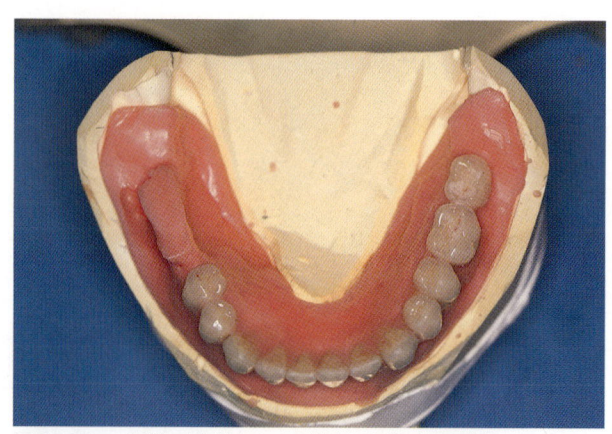

図6-39 左側に排列された下顎大臼歯咬合面観．

人工歯排列

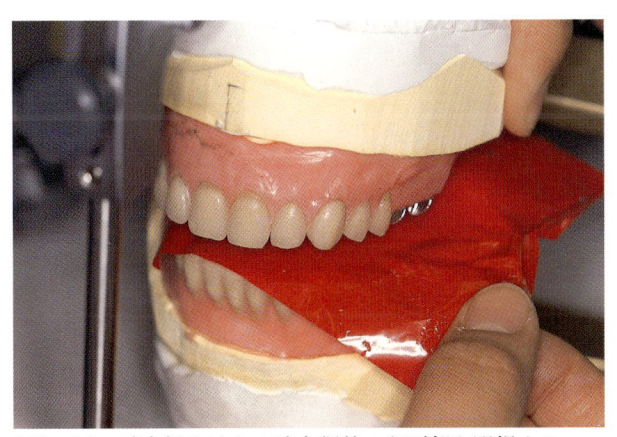

図6-40 咬合紙をはさみ咬合調整の必要部を選択する．

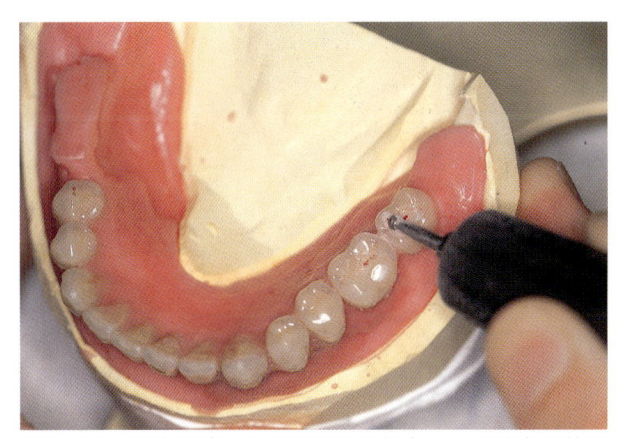

図6-41 削合間隙の分だけ選択点削合による咬合調整を行う．

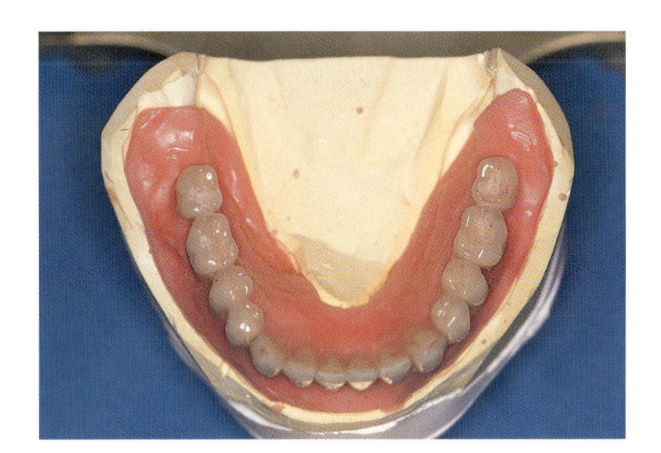

図6-42 反対側も同様に排列，削合が完了した下顎臼歯咬合両観．

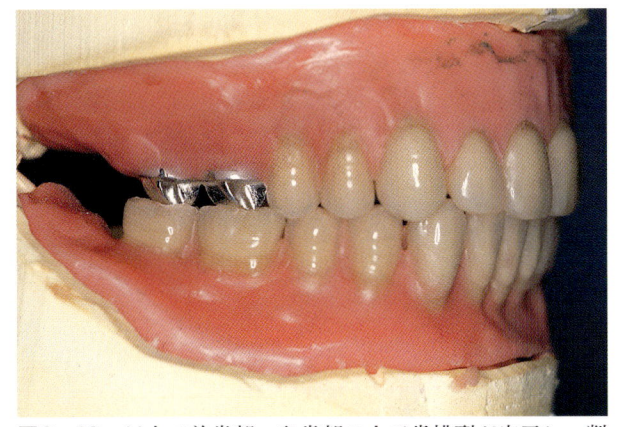

図6-43 以上で前歯部，臼歯部の人工歯排列が完了し，削合により満足した咬合関係が得られた．図は中心咬合位における右側側面観．

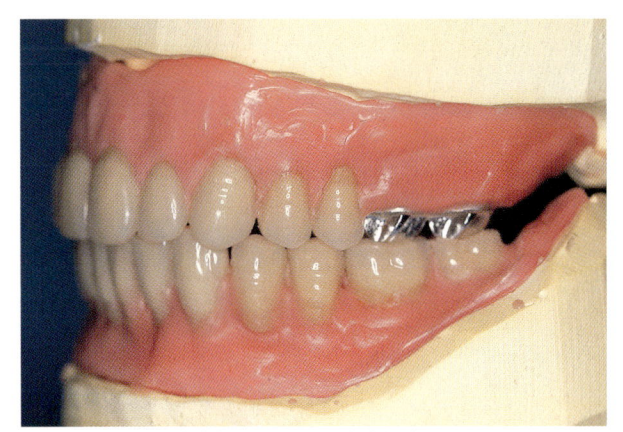

図6-44 中心咬合位における左側側面観．

参考文献

1．Friedman S：Principle of setups in complete dentures. J prosthet Dent. 1969；22：111.
2．Frush J P and Fisher RD：How dentogenic restorations interpret the sex factor. J Pros Dent. 1956；6：160-172. 6：441-449.
3．Frush J P and Fisher RD：The age factor in dentogenics. J Pros Dent. 1957；7：5-13.
4．Frush J P and Fisher RD：The dynesthetic interpretation of the dentogenic concept. J Pros Dent. 1958；8：558-585.

7 ブレード臼歯について

　無歯顎補綴の最大の問題点は，支持性にあると考えている．なぜなら総義歯の支持性は，歯槽堤粘膜を中心とする床下粘膜によって負担されるため，装着された総義歯の維持・安定性がいくら優れていても，食塊形成に必要な咬合・咀嚼圧を，その量および性質との関連で許容・支持できなければ優れた咀嚼機能は期待できないからである．

　歯槽粘膜本来の機構および機能は，咬合・咀嚼圧を負担するものではない．この点で総義歯は人間の優秀な創意工夫の賜物ではあるが，反面，自然に逆らった無理を承知の補綴物であるといえる．

　したがって総義歯における咬合・咀嚼圧の負担能力は，天然歯の約1/5以下と乏しく，これが総義歯はもとより有床義歯の咀嚼効率低下の最大要因と考えられる．こういった環境下に天然歯咬合面形態を模倣した解剖学的人工臼歯を選択することは，形態の回復は可能でも機能面，とくに咀嚼機能の回復という点では，問題が残る．

　現在，市場には，天然歯咬合面形態を模倣した咬頭傾斜角30～33°の解剖学的人工臼歯から，20°の準解剖学的人工臼歯，0°の無咬頭人工臼歯，そして機械的咬合面形態の非解剖学的人工臼歯などが存在する．これらの人工臼歯の設計意図は，自然にみえるからとか，バランスド・オクルージョンの付与が容易だからとか，排列操作が簡単だからとか，優れた咀嚼効率を期待するなど，いろいろな理由があると思われる．しかし，このなかからどのような人工臼歯をどのような理由で選択し，使用するかということが大変重要である．

　Max B. Sosin は，彼の両親も総義歯装着者であったので多くの問題提起に出合い，この点に早くから着目してブレード臼歯を開発するに至った．筆者は，彼に長きにわたり師事するとともに，フィロソフィーを堅持しながら技法の省力化を図ったS-Aブレード臼歯[9]（Sosin-Abe Posterior Bladed Teeth）を1982年から（株）ジーシーと協同開発し，約45年間臨床活用して，優れた予後を得ている．また下顎にブレードを設置したH-Aブレード臼歯（山八歯科工業）を1992年に開発し，良好な臨床成績を得ている．

　臼歯部人工歯の咬合面形態の選択にあたっては，総義歯が装着される無歯顎のような条件・環境を熟知し，いかなる咬合面形態を選択・活用すれば有歯顎者に近い機能回復が期待できるかを考慮することが重要である．ここで，ブレード臼歯の基本的な理論とその設計のフィロソフィーを述べてみたい．

天然歯と総義歯との咀嚼機能差の要因

　天然歯白歯は，歯冠とその歯冠を支持する堅固な植立機構として歯冠の1.5～2.0倍の長さを有する歯根から構成されている．歯根は，各歯単位で，歯槽窩に感覚受容器として鋭敏な歯根膜という歯牙支持組織によって，深く，頑丈に支持されている（**図7-1a～d**）．しかも，大臼歯部は強力な咬合・咀嚼圧に備え，複根を備えている．したがって天然歯は支持性に優れ，強靭な食べ物を食塊形成することができる．また一方，歯根膜のもつ優れた自己受容性の感覚により，食塊形成において各食塊に適応した咀嚼圧の量や質を，円滑にコントロールすることが可能となる．したがって，天然歯における咬合・咀嚼圧は約50～90kg（150～250$_{lbs}$）というような強圧をも許容できる（**図7-2a, b**）．

　しかし，無歯顎においては支持は脆弱な歯槽粘膜に求めるため，支持性は低下し，歯槽粘膜の耐圧許容量以内であり，天然歯のもつ咬合・咀嚼圧発揮能力よりきわめて低下することになる（**図7-3, 4**）．両者間を比較すると，総義歯患者では2～15kg（5～40$_{lbs}$）といったように，約1/5以下となる（**図7-5a, b**）．

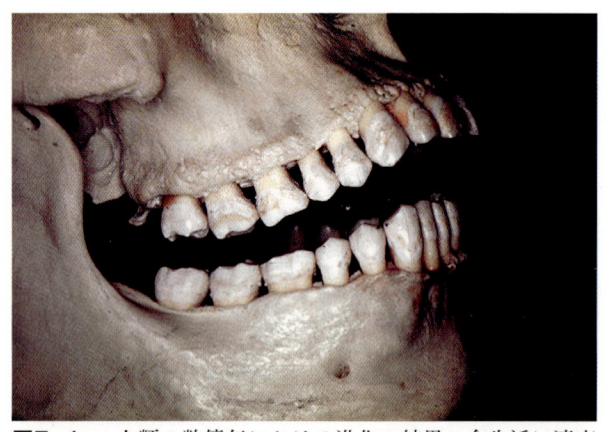

図7-1a　人類の数億年における進化の結果の食生活に適応した天然歯における歯牙植立機構．

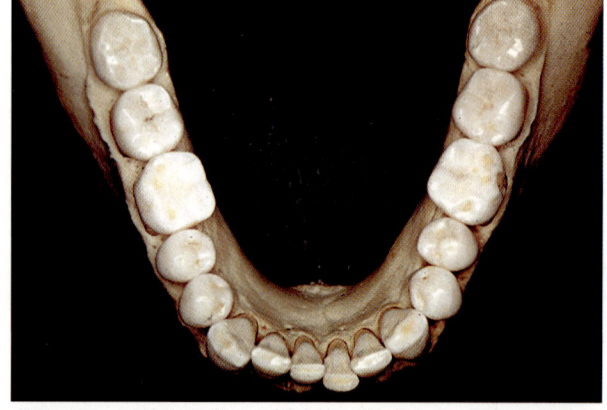

図7-1b　天然歯白歯は，頬舌的に幅が広く，鈍的な咬合面形態を所有する．

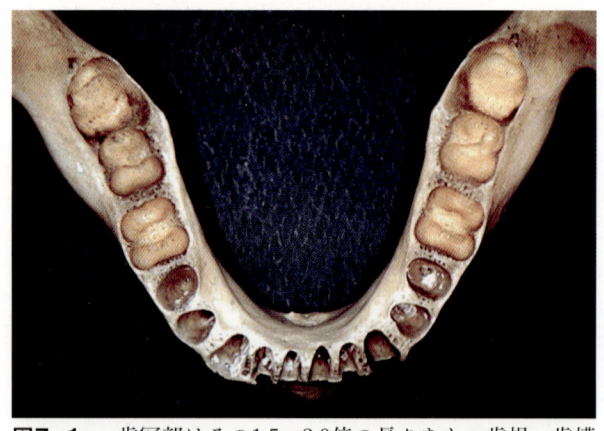

図7-1c　歯冠部はその1.5～2.0倍の長さをもつ歯根，歯槽窩によって，歯槽窩に深く頑丈に，自己受容性の感覚が鋭敏な歯根膜を介し支持されている．

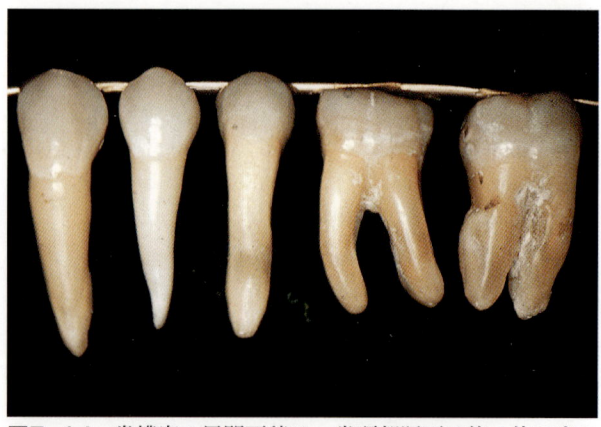

図7-1d　歯槽窩の展開面積は，歯頸部断面の約4倍の広さをもつといわれている．

天然歯と総義歯との咀嚼機能差の要因

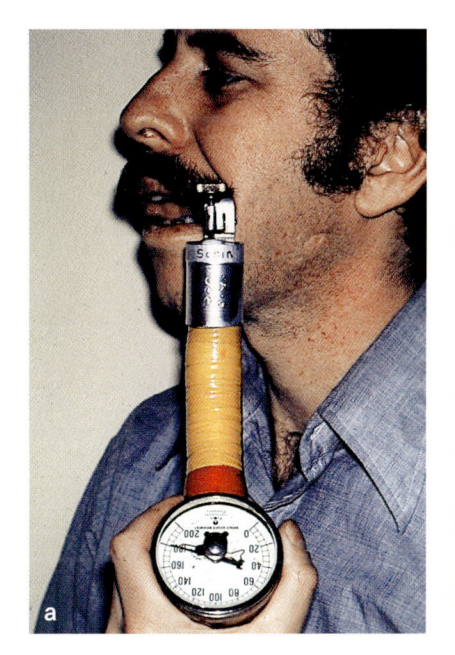

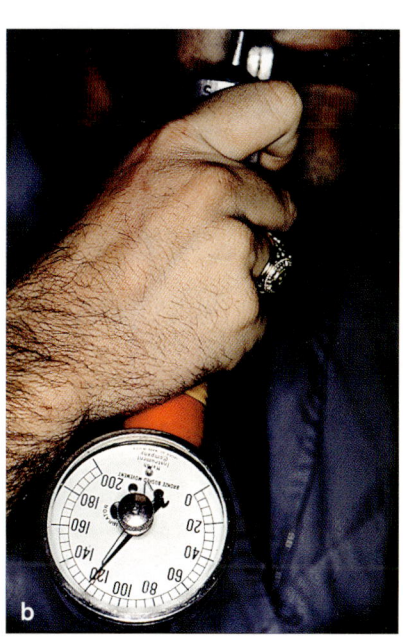

図7-2a, b 天然歯は，優れた歯牙支持機構により，強力な咬合・咀嚼圧発揮能力を示す．

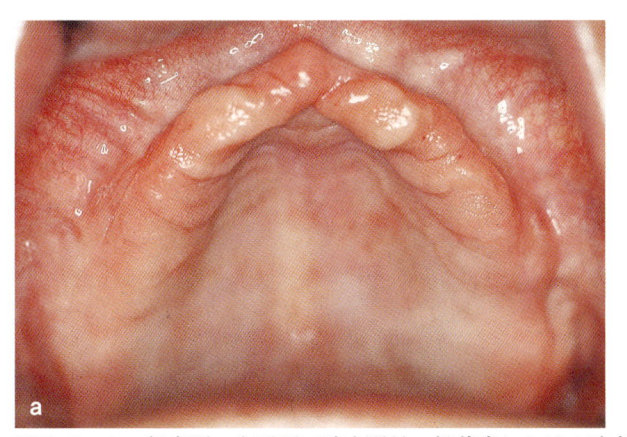

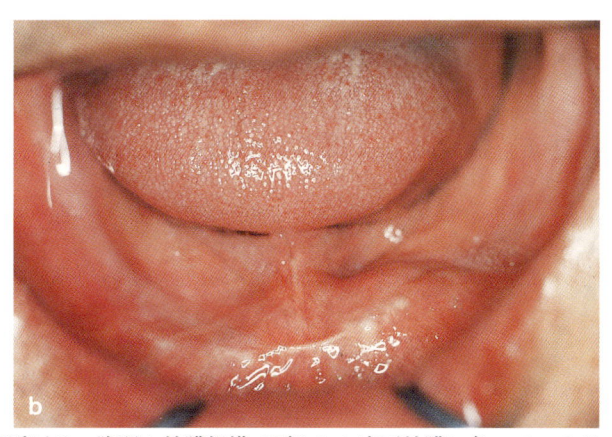

図7-3a, b 無歯顎の上下顎口腔内所見．総義歯における咬合・咀嚼圧は，脆弱な粘膜組織で覆われた床下粘膜に負っているだけなので，支持性は著しく低下するばかりでなく，損傷，変形をこうむりやすい．

図7-3c 歯槽堤粘膜の組織学的顕微鏡写真．
咬合・咀嚼圧を支持負担する歯槽堤粘膜を構成する細胞組織，間質，静脈，動脈は，ほとんどが液体から構成されているため，圧縮された場合に移動しやすく，支持能力に乏しいことがわかる．

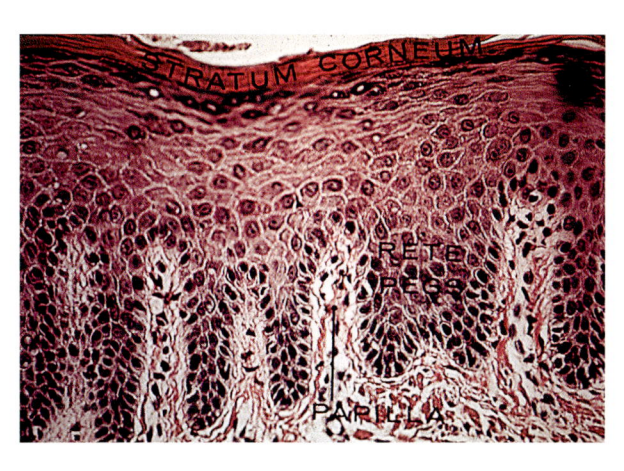

225

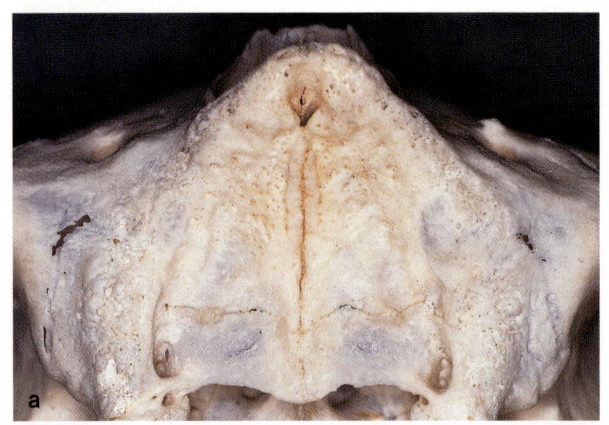

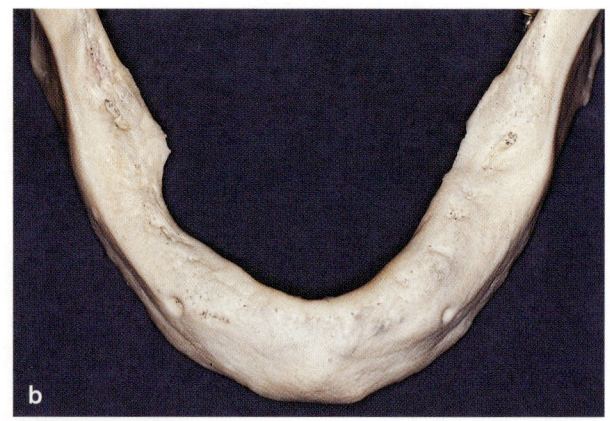

図7-4a, b 無歯顎床下粘膜下における骨組織には，もはや自己受容性の感覚に優れる歯根膜，歯槽窩も欠如している一方，骨表面形態 Topography いかんでは粘膜は損傷しやすく，総義歯による咬合・咀嚼圧許容をいっそう低下させる要因となる．

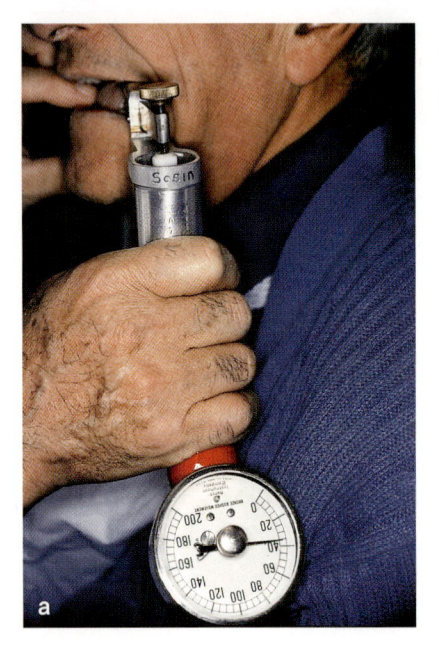

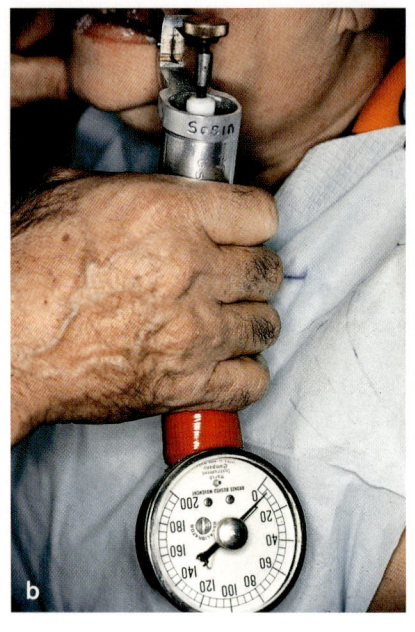

図7-5a, b 総義歯装着者における咬合・咀嚼圧許容能力は，全く脆弱な粘膜に負担を余儀なくされるため，条件がよくても天然歯列をもつ人の約1/5以下となる．

したがって総義歯では，天然歯の咀嚼効率の約1/6といわれる[1,2]．このように無歯顎補綴の最大の問題点は，その支持性にあると考えられる[3]．

また，優れた感覚受容器としての歯根膜も欠如しているため神経筋機構も著しく劣化し，食塊形成機能は天然歯と比較してきわめて低下する．その結果，歯槽粘膜の損傷，変形だけでなく歯槽骨の吸収といった悪循環に陥りやすい．このように総義歯においては，①咬合・咀嚼圧は，負担許容に乏しい歯槽粘膜に委ねざるをえないこと，②優れた感覚受容器である歯根膜の欠如に伴って神経筋機構が著しく低下する，といった2つの要因で咀嚼機能は大きく障害されることになる．

ブレード臼歯の設計意図

天然歯に近い咀嚼効果を期待するには

　食塊形成時には食物は咀嚼圧に対して抵抗物であり，咀嚼圧が食塊を粉砕できてこそはじめて咀嚼は全うされる．

　図7-6に，無歯顎者が発揮・負担できる咬合・咀嚼圧，および各種食品の粉砕に要する圧力を示した[4,5]．この表が物語ることは，無歯顎者は天然歯をもつ一般的健全者と同じ効率での食事は不可能であり，日常生活でのコミュニティ参加が制約される．これが無歯顎者による咀嚼機能の現実であり，この要因については前述した．

　したがって人工臼歯咬合面の設計にあたっては，天然歯と総義歯との両者間における咬合・咀嚼圧の支持機構，ならびに感覚受容機構が根本的に異なることを熟知することからスタートすべきである．天然歯は歯冠の1.5〜2.0倍の長さの歯根に支持され，その展開面積は歯冠歯頸部断面の約4〜5倍の面積をもつ[6]．

必要なことは咬合面接触面積の減少

　ここで，総義歯における咬合・咀嚼圧の発現ならびにその許容は，床下粘膜のもつ圧力許容量(約10kg以下)の範囲であるということを考えてみよう．この圧力の範囲内で，天然歯における約50kg以上の咬合・咀嚼圧に等しい咀嚼効果を期待しようとするならば，どのような咬合面を設計すればよいかということになる[7,8]（**図7-7**）．

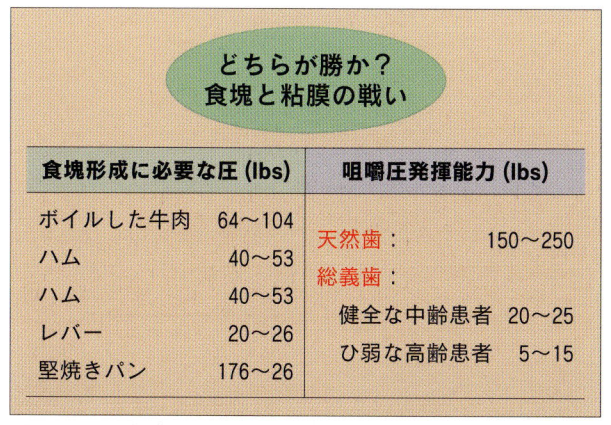

図7-6 各種食品の食塊形成に必要な咀嚼圧と天然歯歯列の健全者，総義歯装着者との発揮できる咬合・咀嚼圧の対応比較[5]．

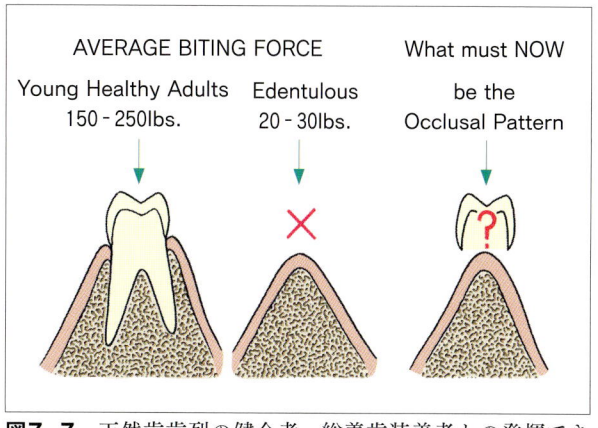

図7-7 天然歯歯列の健全者，総義歯装着者との発揮できる咬合・咀嚼圧の対応比較から，同等あるいはそれに近い咀嚼効果を期待するとなると，総義歯に天然歯のもつ咬合面を形態模倣することは有効なのだろうか？　(Sosin)．

7 ブレード臼歯について

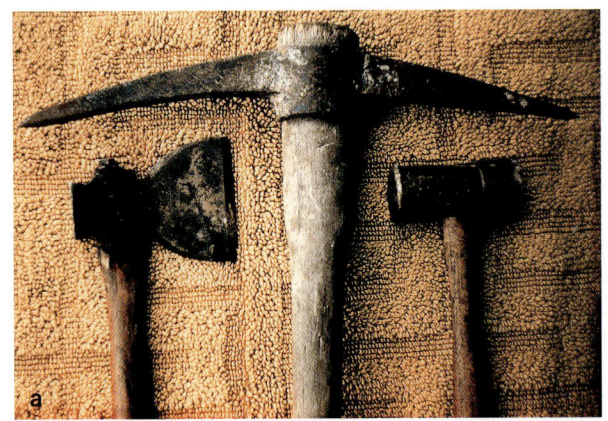

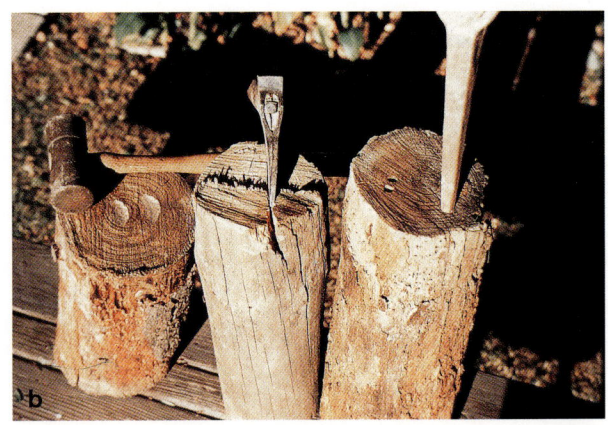

図7-8a, b a：われわれの身のまわりにある道具を作用機序から分類すると，点状接触・線状接触，面状接触の3つの基本形が存在する．b：単位面積に等しい圧力をかけた場合，相互接触面積の大小により作用効果が異なり，線状接触のいわゆる刃（ブレード）がもっとも効果的であり，少ない圧力で有効な仕事をすることがわかる．

　ここでわれわれの身のまわりにある道具を考えてみたい．道具は，接触形態として点接触のもの，線接触のもの，面接触のものの3つに分けられる．この3つのタイプのものからどれを選べば効率的なのであろうか（**図7-8a**）．

　これら3つの道具の効果を考えると，**図7-8b**に示すように，まず点接触の道具として針，槍，矢のほか，堅い地面などを掘る道具としてのつるはしなどが考えられる．点接触の道具は少ない力ですむといった点では意図として満足できるが，相手に対して単に孔をあける効果しかなく，食塊形成に対しては有効ではない（**図7-8b**の右）．

　このように接触形態についての配慮を進めていくと，点の連続は線すなわち刃であり，刃の集合体は面となる．面接触の道具としてふだんわれわれが使用している身のまわりのものを探すと，ハンマー（金槌）などがあげられる（**図7-8b**の左）．しかし，まきを割る場合にハンマーを選択する人はいるであろうか．誰一人としていない．それは，ハンマーでまきを割るとなると効率的でないことを知っているからである．

　以上の事柄を咬合面にあてはめると，面接触の咬合面でははじめから接触面積の減少をはかることはできず，咀嚼効果は著しく低下することは周知のことであり，意図を満足させる結果にならない．したがって広い面接触をもつ解剖学的咬合面形態は，形態模倣はあっても上記の理にかなっておらず，咀嚼機能の回復には直結しないといえる．

　刃を用いた道具を考えてみると，線接触である刃は点接触と面接触の中間的効果を示し（**図7-8b**の中央），それぞれの利点と欠点を補える形態であるといえ，咬合面形態として刃（ブレード）を採択・活用することになる．

　また，接触面積の減少だけでなく，刃（ブレード）の特性を発揮し食塊を貫通できるためには，刃の高さがきわめて重要となる．

有効な咬合面接触形態

　次に問題となることは，どのような接触関係を与えて接触面積の減少をはかるべきかということである．

	歯根膜負担の天然歯	粘膜負担の総義歯
咀嚼圧許容能力	125lbs	20lbs
咬合面接触面積（第一大臼歯）	70mm²	Xmm²

等しい食塊形成を期待した咀嚼圧許容能力と咬合面接触面積との関係

Answer：125：70＝20：X　　X＝11.2mm²

人工歯咬合面接触面積は天然歯の約1/7に減ずるべきである

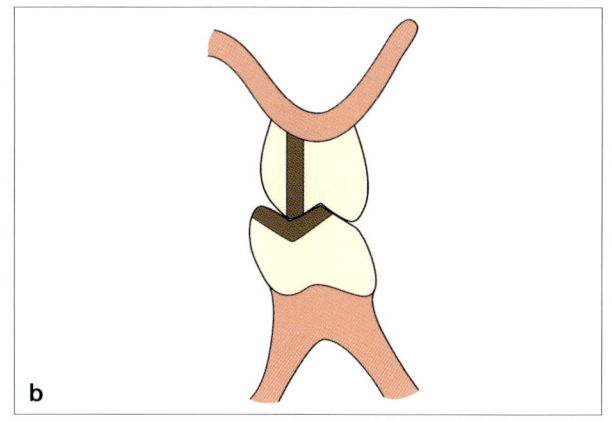

図7-9a, b　a：天然歯第一大臼歯部における咬合・咀嚼圧を少なく見積って125ポンド(57kg)，その場合の咬合接触面積を70mm²と仮定し，無歯顎者の咬合・咀嚼圧を多く見積って20ポンド(9.1kg)として比例計算すると，総義歯における咬合接触面積は11.7mm²となることから，総義歯に有効な咬合接触面積は天然歯の約1/7に減ずる必要があることが数字的にいえる．
b：総義歯に有効な咬合面形態は，天然歯の咬頭と窩による咬頭嵌合による広い面接触を減じ，ブレードとオクルーザル・テーブルによる狭い咬合接触面積，ならびに食塊貫通効果を意図しブレードの刃の高さも必要となる．

　ここで単位面積に等しい圧力をかけた場合，相互接触面積の大小により作用機序が異なるという前例からも自明なように，上下人工臼歯の咬合面接触面積は，天然歯のそれより減じる以外に方法はないという結論に達する．それでは，どのぐらい咬合面接触面積を減少すればよいかということになる．

　それは，**図7-9a**のように，天然歯の第一大臼歯部における咬合・咀嚼圧の負担許容を少なく見積もって125ポンド(57kg)，その場合の咬合接触面積を70mm²と仮定し，無歯顎者の咬合・咀嚼圧の負担許容を多く見積もって20ポンド(9.1kg)として比例計算してみる．総義歯における咬合接触面積は11.7mm²すなわち天然歯の約1/7に減ずる必要があることが数字的にいえる．咬合面接触面積を減少させる結果，床下粘膜が許容・発揮できる少ない咬合・咀嚼圧で咀嚼効果が発揮でき，反作用的に歯槽堤にはねかえる圧も少なくてすみ，歯槽堤も保護できることになる(**図7-9b**)．

　以上，確固たるフィロソフィーに基づくブレード臼歯が，咬合面形態の発想に関する経緯を述べたが，この点で，現在，ブレード臼歯の名のもとにいろいろなブレード臼歯の模倣品が市場に出回っているが，本来のフィロソフィーを熟知したものではないこと，フィロソフィーを失ってしまっていることを理解できるだろう．

ブレード臼歯の誕生

　ブレード臼歯は，これまで述べてきたような理論的背景から，1961年，南カリフォルニア大学のMax B. Sosin教授により約30年の臨床活用を経たのち，はじめて『Journal of Prosthetic Dentistry』に報告[7,8]された．これは，2枚のブレードが交差していることからCross Bladed Toothともいわれ，材質としてCo-Cr系の金属が用いられた(**図7-10a**).

　ブレード臼歯の咬合面は，基本的形態として，①近・遠心的に走る機能上主刃としての台座と直交するMajor Cutting Bladeと，②食塊を咬合面に集中できるよう台座とやや角度をもたせたLateral Wing Bladeの2枚の弧形の刃(ブレード)が存在し，交差した形になっている(**図7-10b**).

　また，接触面の減少だけでなく，刀(ブレード)の特性を発揮でき食塊を貫通するためには刃の垂直的高さも重要であり，少なくとも上顎第一大臼歯の咬頭の平均的高さが必要であり，それより高さを与えてある．

　これを上顎臼歯部に用い，排列にあたっては，上顎第一小臼歯遠心から上顎歯槽結節前縁，および対合する下顎第一小臼歯遠心から後臼歯三角前縁までの近遠心径や(**図7-11a**)，対合する下顎の支持性(支持域としての頬棚の広さ・条件)の優劣を考慮し(**図7-11b**)，本数を決定する．一般には第二小臼歯以後に2本あるいは第二小臼歯も含め3本が用いられるが，ときには第一小臼歯から4本用いることもある(**図7-12a, b**).これは後述のS-Aブレード臼歯においても同様である．

　対合する下顎臼歯部は，当初のブレード臼歯は連結歯ではなく1歯単位であったため，症例の備える下顎運動要素に調和させ，オクルーザル・テーブルをインレー・ワックスで各個形成し，それを歯冠色レジンあるいは金属で鋳造・置換する方法をとっていた．

　したがって，ブレード臼歯とオクルーザル・テーブルとの咬合機構により意図する咬合様式が何であっても，簡単に付与することができる．

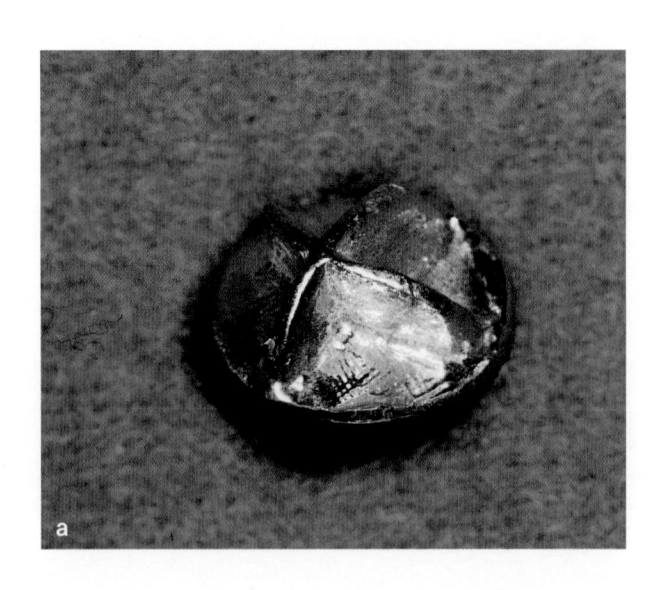

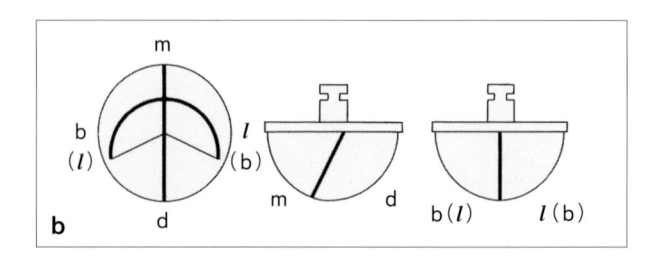

図7-10a, b ブレード臼歯咬合面の基本形は，刃先が弧形の2枚の刃(ブレード)が交差していることからCross Bladed Toothともいわれ，①近遠心的に走る機能上主刃としての台座と直交するMajor Cutting Bladeと，①食塊を咬合面に寄せ集めるための台座と，やや角度をもたせたLateral Wing Bladeとから構成される．

ブレード臼歯の誕生

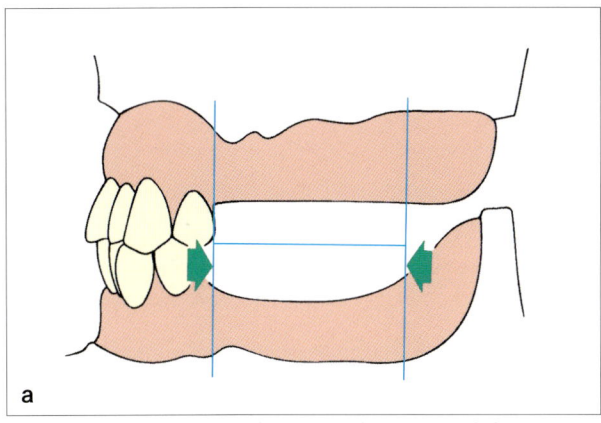

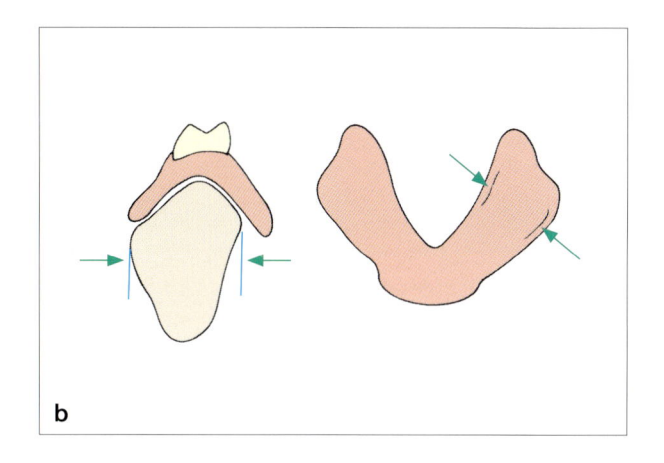

図7-11a,b 使用するブレード臼歯の歯数の決定．
a：上顎第一小臼歯遠心から歯槽結節前縁，およびそれと対合する下顎後臼歯三角前縁までの近い遠心径が関係する．
b：下顎内外斜線間の幅，頰棚の広さ，トポグラフィーの条件などによる支持性の優劣から，優性の場合は歯数を減らし2歯用い，劣性の場合は4歯使用する．

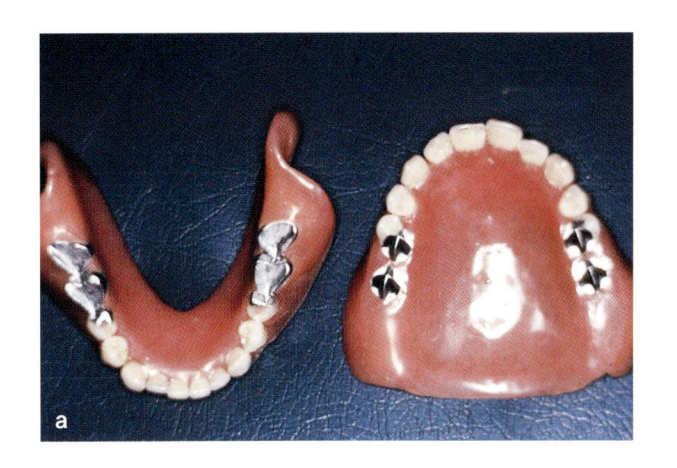

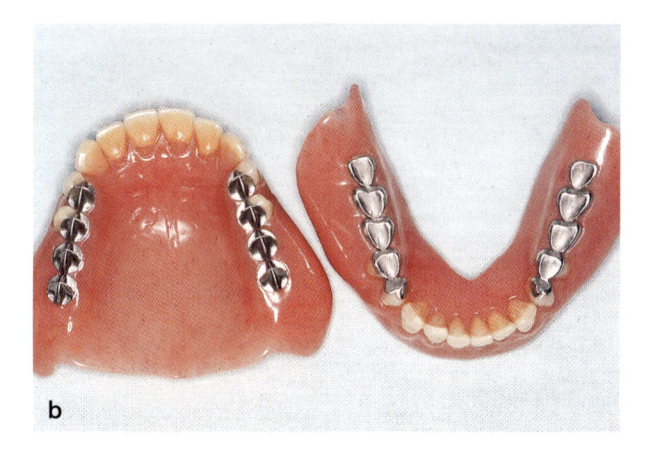

図7-12a～c 一般には，3歯のブレード臼歯を使用することが多いが，支持性に優れる**a**は2歯，支持性に乏しい**b**は4歯を使用した例である．
また，**c**の下顎オクルーザル・テーブルは，当初はインレー・ワックスで各個調製した．

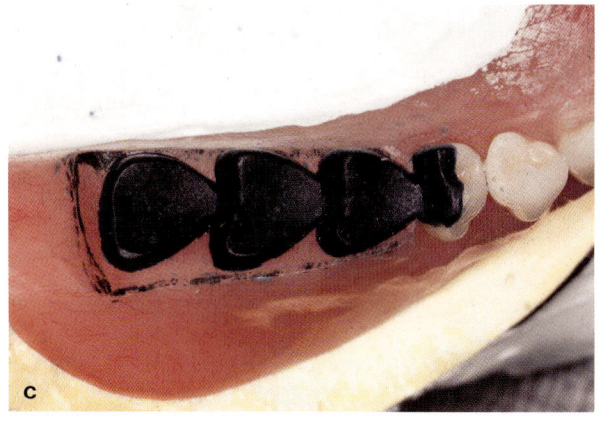

231

7 ブレード臼歯について

S-Aブレード臼歯

S-Aブレード臼歯の開発

　筆者は，M.B. Sosinとともにブレード臼歯ならびに技法の改善を行い，約10年の臨床活用後，1982年，S-Aブレード臼歯(Sosin-Abe Posterior Bladed Teeth)[9]を作製した(**図7-13**)．
　それは，当初のブレード臼歯を用いた総義歯技法は，①自家製で市販されていないため不便であったこと，②1歯ずつ排列しなければならなかったこと，③1歯ずつリテンションを形成する必要があったこと，④ベニヤ設置域を削去する必要があったこと，⑤すべて同じ大きさであったため舌房確保の際に頬舌径の縮小を必要としたこと，⑥オクルーザル・テーブルをインレー・ワックスで各個形成しなければならなかったこと，⑦それを歯冠色レジンあるいは金属に鋳造・置換する必要があったこと，などを過去の使用体験から感じていたためである．
　S-Aブレード臼歯の開発と製品化により，結果的にだれにでも入手でき，フィロソフィーを堅持したうえで技法の省力化などが達成されたものと考えられる[10-13]．

S-Aブレード臼歯の特性

機械的な咬合面形態

　S-Aブレード臼歯は，上顎臼歯としてのブレード臼歯と，下顎臼歯として架橋された硬質レジン製のオクルーザル・テーブルとから構成され，それぞれ平均的歯列のアーチに基づき，3歯分ずつ連結されている．

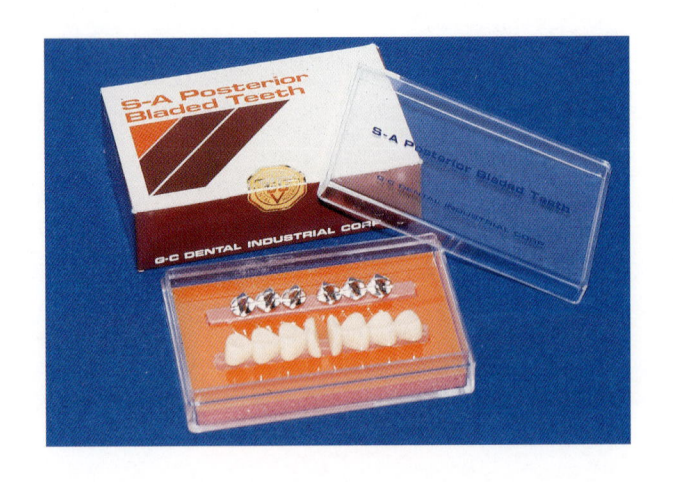

図7-13 S-Aブレード臼歯(Sosin-Abe Posterior Bladed Teeth)．上顎に用いられるS-Aブレード臼歯は，ブレード臼歯基本形を3歯連結してある．下顎の使用されるオクルーザル・テーブルは，削合によって意図する咬合様式に対応できるよう急傾斜の咬合斜面を与えてあり，上顎ブレード臼歯と対合した3歯連結歯である．

上顎歯咬合面は，基本的形態(近遠心的に走る Major Cutting Blade と，頰舌的に走る Lateral Wing Blade の2枚の弧形のブレードが交差した形で，ブレードの垂直的高さは上顎第一大臼歯の咬頭の平均的高さを与えてある)を3歯連結されたものである．

一方，下顎臼歯としてのレジン製のオクルーザル・テーブルは，意図する咬合様式として両側性平衡咬合のほかいかなる咬合様式をも咬合調整を行い，削合して付与できるよう，矢状的にまた側方的に急傾斜をもった咬合面として，咀嚼運動に必要な範囲にトリミングされたハート型のものである．

簡単な排列操作

上顎のブレード臼歯は，以下のような特徴をもつ．
①咬合面観的には天然歯歯列弓の平均値をとり，3歯連結されている．
②第二小臼歯相当歯，第二大臼歯相当歯については，舌房を考慮して頰舌径を狭縮してある．
③第二小臼歯相当歯の近心頰側面に審美性を満足させるよう，歯冠色ベニヤ設置域を設けている．
④症例に応じて分割する際に，それが容易に行える連結法を採用している．
⑤各基底面に最小限薄く強固な維持機構を設置しているため，顎間距離が狭い症例の場合も，基底面を削除する必要がなく，かつ分割使用しても有効な維持機構としてある．

オクルーザル・テーブルは，以下のような特徴がある．
①上顎ブレード臼歯と対合するよう，中心咬合位での対合関係がきわめて明確な連結がなされている．
②各症例の下顎運動に調和した咬合様式が削合により全うできるよう，過補償の矢状的，側方的傾斜が付与されている．
③削合後，レジンのままでも，あるいは金属を充填する場合でも，また金属歯に加工することもできるよう，架橋した対摩耗性に優れるレジンで作成されている．

したがって，調節湾曲の付与も必要なく，きわめて簡単な排列操作で，咬合構築が可能である．

床下組織の健全保護

数多くの人工臼歯が存在するなかで，S-Aブレード臼歯ぐらい床下組織の健全保護を狙った人工臼歯はない．S-Aブレード臼歯の使用により，オクルーザル・テーブルの削合のような簡単な術式により意図とした咬合様式が優れた状態で得られる一方，少ない咬合・咀嚼圧で高い咀嚼効果が期待できる(図7-14)．

しかも，優れた貫通効果の発想から，義歯の側方動揺を最小限に止め，維持・安定に寄与する結果をもち，ひいては床下組織を長期にわたって健全に保護することになる(図7-15)．

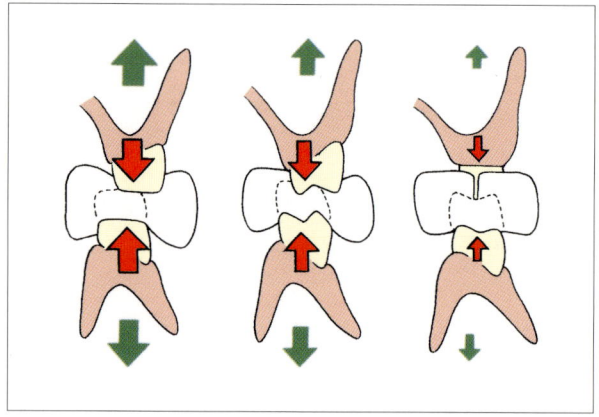

図7-14 咬合・咀嚼圧が作用した場合，少ない圧で食塊形成が可能であれば，反作用的に歯槽堤にはねかえる圧も少なく，長期にわたって歯槽堤は保護されることになる．

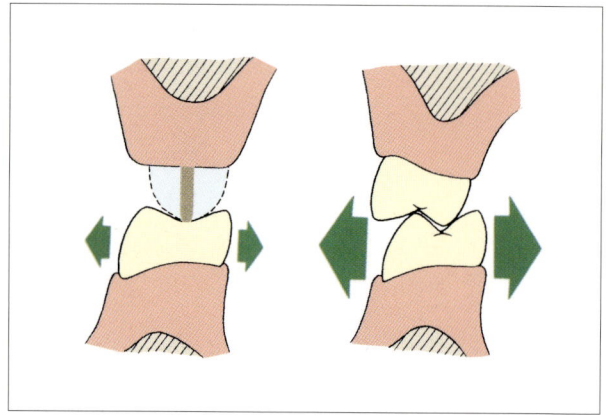

図7-15 ブレード臼歯による咀嚼圧の作用機序は垂直的であり，他歯にはみられない貫通効果で，義歯の側方動揺源となることが少なく，**図7-14**と相剰して義歯の維持・安定・歯槽堤の健全保持に寄与している臨床所見をもつ．

S-Aブレード臼歯排列の要点

ブレード臼歯の咬合採得

　無歯顎補綴における咬合採得は，有歯顎補綴と異なり，単にどの顎位で中心咬合させるかという①顎位の設定のみならず，②人工歯を唇舌的，頬舌的，垂直的にどの位置に排列するかを決め，③ときには咬合様式を全うさせるため顆路傾斜度の予知として測定をも行う，といったことを目的に行われる．③に関しては，診断として測定することには異論はないが，もし症例の顎関節が異常である場合はその異常な顆路に合わせて咬合構築することになり，その異常を保持することになる．したがって，意図する咬合様式によりバランスド・オクルージョンの場合は，平均値あるいはそれ以上の急傾斜の顆路を咬合器に与えておき，ディスクルージョンの場合は，平均値より低い状態下で咬合の付与を行うことが多い．

　中心咬合を付与する下顎位にしても同じであり，必ず真の中心位を採得することが重要である．とくに，S-Aブレード臼歯とオクルーザル・テーブルとの咬合機構では，誤った下顎位で排列すると，ブレード臼歯の先端がオクルーザル・テーブルの窩と嵌合せず，歯車が噛まない状態と等しく，それが一般的臼歯以上に調整がむずかしく，不良な咬合をきたす原因になる．

　したがって，中心咬合を付与する下顎位を設定する場合には，真の中心位を採得することが咬合採得時の最大要点である．そのため，筆者の臨床においては治療用義歯をスプリントとして活用し，試行錯誤的に下顎位の設定を経て決定することが多い．

ブレード臼歯排列における注意点

　頬舌的，垂直的にどの位置に排列するかについては，173頁の人工歯列構成における筆者の思考を参照されたい．

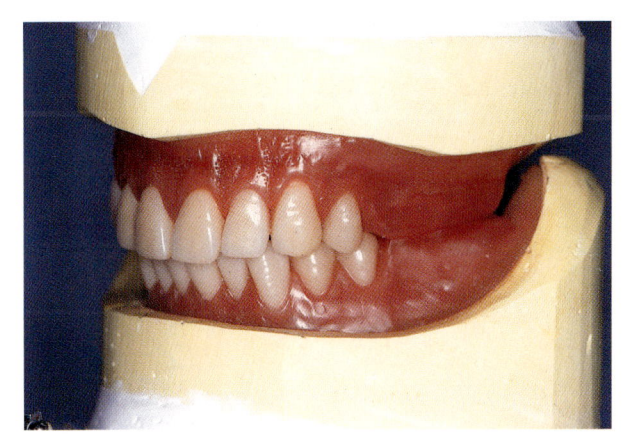

図7-16 上顎にブレード臼歯，下顎にオクルーザル・テーブルを排列する前段階として，先に排列・試適された上下前歯部，第一小臼歯部は，優れた咬合・咬交を示すよう削合を行う．

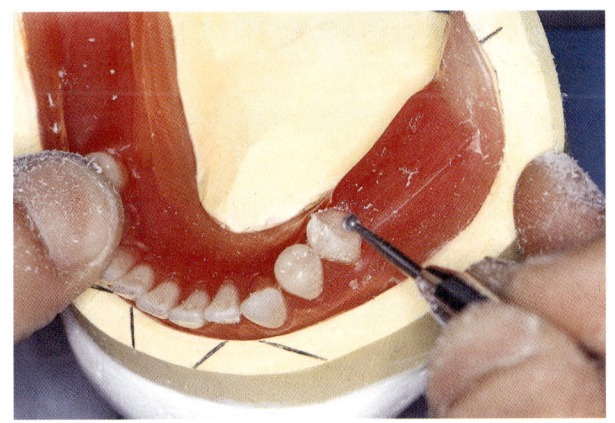

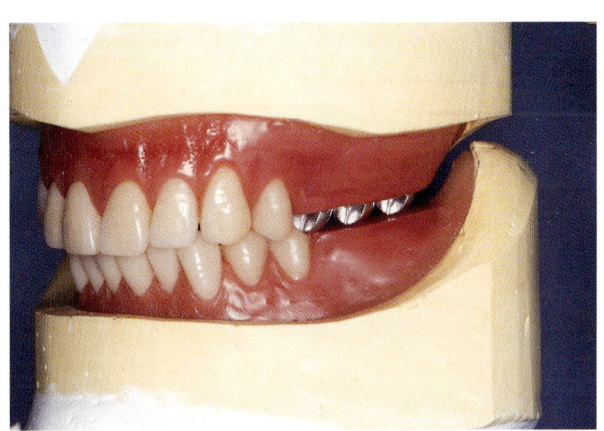

図7-17a, b 上顎のブレード臼歯近心部が咬合平面を保って排列できるよう，下顎第二小臼歯遠心部を削除する．

ブレードの歯数

　S-Aブレード臼歯は3歯連結歯であり，ほとんどの症例にはそのままの歯数を適応できるが，症例により歯数をコントロールする必要がある．

　ブレード臼歯の歯数を決定する要素は**図7-11a, b**で述べたように，①対合する下顎歯槽堤の支持性の良否と，②下顎臼歯排列域の後方限界(小臼歯遠心部から後臼歯三角近心まで)の近・遠心的距離である．下顎歯槽堤のトポグラフィー(地形)と頬棚の広さから支持性の良否を考察し，骨表面のトポグラフィーも頬棚も広く十分な支持を期待できる条件的に優れていると考えられる症例に対しては，ブレードの歯数を減じ，3歯連結歯を切り離して2歯用いる．

　支持性が不良と考えられる症例では，一般に3歯連結歯のまま用いるか，ときによっては4歯といったようにブレードの歯数を増やすようにする．

オクルーザル・テーブルのブレード臼歯排列法と削合

　ここではS-Aブレード臼歯を3歯連結のまま排列する方法を，咬合様式は両側性平衡咬合の例をあげて説明する．
①上下前歯部の排列・試適後，前方・側方運動がスムーズにいくよう，削合を行う(**図7-16**)．
②下顎第二小臼歯遠心部を削除し，上顎ブレード近心部が排列できるようにする(**図7-17a, b**)．
③上顎ブレード臼歯の排列．

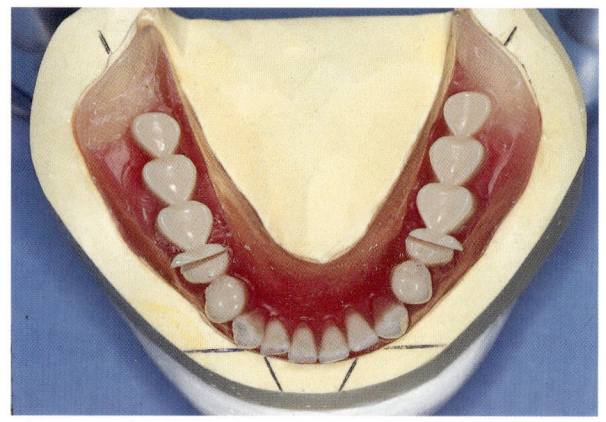

図7-18 咬合器に垂直的・水平的削合間隙を設け，下顎にオクルーザル・テーブルを排列する．垂直的間隙はインサイザル・ポールを0.5～1.0°ぐらい挙上し，水平の間隙は咬合器コンダイル・ボックス後壁に名刺1枚を貼る．

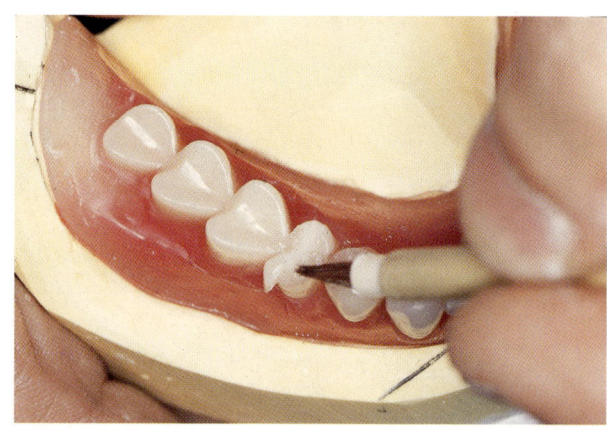

図7-19 第二小臼歯との接合部を即時重合レジンで連結，修正を行った後，咬合高径まで(削合間隙の分だけ)十分に削合する．

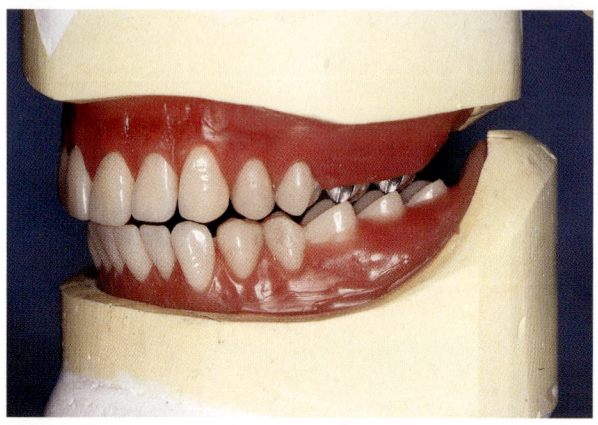

図7-20a オクルーザル・テーブルを排列しただけでは，咬合の平衡は示さない．

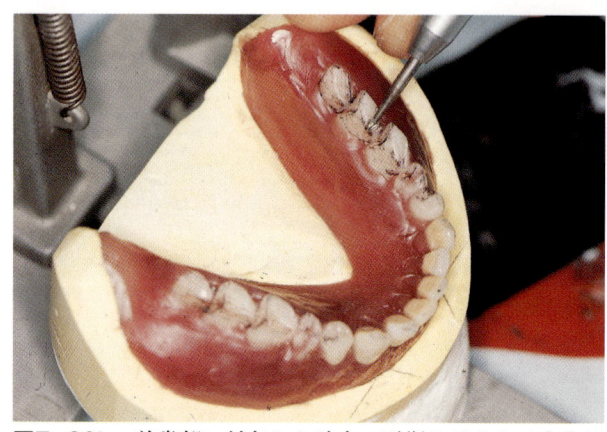

図7-20b 前歯部に付与した咬合の平衡を示すまで十分に偏心位の削合を行うことが肝要である．

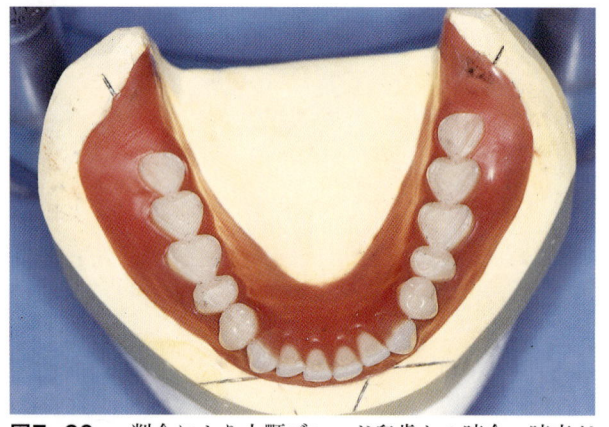

図7-20c 削合により上顎ブレード臼歯との咬合・咬交が満足されたオクルーザル・テーブルの咬合面観．

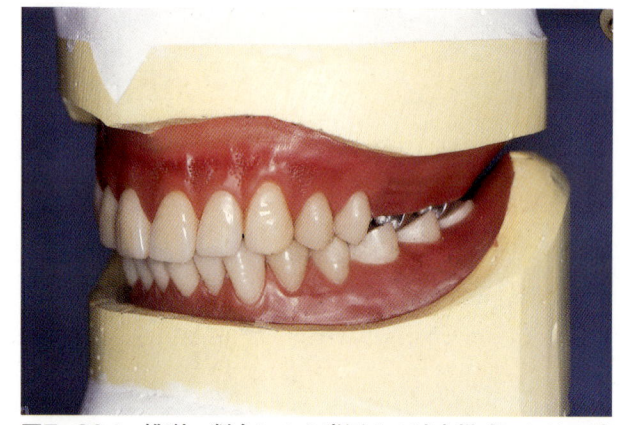

図7-20d 排列，削合により意図する咬合様式における咬合・咬交が全うされた状態．一般には，レジン咬合面の咬耗を考慮し，インレー一体にすることが多い．

④垂直的・水平的削合間隙を設けたのち，下顎オクルーザル・テーブルを排列する(**図7-18**)．

⑤接合部を即重レジンで修正し，削合により咬合高径まで下げる(**図7-19**)．

⑥削合．この状態のオクルーザル・テーブルは，前方・側方に干渉を示すため，削合を行う(**図7-20a～d**)．削合は①で行われた咬合・咬交状態を全うできるよう，確実に行う．

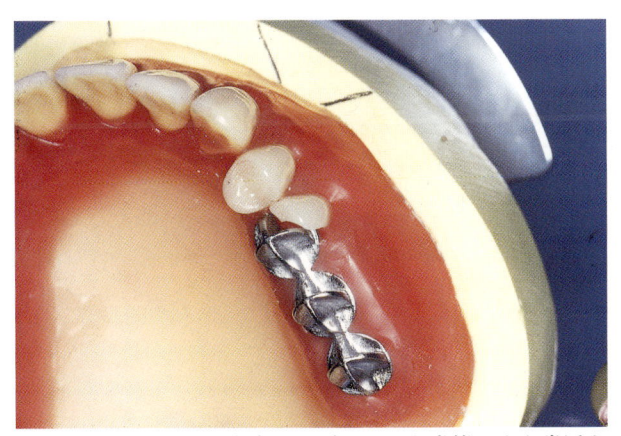

図7-21a 審美性を考慮し，ブレード臼歯第二小臼歯近心部にレジン歯頬側面，あるいはコンポジットレジンを光重合法により用い，ベニヤを設置する．

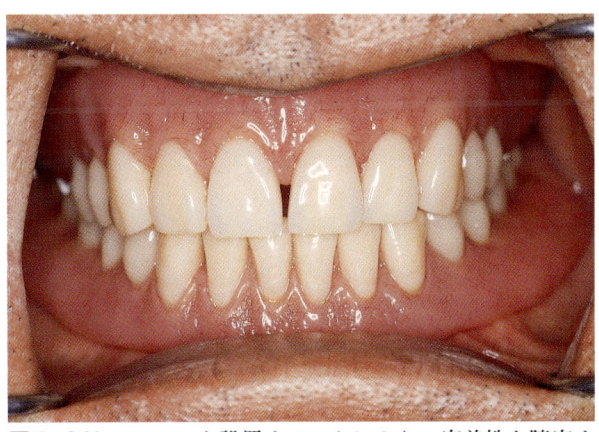

図7-21b ベニヤを設置することにより，審美性を障害することは皆無に等しい．図は口腔内におけるS-Aブレード臼歯を使用した上下総義歯．

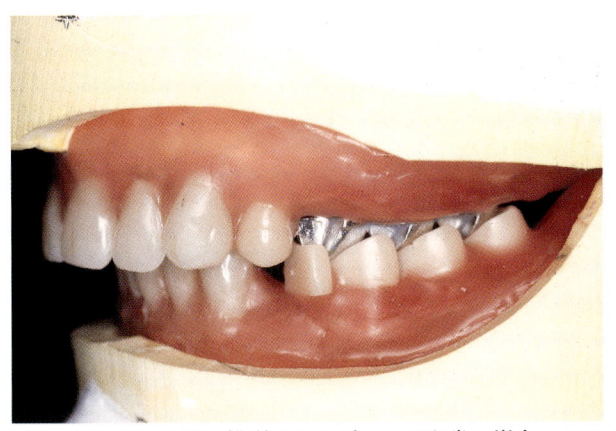

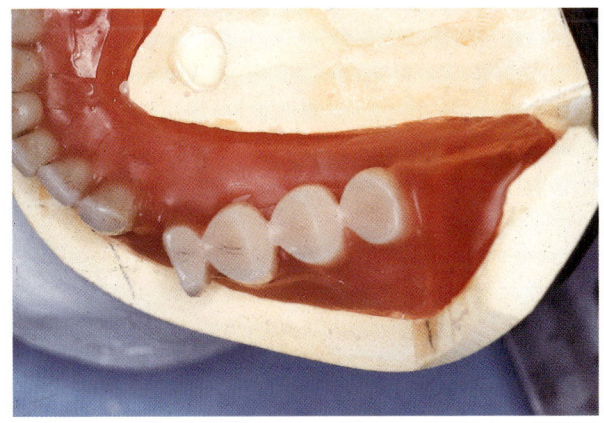

図7-22a, b 上顎に排列されたブレード臼歯に嵌合させてオクルーザル・テーブルを排列すると，意図する歯列として排列不可能な場合がある．

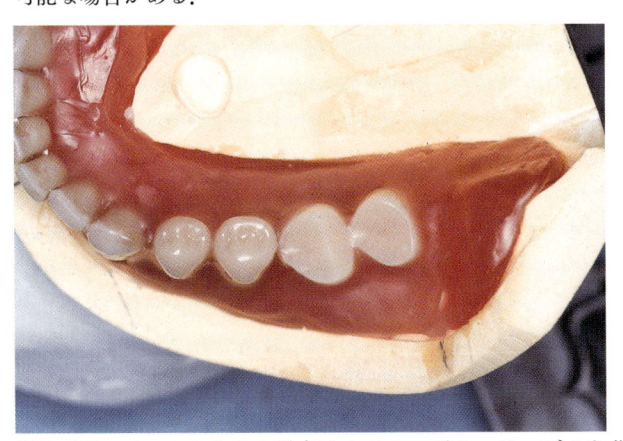

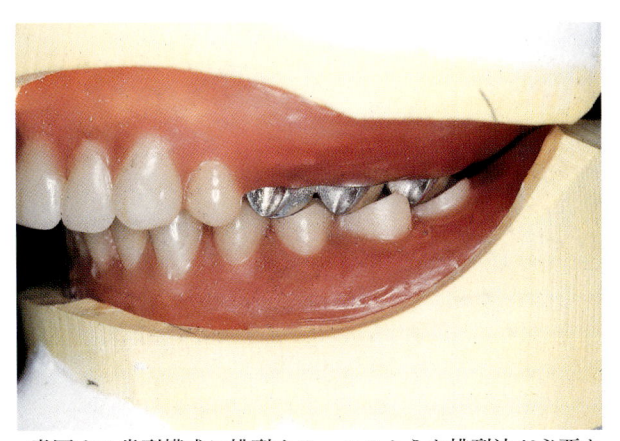

図7-22c, d このような場合はオクルーザル・テーブルを分割し，意図する歯列構成に排列する．このような排列法が必要なのは連結歯だからといってしまえばそれまでだが，それらの処置の必要頻度と連結歯であるためのメリットを評価すべきと考える．

⑦オクルーザル・テーブルは，咬合面にアマルガムとかインレーを入れる．

ベニヤの設置

①3歯のブレード臼歯を使用した場合は，第二小臼歯相当部にレジン歯をトリミングして，唇面をベニヤし，審美性を確保する（**図7-21a**）．

②ベニヤの設置により審美障害は皆無となる（**図7-21b**）．

上下歯列の対向関係に問題がある場合

　あまり遭遇することではないが，上下歯列の対向関係に問題がある症例がある．このような症例では，上顎に排列されたブレード臼歯に嵌合させてオクルーザル・テーブルを排列した場合，下顎歯列が意図した位置から外れる状態になる（**図7‐22a, b**）．これは上顎歯列が正しいとなれば，下顎歯列の対向関係がClass I 以外の場合である．

　このような症例における排列法として，わずかに外れる場合は，はじめに削合間隙を大目に設けておき，目標とする下顎列位置にオクルーザル・テーブルを排列し，削合によりブレード歯との嵌合を求めるような処置をとることが推奨される．

　また，あまりにも外れる場合はオクルーザル・テーブルを分割し，目標とする歯列内に排列し，削合により咬合接触を求めるようにする（**図7‐22c, d**）．しかし，このようなことはめったにないことである．

　このような排列法が必要なのは，連結歯だからといってしまえばそれまでだが，このような処置の必要頻度と連結歯であるためのメリットを評価すべきだろう．

H‑Aブレード臼歯

下顎ブレード臼歯の発想と咬合面形態

臼歯部人工歯の咬合面形態の選択にあたっては，無歯顎といった総義歯が装着される立地環境を熟知し，如何なる咬合面形態を選択，活用すれば有歯顎者に近い機能回復が期待できるかを考慮することが重要である．

筆者は1992年，下顎にブレードを設置するH‑Aブレード臼歯[14]（山八歯科工業）を開発し，臨床応用結果を報告した．ここで，下顎ブレード臼歯の発想と咬合面形態の設計経緯を述べてみたい．

下顎ブレード臼歯の発想

上顎義歯にブレードがあるために舌感不良を訴える患者がたまにいることや，物を噛み切る際には犬歯，第一小臼歯部が使われることが多いため当該部にもブレードの設置の必要性を感じた．また，顎運動は下顎が運動することから包丁としてのブレードを下顎の方に，動かない上顎にまな板を使用できないものか，などといったいろいろな理由から，下顎ブレード臼歯の発想が生じ，上顎にブレード臼歯を用いる方法と比較し，優るとも劣らない良好な予後を得ている[14]．

有効な咬合面接触形態を備えた下顎ブレード臼歯

咬合面の基本的形態は，機能咬頭である頰側咬頭の近遠心的に走る稜部を機能上主

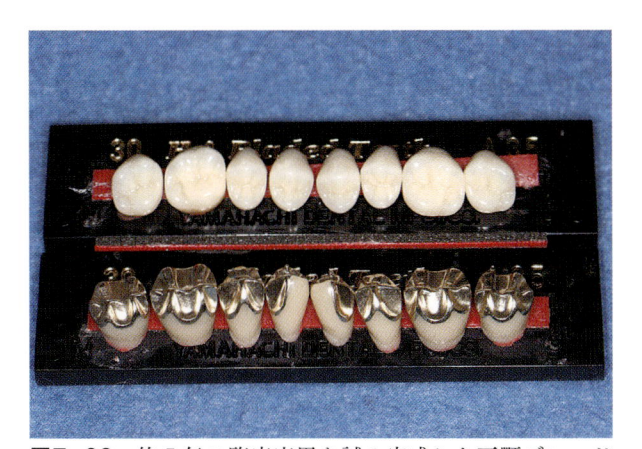

図7‑23 約5年の臨床応用を試み完成した下顎ブレード臼歯．上顎臼歯は超硬質レジン製の解剖学的人工臼歯で下顎ブレード臼歯と優れた嵌合，咬合・咬交を示すよう設計されている．

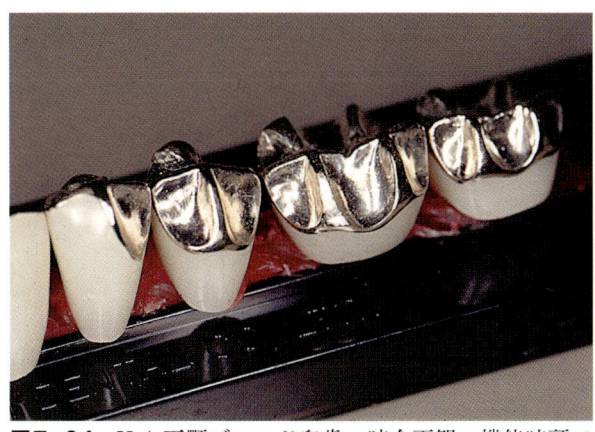

図7‑24 H‑A下顎ブレード臼歯の咬合面観．機能咬頭である頰側咬頭の近遠心的に走る稜部を機能上主刃としたMajor Cutting Bladeと，頰舌側近遠心の三角隆線を頰舌的に連結してブレード化しLateral Bladeとが交叉するCross‑Bladed Toothである．

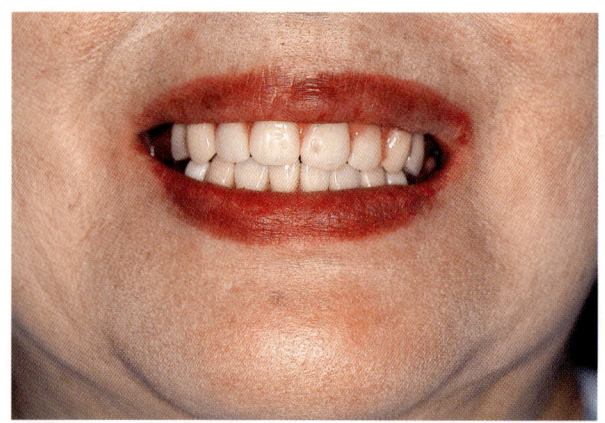

図7-25 前歯部をSHILLA Ⅱ，SHILLA Ⅲを活用し左右対称的に排列，試適後，適切なアンテリアガイダンスが得られるよう咬合調整を完了する．

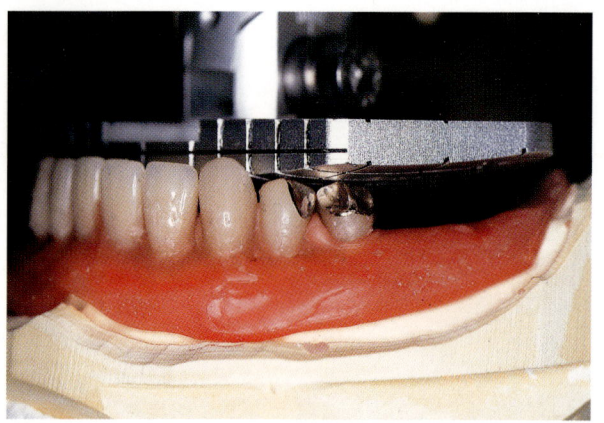

図7-26 球面盤SHILLA Ⅲの前方は下顎犬歯遠心斜面（尖頭から遠心隅角間），後方は後臼歯三角1/2～2/3の高さを通過するよう，前後的，高さ的，矢状的に位置を調整・固定する．

刃としたMajor Cutting Bladeと，頬舌側近遠心の三角隆線を頬舌的に連結してブレード化しLateral Bladeとが交叉するCross-Bladed Toothである（**図7-24**）．

したがって，Major Cutting Bladeは近遠心的に1枚であるが，上顎臼歯フォッサ部との嵌合が得られるように，側面観でM字形の波形を呈する咬合面観では一連のものである．Lateral Bladeも同様な目的で前額面断ではM字形の波形を呈し，近心と遠心に2枚存在する．以上のように咬合面接触域の減少を図るとともに，ブレードの垂直的高さを下顎臼歯の各咬頭の平均以上の高さを与え食塊貫通能に備えている．

ブレードと台座の交叉部はS-Aブレード臼歯のように食塊の停滞を防止できるよう鋭角を避け丸く移行形態をとってある．

一方，対合歯となる上顎臼歯は超硬質レジン製で咬合面形態の設計は解剖学的人工臼歯であるが，下顎ブレード臼歯と優れた中心咬合での嵌合を示し，偏心位での咬合均衡を得やすいように設計した上下一組のものであるため，少ない削合量で意図する咬合様式を満足することができる．

材質は，下顎臼歯ブレード部には金属アレルギーを考慮し白金加金とし，人工歯基底面は審美性，排列操作，床用レジンとの連結を考慮しアクリリック・レジン製とした．上顎臼歯は優れた耐摩耗性を考慮し超硬質レジン製とした．上下顎臼歯はそれぞれ2種類の大きさをもつものである．

下顎ブレード臼歯排列の要点

人工歯排列に先立ち，述べておきたいことは，模型の咬合器付着である．筆者は，SHILLA SYSTEM[15～24]により生体の正中矢状面と咬合器の正中矢状面を合致させた咬合器付着法を採用している．

その理論的背景は健全な身体にあり，適正な頭位軸ならびに適正下顎位の保持を目的に，前歯部も臼歯部も本来天然歯が健全に萌出していたと思われる左右対称的な人工歯列構成を意図することにある[25]．したがって，歯槽頂間線法則や歯槽頂上排列ではない．

H‑Aブレード臼歯

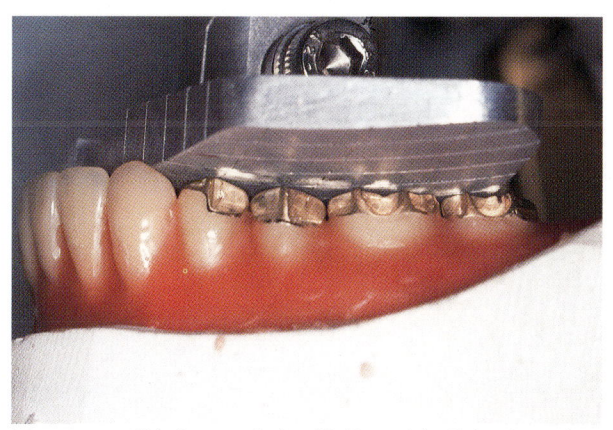

図7-27 下顎ブレード臼歯の排列は，頬舌的位置は犬歯近心と後臼歯三角内面とを結んだ線に人工歯舌側面を位置づけ，垂直的位置は準備された球面盤SHILLA Ⅲをガイドとし，左右対称的な排列を行う．

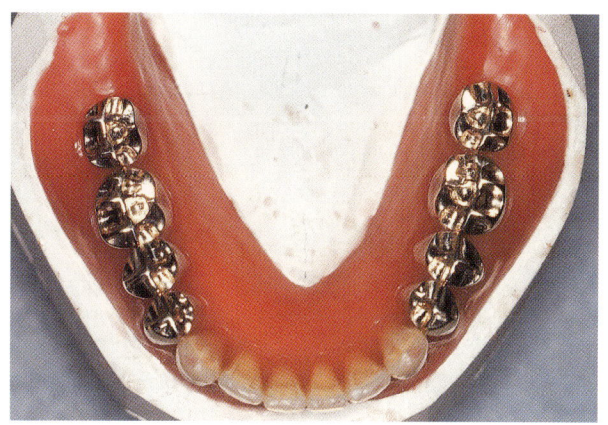

図7-28 排列された下顎ブレード臼歯咬合面観．下顎ブレード臼歯は垂直的，矢状傾斜的，頬舌的に左右対称な排列結果を持つ．

　また，正中矢状面分析器SHILLA Ⅰにより上顎模型の正中矢状面を分析後，咬合平面設定・診断器具SHILLA Ⅱによる正中失状面を基準にした模型付着法を採用することにより，結果的に左右同高な咬合平面が自動的に咬合器上で可視することができ，無歯顎においては総義歯の人工歯排列操作にとって極めて有効となる．有歯顎においては挺出歯の程度，歯列の左右的・前後的な萌出位置の診断はもとより，矯正治療や再構築に極めて有効である．

　この際，半径10cmの球面盤SHILLA Ⅲを活用することにより，より一層効果的な操作を行うことができる．

　以上のことを踏まえ，ここでは下顎ブレード臼歯排列法について解説する．

前歯部の排列

　前歯部をSHILLA Ⅱ，SHILLA Ⅲを活用し左右対称的に排列，試適後，適切なアンテリアガイダンスが得られるよう咬合調整を完了する（**図7-25**）．

　左右対称的な排列の結果，口輪筋，頬筋，舌といった義歯周囲筋，顎関節は左右対称であるため，審美的なリップサポートを持った外観，発音機能，適正下顎位の保持が可能となる．

球面盤SHILLA Ⅲの咬合器付着

　下顎ブレード臼歯排列に踏まえ，球面盤SHILLA Ⅲを咬合器上弓につけ，意図する咬合平面の垂直的位置，矢状的傾斜度合を設定し調整，固定する．

　球面盤SHILLA Ⅲの前方は下顎犬歯遠心斜面（尖頭から遠心隅角間），後方は後臼歯三角1/2～2/3の高さを通過するよう，器具を前後的，高さ的，矢状的に位置を調整・固定する（**図7-26**）．

下顎ブレード臼歯の排列

　下顎ブレード臼歯の排列は，頬舌的位置は犬歯近心と後臼歯三角内面とを結んだ線

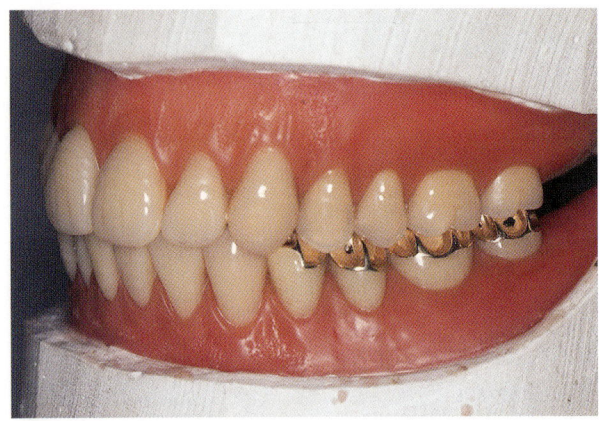

図7-29 上顎臼歯は下顎臼歯と優れた咬合・咬交を示すので，排列操作は容易であり，また若干の削合により意図する咬合様式が全うできる．

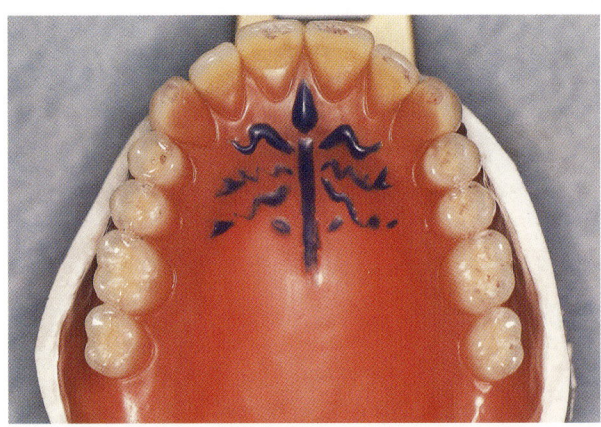

図7-30 排列された上顎臼歯咬合面観．下顎と同様に垂直的，矢状傾斜的，頰舌的に左右対称な排列結果を持つ．

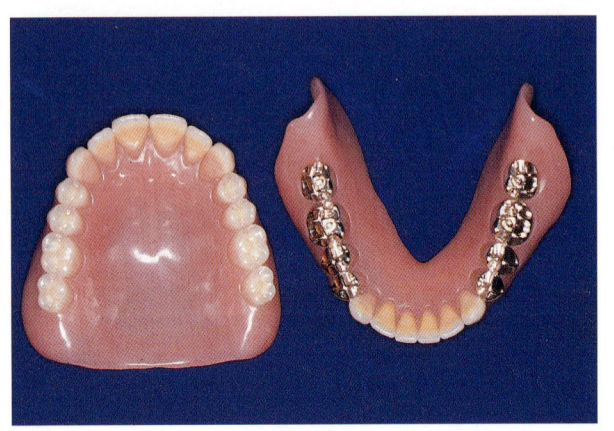

図7-31 下顎ブレード臼歯を活用した完成義歯．

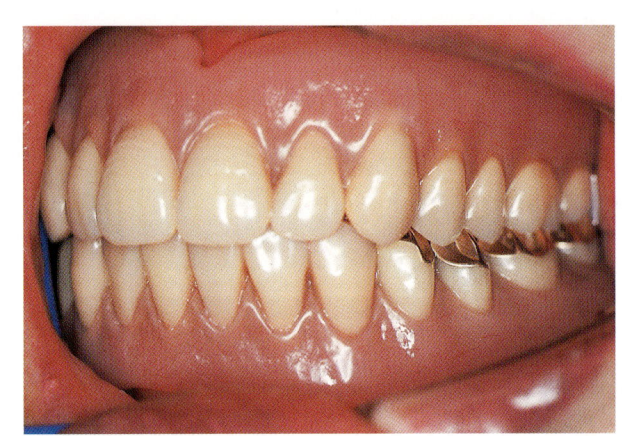

図7-32 口腔内に装着され，優れた咬合・咬交を示す完成義歯左側頰側面観．

に人工臼歯舌側面を位置づけ，垂直的位置は準備された球面盤 SHILLA Ⅲ をガイドとし，左右対称的な排列を行う(**図7-27**)．

①第一小臼歯は頰側咬頭相当のブレード頂(以下咬頭頂とする)を球面盤 SHILLA Ⅲ に接触させ，歯軸は盤と直交するよう位置づけワックス固定する．

②第二小臼歯は頰・舌側両咬頭頂を球面盤 SHILLA Ⅲ に接触させ，歯軸が盤と直交するよう位置づけワックス固定する．したがって第一，第二両小臼歯の長軸は平行になることが肝要である．

③第一大臼歯は頰側近遠心2咬頭頂と舌側近心咬頭頂を球面盤 SHILLA Ⅲ に接触させ，ワックス固定する．

④第二大臼歯は第一大臼歯と同様である．

⑤反対側も同様に排列する．

以上で，下顎ブレード臼歯は垂直的，矢状傾斜的，頰舌的に左右対称な排列結果を持つ(**図7-28**)．

上顎臼歯の排列

インサイザル・ポールに1°ぐらいの削合間隙を設けておき上顎臼歯部を排列する．上顎臼歯は下顎臼歯に対し優れた咬合・咬交を示すようカービングされているので，

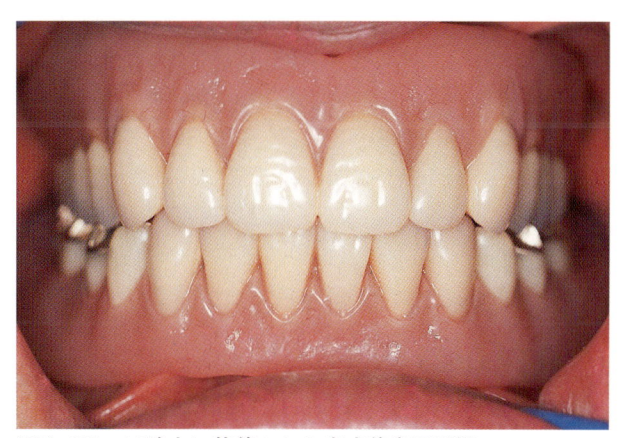

図7-33 口腔内に装着された完成義歯正面観.

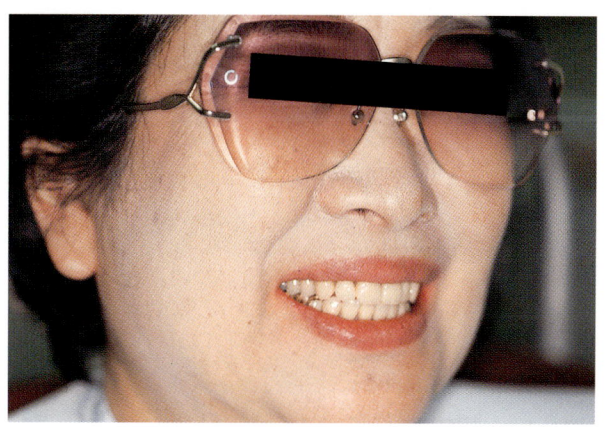

図7-34 下顎ブレード臼歯に対する患者からの審美的な不満は全くない.

排列操作は容易であり，また若干の削合により意図する咬合様式が全うできる（**図7-29, 30**）.

下顎ブレード臼歯の臨床的考察

　下顎ブレード臼歯を実際の臨床に活用してみて，とくに排列作業，削合といった技工操作は，従来のブレード臼歯と比較し一段と改善できたと考えられる．これは，①上顎第二小臼歯部にベニヤを設置する必要もなく，②また下顎オクルーザル・テーブルを設置する際の第二小臼歯との移行部に対する作業も不必要となったばかりか，③上下人工臼歯が優れた嵌合性，咬合・咬交性を備え持つため，わずかの削合調整でバランスド・オクルージョンからグループ・ファンクション，ディスクルージョンといった意図した全ての咬合様式の付与に対応できるためである．

　臨床的観点では，第一小臼歯からブレード臼歯であるため切裁機能に優れ，今まで痛くて噛み切れなかった食物にも極めて有効で，臼磨機能の点でも向上し良好な予後が得られ，1/6に障害された総義歯の咀嚼機能は一段と改善されたと考えられる（**図7-31〜33**）.

　装着感としてブレードに対する舌感，チーク・バイトの問題も患者からの訴えは全くない．また，下顎にブレードを用いたことによる危惧した咬合面の食渣停滞や審美性の問題も患者からの訴えは全くなかった（**図7-34**）.

　また，上顎臼歯は超硬質レジン歯，下顎臼歯はすべて金属咬合面であることから，長期使用による咬耗により咬合関係の不調和をきたしたとしても，その際は上顎臼歯の交換で対応でき，術者側からの保証，患者サイドでの経済性に答えられる人工臼歯と認識している．

　一方，上下総義歯の症例だけでなく，上顎総義歯対下顎遊離端義歯，上下顎遊離端義歯の症例のほか，オーバー・デンチャー，インプラント・デンチャーの上部構造として活用することも有効であり，今後多方面で臨床実践していく所存である．

7 ブレード臼歯について

参考文献

1. Manly RS：Factors Affecting Masticatory Performance and Efciency Among Young Adults. J Dent Res. 1952；30：874-882.
2. Kapur K, Soman S：Masticatory Performance and Efciency in Denture Wearers. J Prosthet Dent. 1964；14：687-694.
3. 阿部晴彦：総義歯の難症例の主因は支持性にある．世界展望．1979；53(5)：771-784.
4. 覚道幸男：床義歯の生理学．東京：学建書院，1976；340.
5. O'Rouk JT, Miner LMS：Oral physiolosy. St. Louis：The CV Mosby Company. 1951；74-75.
6. Watt DM, MacGregor AR：Designing Complete Dentures. Philadelphia, W.B. Saunders. 1976；16-17.
7. Sosin MB：Re-Evaluation of Posterior Tooth Forms for Complete Dentures. J Prosthet Dent. 1961；11：55-61.
8. Sosin MB：The Phylosophy of the Cross-Bladed Tooth for TissueBorne Appliances, Lecture note of Prosthodontics Seminar in USC, Los Angeles, Oct. 1965.
9. Sosin MB, Abe H：Sosin-Abe Posterior Bladed Teeth. Tokyo：G-C Co. 1982.
10. 阿部晴彦：総義歯の臨床テクニック．東京：書林，1976；291-333.
11. 阿部晴彦：総義歯の臨床的ラボ・ワーク(改訂版)．東京：書林，1981；152-179.
12. 阿部晴彦：総義歯に強くなる本．東京：クインテッセンス出版．1983；173-179.
13. 阿部晴彦：コンプリート・デンチャーの臨床．東京：クインテッセンス出版，1991；179-195.
14. 阿部晴彦：無歯顎補綴難症例の解釈と人工臼歯．ザ・クインテッセンス．1993；12(11)：93-107.
15. 阿部晴彦：阿部総義歯調整法(Ⅰ)．QDT. 1987；12(2)：94.
16. 阿部晴彦：阿部総義歯調整法(Ⅱ)．QDT. 1987；12(3)：65.
17. 阿部晴彦：阿部総義歯調整法(Ⅲ)．QDT. 1987；12(4)：75.
18. 阿部晴彦：阿部総義歯調整法(Ⅳ)．QDT. 1987；12(5)：83.
19. 阿部晴彦：咬合平面の診断・設定に対する考え方(Ⅰ)．QDT. 1989；14(7)：67.
20. 阿部晴彦：咬合平面の診断・設定に対する考え方(Ⅱ)．QDT. 1989；14(8)：87.
21. 阿部晴彦：コンプリート・デンチャーの臨床．東京：クインテッセンス出版，1991；99-128.
22. 阿部晴彦："Shilla System"による無歯顎補綴医臨床．デンティスト．1991；12：31.
23. 阿部晴彦：正中矢状面分析器SHILLAⅠを活用した咬合堤による咬合採得法．補綴臨床(別冊)．1992；4：156.
24. 阿部晴彦：正中矢状面を基準に作製した咬合堤による再建的咬合採得法．歯科ジャーナル．1993；37(6)：951-959.
25. 阿部晴彦ほか：総義歯の人工歯列を再考する．ザ・クインテッセンス．1992；11(12)：46-64.

8 ワックスデンチャー

義歯研磨面のワックスアップ

　完成義歯が審美的に自然観を備え，維持・安定を得たうえで咀嚼・構音両機能が優れた回復を示すには，ワックスデンチャーにおける歯肉面形態，床翼面形態，口蓋面形態などの俗にいう義歯研磨面(義歯把持面)をいかにワックスアップするかに負うところが大きい．

　審美性に大きく関係する歯肉面は，年齢に応じた歯肉形態として天然歯肉を形態模倣して，蝋形成することが大切である．また床翼形態は，辺縁封鎖域としての義歯維持機構の形成であると同時に装着感に関係するため，義歯周囲筋の生理的緊張と弛緩を考慮し，ワックスアップすることが重要である．床翼面の厚さ，表面形態の付与に対しては，フランジ・テクニックを活用することも有効である．

　口蓋面形態は，とくに装着感，構音機能に関係するため，解剖学的形態の急所を捉えた形成が要求される．

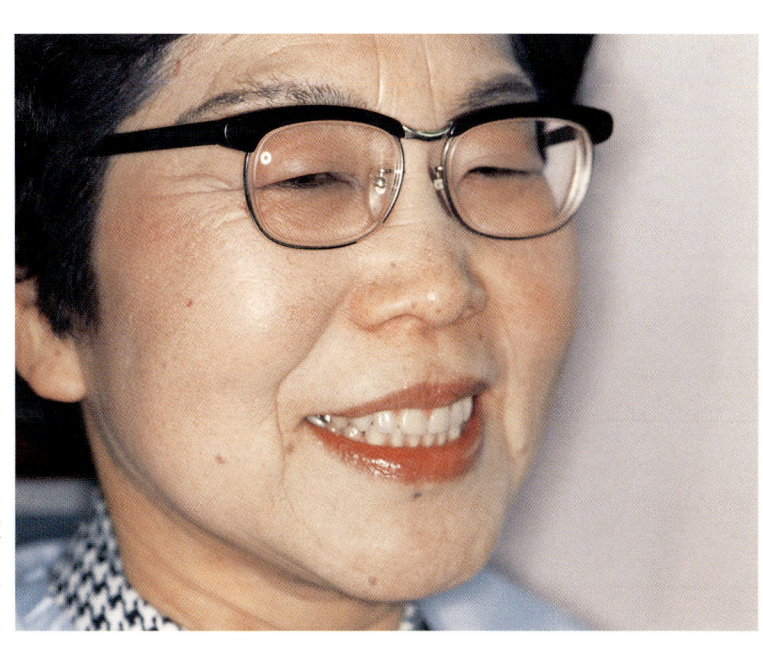

図8-1 人工歯排列が完了した歯肉形成前のワックスデンチャーを口腔内に試適し，前歯部切縁の位置，咬合平面，咬合高径，咬頭嵌合位などの咬合関係のチェックはもとより，審美性を考慮し，笑った場合の歯牙の露出度からワックスアップすべき歯頸線の位置の決定や床翼面形態を調整する．

8 ワックスデンチャー

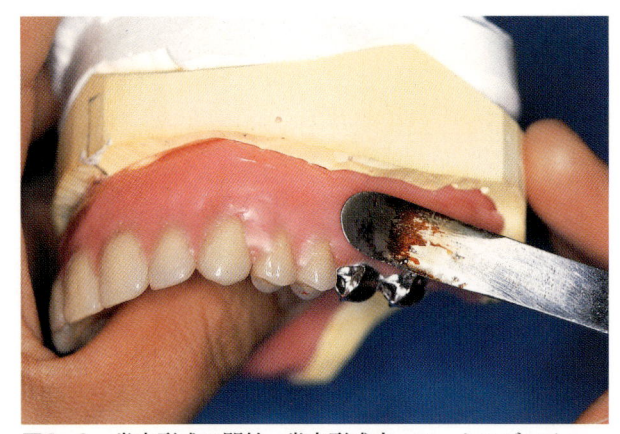

図8-2 歯肉形成の開始．歯肉形成中，ワックスデンチャーを外して，床翼の形態・厚さを観察できるよう，作業模型にはワックス分離材を塗っておく．まず，唇側・頬側面にベース・プレート・ワックスを気泡が入らないように焼き込みながら大目に盛る．

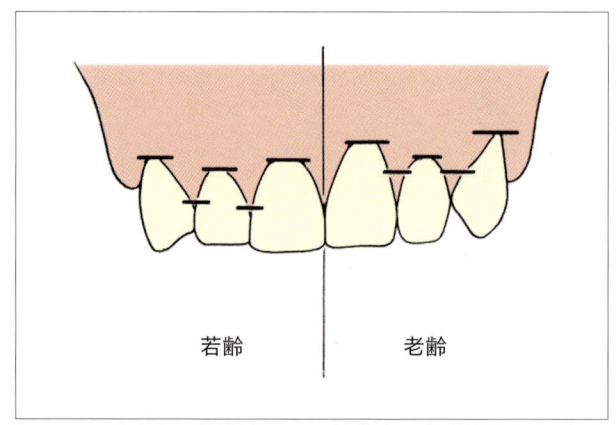

図8-3 歯肉部の蝋形成は，天然歯肉の①遊離歯肉（辺縁歯肉と乳頭歯肉），②遊離歯肉溝，③付着歯肉，④歯間溝，⑤歯根膨隆，⑥スティプル（点刻）を模倣することである．また，年齢を考慮した歯頸線，乳頭の高さを与えること，部位的にそれぞれ異なる高さに形成することが自然観を与える上で重要である．

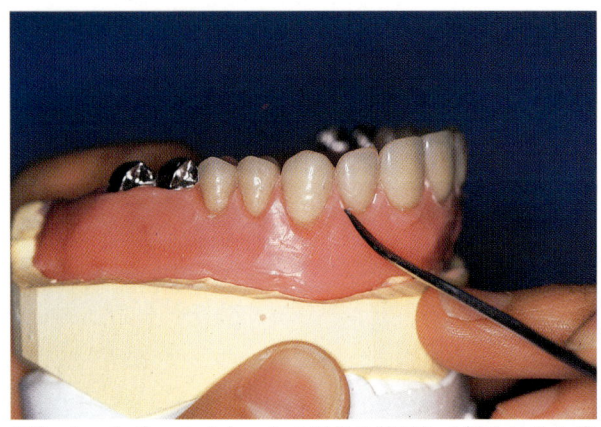

若齢　　老齢

図8-4 まず，スパチュラの刃先を約45°で斜めに入れ歯頸線をだす．歯頸線の決定は年齢に応じた遊離歯肉の形態付与を行うことが重要である．

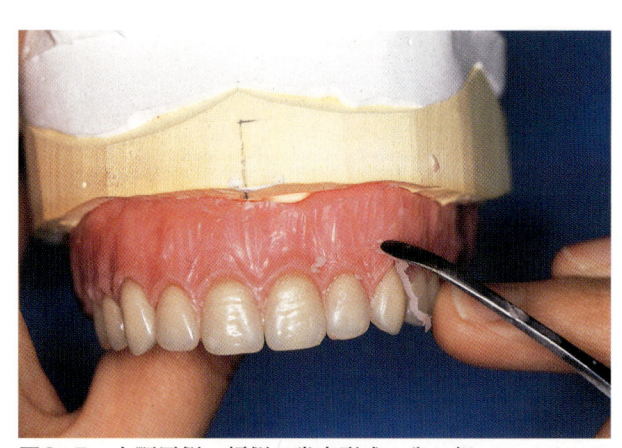

図8-5 上顎唇側・頬側の歯肉形成．先に細いスパチュラで遊離歯肉縁，歯間溝，歯根膨隆を立体的に彫刻し，辺縁歯肉，乳頭歯肉といった遊離歯肉，ならびに付着歯肉の面形態の付与を行う．第二大臼歯部後方域は，下顎側方運動により下顎骨筋突起との衝突を避ける意味で，薄く形成する．

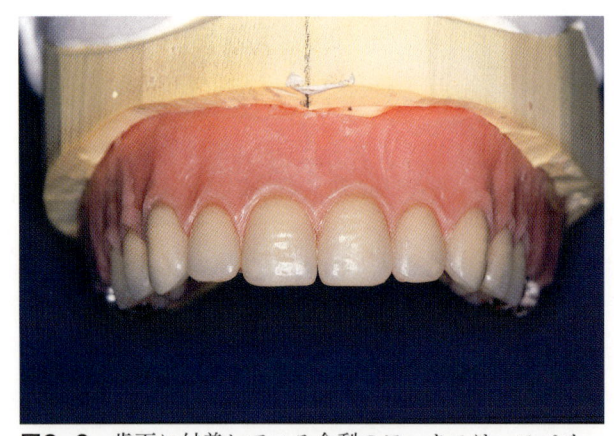

図8-6 歯面に付着している余剰のワックスは，スパチュラで除去した後，古いストッキングを指に巻き擦り取る．

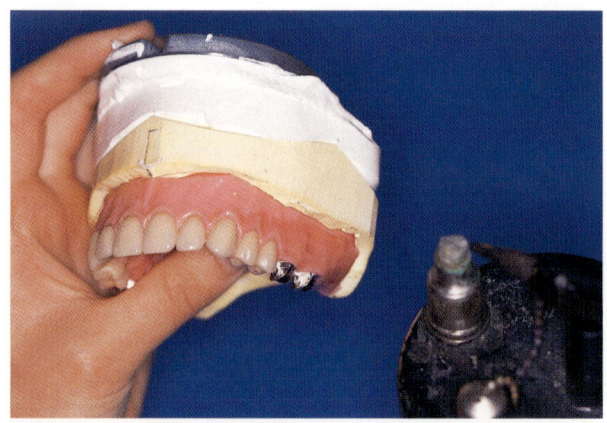

図8-7 トーチによる表面処理．スパチュラで引っ掻いた細かいすじ状の彫刻痕が残っている形成面に，トーチ・ランプで細焔をあて表面を滑沢にする．人工歯面に対する極度な細焔照射は，人工歯面に微細な破壊を招き，完成後における変色，破損の原因となるため避けるべきである．

義歯研磨面のワックスアップ

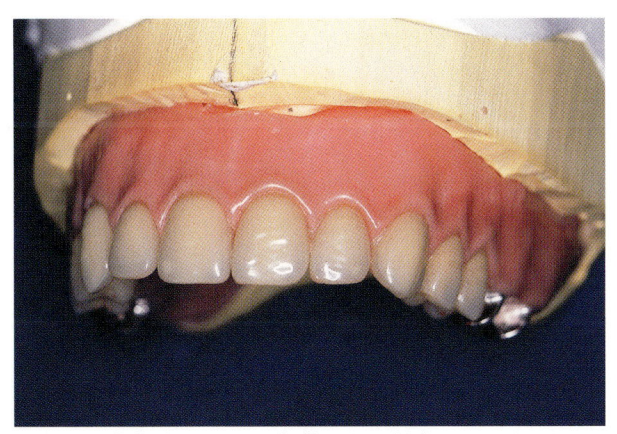

図8-8 形成面は，トーチ細焔である程度スムーズになる．この操作によって，次の行程であるスティプル（点刻）の付与がのりやすくなる．

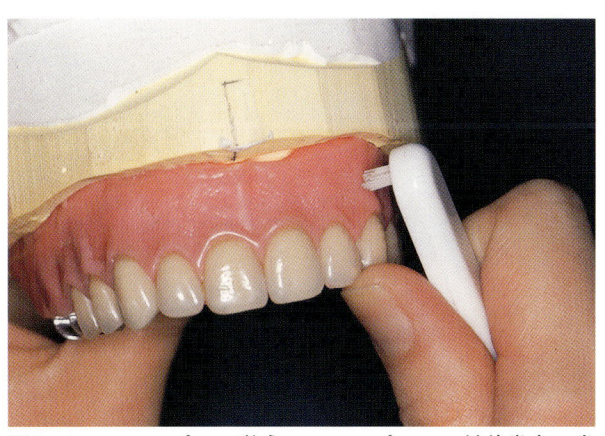

図8-9 スティプルの形成．スティプルは，付着歯肉の歯間溝から乳頭歯肉にかけて多く存在し，歯根膨隆部にも若干ある．遊離歯肉縁には存在しない．やや軟化した状態の形成面に歯ブシの毛先をたたきつけ，その上からトーチ・ランプの細焔をあてて形成する．

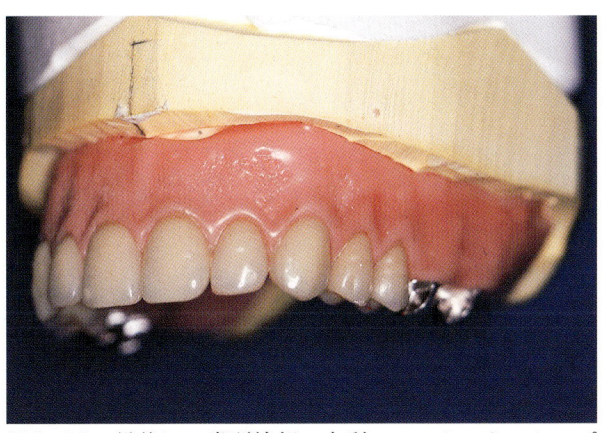

図8-10 最後に，歯頸線部の余剰のワックスをエキスプローラーなどの先で掻き取り，トーチ・ランプの細焔を切縁から歯根方向に向けてあて，遊離歯肉縁を歯肉縁弁として丸く立体的にする．以上で，唇側面・頰側面におけるワックス形成が完了する．

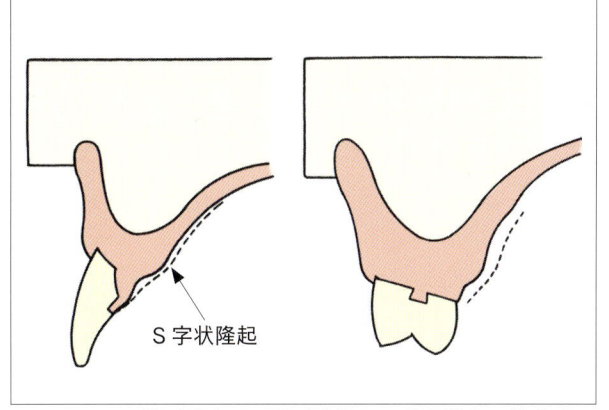

図8-11 口蓋面形成．口蓋面形態は，構音機能，装着感に関係するので，天然歯列模型を模倣し形成することにつきる．要は，歯槽骨が吸収された分を修復することであり，歯槽部は結果的にS字状隆起を呈するよう形成することが重要である．

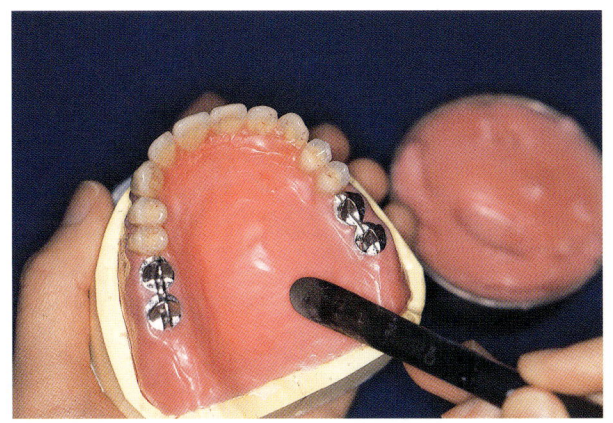

図8-12 歯槽骨が吸収された分を修復することをイメージし，ワックスを盛る．結果として，吸収が多い場合は厚くなるはずである．

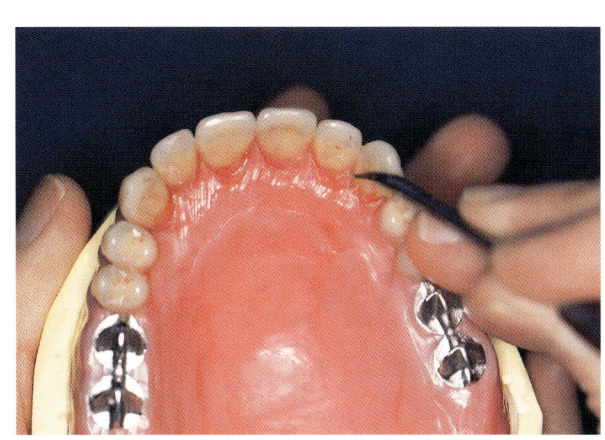

図8-13 歯頸線をだし，当該部から口蓋面正中に向かいS字状隆起を形成する．口蓋面は厚さは異なっても，左右対称的形態になるように彫刻する．

8 ワックスデンチャー

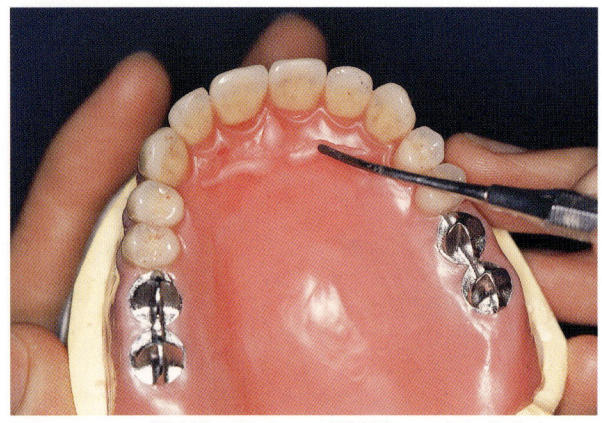

図8-14 口蓋皺襞の形成．口蓋皺襞は，中切歯後方7〜10mmに位置する切歯乳頭と，もっとも太くその先端が犬歯の中央または遠心に位置する第一横口蓋皺襞，そして第二〜五横口蓋皺襞，正中口蓋縫合線からなる．最後方の口蓋皺襞は第二小臼歯部にまでしかない．

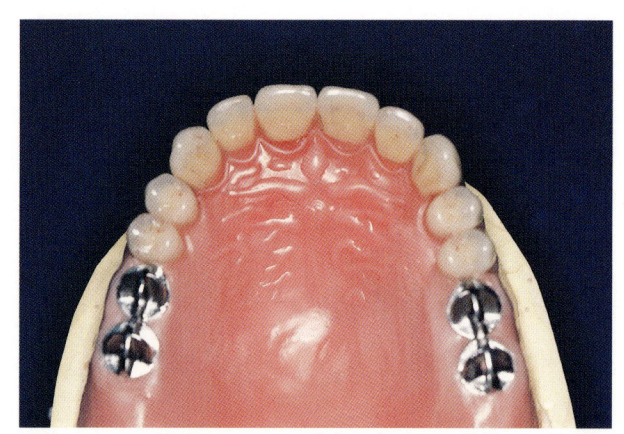

図8-15 口蓋面のワックス形成が完了した状態．天然歯が萌出，植立していただろうと思われる位置に排列し，その舌側面を基準に口蓋面が形成されているため，構音機能，装着感に優れた効果をもつ．

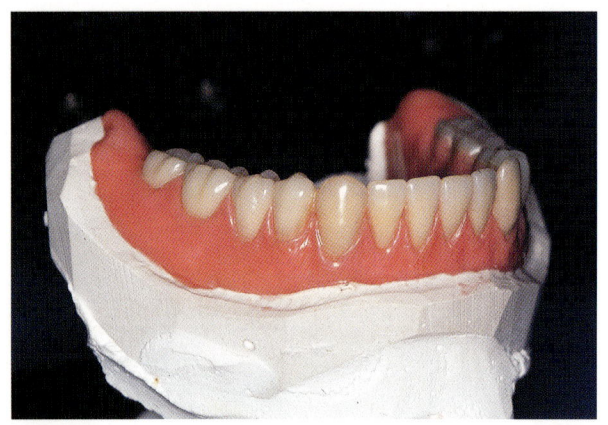

図8-16 下顎唇側・頬側の歯肉形成．モダイオラスが位置する第一小臼歯以前の唇側・頬側の歯頸部から床辺縁までの歯肉面形態は，口輪筋との関係からやや凹形に，大臼歯部域は頬筋との関係を考慮し，凸形に形成することが維持を期待するうえで重要である．またこの方が，食渣停滞を防ぐことができる．

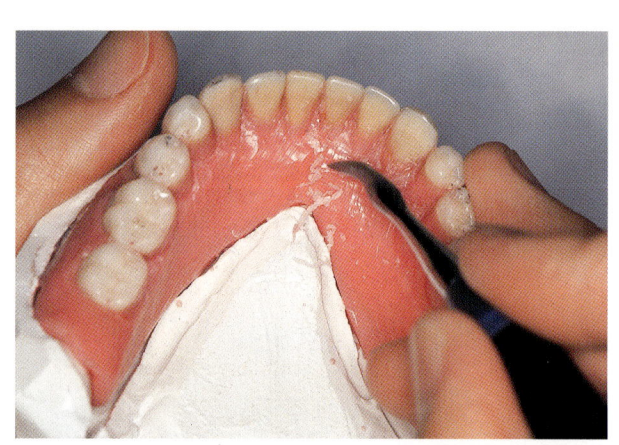

図8-17 下顎舌側床翼面形成．第二小臼歯以前の床翼は，歯頸部から模型辺縁を結び矢状的に斜面になるよう形成する．

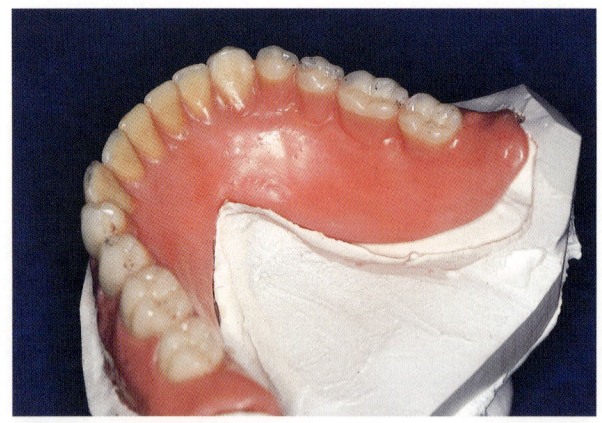

図8-18 大臼歯部から後方域の床翼面は，舌が容易に前方にだせるよう，舌房を広く垂直的に薄く形成する．

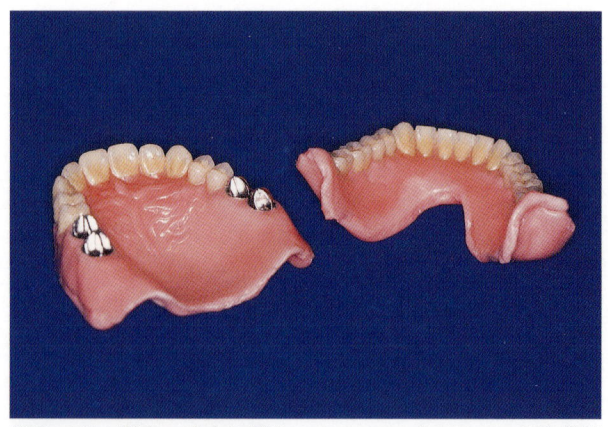

図8-19 削合・重合に備え，ワックスデンチャーを作業模型辺縁にシールする前に，ワックスアップされた床翼の形態・厚さを精査・修正する．

義歯研磨面のワックスアップ

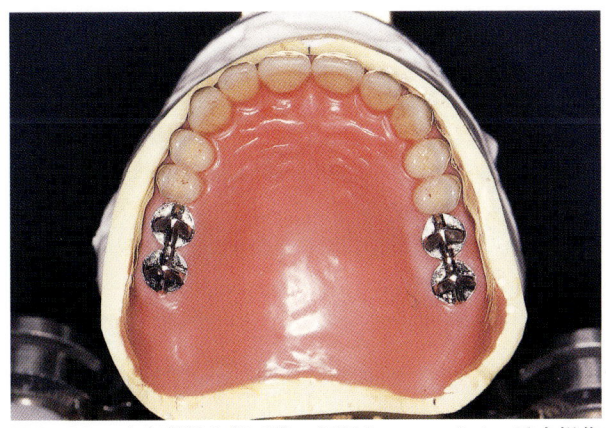

図8-20　咬合関係を修正後，辺縁をシールする．重合操作に入る前に上顎ワックスデンチャー咬合面観．

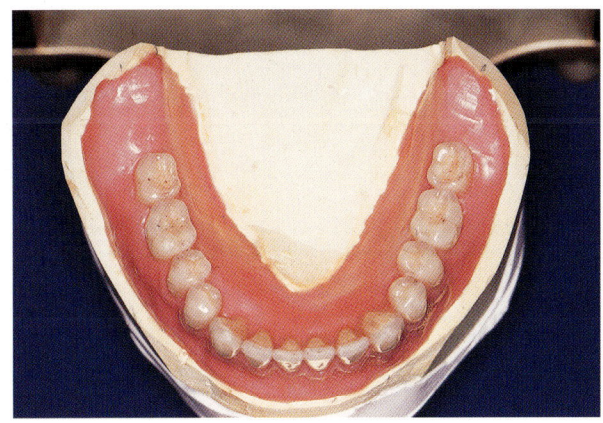

図8-21　下顎ワックスデンチャー咬合面観．

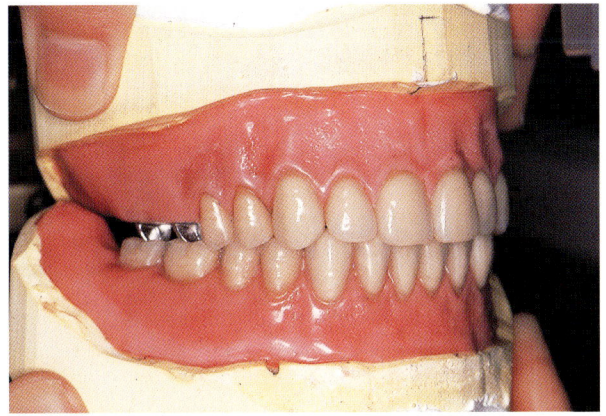

図8-22　上下顎ワックスデンチャー右側面観．

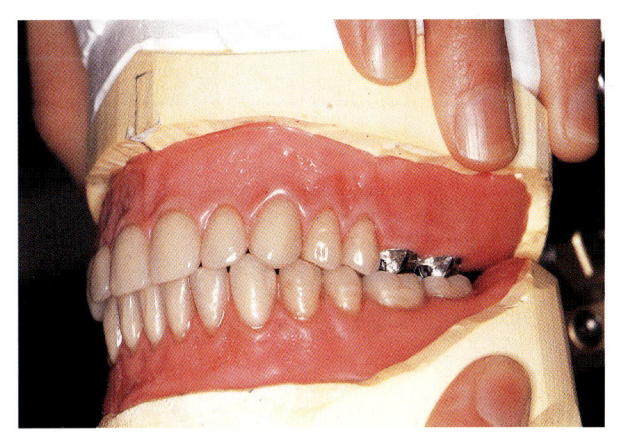

図8-23　上下顎ワックスデンチャー左側面観．

参考文献

1. 阿部晴彦：総義歯の臨床テクニック．東京：書林，1976；189〜216．
2. 阿部晴彦：総義歯の臨床的ラボ・ワーク．第2版．東京：書林，1981；185〜192．
3. 阿部晴彦ほか：総義歯に強くなる本．東京：クインテッセンス出版，1983．

9 完成義歯の装着と患者教育

完成義歯の検査と調整

新義歯が完成し装着の段になると，術者は早く装着してみたい気持ちをもつのはやむを得ないことである(**図9-1a, b**)．しかし，義歯が装着される場は，変化しやすい顎関節をもつ生体であり，口腔内といった脆弱な粘膜組織により構成されたところである．

一方，新義歯は治療経過中における顎関節の状態の変化や，誤った顎位記録，仮床の不適合，咬合器操作，重合操作などからのエラーが内蓄されているものである．さらに，軟組織を対象とした印象操作の問題も存在する．したがって，果たして予想どおりの咬合関係を示すか否かをみることを後回しにして，まず片顎ずつ疼痛なく装着できるかを検査し，これらのエラーを修正してから装着することが大切である．

基礎床部の検査と調整

疼痛点

まず新義歯の粘膜面，辺縁面に，口腔粘膜を損傷するようなレジン小粒や鋭縁の存

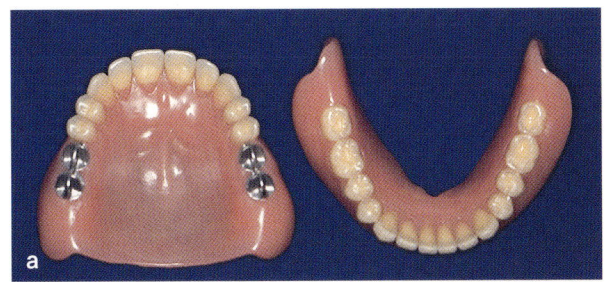

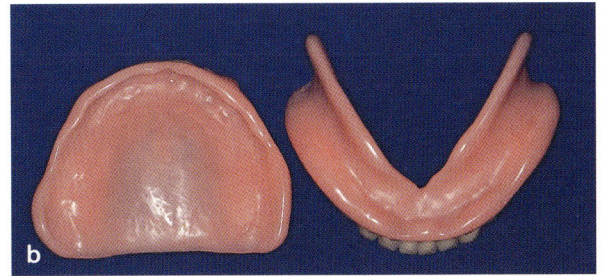

図9-1a, b 重合後，フラスコから掘りだし，研磨が完了した状態の上下顎新義歯，咬合面観と粘膜面観．新義歯は，材料的誤差や作製作業中における気づかないエラーを必ず内蓄しているので，それを修正してから装着しなければならない．

基礎床部の検査と調整

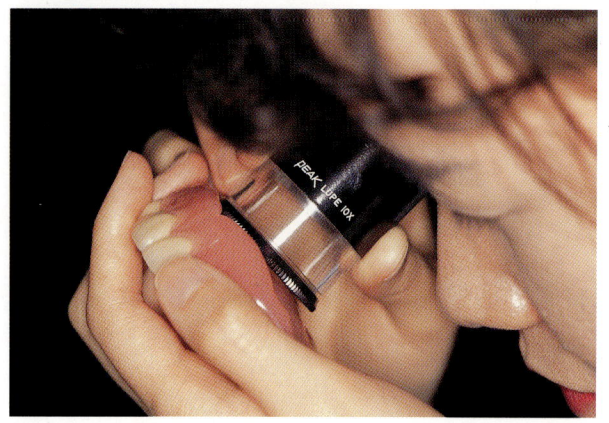

図9-2 作業模型の小気泡に起因する義歯内面におけるレジン小粒は，粘膜の外傷，疼痛の要因となるので，装着前にルーペにより検査，削去を行う．

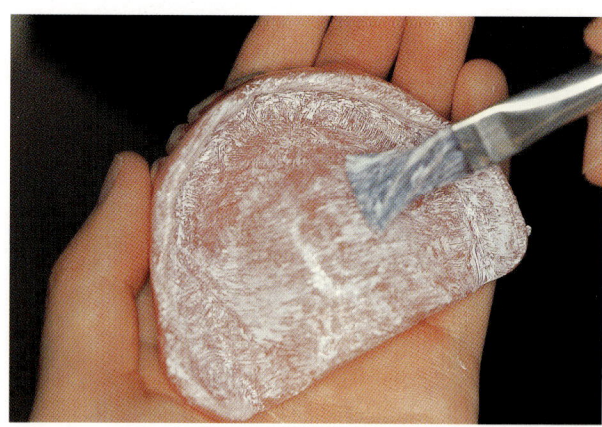

図9-3 義歯内面を乾燥し，PIP（サンデンタル）を刷毛目がつく程度に塗布する．

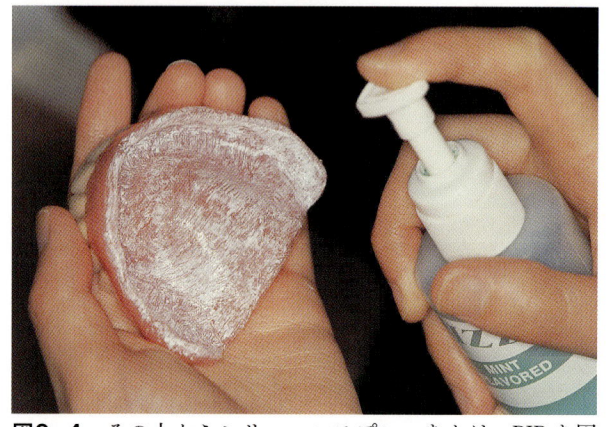

図9-4 その上からシリコーンスプレーをかけ，PIPを固定する．

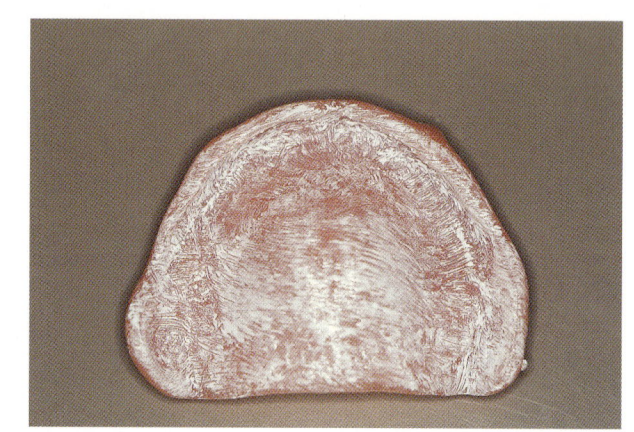

図9-5 刷毛目がつく程度にPIPが塗布された義歯内面．

在を拡大鏡や指先などで精査し，削去する（**図9-2**）．

アンダーカット

つぎに，義歯内面にPressure Indication Paste（PIP／Mizzy社）やDisclosing Wax（Kerr社）を塗布し静かに装着を試みる．塗布量は，刷毛目がつく程度がよく，多めに塗らないことであり，少なめに塗ってていねいに刷毛目をつけるようにする（**図9-3, 4**）．

義歯を正座させるのに，アンダーカットの存在により通過を邪魔する場合は，無理に押し込むことは避け，取りだしてみて義歯内面のPIPやDisclosing Waxの剥げた部位を削除する．

この操作で，削除量が多すぎれば不適合の原因となるので，いっきに削除することを避け，はじめは当該部に小さなラウンド・バーをデプス・ゲージとして活用し，その深さだけ削除し，無理なく正座装着できるまでこの操作を繰り返す．

図9-6 口唇などにさわりPIPが剥げないよう注意しながら義歯を口腔内に正座させ，術者は背後から左右の示指と中指を犬歯部，大臼歯部にあてがい，垂直圧を静かにかける．下顎では，同じように指で加圧するか，その状態で患者に閉顎を命じ，術者はそれに抵抗するような方法をとる．

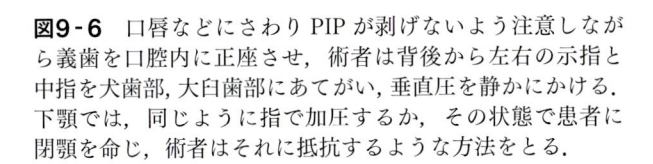

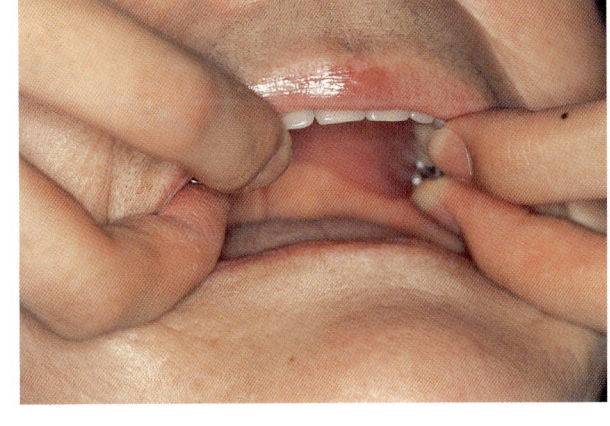

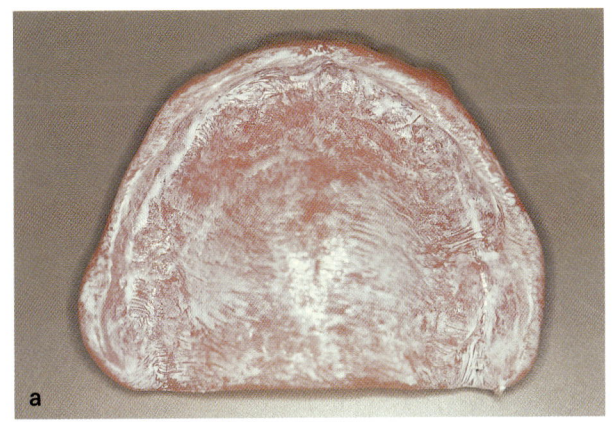

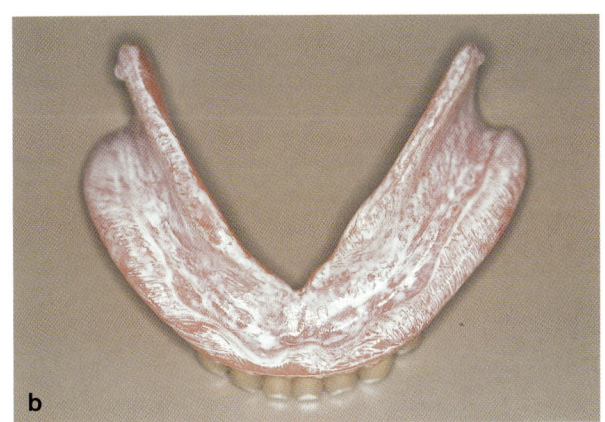

図9-7a, b 義歯を口腔内から注意深く取りだし，PIPの刷毛目が圧迫され，床が露出している不等沈下部の存在を観察する．本症例での上顎義歯は，ダイナミック印象が奏功し，ほぼ同等沈下しているのでリリーフはほとんど不要である．下顎義歯もダイナミック印象が奏功し，実際の機能圧下では同等沈下して使用上リリーフは不要かもしれない．しかし，前歯部歯槽堤のトポグラフィーが悪く，粘膜の被圧縮度が部位により異なるため，手圧によるPIPチェックではリリーフの必要性を示している例である．

同等沈下を意図した調整（不等沈下点の削除）

　義歯による疼痛は，咬合・咀嚼圧が働いた場合，義歯が同等沈下せず，不等沈下するために起こることが最も多い．そのため，同等沈下をするように沈まないで支点となる個所を削除，調整する必要がある．この操作を一般にリリーフとか緩衝という．

　この操作と同じ意図で，重合に先がけ，模型上に予測される不等沈下部（一般に口蓋隆起部や歯槽頂部など）に絆創膏とか鉛鈑などを貼る技法がある．しかし，この方法は，不等沈下部の範囲，厚さに関してはカンに頼ったいいかげんで不適当なものであり，ときにはリリーフ不足あるいは過剰になる結果を招きやすいため，賛成できる技法ではない．

　新義歯はそのまま使用させてもリリーフが不要な場合も多いので，装着後疼痛を訴えてから行ってもよい．しかし，装着後に疼痛がでるよりも，装着前にチェックしておいた方が術者側も楽だし，患者側の評価もいい．

　奨められる方法としては，義歯内面にPIPを塗布した義歯（**図9-5**）を正座させ，左右の示指，中指を左右の犬歯と第一大臼歯部にあてがい，垂直圧を静かにかける（**図9-6**）．下顎では，左右の指で固定し加圧するか，その状態でゆっくり咬むように閉顎してもらい，術者はそれに抵抗することが有効である．

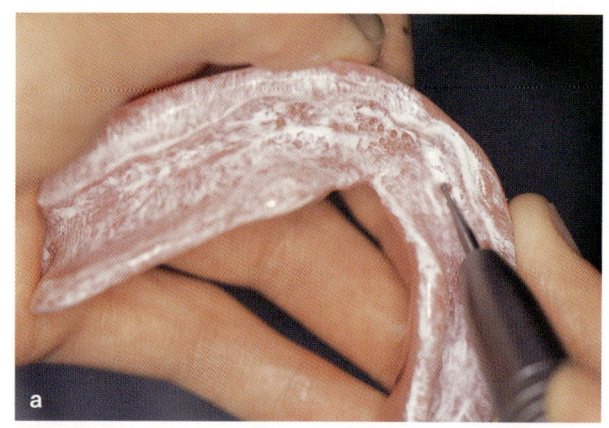

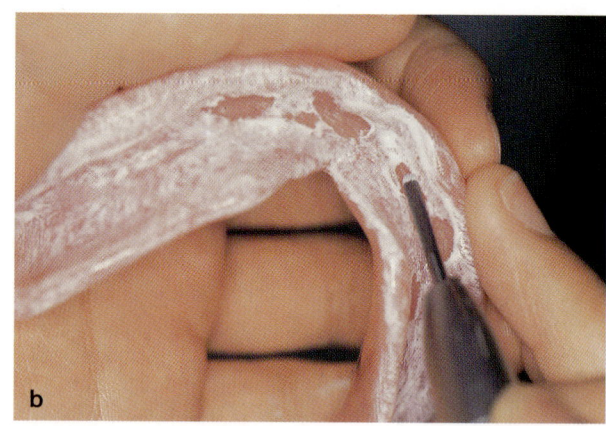

図9-8a, b リリーフに際して，部位はわかっても，どのぐらいの深さを削除したなら適切なリリーフになるのかがわからないため，はじめはISO．008～010（US No. 1～2）番ぐらいの小さなラウンド・バーをデプス・ゲージとしてその頭分の深さを入れる．つぎに，それが平坦になるまで削除する．その後，再度PIPチェックを行い，不等沈下がなくなるまで徐々に削除し適切なリリーフを得ることが肝要である．一般には3回ぐらいこの操作を繰り返す．

　その後，義歯を取りだし，義歯内面のPIPを塗布した刷毛目が乱れ，床材料が透けてみえる部分が観察されれば，その部分が不等沈下点であるので，そこを削除することが基本操作である（**図9-7a, b**）．またとくに下顎義歯においては，側方圧で疼痛を訴えることも考え，義歯を正座させた状態下で，顎舌骨筋線部に側方的に指先で加圧してみる操作も有効である．

　削除量が多すぎれば不適合の原因となるので，いっきに削除することを避け，前述したように，はじめは当該部に小さなラウンド・バーをデプス・ゲージとして活用し，その深さだけ削除を行う（**図9-8a, b**）．

　削除後，内面に残っているPIPをティッシュペーパーできれいに拭き取り，再度，PIPを塗布し，前述した操作を繰り返す．一般に，不等沈下点がなくなり同等沈下が期待できるまでには3回ぐらい繰り返す必要がある．

　この同等沈下を検査する操作は，フィットチェッカーではできないことを付記したい．

義歯床辺縁の評価

　つぎに義歯辺縁にPIPとか，Disclosing Waxを塗布し，静かに口腔内に装着し，辺縁形成を行ったときと同様に，患者に口唇突出，口角後方牽引を命じ，義歯周囲筋の活動による義歯辺縁の拡大程度を評価する．

　もし，オーバーエクステンションの存在があれば，義歯辺縁に塗布したPIPとかDisclosing Waxの面は剥げ，床材料が露出しているので，当該部は削去する．

　以上のように検査，調整された基礎床を，装着後，口腔粘膜を損傷しないよう，サンドペーパーやラバーポイントで，円滑な面に研磨調整を行う．

咬合関係の検査と調整

　義歯製作工程においては，術者として操作的に自信があっても，術者側のエラーも

リマウントによる咬合の検査

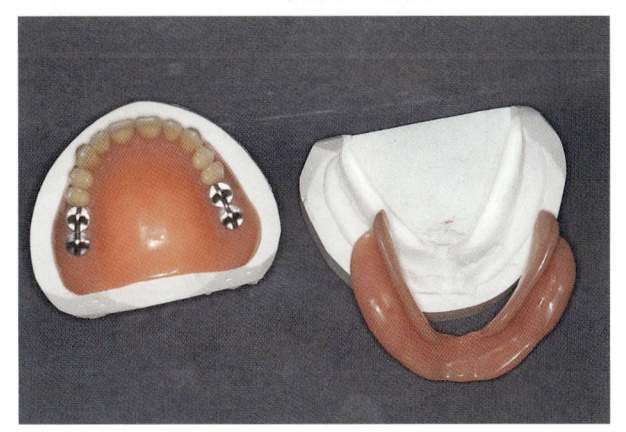

図9-9 義歯内面のアンダーカットを粘土とかシリコーン印象材のヘビーボディー（単体のみ）などでブロックアウトし，義歯が着脱可能なリマウンティング模型を作製する．

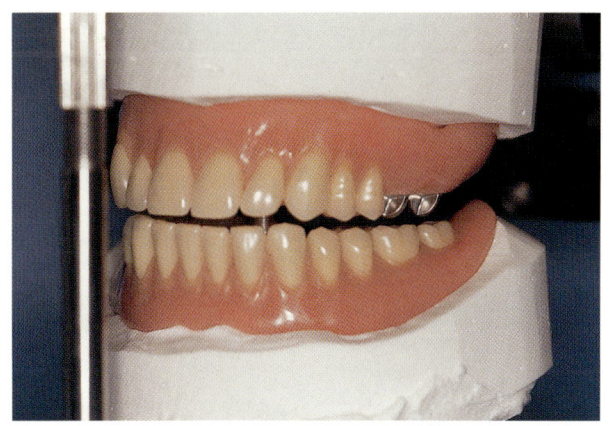

図9-10 ゴシックアーチ・トレーサー付着のための準備．下顎義歯を上顎義歯と咬頭嵌合させ，インサイザル・ポールを約5mmあげた状態で付着する．口腔内でゴシックアーチ・トレーシングが可能なように最低の咬合挙上を行う．

ないとはいえない．また生体を対象とする以上，治療経過中における顎関節や歯槽堤の状態変化はないとはいえない．咬合器付着の誤差，仮床の適合性の問題のほか，石膏，レジンなどの材料的な誤差も存在する．したがって完成義歯の咬合関係は，若干ではあっても影響されているのが普通と考えてよい．

そこで基礎床部の検査，調整が完了した上下の新義歯を口腔内に装着し，咬合関係を検査して調整を行う．咬合関係を検査する場合に重要なことは，患者姿勢であり，クラウンのプレパレーション時のように水平的に寝かせて行ってはならない．患者姿勢は立位かあるいは座位の際は垂直位で行うことが肝要であり，この点でも歯科の治療椅子の改善を望みたい．

咬合調整法には，直接法と間接法とがあるが，咬合採得操作が正確に，かつ重合操作が精度に優れる方法で行われていれば，この操作は不要といえるが，必要があったとしても簡単な調整ですむことが多い．

直接法による微調整で済まないと判断される場合には，少なくとも中心関係位のチェックバイトを採得し，咬合器にリマウントを行い，間接法で検査，調整が必要となる．

ここでは間接法によるリマウントを行い，咬合関係の検査，調整法を取り上げて解説する．

リマウントによる咬合の検査

中心関係位のチェックバイト記録

チェックバイト記録採取法には，直接法と間接法とがある．前者は，下顎義歯にチェックバイト材をつけ，顎位を中心関係位に術者が操作誘導し，直接的に記録採取する方法であり，後者は，ゴシックアーチ・トレーサーなどを活用し，そのトレーシング記録から中心関係位を設定し，間接的に記録採取する方法をいう．

ここでは，筆者が日常行っている間接法によるチェックバイト記録法を述べる．

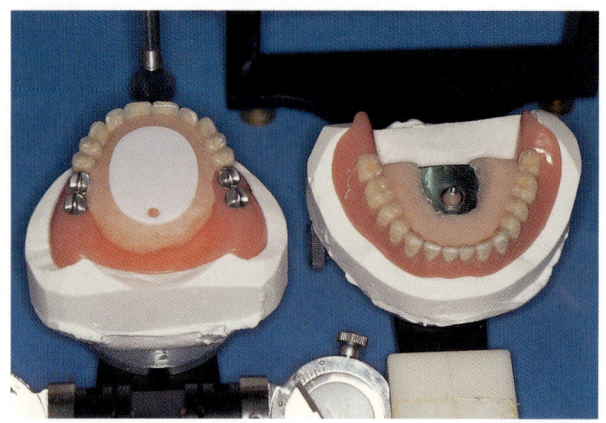

図9-11 S-Aゴシックアーチ・トレーサーが付着された上下顎総義歯．ゴシックアーチ・トレーサーは作業中に外れないようにトレーマテリアルで強固に付着したい．しかし，あとで義歯を破損しないで撤去できることが必要である．その工夫として，義歯面に分離材の代わりにキープポア(ニチバン)をていねいに貼付することが奨められる．

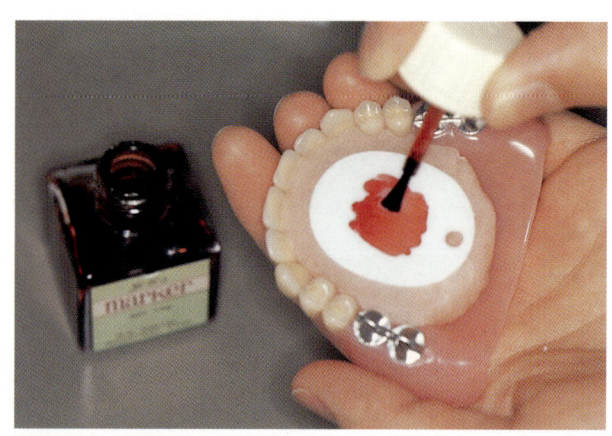

図9-12 描記板にインクマーカーを塗布する．

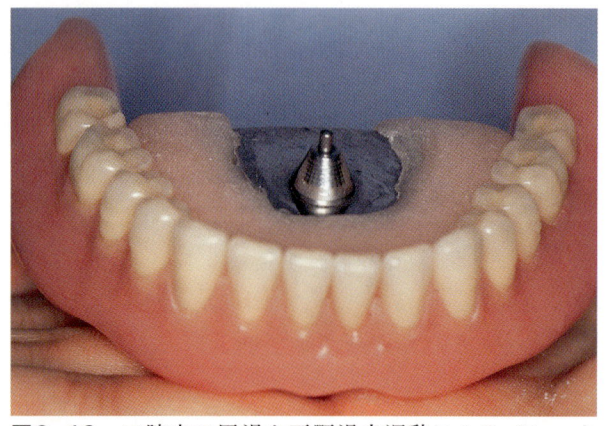

図9-13 口腔内で円滑な下顎滑走運動によるゴシックアーチ・トレーシングを行えるよう，描記針は先の丸い方を使用する．

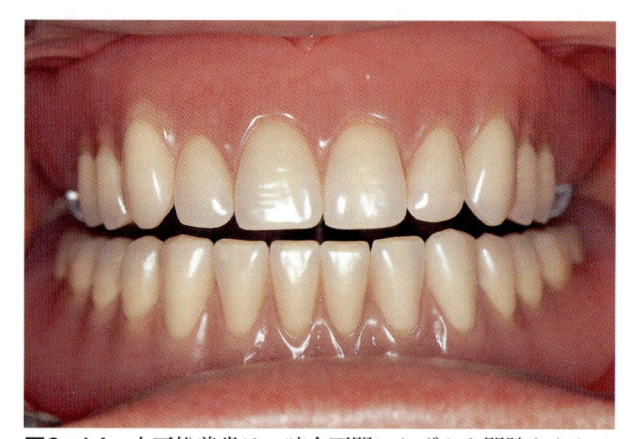

図9-14 上下総義歯は，咬合面間にわずかな間隙をもたせて口腔内に装着される．

- 準備工程

　①リマウントに備え，リマウント模型を作製しておく(**図9-9**)．リマウント模型は，義歯がしっかりと固定でき，かつ着脱可能なものでなければならない．作製にあたっては，粘土とかシリコーン印象材のヘビーボディで上下義歯内面のアンダーカットを埋め，ワセリンを塗布し，それに石膏を流して作製する．

　②SHILLA Ⅱを高さ54mmで咬合器下弓につけ，その上に上顎義歯を正中矢状面を合わせて乗せ，咬合器に付着する(**図9-10**)．続いて，下顎義歯を現在の咬合頭嵌合位で上顎義歯に組み合わせ咬合器に仮付着を行う．将来，リマウントを考慮し下顎模型を外せるように，模型底面には水ガラス分離材(硅酸ソーダ1：水3)を塗布することが大切である．

　③ゴシックアーチ・トレーサーを設置．

　　まず，ゴシックアーチ・トレーサーを設置する間隙をインサイザル・ポールを3〜5mm上げ設ける．その結果，上下義歯咬合面間には3〜5mmの間隙をもつ状態になる．この間隙を保持し，上下義歯にゴシックアーチ・トレーサーをトレーマテリアルでしっかりと設置，固定する(**図9-11**)．

完成義歯の検査と調整

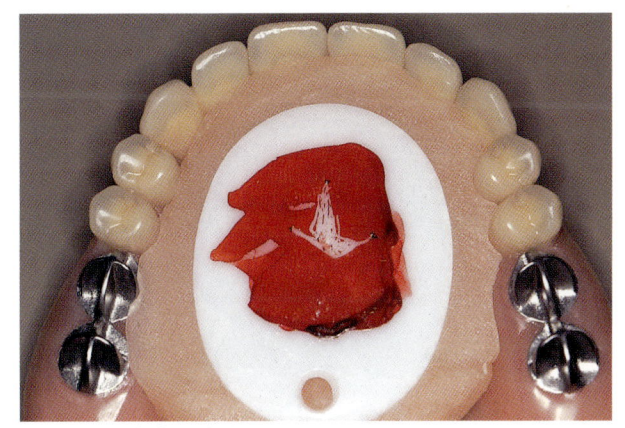

図9-15 患者の自力によるゴシックアーチ・トレーシング.

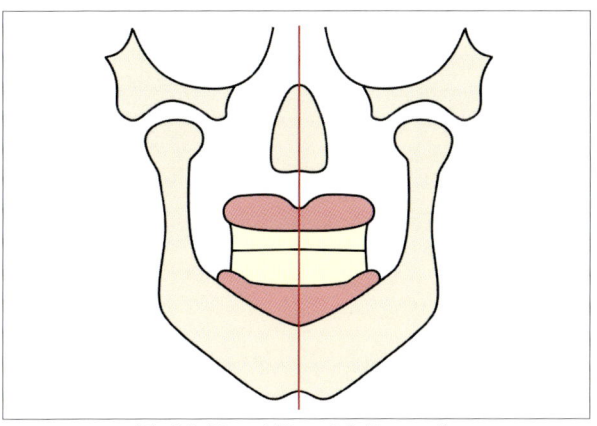

図9-16 顔面上部と下部の正中線が一致しているかどうかを確認する.

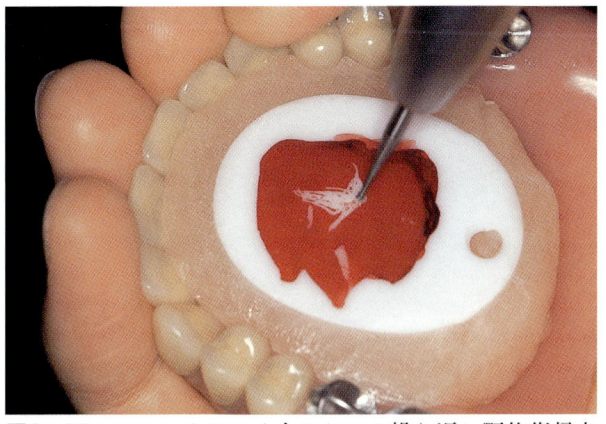

図9-17 ゴシックアーチ上において繰り返し顎位復帰点を定め，その位置における正面顔貌を観察し，上部顔面と下部顔面の正中の一致性を確認し，偏位のない適切な顎位であれば，当該部に描記針嵌入孔を設ける.

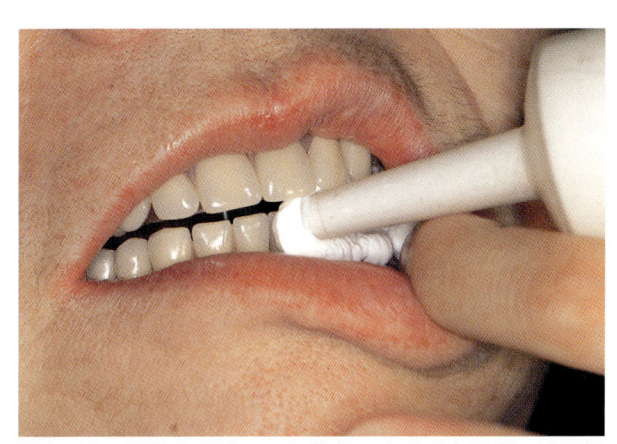

図9-18 顎位を保持させた状態の上下咬合面間に速硬性の石膏を注入しチェックバイト記録を採取する.

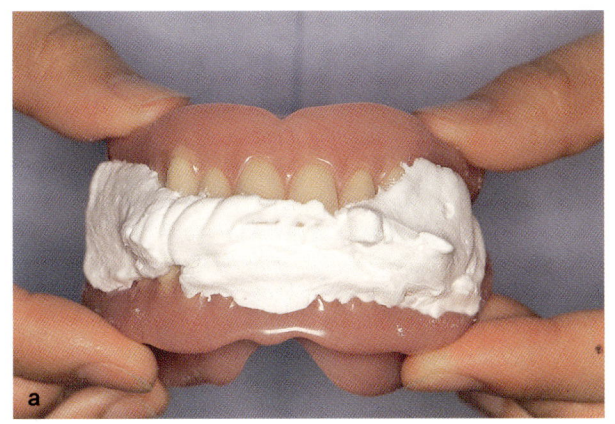

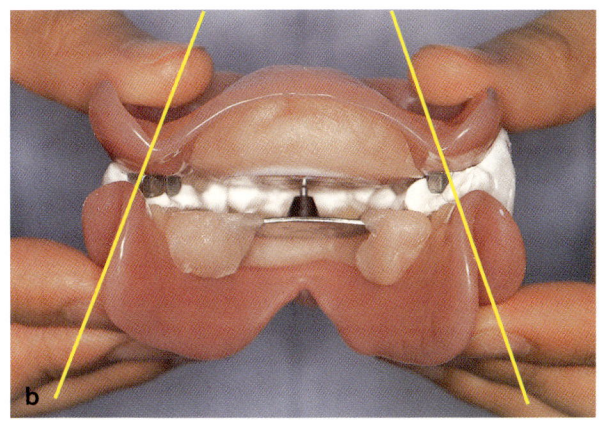

図9-19a, b 採取されたチェックバイト記録の前方両観と後方両観・後面観において上下顎における左右翼突下顎縫線の一致性を観察し，顎位偏位の有無を観察・評価する.

・記録採取

①患者姿勢は垂直位をとらせ，記録板にインクマーカーを塗り(図9-12)，描記針は円滑な下顎滑走運動が記録できるよう，先の丸い方を用いる(図9-13). ゴシックアーチ・トレーサーが付着された上下義歯を口腔内に装着し，ゴシックアーチをトレーシングする(図9-14).

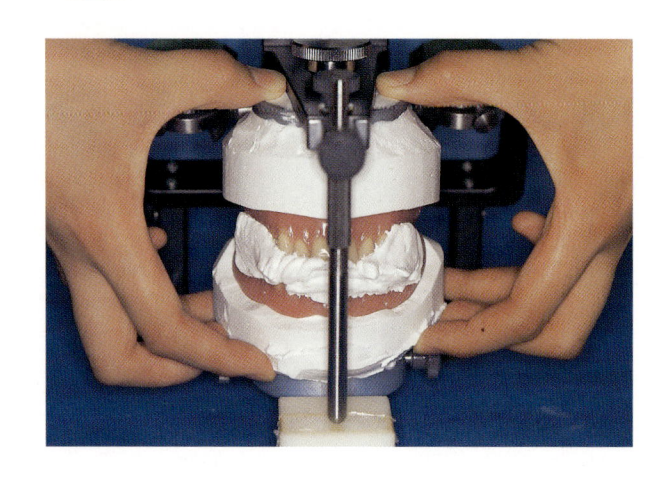

図9-20 下顎模型のリマウンティング．上顎義歯と下顎義歯をチェックバイト記録を介し組み合わせ，リマウンティングを行う．

②トレーシングされたゴシックアーチ(**図9-15**)における顎位復帰点と，その顎位における正面顔貌を観察し，適切な顎位であるかの判定を行う(**図9-16**)．その位置が適切と判断したならば，描記板に描記針嵌入孔を掘る(**図9-17**)．また，描記針は先の尖った方に変える．トレーシング・ピンを嵌入させ，中心関係位のチェックバイトの記録を採取する．一般に，チェックバイト・マテリアルとして速硬性の石膏($2\% K_2SO_4$ aqで練和したもの)を用いることが多い(**図9-18**)．

③中心関係位における記録採取が完了する．上下義歯を一塊として口腔内から取りだす(**図9-19a, b**)．

・リマウント
①仮付着してある下顎のリマウンティング模型を外す．
②インサイザル・ポールを垂直的に3～5mm上げた状態にし，下顎義歯を中心関係位のチェックバイト記録を介し，速硬性石膏を用いて咬合器付着する(**図9-20**)．

下顎偏心位のチェックバイト記録

咬合器に生体の備える顆路よりも低く与えた状態下でオルガニック・オクルージョンで咬合構築すれば，生体では意図は達せられる．逆に，バランスド・オクルージョンの場合は，生体の備える顆路よりも高い状態を付与しておけば補償される．

したがって意図する咬合様式を考慮のもとで，平均的な顆路傾斜度を参考として，任意に咬合器に顆路を設定するとなれば，生体の顆路測定操作は省けることになる．

ここで問題なのは，症例の備える顆路と設定した顆路との相関関係であり，一般には問題にならないことであるが，ときには満足した咬合様式が得られない場合もあり得る．そのため，実測しそれを考慮のもとで咬合器に顆路設定を行うにこしたことはない．

測定操作において重要なことは，ゴシックアーチ上のそれぞれの偏心位における歯牙対歯牙がエッジ・ツー・エッジの関係を示す下顎運動量の位置でチェックバイト記録採得を行うことである．ただ単に側方位でチェックバイトを記録しても，有効顆路にはならないことを銘記すべきである．

筆者は，下顎偏心位のチェックバイト記録操作の価値は，実測した顆路を忠実に咬合器にインプットし，それに合わせた咬合関係を与えるのではなく，付与したい咬合

様式を考慮して，生体の示す顆路を把握するために重要であり，それを参考に咬合器に顆路設定を行うべきと考えている．

したがって前方位の記録だけから矢状顆路を把握し，意図する咬合様式がバランスド・オクルージョンの場合は，フィッシャー・アングルを考慮して，実測値より5°ぐらい高く設定している．この際のベネット角は15°ぐらいにしている．側方位の記録を用いる場合は，咬合器上に調節された矢状顆路傾斜度にしたがうか，それより高く与えている．

咬合関係の検査

以上のように，咬合器上にリマウントされた下顎義歯が上顎義歯と接触をもつまで，インサイザル・ポールを下げ，咬合接触関係をストリップスやカーボン紙でチェックするとともに，咬合器を作動して咬合様式を検査する．

咬合調整と選択点削合

リマウントされた上下義歯の咬合面間に咬合紙を挟んで咬合器を閉じれば，早期接触部は着色し，咬合接触のないところは着色しない．しかし，着色した部位を全部削除してしまえば，中心関係位においては咬頭嵌合を失い，咬合高径の低下をきたし，期待すべき中心咬合を得ることはできない．また，意図する咬合様式が両側性平衡咬合であれば，偏心位においても，作業側，非作業側および前方位における咬合の平衡は期待できなくなる．

総義歯における両側性平衡咬合

総義歯において両側性平衡咬合は必要なのだろうか．作業側の片側歯列の上に食塊がある場合，反対側の平衡側に接触がないのに，咬合の平衡を付与する必要性はあるのだろうかという問題が提起される．そのため，咬合の平衡を重要視していない方が多いといっても過言ではない．

確かに，食塊がほとんど1日中，片側歯列上のみにあるのならば，苦労して咬合を平衡にする必要はない．しかし1日24時間を考えると，食塊が口腔内にない空口状態の方が長く，中心位のみならず偏心位でも咬合接触は繰り返している．いわゆるスムース・ランニング・オクルージョン(Smooth running occlusion)による装着感も重要視したい．

また咀嚼しているときにも，食塊形成のごく短い時間にも咬合接触は生じているので，歯列全体に均衡な接触圧が加わっていることが総義歯の安定性にとって不可欠といえる．

ここで，咬合様式が両側性平衡咬合を意図する解剖学的人工臼歯を使用した場合の削合法を例にとって説明すると，削合にあたっては，中心咬合の保持，偏心咬合から中心咬合への円滑な嵌合を目的として，現在示している咬合関係を十分に精査し，

①中心関係位における咬頭：窩の関係において，上下どちらの咬頭あるいは窩を削るべきか
②側方関係位において，上下および頰舌のどの咬頭斜面を削除すべきか
③前方関係位において，上下および頰舌のどの咬頭斜面を削除すべきか

咬合調整と選択点削合

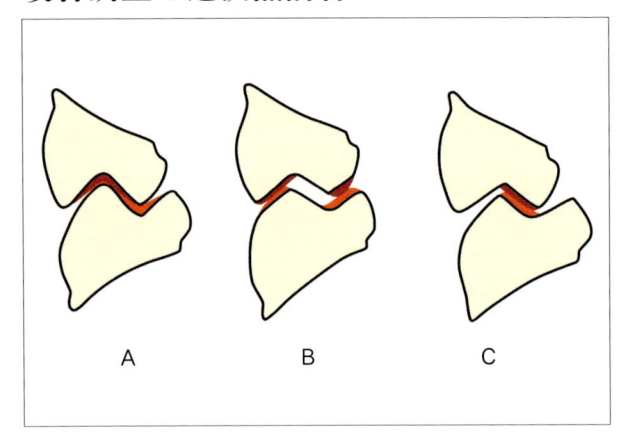

図9-21 中心関係位の選択点削除（Boucher[1]の図改変）．

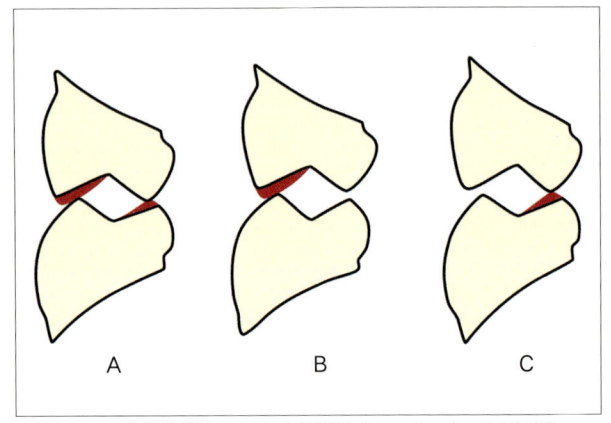

図9-22a, b 作業側の選択点削除（Boucher[1]の図改変）．

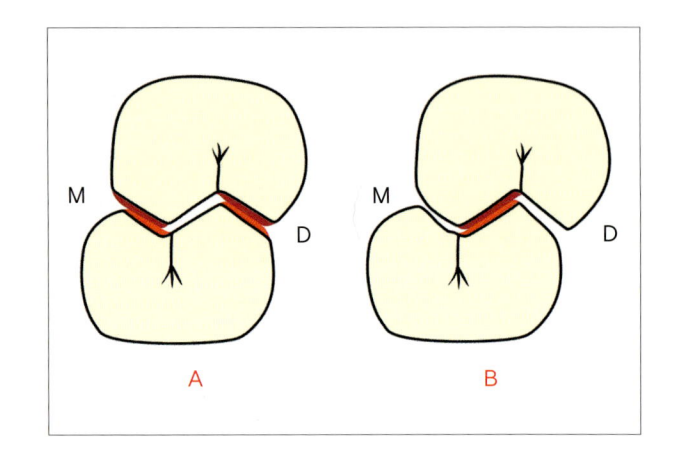

といったように削除する対象を選択して行うことが重要となる．これを選択点削合という．

中心関係位の咬合調整

中心咬合を保持する咬頭は，一般には上顎では舌側咬頭，下顎では頬側咬頭である．したがって，これらの咬頭を削除することは咬頭嵌合を失うばかりか，咬合高径の低下をきたす原因になるため，可及的に保存し削除は避け，原則的には対合する窩の方を削除するべきである（**図9-21**のA）．

①上下顎臼歯の咬頭対窩の関係で，側方被蓋が狭い切縁咬合の場合は，上顎頬側咬頭内斜面と舌側咬頭外斜面，下顎頬側咬頭外斜面と舌側咬頭内斜面の削合により優れた咬頭嵌合を示すように修正する．いわゆる斜面の削除による咬頭頂の側方的移動を図る（**図9-21**のB）．

②上下顎臼歯の咬頭対窩の関係で，側方被蓋が広い，いわゆる上顎臼歯が下顎臼歯より頬側に寄りすぎている場合は，上顎舌側咬頭内斜面と下顎頬側咬頭内斜面の削合により，優れた咬頭嵌合を示すように斜面の削除による咬頭頂の移動を図り修正する（**図9-21**のC）．

作業側の咬合調整

作業側の咬合干渉は，上顎頬側咬頭と下顎舌側咬頭とによるものである．

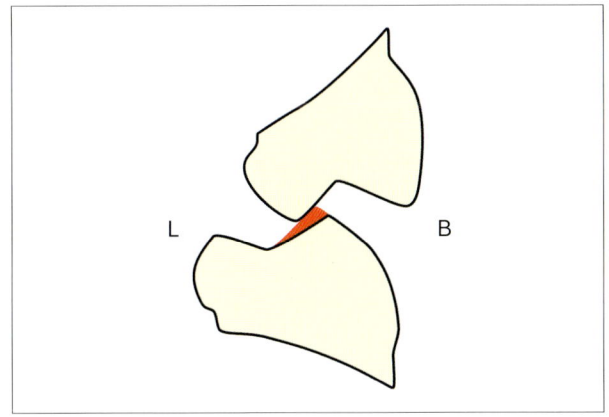

図9-23 平衡側の偏心性咬合の調整(Boucher[1]の図改変). 下顎頬側咬頭の舌側斜面を削る. L：舌側，B：頬側.

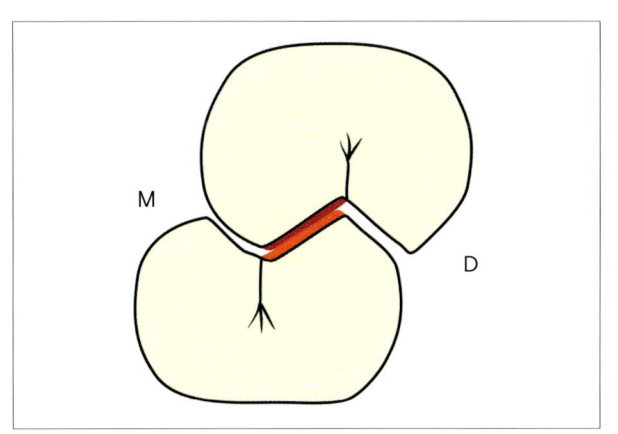

図9-24 前方側の咬合調整(Boucher[1]の図改変). 上顎遠心斜面，下顎近心斜面を削合する.

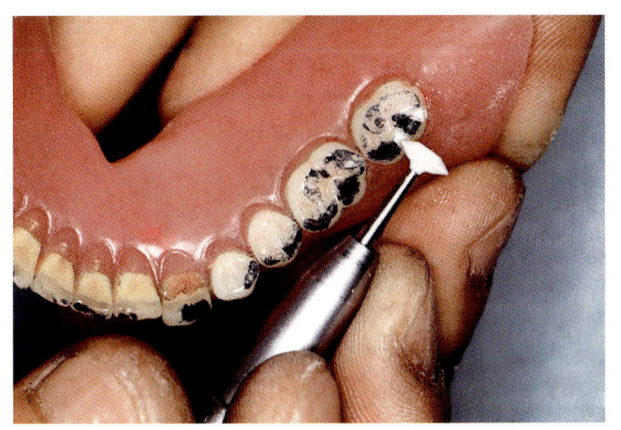

図9-25 咬合面の形成として，咬合面溝や食塊通出路を形成するとともにエッジを滑らかに縁どりする.

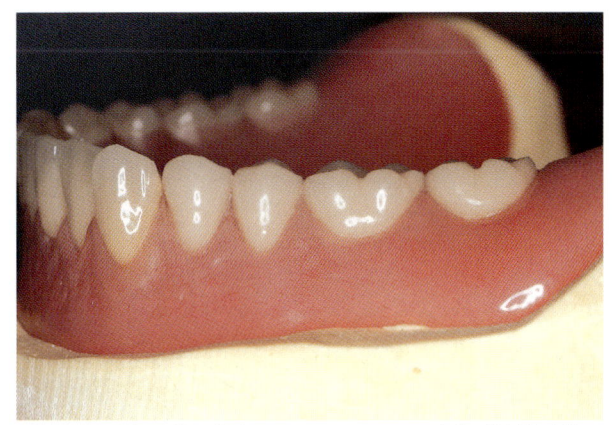

図9-26 人工歯は神聖なものではない．咬合面接触面積の減少を図るとともに，食塊通出路(スピルウエイ)をとり，鋭い咬頭にする.

①上顎頬側咬頭と下顎咬頭の両方がともに長すぎる場合は，中心窩から咬頭頂に至る斜面を削合して咬頭の高さを変える．上顎頬側咬頭，下顎舌側咬頭の内斜面，いわゆる Buccal Upper Lingual Lower の BULL の法則にしたがい，中心窩を深くしないように上顎頬側咬頭と下顎舌側咬頭を短縮させ，優れた咬合平衡が示すよう調整する(図9-22a の A).

②頬側咬頭は接触しているが舌側咬頭が接触していない場合は，上顎頬側咬頭内斜面の削除による優れた咬合平衡が示すよう調整する(図9-22a の B).

③舌側咬頭は接触しているが頬側咬頭が接触していない場合は，下顎舌側咬頭内斜面の削除による優れた咬合平衡に調整する(図9-22a の C).

④上顎の頬側咬頭あるいは舌側咬頭が咬頭嵌合する位置よりも近心側にある場合は，上顎頬側咬頭の近心斜面を削合し，咬頭を狭くし咬頭頂の遠心移動を図る．あるいは下顎頬側咬頭の遠心斜面の削合により，咬頭頂の近心移動による優れた咬合平衡が示すよう調整する(図9-22b の A)．このエラーは，上記の頬舌的なものと合併することが多い．

⑤上顎の頬側咬頭あるいは舌側咬頭が咬頭嵌合する位置よりも遠心側にある場合は，上顎頬側咬頭の遠心斜面と下顎咬頭近心斜面を削合し，咬頭を狭くし咬頭頂の遠心移動を図るか，咬頭頂の近心移動による優れた咬合平衡が示すよう調整する(図9-22b の B).

9　完成義歯の装着と患者教育

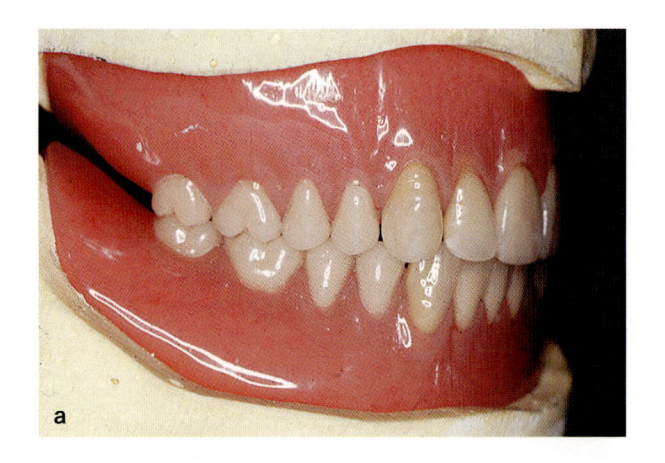

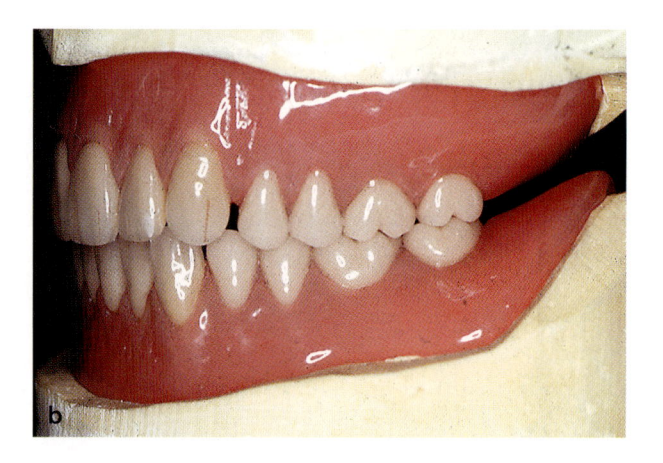

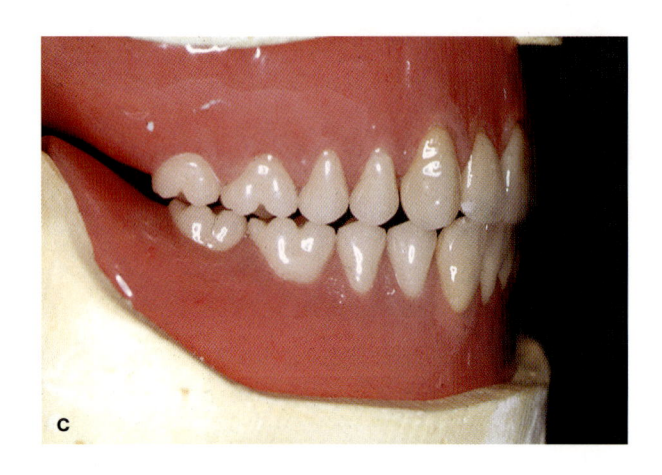

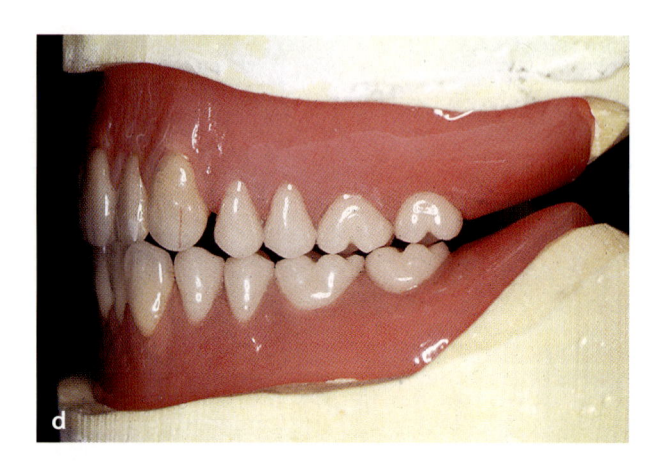

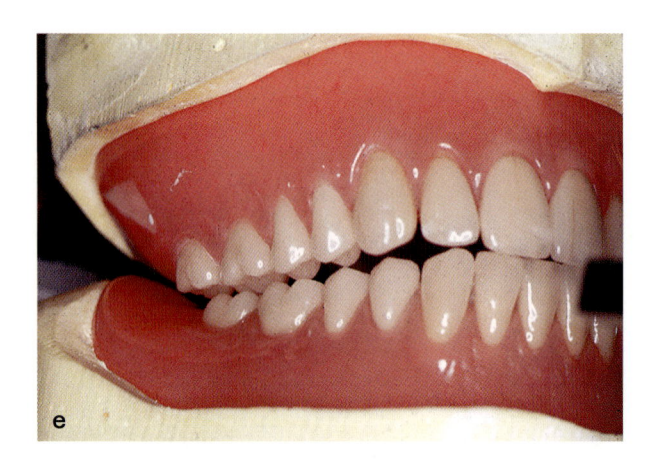

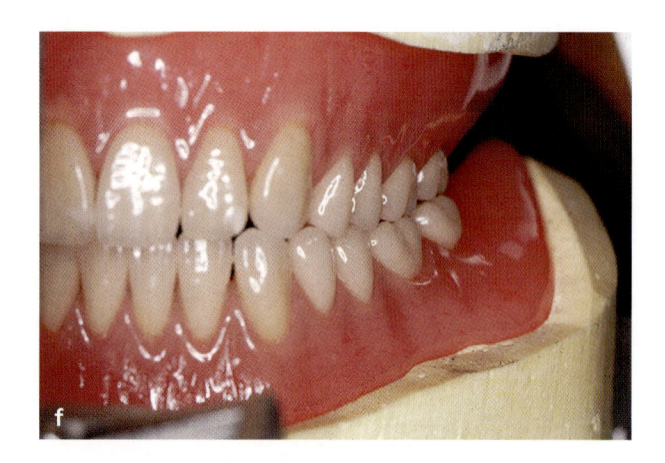

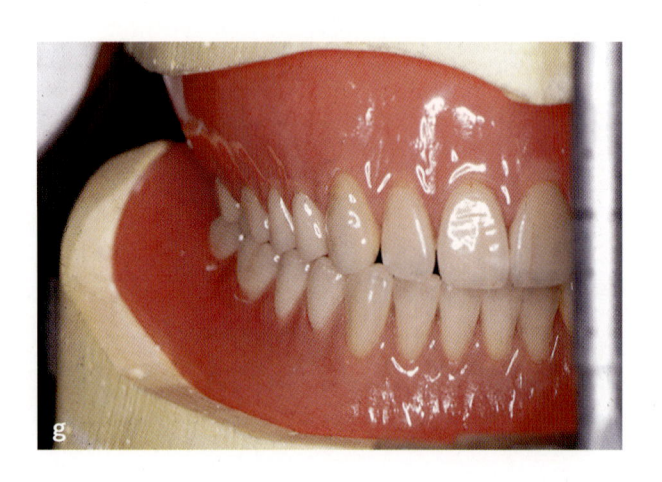

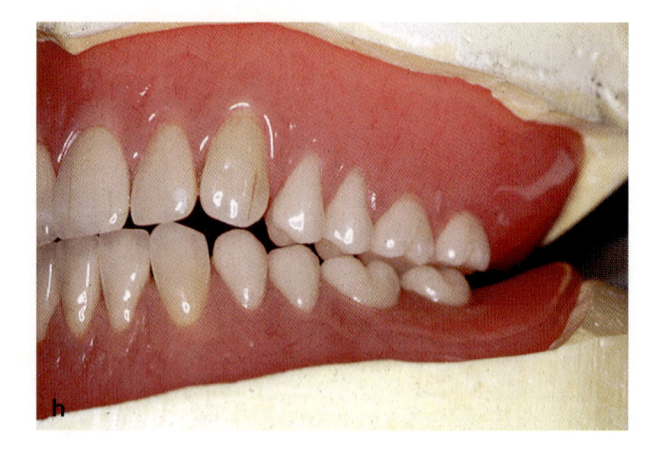

262

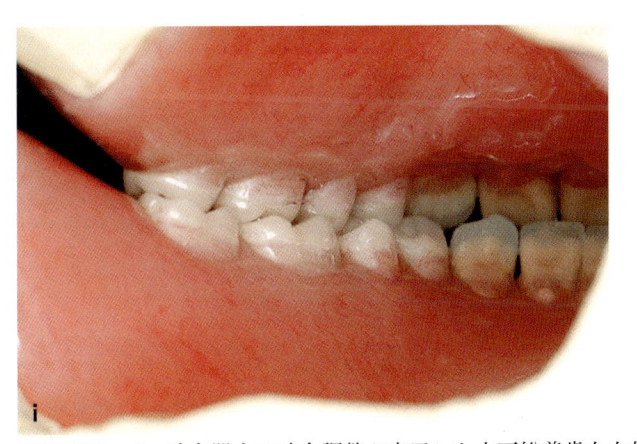

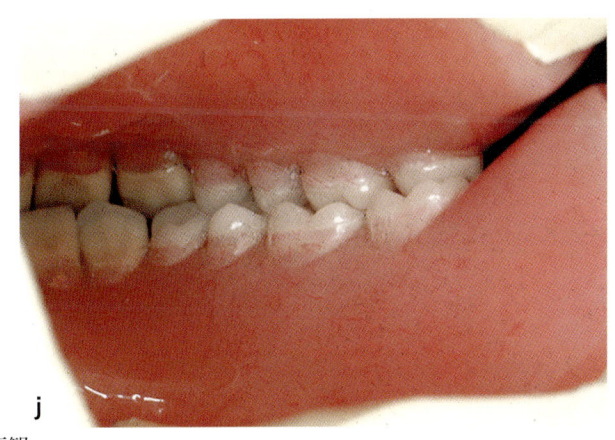

図9-27a〜j 咬合器上で咬合調整が完了した上下総義歯左右側面観.

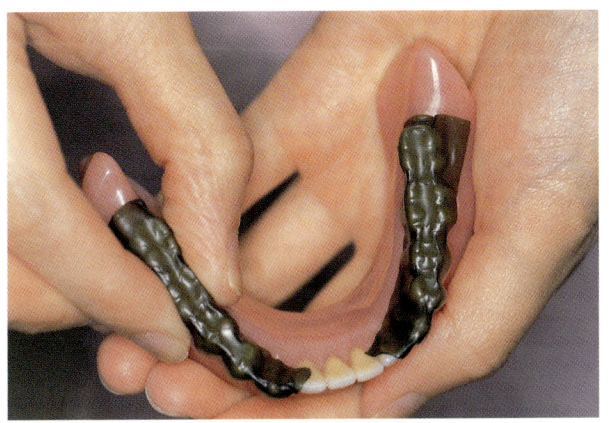

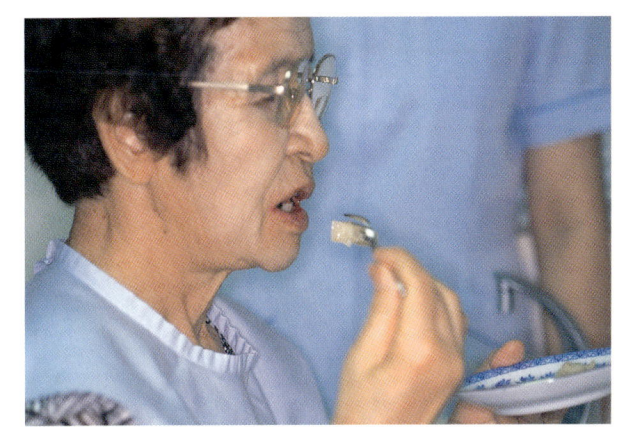

図9-28a, b 軟らかい食物を試食させ咬合関係をチェックする．不都合があれば調整を行う．

⑥作業側の咬合接触がない場合は，平衡側の接触が強すぎる場合である．

平衡側の咬合調整

平衡側の咬合干渉は，上顎舌側咬頭内斜面と下顎頬側咬頭内斜面とによるものである．一般には，下顎頬側咬頭内斜面を削合するが，機能咬頭として中心咬合を維持する咬頭であるため削除しすぎないよう，上顎舌側咬頭内斜面をも考慮し削合する(**図9-23**).

前方側の咬合調整

前方位の咬合干渉は，臼歯部においては上顎頬側咬頭遠心斜面と下顎舌側咬頭近心斜面とによるものである．また前歯部においては審美性，発音機能を考慮に入れ，上顎前歯切縁舌側面，下顎前歯切縁唇側面を削合する(**図9-24**).

自動削合

選択点削合によりほとんど満足な咬合関係を確保したならば，カーボランダム・グリセリン泥による自動削合に移る．

しかし，自動削合はあくまでも補助的な削合であり，10〜20回のストロークで選択点削合をより精密なものに仕上げることを目的としているので，選択点削合をいいかげんにして自動削合に頼ってはならない．

咬合面形成

　自動削合により咬合接触面が面：面となり，また，咬合面には鋭いエッジが存在する場合には，効果的な食塊形成，優れた舌感を期待し，またエッジからの咬合面の破損を防止し，ダイヤモンド・バーやディスク，カーボランダム・ポイント，ラバー・ホイールなどを用い，咬合面溝や食塊遁出路を形成するとともにエッジを滑らかに縁どりする（図9-25, 26）．

　以上で咬合調整は終了する．**図27a～j**は咬合器上における咬合・咬交を示す．**a, b**は中心咬合位側面観，**c, d**は前方位における咬合平衡，**e, f**は右側方位における咬合平衡，**g, h**は左側方位における咬合平衡，**i, j**は中心咬合位における舌側面観の咬合接触を示す．

試食による咬合調整

　下顎義歯にOcclusal indicator Waxを貼って口腔内に装着し，缶詰の軟らかい桃のような抵抗のない食物を試食させて，実際の咀嚼機能における咬合関係をチェックし，咬合調整を行う（図9-28a, b）．

完成義歯の装着と患者教育

完成義歯の装着

　口腔内床下粘膜に対する基礎床部の疼痛点，加圧部，辺縁の拡大程度ならびに咬合関係の調整が完了し，この段階で完成義歯を患者に装着する．

　装着後，顔貌，人工歯形態，歯肉のカウンター，義歯の支持性，維持・安定性，咬合関係，疼痛点など各方面でチェックし，より優れた状態に微調整を行う．

　重要なことは，この段階で術者が気に入らなければしいて装着しないことであり，術者自身が気に入るまで預かって修正すべきである．

患者教育

　新義歯を装着しても受容しなければ意味がない．ここで患者教育として，新義歯の使用方法，管理方法などについて患者教育を行う．

図9-29a〜c 口腔内における新義歯の示す中心咬合位．正面観と左右側面観．

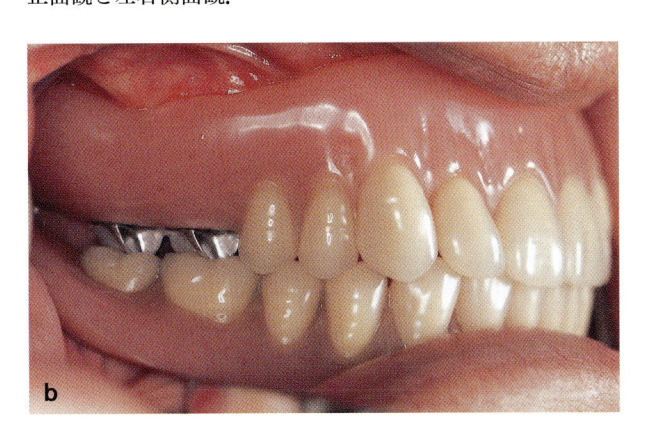

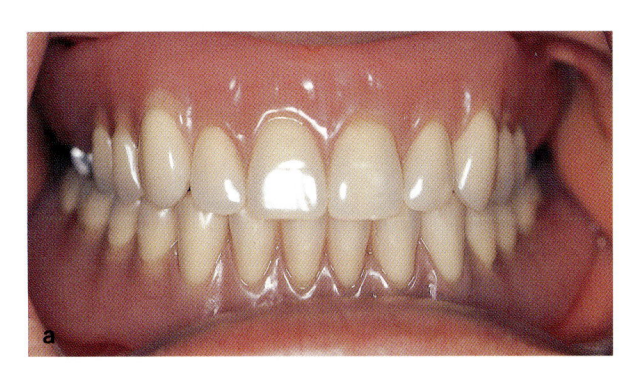

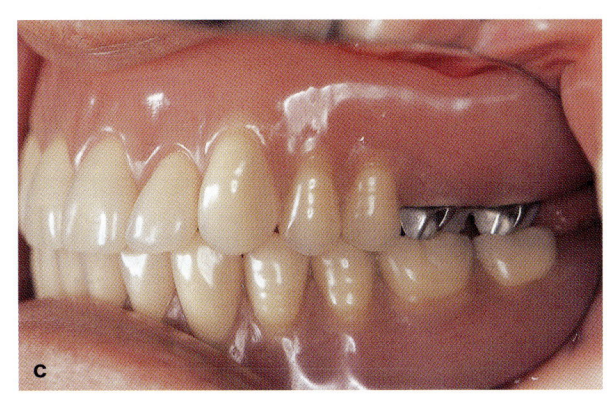

咀嚼機能と構音機能

　患者の抱く新義歯に対する期待は，術者が考えている以上に強い．この点で，義歯はあくまでも使いこなす訓練が必要なことを説明することが重要である．

　眼鏡と違い義歯は装着したからといって，すぐ使用できるものではない．義足にしても，装着したからといって，すぐには立つこともできないし，歩けるようになるには相当な訓練が必要であることと，同様に，自転車にしても，自動車，ワープロ，編物機すべての道具は，所有したからといって訓練しなければ使いこなせないことを，比喩をあげ説明するとわかりやすい．

　しかし，自動車，ワープロ，編物機にはすべて訓練学校があるが，義歯の学校はない．そこで術者は，どのような訓練法が有効なのかを詳しく教育することが大切である．

咀嚼のための訓練法

　われわれは，生後，授乳期を経て，離乳時になると母親がその時期にあった食物を少量ずつ口に入れてくれ，やがて自分で食べるようになり，いろいろな発育時期を経て，食塊の大きさ，量，食べ方といった咀嚼訓練を独りで学習して成長する．

　新義歯を装着したときは，ちょうどこれと同じような課程を経る必要があり，一応，その課程の経験をさせることが効果的な訓練法である．

　したがって最初は，
①食物を小片に刻むこと
②口に入れる量は，茶さじで1杯ぐらいにすること
③大口を開けないで，小刻みに小さなストロークで嚙むこと
④ゆっくり時間をかけること
といったことを指示する．

　この課程での経験から，食物片はどのぐらいの大きさならばよいか，量，嚙み方など，自然に学習することになる．

　一方，総義歯と天然歯との歯牙植立機構，自己感覚受容器，咬合・咀嚼圧負担機構などの違いから立地条件を詳しく説明し，咀嚼能率の限界からの苦手な食物とか，義歯転覆の発現理由などについて，装着直後すぐに説明することが大切である．

　また同じ総義歯患者であっても，個人的に条件が異なることによる機能差があるという点についても，教育しておく必要がある．

発音のための訓練法

　聴力が正常であれば，自分の発声音を矯正する能力を人間はもっている．したがって，テープレコーダーによる練習が望ましいが，経時的に解決するのが一般的であることを説明する．

　しかしこれは術者側として，新義歯の歯列構成，口蓋面形態，咬合高径などの構音にとって障害の少ない義歯調製をしての話であり，場合によっては，それらの良否の評価・修正に努めなければならない．

異物感

　義歯装着直後は，当然，異物感があり，最初からは上手に噛めないし，また話しにくいけれども，とにかく義歯清掃時以外は外さないで装着しておくよう，その結果として必ず順応し噛めるようになるし，話しやすくもなるから心配しないよう，激励的に患者教育を行う．

審美性

　ワックスデンチャーで十分に試適，修正を経て，患者の承諾を得て完成したものであるから，一般には問題がないのが普通である．術者が観察し審美的に問題がないと思われる場合は，自信をもって義歯を讃美すべきである．この賛美の一言は，患者心理上非常に有効である．

　患者の要求が学理的に無理な場合は，症例のもつ状態から論理的に優しく詳しく説明してあげることが大切であり，見慣れることや装着後の筋肉のなじみもあることの重要性をも強調すべきである．

義歯の管理

　患者は，これから新義歯を使用しての生活がはじまるわけである．術者は，義歯使用上の注意，どのような管理が必要なのかを説明しなければならない．

義歯の清掃とオーラルフィジオセラピー

　どんなに審美的に自然感を備えた義歯でも，食渣が付着していては台なしであり，とくにていねいに歯肉形成したものほど食渣がつきやすく，清掃を怠ると歯石化してしまうため，食後は必ず清掃するよう指示しなければならない．

　また，義歯だけでなく口腔衛生を守らなければ，プラークによる口臭を惹き起こし，人に迷惑をかけるだけでなく，歯槽堤粘膜はプラークで汚染刺激され，ただれ，義歯性口内炎，ひいては歯槽骨の吸収に結びつく結果となることを伝えておく．

　義歯清掃の注意事項は，
①義歯はヌルヌルして滑りやすいのでしっかり把握すること
②義歯は落とせば破損しやすいので，流しに水を張った上で洗うこと
③義歯用のブラシを用い，毛先で叩き洗いをすること
④機械的清掃のみならず，義歯洗浄剤をも必ず使用すること
⑤可能であれば，超音波洗浄器による清掃が最も有効であること，絶対に熱湯などで消毒しないこと
などである．

　一方，口腔内の清掃も重要であり，痛くない程度の固さの歯ブラシで，歯槽堤粘膜のオーラルフィジオセラピーを励行させる．これは床下組織のうっ血除去による正常組織への回復，可能であれば歯槽粘膜の角質化を期待したいためであることを説明する（**図9-31**）．筆者の診療所では，新義歯装着時，歯茎を磨くための歯ブラシを症例

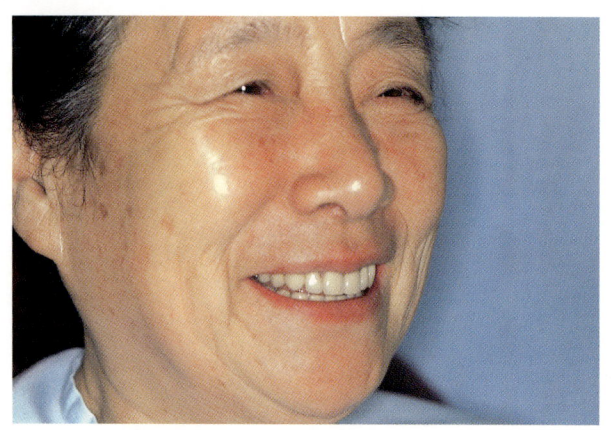

図9-30 新義歯が装着された顔貌.

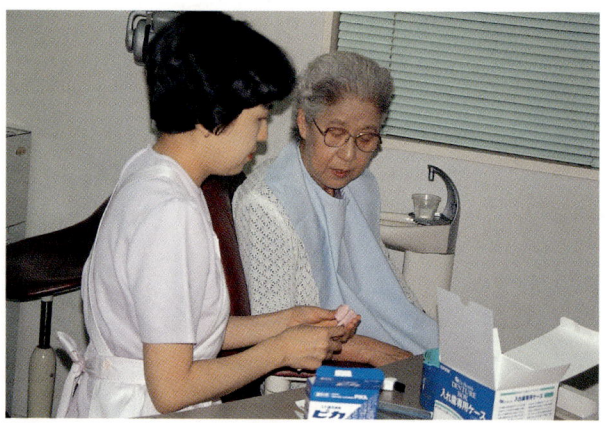

図9-31 新義歯を早く受容できるよう，咀嚼・発音に対する練習方法や，義歯の清掃方法，口腔内のオーラルフィジオセラピーなどについて患者教育を行う．

に合わせて選択し，デンチャーブラシ，デンチャーボックス，義歯洗浄剤とともにプレゼントしている．

就寝時における義歯

就寝時に，義歯は装着しておくべきか，外すべきかについての問題は，多くの異論が存在し，統一的見解がない．

装着すべきことを主張する場合の理由としては，顎関節の保持，歯槽堤同士のブラキシズムによる外傷からの回避，審美的問題などである．一方，外すべきことを提唱する理由は，床下粘膜を休ませ循環障害から守ること，嫌気性菌繁殖の阻止，とくに疼痛点や褥創などの治癒機転として有効なことなどがあげられる．

筆者は，義歯清掃だけは義務づけ，後は患者の好きなようにさせている．というのは，装着して寝るよう指示しても外した方が楽な人は外すだろうし，外して寝るよう指示しても寝顔が醜くなることを嫌う女性などは入れて寝たいわけで，そこは術者の管理外の問題となってしまうためである．

しかし外しておく場合には，材料学的理由から空気中に放置することを避け，必ずデンチャーボックスの水中に保管するよう指示している．

定期的点検の必要性

総義歯は，脆弱な歯槽粘膜上に装着，支持される，本来，自然ではないものであるため，咬合・咀嚼圧といった強圧により疼痛を訴えやすい．そのため装着の翌日は疼痛の有無にかかわらず，必ず予後を観察，調整する必要がある．

その後，もし義歯による疼痛があったならば，がまんせずに来院し，調整するよう指示し，リコールによる定期的点検の必要性，ときに応じた咬合調整，リベース，再製の必要性を説き，義歯は一生もつものではないことを教育する．

参考文献
1. Boucher CO : Swenson's complete dentures. 5th ed. St Louis : Mosby, 1964.

10 システマティックな診断

無歯顎補綴医療への対応

　無歯顎補綴医療は，天然歯すべてを喪失したために生じる咀嚼，構音，表情構成などの機能障害，審美障害，ならびに心理障害を持つ完全無歯顎者を患者対象とした，総義歯という可撤性補綴物を媒体とし，健全者に近い状態に癒すことを目的とした"障害医療"いわゆるリハビリテーション医療である．

　無歯顎者を生むことは，今日のように予防・治療歯科医学が進歩している状況を考えれば，一面では"医療の敗北"かも知れない．しかし，補綴医療でもって無歯顎者の持つ多くの障害を解決できることは，"歯科医療の勝利"といってもいいだろう．義足，義手，義眼などといった人工臓器による機能回復度，自然美，性能と比較しても，その予後は抜群に優れていることは誰しも認めるところである．

　ここで問題となることは，無歯顎補綴は患者自身が着脱できる可撤性の補綴物である"総義歯"であるため，装着時に疼痛や違和感があると患者自身が外してしまうことである．臓器移植における拒否反応に等しく，意図した医療目的が達成できなくなることである．

　総義歯を受けいれられない原因を考えると，①作製した総義歯は学問的に欠陥義歯であり，装着が無理な術者側の技量不足による場合，②問題が患者側の条件にあり，無歯顎は無歯顎でも条件の改善処置を経ない限り噛める総義歯作製ができないにもかかわらず，無理して作製した場合である．要はそれに気がつかない術者側の問題もさることながら，総義歯作製に対する診査・診断ができていないことが原因である．そのため，診療計画案に連携直結した実践的な診査・診断が重要となる．

診査・診断の重要性

　無歯顎補綴医療は，最終義歯作製行程に入れるものと，口腔内諸条件や顎機能の改善処置を先行しなければ最終義歯の調製に入れない症例とがあるため，その判断をする診査・診断が重要になる(**図10-1**)．

　しかし総義歯をつくるときに適切な診査・診断を疎かにしたまま，直ぐ義歯作りに入

診査・診断の重要性

図10-1 無歯顎には，診査・診断の結果，最終義歯作製行程に入れるものと，改善処置を先行しなければ最終義歯の調製に入れない症例とがある．

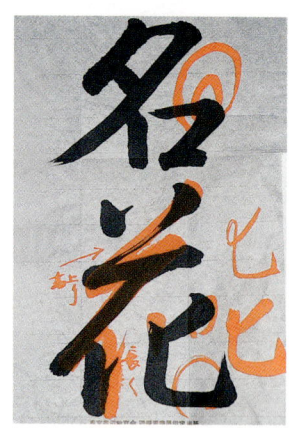

図10-2 書道の先生はどこが悪いのかわかっているからこそ添削ができる．添削を受ける人に朱汁のついた筆を持たせたところで直せない．旧義歯のどこが悪いのかわからない術者には旧義歯改善技法は無理である．

　る"物づくり"志向に走る傾向が強く，医療的性格に欠けるものが多いのも現実である．
　無歯顎補綴医療は，"総義歯"といった補綴物を媒体とした医療システムであり，綿密な診査・診断の結果に基づいた診療計画，対応手段，調製方法が重要であることを強調したい．筆者も若いころ，適切な診査・診断を疎かにしたまま"物づくり"をはじめ，途中挫折した苦い経験を持っている．最終印象，作業模型までは順調に進んできても，咬合採得の段階で上顎歯槽結節の挺出により，適切な咬合平面が付与できないことに気づいたり，顎関節異常により中心咬合の設定が不可能だったり，と例をあげればきりがない．われわれが行う医療行為は，手を着けてから途中自分の技量では無理だということは許されない．
　よく誌面を賑わしている旧義歯改善技法にしても，最終義歯の構想が頭にある熟練者ならば口腔内条件と旧義歯を観察して，経験に頼った診査・診断が下せるため，欠陥の要因個所にどのような不備があるかを判断し，旧義歯の改善を行うことができる．しかし，この方法は初学者向きではない．旧義歯のどこが悪いのかわかっていれば初めから欠陥義歯は作らない．否，作れないのであって，初学者にはその判定ができない．たとえば，お習字の先生は生徒の書いた字のどこが悪いのかをわかっているからこそ，筆に朱汁で添削ができるのであって，字の下手な人に朱汁のついた筆を持たせたところで何が直せるというのだろうか（**図10-2**）．
　また，旧義歯の改善ということ事態を考えると，義歯辺縁，人工歯列，咬合高径，下顎位といったように改善個所，処置は多岐にわたるため，技法的複雑さ，必要時間を考えれば，経済的にもむしろ問題が多い．また万一，術者側は改善したつもりでも，結果が悪ければ患者側では改悪されたと解釈し，旧義歯の変換を求められ困惑する場合も考えられる．
　以上の理由から，術者，患者両者にとって問題の少ない医療を行うためには，旧義歯に手を触れず，その欠陥点，患者の要求を把握するとともに，診療計画やさまざまな対応方法にもスムースに応じられるシステマティックな診査・診断方法の重要性がみえてくる．

義歯調製と優れた連携を図る診査・診断

総義歯調製の可否に関係する因子 THE FACTOR RELATED TO THE POSSIBILITY OF DENTURE CONTRUCTION	
最終印象 Final Impression	床下組織：びらん，褥創，添窩，地形，過形成 BEARING TISSUE : IRRITATION, D.UL, UNDERCUT, TOPOGRAPHY. HYPERPLASIA
咬合平面設定 Occlusal Plane	上顎歯槽結節：挺出 ALVEOLAR TUBEROSITY : EXTRUSION
咬合採得 JAW RELATION	顎関節：運動機能異常，変位 TMJ : DYSFUNCTION, SLIPPING
咬合支持能 Supportability	歯槽堤：地形，骨吸収 ALVEOLAR RIDGE : TOPOGRAPHY, RESORPTION

図10-3 術前における綿密な診査・診断によりどのような対処法で挑むべきかを十分熟慮することが重要である．

一般的診断技法の問題点

　初診時における診査・診断は，問診にはじまり歯槽堤の吸収度合い，歯槽堤のトポグラフィー，歯槽堤粘膜の厚さ，小帯付着の状態と不動・可動粘膜の量，義歯床下面の概形などを口腔内観察所見ならびに研究模型との照らし合わせた観察所見から具体的に問題点を洗いだし，診断と予後に関する情報をより高度なものとして補っていく．しかし，このような通法的診断技法では，義歯を作製できるかどうかの答えが得られない．

　つまり，口腔内床下組織が最終印象を採れる状態なのか，たとえば粘膜調整の要・不要といった完成義歯基礎床部の作製にまつわる診査・診断に関しては通法でも簡単にわかるだろう．しかし，咬合の付与に関する診査・診断として，①適切な咬合平面は設定できそうな症例なのか，上顎歯槽結節の著しい挺出により満足な咬合平面の付与ができるか否かに関しては，その行程を行ってみなければわからない．もしそうであれば，最終印象を先行しても無駄であり，歯槽整形を先行すべきである．次に，②中心咬合をどの顎位に付与すべきかで咬合採得を行うが，症例によっては顎偏位，顎運動機能異常があればこの操作が難しく，治療としてスプリントによる下顎位整復を先行する必要がある．このように顎機能診断も必要になる．

　要は，一般的義歯作製法の通法は，診断結果として総義歯が問題なく作製できる条件をクリアーしていることを前提とした技法であることを忘れてはならない．

義歯調製と優れた連携を図る診査・診断

　われわれ臨床医は，初診で患者が来院すると，営業心と医師としての癒しの心とが交錯し，すぐ義歯調製を行い患者に優れた総義歯を提供したくなる．これはやむを得

ないことかもしれないが，医療人として重要なことは，初診の症例に対して術者自身の持てる技量で対応できるかどうかを判断することである．対応できそうであれば，どのような対処法で挑むべきかを術前に十分熟慮する．何をさておいても綿密な診査・診断を行うことが大切である（**図10-3**）．

この診査・診断法はできるだけ簡単な操作で，しかも少ない時間で，かつ経済的に行え，作製方法に反映できることが望ましい．つまり，診断から作製への行程がスムースに連携できることが重要である．

何よりも綿密で正確な診査・診断情報を得るためには，単に口腔内所見や研究模型だけの所見では不十分である．研究模型を咬合器に付着し，上下顎間関係を観察することが，悔いの残らない結果となる．それに人工歯排列をも行えば，情報は一層高度なものとなる．

筆者の臨床では，このような診査・診断行程を経て治療計画を立案し，それに基づく必要日数なり治療費を算定し，コンサルテーションを行っている．そして患者からの委任が得られれば，診療に入るようにしている．また委任があった場合を想定し，どのような治療計画にもスムースに対応できるよう前準備し，診断に費やした時間，行程が無駄にならず活かせる配慮が要求される．

診査・診断のための咬合採得に用いられる咬合床は，

①通法で行える症例に対しては，その咬合床が最終印象の各個トレーとして活用できる構造のもので，しかも臨床操作の省力化を考えて，ゴッシクアーチ・トレーサーが着脱できるものが望ましい

②下顎位整復のスプリントとして，またティッシュコンディショニングのための治療用義歯の作製を必要とする症例には，その咬合床が有効な基礎床になり得る構造のもの

といった考え方が生じた．

本技法は，特長として各ステップが次のステップと優れた連携を持ったシステマティックな無歯顎診断法と考えている．

システマティックな診査・診断の実際

口腔内・研究模型から最終印象できるかどうかを診査・診断

　この診査・診断は，口腔内所見から義歯作製がすぐにできるかどうかをスクリーニングするものであり，問題があれば，最終義歯作製を先行できない症例であり，最終印象を行っても意味がなくなる．

　口腔内の義歯床下組織を観察し，
①歯槽堤を含み床下組織の内部歪み，過形成，褥創性潰瘍といった異常(図10-4)
②著しいアンダーカット，上顎歯槽結節の挺出の有無
③トポグラフィーの状態(図10-5)
を精査し，術者の指先で床下組織の圧診を行い疼痛の有無，支持性の良し悪しを診査する(図10-6)．

　この診査とともに後で作製する研究模型と照合することにより，①で問題があれば，最終印象に際して，数日間の義歯を装着しないようにしてもらう．あるいはティッシュコンディショニングが必要な症例である(図10-7)．②，③で問題があれば，外科的処置として歯槽整形が必要になることも考え，最終印象により義歯基礎床が作製できるか否かを診断する．

咬合・顎機能診断を前提とした予備印象

　予備印象時に通法のような単に研究模型作製のみを目的とするのではなく，次の操作の顎機能診断でのゴシックアーチ描記を考え，おおよその上下顎間関係を記録する．これは日常臨床で無意識に行っていることを意図的に活用するに過ぎず，何も面倒なことでもなく，材料も多く使用するわけでもない．

①上顎における予備印象域は，後方は翼突下顎縫線上縁いわゆるハミュラーノッチを覆い，唇・頰側では口腔前庭溝全域を，口蓋側では口蓋小窩を目安に Ah ライン(後方の振動線)を含む口蓋面全域を包含しなければならない．とくに，正中矢状要素であるハミュラーノッチ，切歯乳頭，口蓋正中縫合部，口蓋小窩を正確に採得したい(図10-8)．

　またトレーを口腔外に外す前に，顔面正中軸に錘のついた糸を垂らし，上唇から溢れでているアルジネート印象材前面に，上唇下縁の高さ，正中長軸，口角線などをインクペンシルでマークしておく(図10-9, 10)．

②下顎における印象域は，後方は翼突下顎縫線下縁いわゆる後臼歯三角後縁を覆い，唇・頰側では頰棚域いわゆる下顎骨外斜線を含んで口腔前庭溝全域を，舌側では後顎舌骨筋窩，舌小帯を含み舌側歯槽溝全域を包含しなければならない(図10-11)．

　下顎の予備印象での特長は，下顎床下組織の印象のみならず，中心咬合位と思われる位置で閉口させ，トレーの背中で上顎歯槽堤を印象し，対顎関係を記録することである．この際，調和した咬合高径の目安として，内眼角から口角までの距離が

10 システマティックな診断

口腔内・研究模型から最終印象できるかどうかを診査・診断

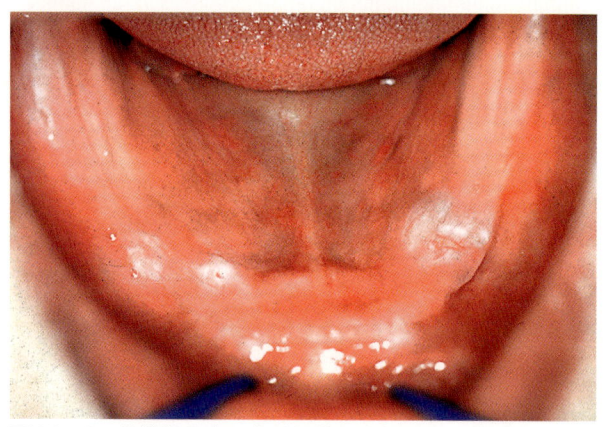

図10-4 歯槽堤を含み床下組織の内部歪み，過形成，褥瘡性潰瘍といった異常があれば，それを改善しない限り最終印象しても意味がない．

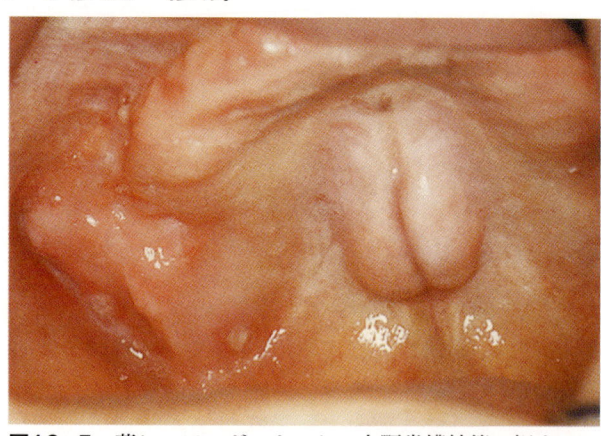

図10-5 著しいアンダーカット，上顎歯槽結節の挺出，トポグラフィーの状態に異常があれば，それを改善しない限り最終印象しても意味がない．

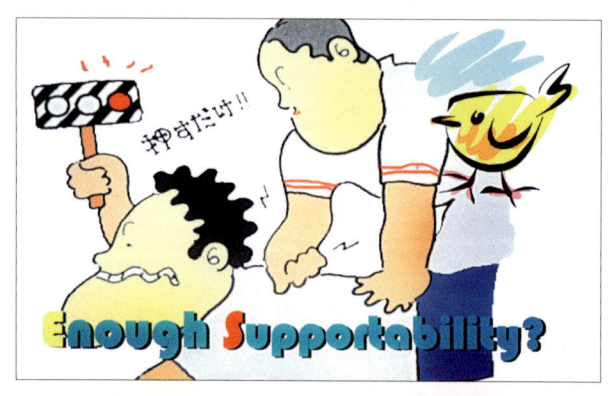

図10-6 総義歯難症例の要因は，支持性の良否であり，床下骨組織表面のトポグラフィーが関係する．診断には術者の指先で床下組織の圧診を行い，疼痛を訴えるか否か，支持性の良否を検討する．

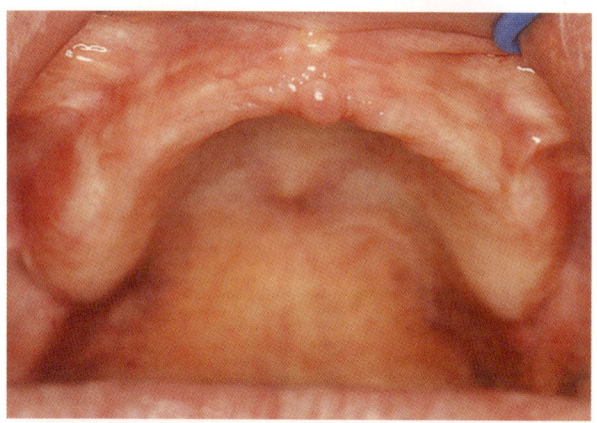

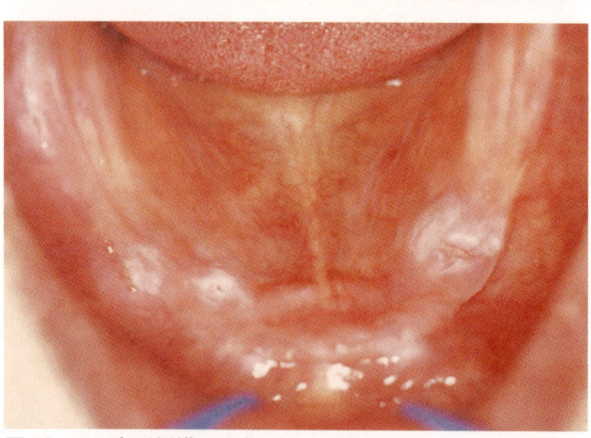

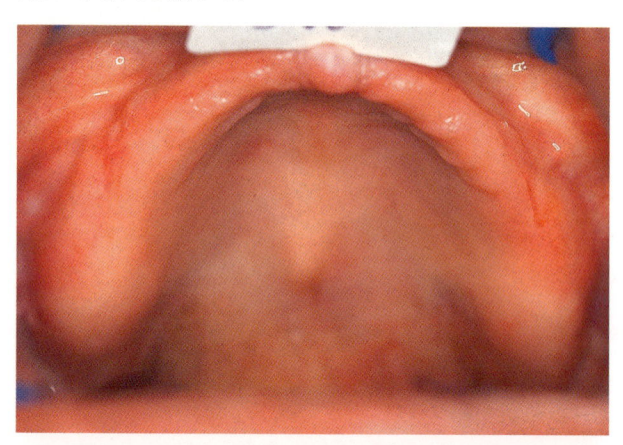

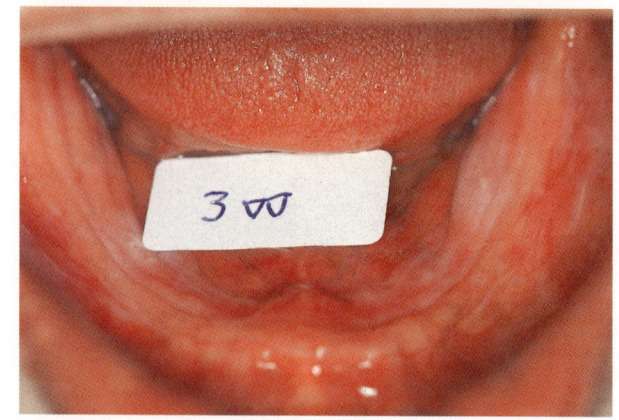

図10-7 床下組織の内部歪み，創性潰瘍といった異常があれば，それを改善しない限り最終印象しても意味がない．ティッシュコンディショニングが必要になる．

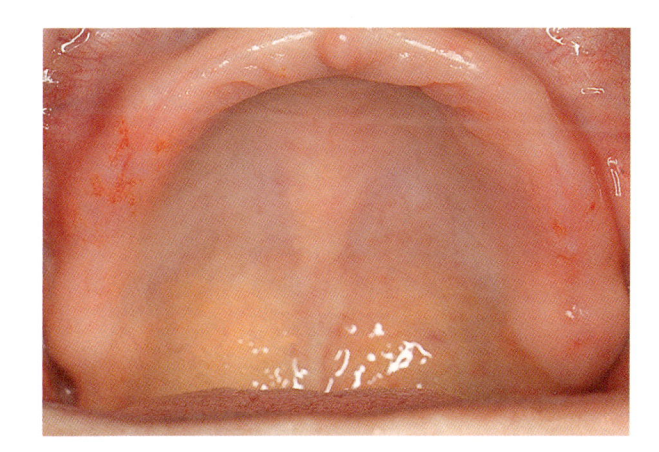

システマティックな診査・診断の実際

図10-8 上顎の印象域は，唇・頬側では口腔前庭溝全域を，口蓋側では切歯乳頭，口蓋正中縫合線，口蓋小窩，ハミュラーノッチ，Ahラインを含む口蓋面全域を包含しなければならない．

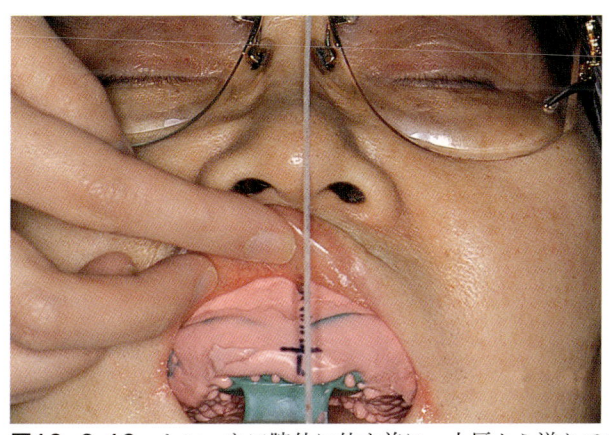

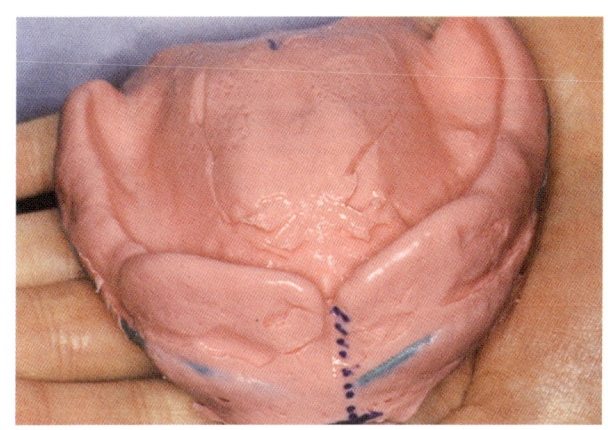

図10-9,10 トレーを口腔外に外す前に，上唇から溢れでているアルジネート印象材前面に，上唇下縁の高さ，正中長軸，口角線などをインクペンシルでマークしておく．

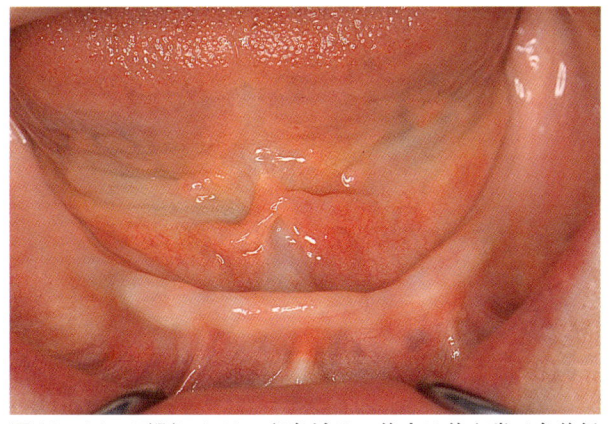

図10-11 下顎における印象域は，後方は後臼歯三角後縁を覆い，唇・頬側では頬棚域を含んで口腔前庭溝全域を，舌側では顎舌骨筋窩，舌小帯を含み舌側歯槽溝全域を包含しなければならない．

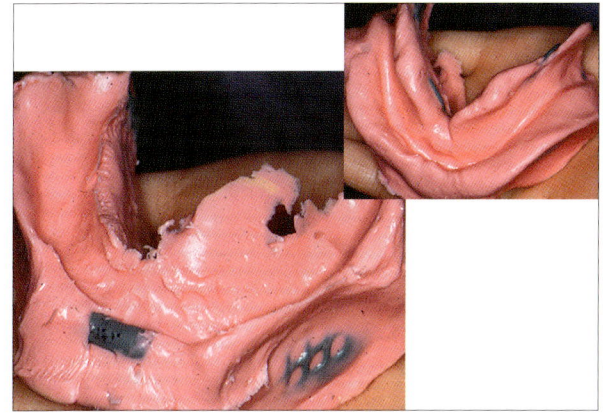

図10-12 精度のよい予備印象のみならず，上下顎間関係，ならびに前歯部の咬合平面通過位置，正中長軸の位置が確保され，次の行程としての診断，診療計画に対応できる情報が容易に得られる．

　鼻翼下縁からオトガイ下縁までの距離と同距離になるよう咬合させることが奨められる（図10-12）．
　以上の技法により，精度のよい予備印象が採得できるだけでなく，1回のアポイントメントでおよその上下顎間関係，ならびに前歯部の咬合平面通過位置，正中長軸の位置が確保され，次の行程としての研究模型の咬合器付着が可能となり，診断のみならず，いろいろな診療計画に対応できる情報が容易に得られることになる．

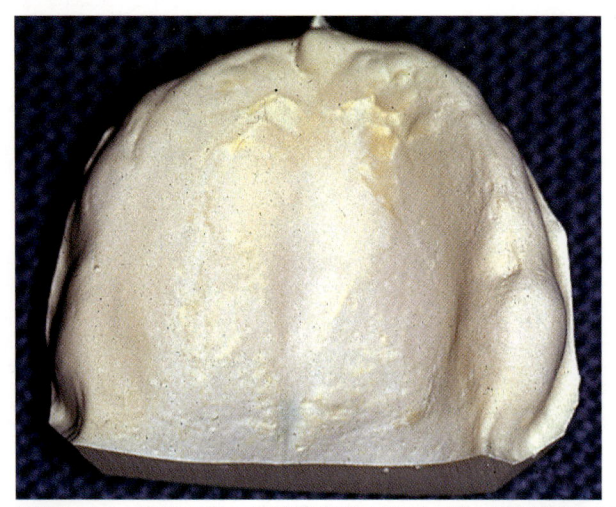

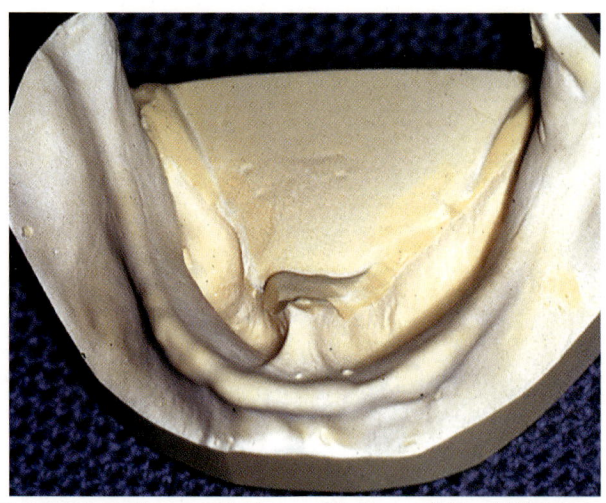

図10-13 模型辺縁の口腔前庭溝を残し，唇・頬粘膜部の不要部分をモデルトリマーでトリミングを行い，鋭縁，気泡などの処理を行い研究模型を完成する．

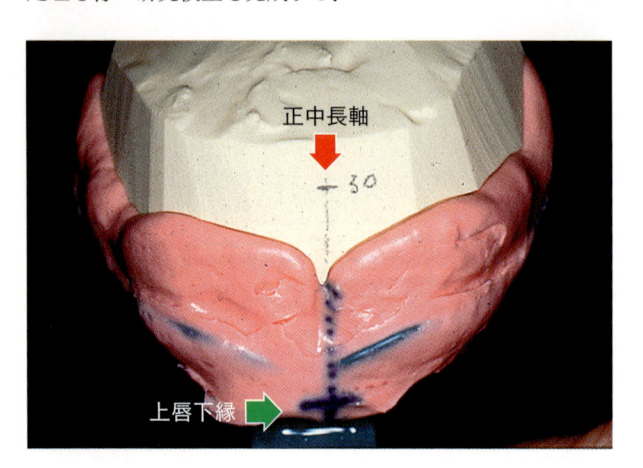

図10-14 上顎模型をトレーに戻し，トレー上に記録しておいた正中線長軸や上唇下縁の高さの数値を決め(本例では30mm)平行移動し，模型前面に記録しておく．

研究模型の作製

　研究模型は，単に診査・診断のためのみならず，各個トレーの作製や時には治療用義歯の基礎床作製のための基本的資料であるため正確に作製することが重要である．
　模型辺縁の口腔前庭溝を残し，唇・頬粘膜部の不要部分をモデルトリマーでトリミングを行い，鋭縁，内面の気泡などの処理を行い，研究模型を完成する(**図10-13**).
　上顎模型をトレーに戻し，トレー上に記録しておいた正中線長軸や上唇下縁の高さの数値を決め(Ex.30mm)平行移動し，模型前面に記録しておく(**図10-14**).

咬合平面が設定できるかを診査・診断

正中矢状面を基準にした咬合器付着

　高度な診断情報を得て，的確な診療計画を検討するためには研究模型を咬合器に付着し，その所見を基にすることが奨められる．しかし，診断のために作製準備，使用された資料が診断後無駄にならず活かせるような技法が望ましく，その後に展開する

咬合平面が設定できるかを診査・診断

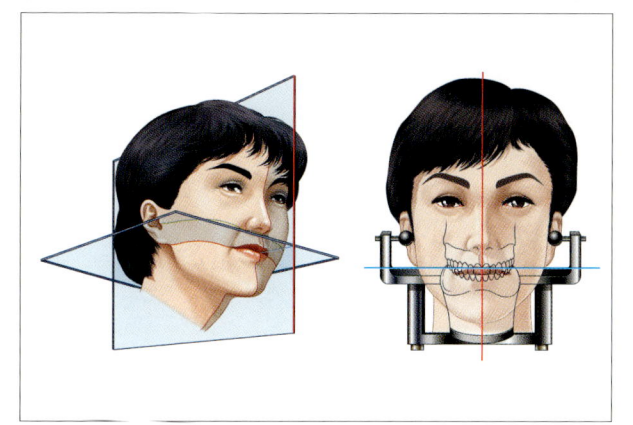

図10-15 上顎模型の咬合器付着は，正中矢状面を基準に生体の正中矢状面を咬合器の正中矢状面にトランスファーする方法を採る．

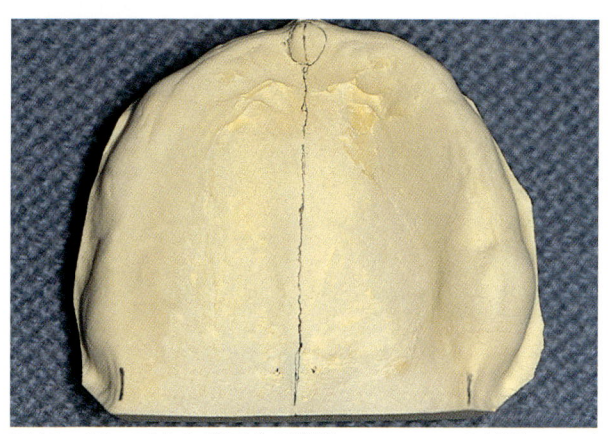

図10-16 正中矢状面分析機器SHILLA Iを活用した正中矢状面を分析，記録法．上顎模型口蓋面に切歯乳頭，口蓋正中縫線，口蓋小窩などの正中要素を点で記録後，線化する．

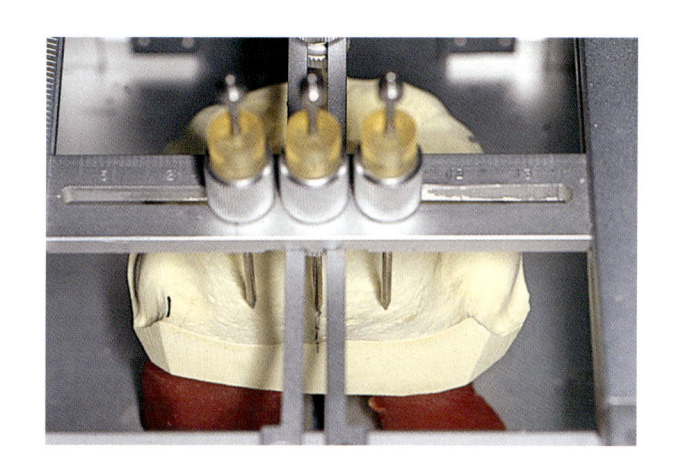

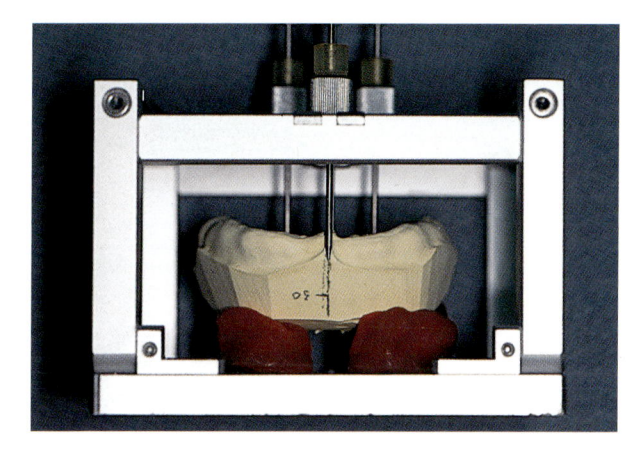

図10-17 SHILLA I正中溝に模型正中線を合致させ，口蓋骨水平盤が同高になるよう模型位置を調節し，模型前面と後面に正中評価羅針を用いて正中線を延長した正中矢状軸線を印記する．この正中矢状軸線を結んでできる平面が正中矢状面である．左右のハミュラーノッチの高さを左右同高になるよう調整し支持溝を，前・後方の正中線上に支持孔を設ける．

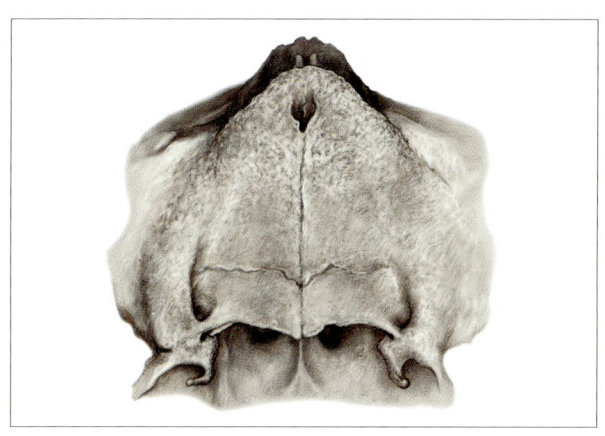

どのような診療計画にも対応できなければ実践的ではない．

上顎模型の咬合器付着は，正中矢状面を重視し生体の正中矢状面を咬合器の正中矢状面に合わせ，トランスファーする方法を採る(**図10-15**)．

正中矢状面の記録術式，咬合器へのトランスファーの術式は，
①正中矢状面分析機器SHILLA Iを活用して，上顎研究模型で正中矢状面の分析を行う方法(**図10-16～19**)
②エステティック・フェイス・ボウにより顔面正中長軸から正中矢状面を記録する方

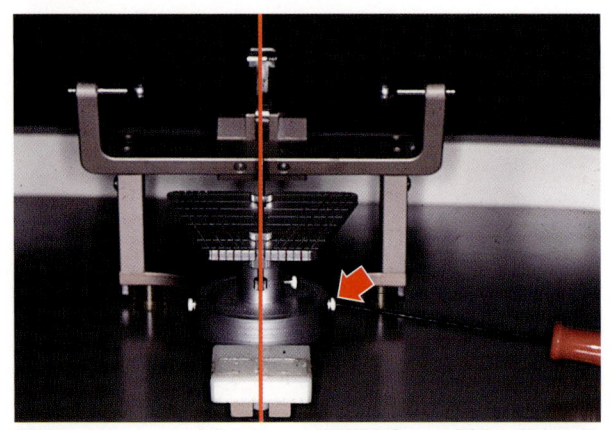

図10-18 エイブ咬合器への模型付着は，座標に忠実な模型付着を目的として，咬合器下弓に咬合平面診断・設定器具 SHILLA Ⅱを付着し，正中指導羅針をガイドとして模型正中矢状面を合致させる方法を講じる．

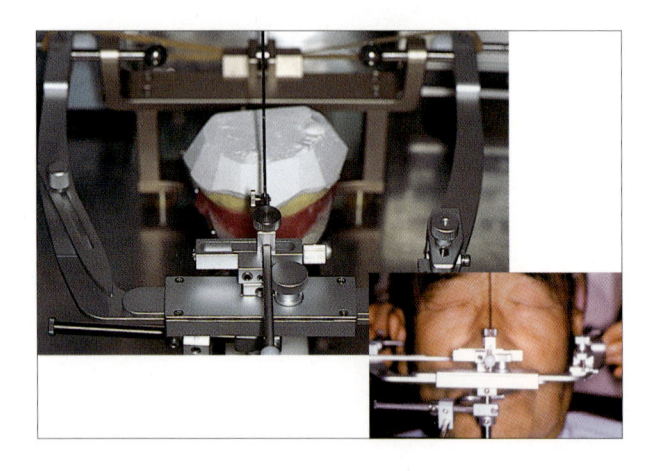

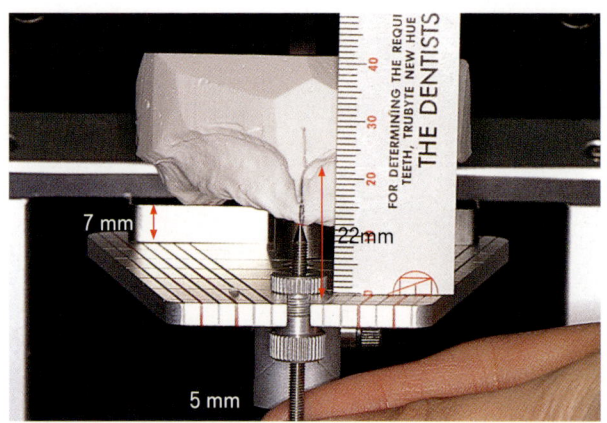

図10-19 無歯顎模型における前方における咬合平面通過位置は，予備印象時に記録した上唇下縁の高さ（**図10-15**参照），あるいは口腔前庭溝下方22mmとの関係で審美的判断により設定し，SHILLA Ⅱの盤の高さになるよう，前方の正中指導羅針の高さを調節する．後方は，ハミュラーノッチ下方7mmで支持する．

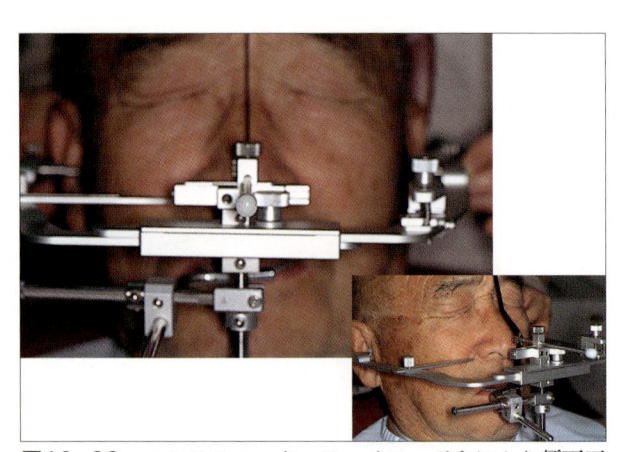

図10-20 エステティック・フェイス・ボウにより顔面正中長軸から正中矢状面を記録する方法．フェイス・ボウ・トランスファーの臨床操作を完了した状態．

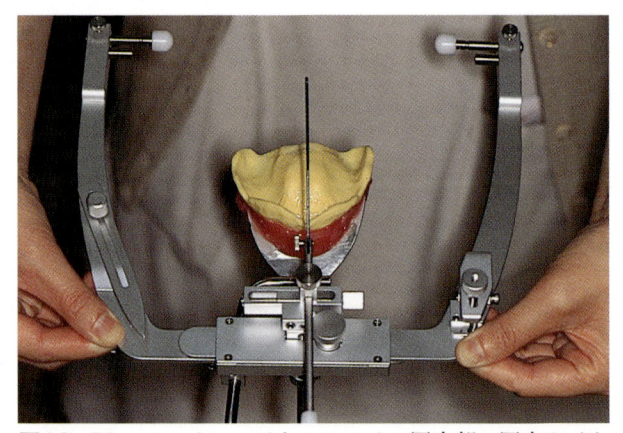

図10-21 フェイス・ボウのスライド固定部の固定ネジを緩め，フェイス・ボウ本体を開き，外耳道からイヤーピースを外し，口腔外に一体として取りだす．

図10-22 エイブ咬合器への模型付着は，座標に忠実な模型付着を目的として，咬合器下弓に咬合平面診断・設定器具 SHILLA Ⅱを付着し，正中指導羅針をガイドとして模型正中矢状面を合致させる方法を講じる．エイブ咬合器への模型付着は，座標に忠実な模型付着を目的として，咬合器下弓に咬合平面診断・設定器具 SHILLA Ⅱを付着し，正中指導羅針をガイドとして模型正中矢状面を合致させる方法を講じる．

法（**図10-20～22**）

があげられる．

　咬合器付着は，いずれの場合でも咬合器の正中矢状面と合わせた咬合平面診断・設定機器 SHILLA Ⅱの正中矢状面を基準とする．

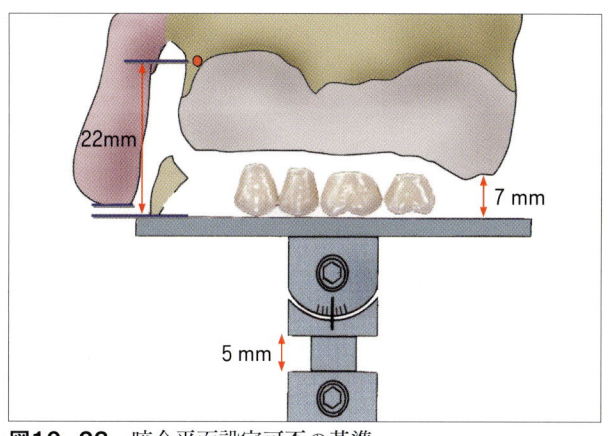

システマティックな診査・診断の実際

図10-23 咬合平面設定可否の基準.
調和した咬合平面の矢状的通過点は，前方では前歯部切縁，後方ではハミュラーノッチ下方約7mm(絶対値ではない)であり，左右同高とあるべき考えている．

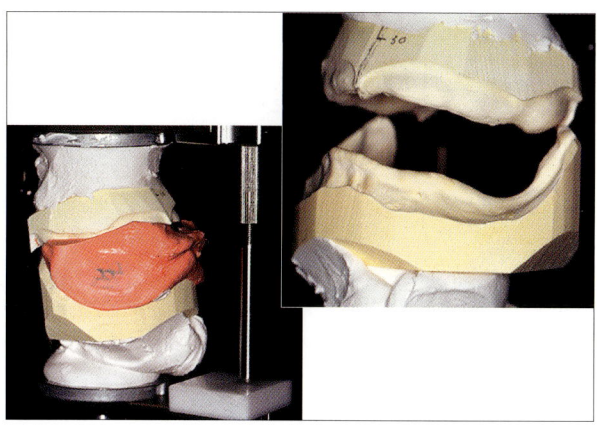

図10-24 アルジネート印象材による顎間記録を介し，下顎研究模型を仮付着することにより，上下歯槽堤の対向関係，人工歯列，咬合関係が予知でき，単純化された操作で時間的，経済的に有効な診断情報を得ることができる．

咬合平面の設定ができるかどうかの基準

　筆者の臨床経験から，調和した咬合平面の矢状的通過点は，前方では前歯部切縁，後方ではハミュラーノッチ下方約7mm(絶対値ではない)であり，左右同高であるべきだと考えている(**図10-23**)．

　したがって一般的模型付着は，①左右側方的位置は，咬合器下弓につけた咬合平面診断・設定機器SHILLA Ⅱの正中矢状面に模型の前後の正中指標を合致させること，②矢状的位置は，SHILLA Ⅱの盤を水平に固定し，その高さを5mm上げ咬合器下弓面から54mmの高さに調節し，それに模型をサポートさせる．つまり，この状態のSHILLA Ⅱの盤そのものが咬合平面となるよう，前方は前歯部切縁，後方ではハミュラーノッチ下方約7mmで支持する．

　したがって，著しい歯槽堤の挺出により7mmの水平基準点支持バーではマウントが不可能であれば，的確な咬合平面の構築が不可能であり，歯槽整形を必要とする症例であると診断できる．このように上顎の咬合平面の設定ができるかどうかの診査・診断を行うことができる．

　このような場合は，SHILLA Ⅱの高さを5mm下げ，模型前方は5mm浮かせ，後方はハミュラーノッチ部を12mmの支持バーで支持し模型付着を行い，理想とする咬合平面を設定するための診断のため，SHILLA Ⅱを挙上しながら挺出部を削除していく．結果的に骨削除量も自然にわかることになる．

　フェイス・ボウ・トランスファーを行った場合は，前歯部の咬合平面通過位置と模型ハミュラーノッチ部に高さ7mmの水平基準点支持バーをあてがい，SHILLA Ⅱの矢状傾斜度を調節して観ることにより，咬合平面の設定に関する診査・診断を同様に行うことができる．

　以上で，上顎研究模型の咬合器本付着と同時に咬合平面を設定できるかどうかの診査・診断が完了し，次いで予備印象時に採取してあるアルジネート印象材による顎間記録を介し，下顎研究模型を仮付着を行う(**図10-24**)．

　この操作で特筆できることは，SHILLA Ⅱと模型との関係から，咬合床がなくとも

咬合平面の評価と顎機能に対する診査・診断

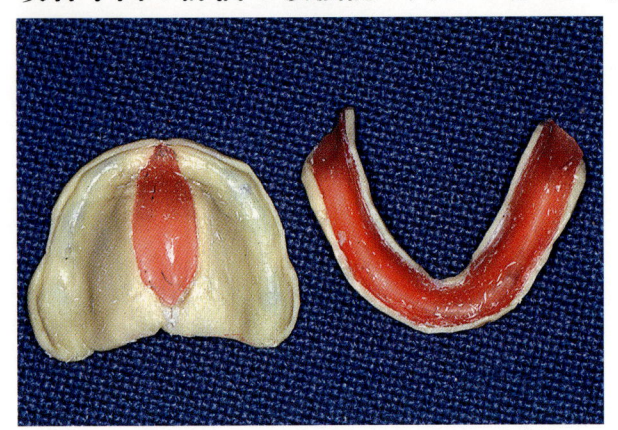

図10-25 咬合床は，後に立案されるいかなる診療計画にも対応できる状態に作製しておくことが肝要である．

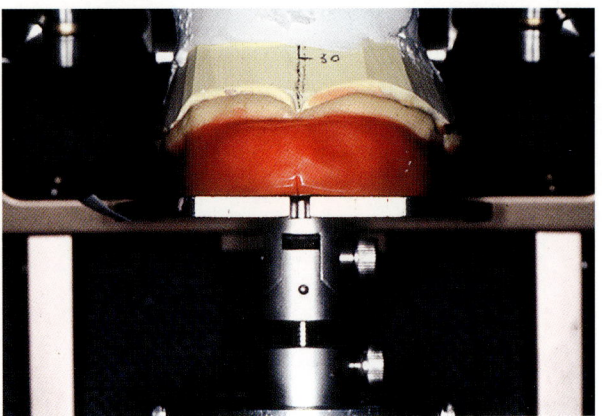

図10-26 SHILLA Ⅱの盤自体が咬合平面を具現化した状態なので，SHILLA Ⅱに合わせて咬合堤を作製固着する．同時に咬合堤唇面にSHILLA Ⅱの示す正中にしたがい正中線を刻印しておく．

咬合平面を認識することができ，歯槽堤の吸収度ならびに挺出度，上下歯槽堤の対向関係，人工歯列，咬合関係を推測することができ，単純化された操作で時間に経済的にも有効な診断情報を得ることができる．

以上のような診査・診断の結果，後の行程である咬合堤（蝋堤）での口腔内試適からの咬合平面の評価を試み，どうしても設定が不可能な場合には，外科的処置に踏み切る以外なく，治療計画としてSurgical Splintとしての治療用義歯が必要となる．

咬合平面の評価と顎機能に対する診査・診断

診療計画に対応性のある咬合床

顎機能を診断する目的で，有歯顎でのパントグラフ・トレーシングと同様に，ここではゴシックアーチを描記したい．同時に，中心位をトレーシング情報から設定する．チェックバイト採得後，下顎研究模型を咬合器にリマウントすれば，咬合平面，顎間距離，歯槽堤の吸収度，上下歯槽堤の対向関係，予想される人工歯列，咬合関係といったより高度な診断情報が得られ，診療計画立案の資料となる．

ここで先を読み，診査・診断に基づいてどんな診療計画にも対応できる咬合床を作製しておくことが賢明である．

したがって構造として，①診断のためのゴシックアーチ・トレーサーが付着された咬合床であり，②診療計画として最終印象を行うことになった場合には，同等沈下を目的とした各個トレーとして，③また粘膜調整を目的とした治療用義歯を作製する計画になった場合には，ティッシュコンディショナーが入る器として，対応できる基礎床としてスペーサーを備えた状態に作製しておく（**図10-25**）．

ゴシックアーチ・トレーサーの付着

①咬合器のインサイザル・ピンの長さを0セットにし，上顎模型とSHILLA Ⅱを咬

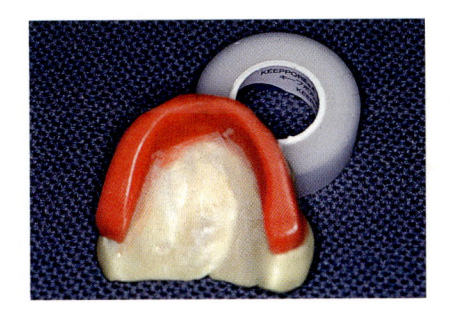

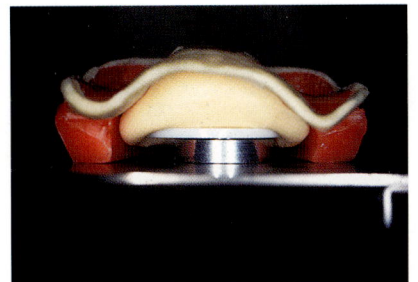

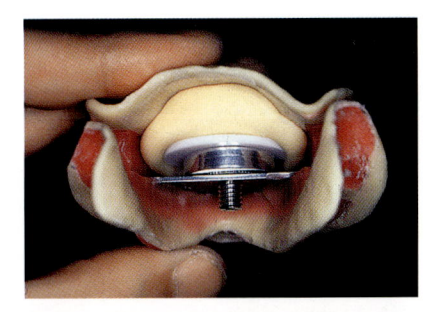

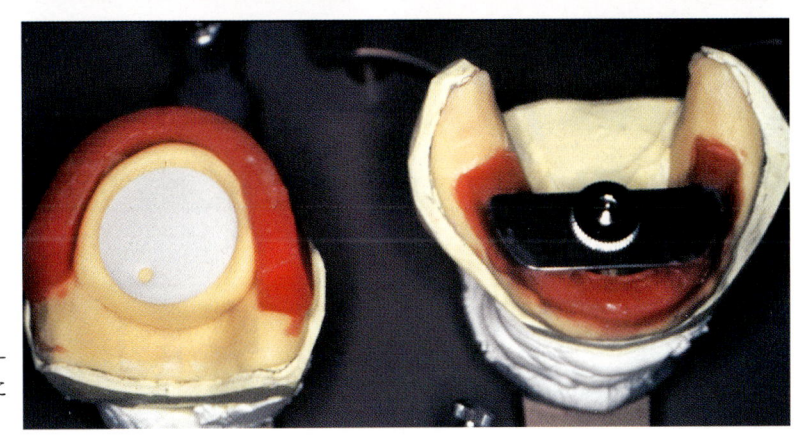

システマティックな診査・診断の実際

図10-27 H-Aゴシックアーチ・トレーサーの設置は，臨床・技工操作を考慮し，多方面に対応できるよう意図することが重要である．

合器に付着し，SHILLA Ⅱの高さ，矢状傾斜を咬合平面通過位置に調節し，それに合わせて硬質のパラフィンワックス(Moyco社製のエキストラハード)で咬合堤を作製固着する．同時に咬合堤唇面にSHILLA Ⅱの示す正中にしたがい正中線を刻印しておく(**図10-26**)．

②後の行程でゴシックアーチ・トレーサーを咬合床を損傷しないで簡単に除去できるよう，咬合床口蓋面にキープポアをていねいに圧接する(**図10-27a**)．

③H-Aゴシックアーチ・トレーサーを付着する．付着法は，上顎口蓋面に咬合堤咬合平面よりトレーサーに付属しているスペーサー分だけ上方に，描記盤をトレーマテリアルで咬合平面と平行な関係位置で固着する(**図10-27b**)．

④次に，咬合器に下顎模型を取りつけ，インサイザル・ピンの長さをおおよその咬合高径(上下顎模型における中切歯部口腔前庭溝間距離が約38mm)よりやや低めに修正し，咬合床にエキストラハードのパラフィンワックスで咬合堤を設置し，その上にトレーサー描記針盤を上顎描記盤に直交し対合させ固着する(**図10-27c**)．

以上のような工程で前準備された咬合床は，第一目的である診断のためにも対応できる．また診断結果から生まれるいろいろな治療計画として，最終印象を行う場合に対しても，治療用義歯作製に対しても，多方面に対応でき，作製意図は達成される(**図10-27d**)．

・咬合平面の評価

口腔内に咬合床を装着し，上顎に設定した咬合平面の高さ，矢状傾斜度合い，とくに左右同高性を評価する．一般には，咬合平面の高さ，矢状傾斜度合いに対しては若干の修正が必要なこともあるが，左右同高性に関しては満足した評価結果を持つのが普通であり，正中矢状面と直交した水平面であることからすれば当然のことといえる．

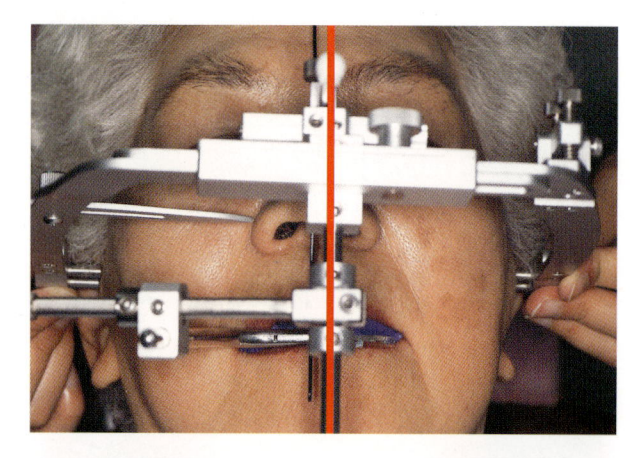

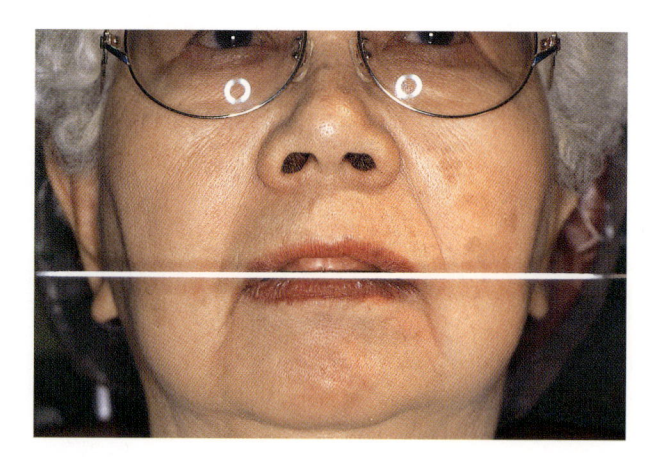

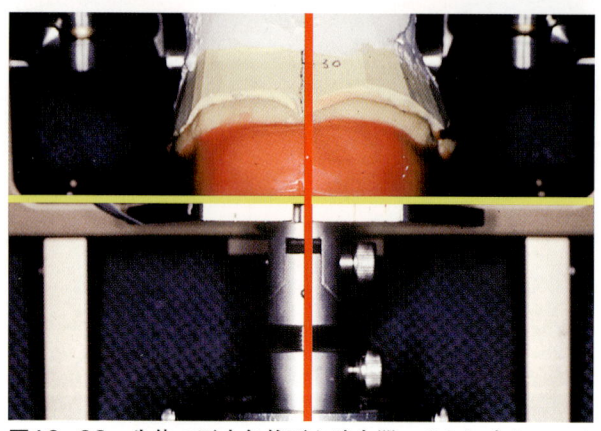

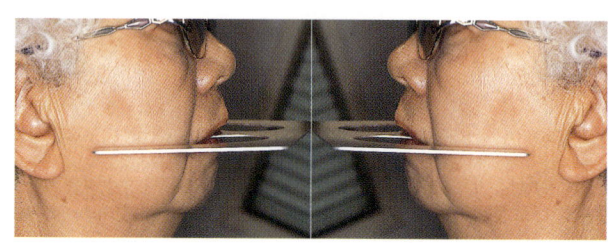

図10-28 生体の正中矢状面を咬合器のそれに合わせマウントするSHILLA SYSTEMの最大の特長・利点は，有歯顎・無歯顎を問わず簡単に的確な咬合平面を設定できることである．

　有歯顎，無歯顎を問わず，これほど簡単にしかも的確な咬合平面を設定できることは，生体の正中矢状面を咬合器のそれに合致させマウントするSHILLA SYSTEMの最大の特長，利点といえる(**図10-28**)．

ゴシックアーチ・トレーシングによる顎機能の評価

　ゴシックアーチ・トレーシングによる顎機能診断法は，以下の利点があるため筆者の臨床では必ず採り入れている．
①下顎運動描記装置として簡便である
②水平面上にトレーシングされた下顎限界運動と習慣性咬合位とからビジブルに顎関節の状態を推測・把握できる
③顔面正貌の観察所見から顔面上部と下部との正中矢状面の一致性を評価できるため，顎位偏位の診断の目安として有効であり，可視状態で論理的に適正顆頭位の設定が可能である
④結果として，顎位変位によるスプリントの必要性の是非，その作製顎位の判断がしやすい
といったことがあげられる．
　ここで患者に垂直位をとらせ，眼角から口角，鼻翼下縁からオトガイ下縁までの距離が等しくなるよう，描記針の長さを調節して咬合高径を設定し，ゴシックアーチ・トレーシングを試行する．

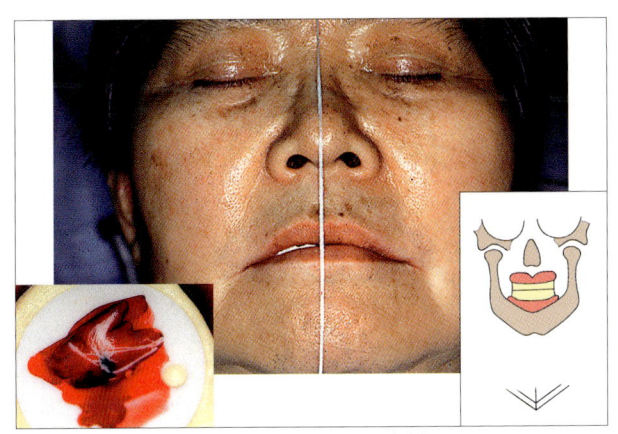

システマティックな診査・診断の実際

図10-29 顎位設定が決まりやすい症例.
　適正顆頭位は，ゴシックアーチ・アペックスと術者によるマニュピュレーション結果との一致性，あるいはアペックス付近（やや前方になることが多い）における集束性を描記針と描記盤との間に咬合紙を介在させ検討し，顔面正貌の観察所見から顔面上部と下部との正中矢状面の一致性を観察し設定する．

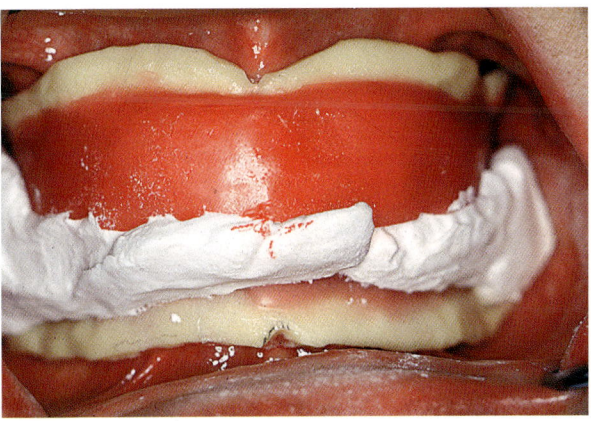

図10-30 描記盤上の顎位設定部に下顎位を保持するための描記針嵌入孔を設け，上下顎間に速硬性石膏あるいはチェックバイト用シリコーン材などを注入，記録採得を行う．

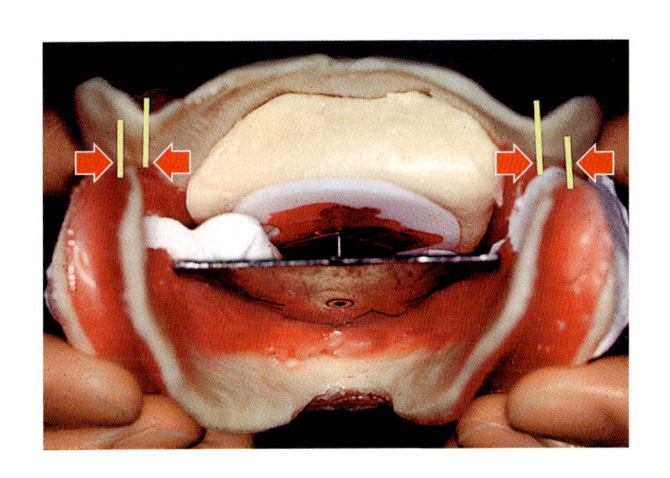

図10-31 後方から左右，上下の翼突下顎縫線の一致性を観察し，顎位のズレの評価にあてる．

・顎位設定が決まりやすい症例

　トレーシング結果から適正顆頭位は，ゴシックアーチ・アペックスと術者によるマニュピュレーション結果との一致性，あるいはアペックス付近（やや前方になることが多い）における集束性を描記針と描記盤との間に咬合紙を介在させ検討し，顔面正貌の観察所見から顔面上部と下部との正中矢状面の一致性を観察し設定する．

　描記盤上の顎位設定部に描記針嵌入孔を設け下顎を保持し，上下顎間に速硬性石膏あるいはチェックバイト用シリコーン材などをディスポーザブル・シリンジで注入，記録採得を行う．後方から左右，上下の翼突下顎縫線の一致性を観察し，顎位のズレの評価にあてる（**図10-29〜31**）．

　このように，ゴシックアーチが明瞭にトレーシングできる症例で，アペックスと術者によるマニュピュレーション結果が一致するか，あるいはアペックス前方の狭い範囲に集束し，かつ，その部位での顔面正貌の観察所見から顔面上部と下部との正中長軸も一致している症例であり，顎機能に問題はないと診断し，顎位設定だけの問題からすれば，即，最終義歯調製に入れる症例であると診断する．

283

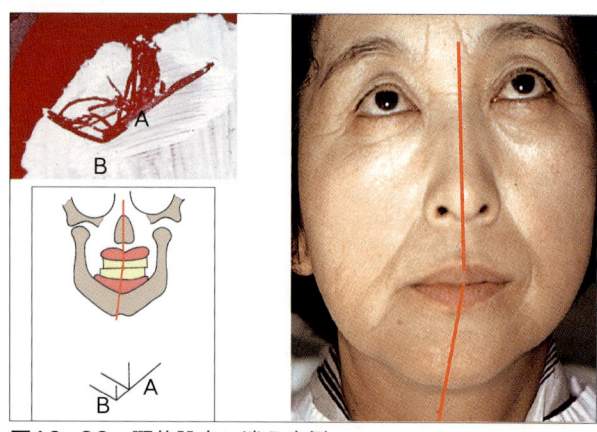

図10-32 顎位設定に迷う症例.
　ゴシックアーチが明瞭にトレーシングできる症例でも，アペックス位での正貌観察所見で顔面上部と下部との正中長軸が一致していない場合は，顎位偏位と診断する（**図10-34左**参照）．

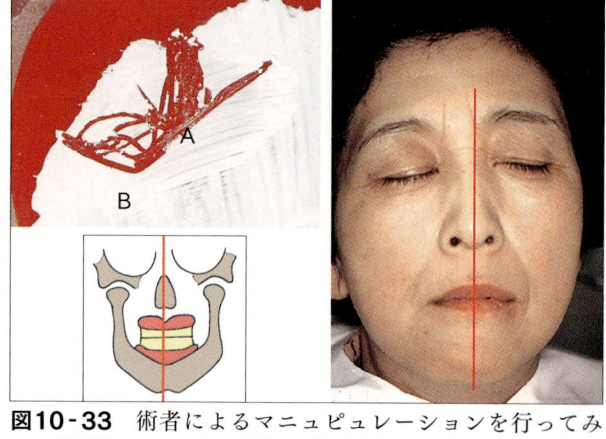

図10-33 術者によるマニピュレーションを行ってみて，当該部での正貌を観察し顔面上部と下部との正中長軸の一致性を評価する．一致する場合は，ゴシックアーチ上のその位置を適正顆頭位に近いと診断する．結果が一致しない場合は，一致する位置に顎位を誘導し，ゴシックアーチ上の顔面上部と下部の正中長軸が一致する場所を探し，その位置を適正顆頭位に近いと診断する（**図10-34右**参照）．

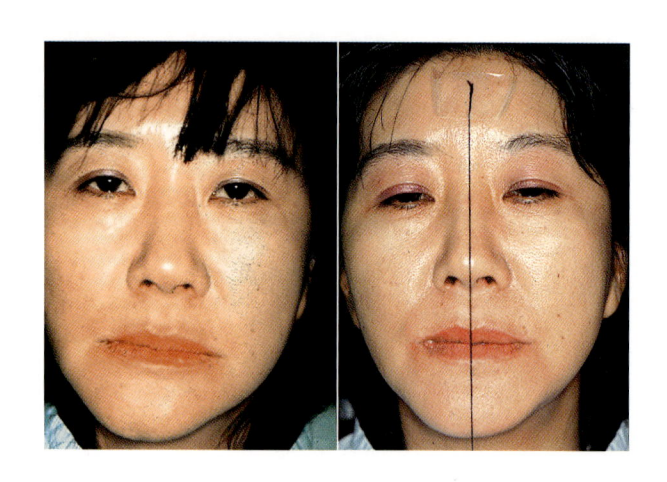

図10-34 左は初診時の右側偏位した顎位における顔貌．右は整復後における顎位における顔貌．

・顎位設定に迷う症例
　①ゴシックアーチが明瞭にトレーシングできる症例でも，アペックス位での正貌観察所見で顔面上部と下部との正中長軸が一致していない場合は，顎位偏位と診断する（**図10-32, 34左**）．
　　その場合は，術者によるマニピュレーションを行ってみて，当該部での正貌を観察し顔面上部と下部との正中長軸の一致性を評価する．一致する場合は，ゴシックアーチ上のその位置を適正顆頭位に近いと診断する．
　　結果が一致しない場合は，一致する位置に顎位を誘導し，ゴシックアーチ上の顔面上部と下部の正中長軸が一致する場所を探し，その位置を適正顆頭位に近いと診断する（**図10-33, 34右**）．
　②ゴシックアーチも明瞭にトレーシングできない症例であるが，術者によるマニピュレーション結果は常時集約し，正貌の観察所見から顔面上部と下部との正中長軸が一致するここぞと思われる任意の位置でチェックバイト記録を採取する以外ない．

適正顆頭位でのチェックバイトと診断のための人工歯排列

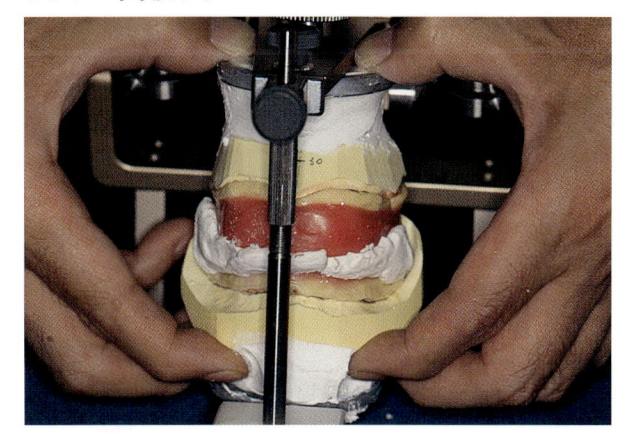

図10-35 チェックバイト記録を介し下顎模型のリマウンティングを行う．

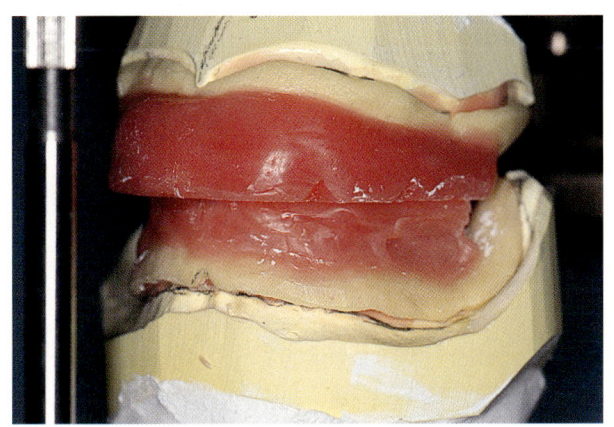

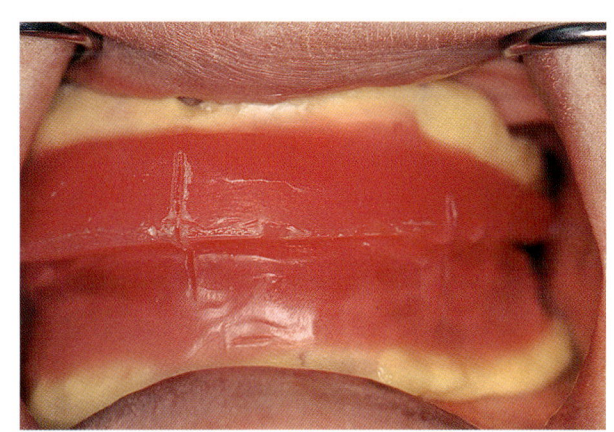

図10-36, 37 咬合器上で上顎咬合堤に対向させ下顎咬合堤を完成させ，口腔内に戻し採得した顎位の正否を検討する．優れた結果を示すのが一般であり，ゴシックアーチを経ての顎位記録技法の長所がわかる．

ここで，ゴシックアーチ・トレーシングによる診断情報から診療計画について触れると，顎位設定に迷う症例ではチェックバイト記録は採取できたとしても，適正顆頭位が不確実であり，その顎位を問題なく受容するか否かわからないため，診療計画としては即，最終義歯の作製行程には移行できない．そのためスプリントとしての治療用義歯が必要であり，装着後，咬合調整を行いながら予後を観察し，適正顆頭位の決定に漕ぎ着ける必要がある症例と診断できる．

適正顆頭位でのチェックバイトと診断のための人工歯排列

下顎模型はチェックバイト記録を介して，リマウンティングを行う（**図10-35**）．

基礎床とゴシックアーチ・トレーサーは簡単に撤去できるので，咬合堤上に即，チェアサイドで排列操作に移行することができる．咬合器上でリマウントされた顎間関係の下で，咬合平面の評価済みの上顎咬合堤に対向させ，下顎咬合堤を完成させる．口腔内に試適を行い，採得した顎位の正否を検討する（**図10-36, 37**）．

また上下顎模型を観察することにより，咬合平面，顎間距離，歯槽堤の吸収度ならびに挺出度，上下歯槽堤の対向関係，人工歯列，咬合関係がみることができ，この段階でも相当な診断情報が得られ，診療計画立案の資料となる．

また，より高度な診断情報を得る場合には，少なくとも上下前歯部人工歯，とき

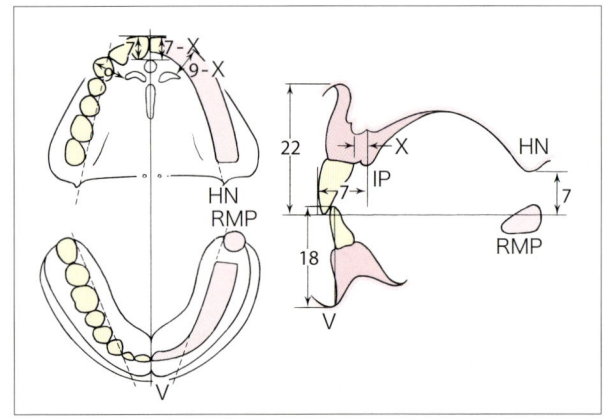

図10-38 高度な診断情報を得るために上下前歯部人工歯の排列を行う．図は理想的な天然歯萌出，植立位置を示し総義歯人工歯列の排列位置の基準であり，歯槽頂間線法則とか歯槽頂上排列(キーゾーン)ではない．

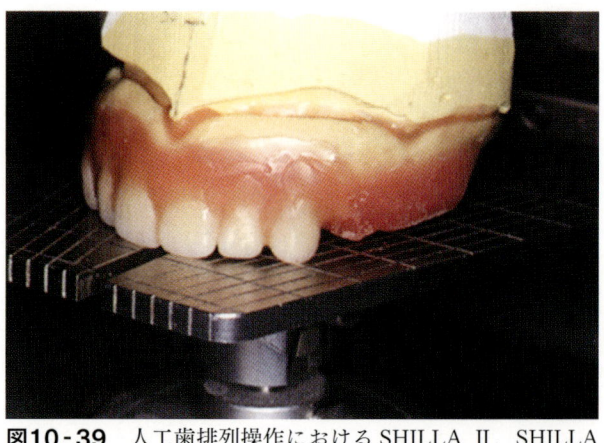

図10-39 人工歯排列操作におけるSHILLA Ⅱ，SHILLA Ⅲの活用はガイドとして特筆に値するほど有効であり，時間もかからないので，チェアサイドで行う．

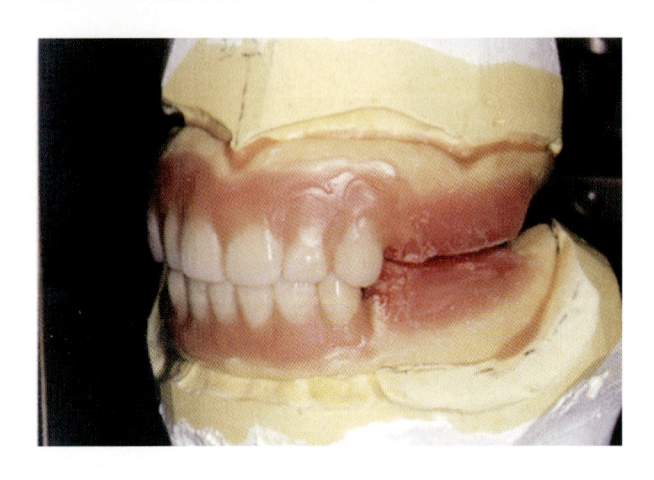

図10-40 咬合平面上に的確に，また唇舌・頰舌的位置にスピーディーに排列された上下前歯部人工歯．

には第一小臼歯の排列を行うことが奨められる．とくに人工歯排列操作におけるSHILLA Ⅱ，SHILLA Ⅲの活用は特筆に値するほど有効であり，的確な咬合平面上に，また唇舌・頰舌的位置にスピーディーに排列できる(**図10-38～40**)．

このように診断のために人工歯を排列することは，この目的以外に，患者側からすればどのような義歯ができそうなのかを知ることがある程度可能であり，臨床営業医として患者の医療に対する信頼を得られる方法として奨めたい操作である．

咬合咀嚼圧に対する支持性の診査・診断

歯槽堤のトポグラフィーの状態，下顎管上部の骨吸収による下顎管の露出，オトガイ孔開口部の義歯床下への移動などにより，咬合咀嚼圧負担時に疼痛，痺れを訴えている．そのほか，内斜線の吸収により咬合圧と直交した対圧面の欠如による咬合咀嚼圧に対する支持性の低下を精査するため，研究模型，パノラマエックス線写真，ならびに術者の指先で床下組織の圧診を行い，疼痛に対する反応から支持性の良否を診断する．

その結果，リリーフで対処するか，トポグラフィーの改善処置として外科的処置を先行すべきか(**図10-41**)，クッション・マテリアルの使用(**図10-42**)，無歯顎における咬合支持は脆弱な粘膜負担である立地条件を鑑み，咬合接触面積の減少を図り少

咬合咀嚼圧に対する支持性の診査・診断

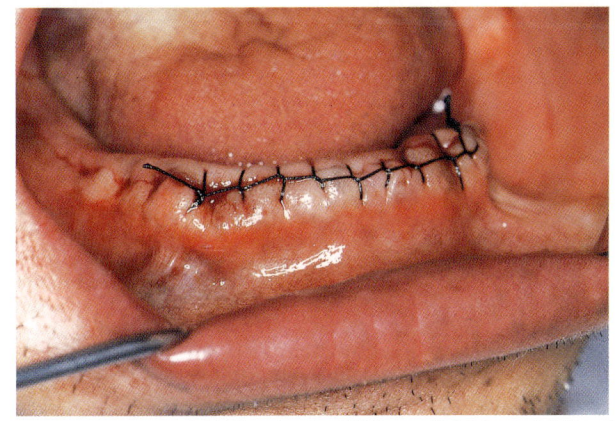

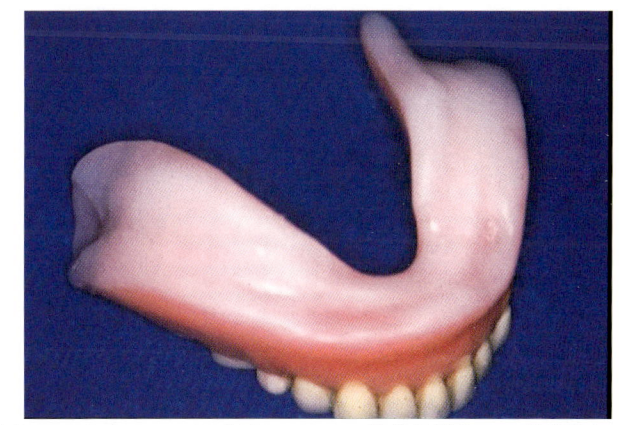

図10-41, 42 支持性の良否の診断から（**図10-6**参照），対処法としてリリーフ，トポグラフィーの改善処置として外科的処置を先行すべきか，クッション・マテリアルの使用に踏み切るかがあげられる．

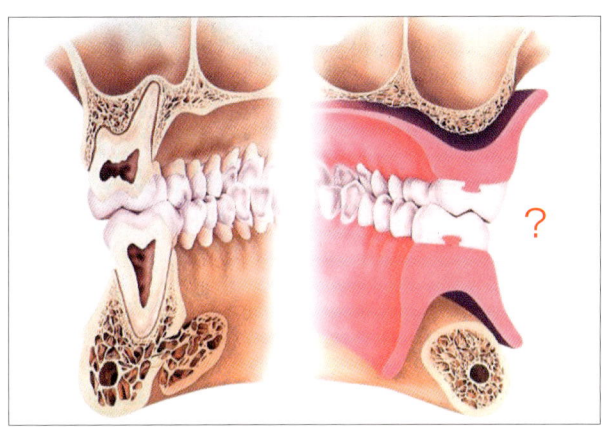

図10-43 天然歯の咬合支持は，鋭敏な感覚受容器としての歯根膜を介し歯槽窩に深く，広い面積で植立している歯根に委ねている．無歯顎における咬合支持は脆弱な粘膜負担である．この全く異なった立地条件の無歯顎に天然歯の咬合面形態を模倣した人工臼歯を採択することは機能上妥当だろうか．

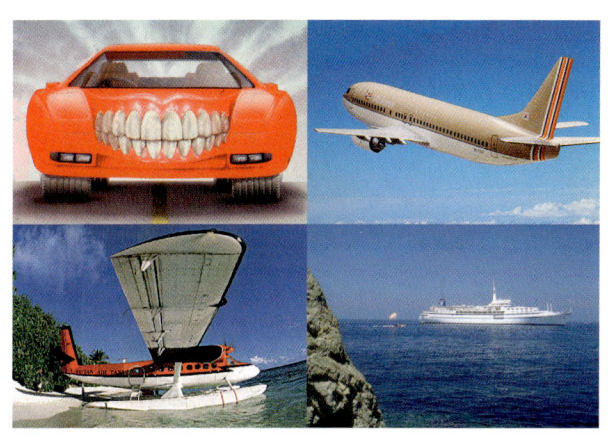

図10-44 物を運搬する道具としての自動車，航空機，船舶を考えると，それぞれの立地条件によりそれぞれ形態を異にする．

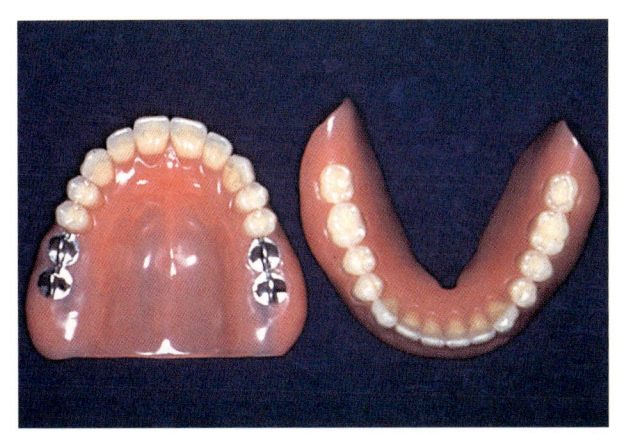

図10-45 無歯顎といった脆弱な粘膜負担である立地条件で咀嚼効率向上を期待するならば，道具として優れた貫通効果を意図し，ブレード（刃）による咬合接触面積の減少と咬頭の高い咬合面形態が必須となる．図はS-Aブレード臼歯使用例．

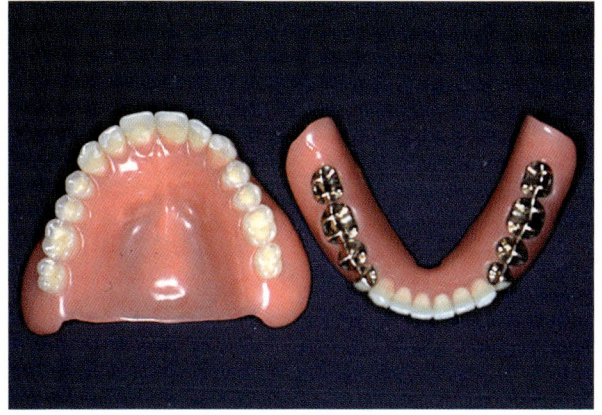

図10-46 H-Aブレード臼歯使用例．

ない咬合咀嚼圧でも食塊形成できるようブレード臼歯（**図10-43〜46**）を活用すべき，などといった治療計画を策定することになる．

診断情報からの診療計画の立案

診断情報から立案される診療計画として（**図10-47**），
① そのまま最終義歯作製が可能な症例
② 床下粘膜異常が存在するためティッシュコンディショニングが必要な症例
③ 歯槽堤のトポグラフィー，アンダーカット，挺出に対して改善処置として外科的に歯槽整形が必要な症例
④ 顎位偏位が存在するため，スプリントによる整復が必要な症例
⑤ 咬合支持の改善
などがあげられ，論理的にコンサルテーションを行う．

立案された診療計画のコンサルテーションの結果，患者から医療の委任を受け，どのような診療計画に進展しても，咬合器への模型付着，咬合平面の設定，顎機能の診断などを経ているため，義歯作製行程に入ってから途中で作製上の問題がでてくるといったトラブルは皆無であり，無駄なく円滑に迅速な臨床へと展開できる．

すなわち，通法的に最終義歯作製に進む場合は，次のアポイントメントで試適後，最終印象が可能であり，また治療用義歯を作製する必要がある場合にしても，次回のアポイントメントには治療計画に応じた治療用義歯は完成しているので，目的に応じた治療を開始することができ省力化にも結びつくことになる．

このように，どのような症例に対しても，診査・診断として行われた操作は，すべて無駄にならない．もし，即，最終義歯作製が可能であれば，そのまま操作を進めればいい．一方，改善処置に対応した機構を備えた治療用義歯が必要となる場合は，目的にあった構造の治療用義歯作製行程に進めばよい．

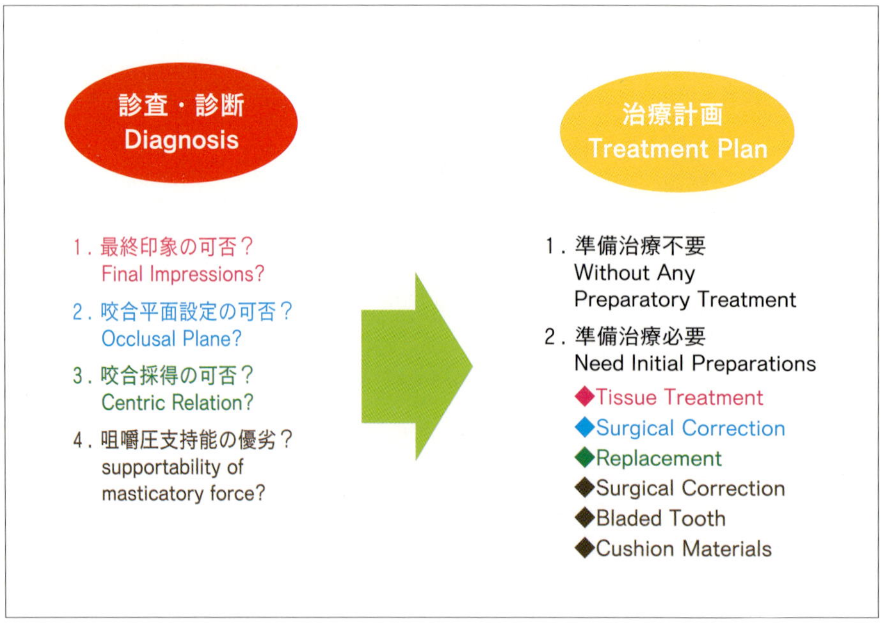

図10-47 診断情報から立案される診療計画として，①そのまま最終義歯作製が可能な症例，②改善処置を経なければ最終義歯作製ができない症例とに別れる．

11 リニア・テクニックによる総義歯調製法の実際

　日常の臨床で最も重要なことは，予後としての義歯の受容を重視し，義歯作製可否に対する診断行程を経ることが大切である．診断の結果，イニシャルプレパレーションとしての準備修正治療が不要な症例であれば，すぐに最終義歯調製にとりかかれる．
　また患者の年齢，健康度や通院距離の問題で準備修正治療に対する通院回数がとれない患者も時にはいる．このような場合は，医療のクオリティは低くはなるが，問題がないと判断した場合は，治療用義歯による治療を省かざるをえないこともある．
　ここでは，そのような患者の症例を通して義歯調製工程を解説する．

患者：女性，83歳
主訴：義歯が緩くはずれやすく，咀嚼機能に対する不満と審美面での向上を希望する．
　　　全身的な問題はない．

診査・診断

①義歯装着の顔面所見から咬合平面の高さ，咬合高径が若干高いと思われた（**図11-1**）．義歯床下組織の口腔内観察所見では，著しい添加，褥瘡，支持性を低下させる著しく不良なトポグラフィーの存在はない（**図11-2, 3**）．
②予備印象を行い（**図11-4**）研究模型を作製した．
③咬合平面設定可否，ならびに顎機能に対する診査・診断を目的に，咬合器付着を行う（**図11-5**）．また顎機能検査に備え，ワックススペーサーを設置し除去に備えキープポアを貼り，仮床を作製しゴシックアーチ・トレーサーを組み込んだ（**図11-6, 7**）．
④ゴシックアーチ・トレーシングによる顎機能に対する診査・診断，顔貌の観察から顎機能には問題がないと診断した（**図11-8, 9**）．
　正中矢状面の記録採取はエステティック・フェイスボウによるトランスファーを行い咬合器に付着した．咬合平面設定に対する診断の結果は，上顎歯槽結節の挺出もなく咬合平面の設定は可能であると評価でき，かつ上顎咬合床の口腔内試適においても同様な結果が得られた（**図11-10～15**）．
⑤診断のための前歯部，第一小臼歯の人工歯排列試行においても，顎間距離，上下歯槽堤の対向関係，人工歯列，咬合関係が予測でき，この問題に関しては良好な予後が期待できると考えられた（**図11-16**）．
⑥咬合咀嚼圧に対する支持性の診査・診断としては，歯槽堤のトポグラフィーの状態，

11 リニア・テクニックによる総義歯調製法の実際

診査・診断

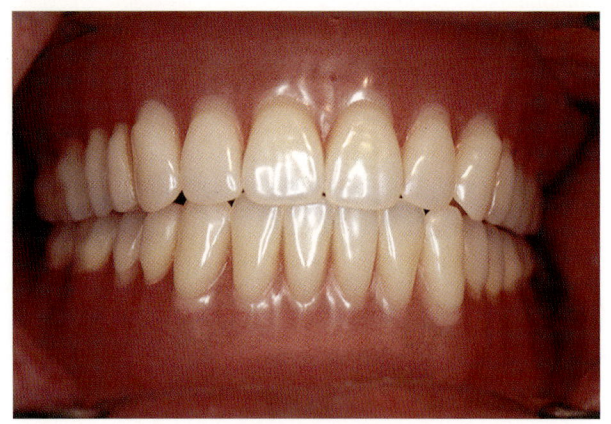

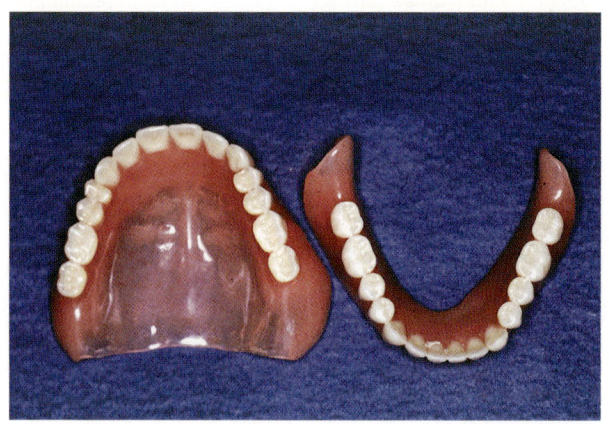

図11-1 義歯装着の顔面所見から咬合平面の高さ，咬合高径が若干高いと思われた．

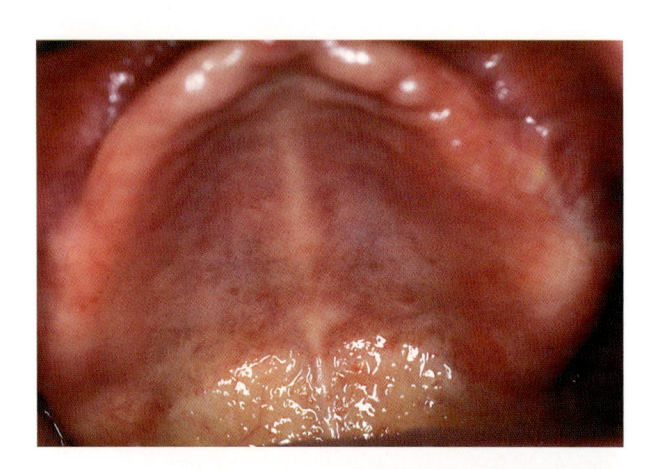

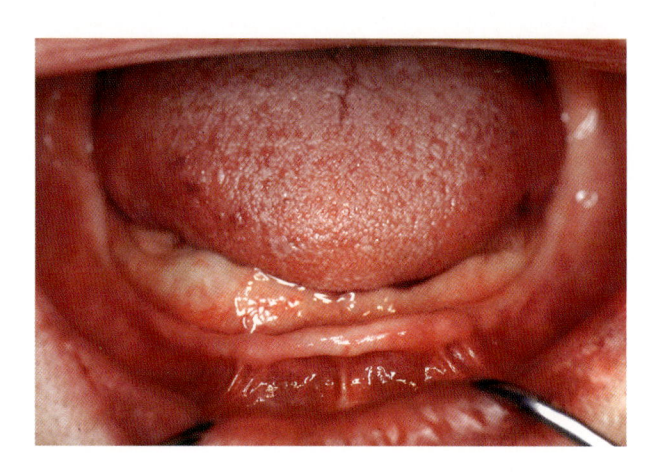

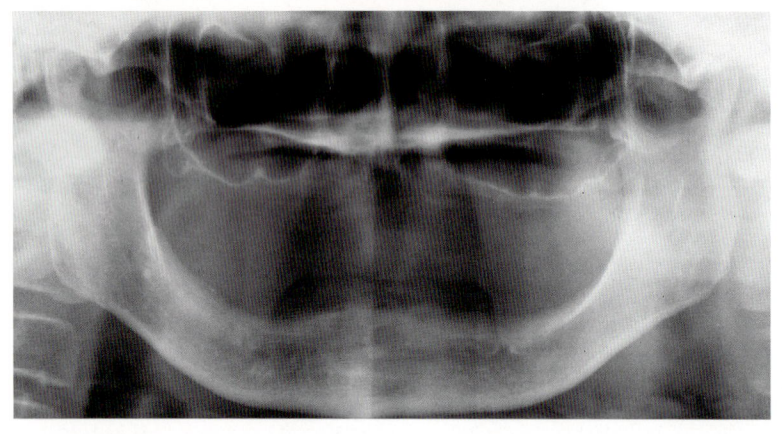

図11-2, 3 義歯床下組織の口腔内観察所見ならびにパントモグラフィー所見では，著しい添加，褥瘡，支持性を低下させる著しく不良なトポグラフィーはみつからない．

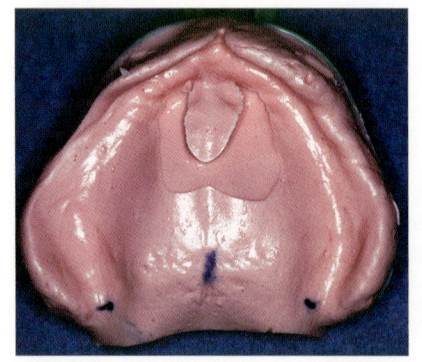

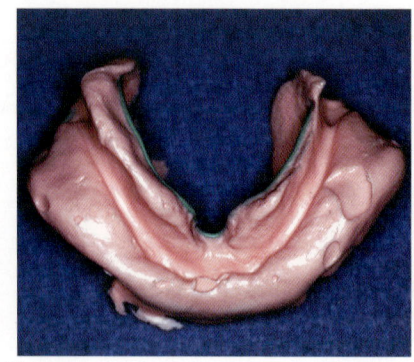

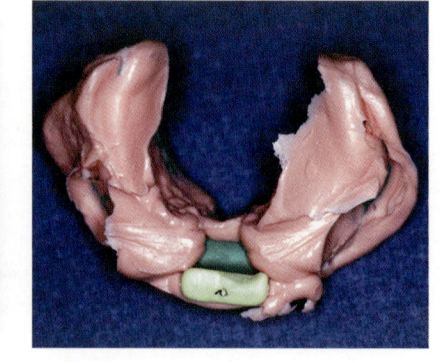

図11-4 予備印象を行い，研究模型を作製した．

290

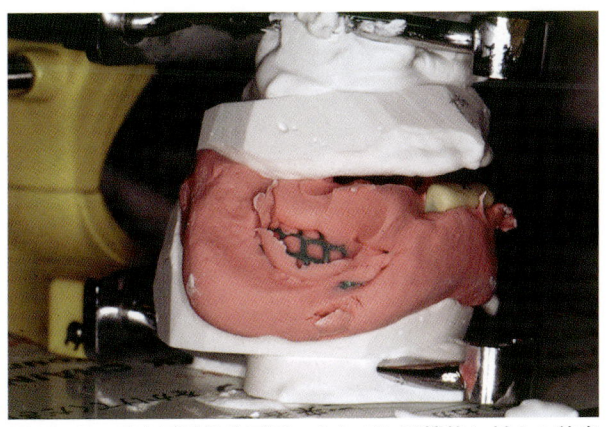

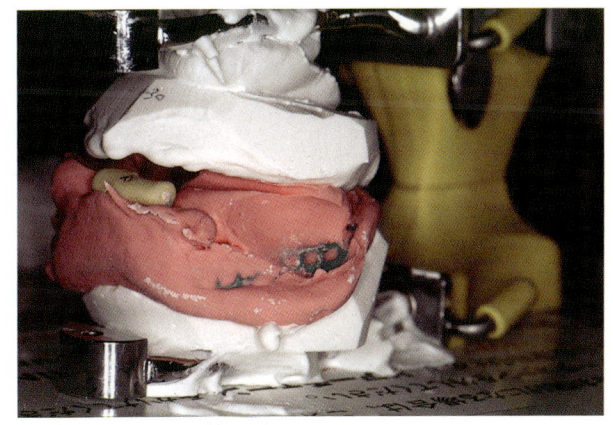

リニア・テクニックによる総義歯調製法の実際

図11-5 咬合平面設定可否, ならびに顎機能に対する診査・診断を目的に, 咬合器付着を行う.

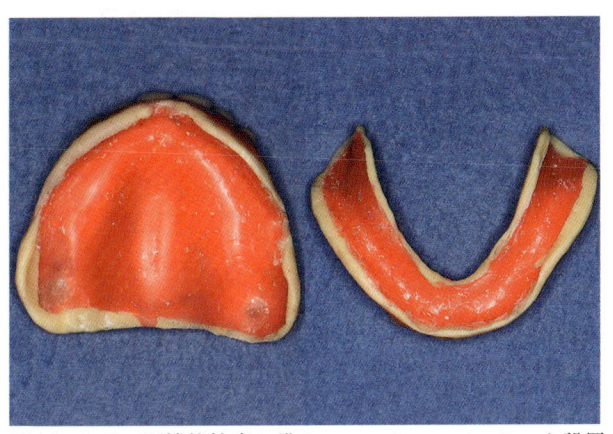

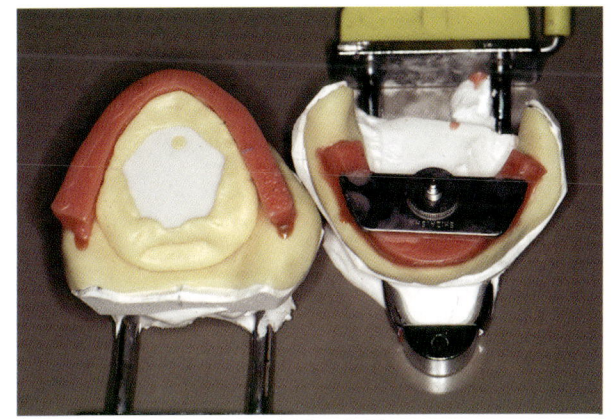

図11-6,7 顎機能検査に備え, ワックススペーサーを設置し除去に備えキープポアを貼り, 仮床を作製しゴシックアーチ・トレーサーを組み込んだ.

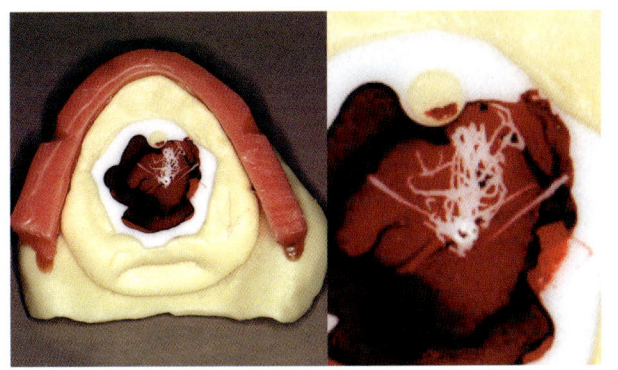

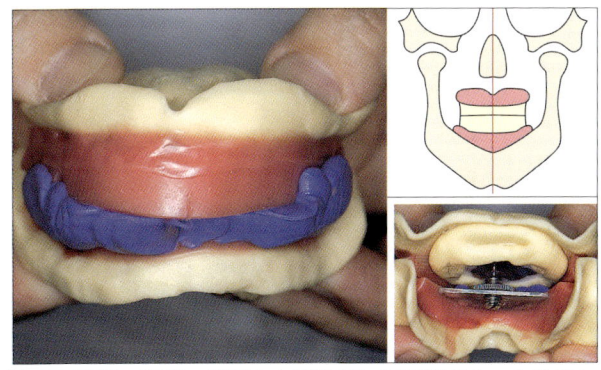

図11-8,9 ゴシックアーチ・トレーシングによる顎機能に対する診査・診断, 顔貌の観察から顎機能には問題がないと診断した.

下顎管の露出, オトガイ孔の義歯床下へ開口などはないけれども支持性は不良と考え, 最終義歯にはH-Aブレード臼歯を活用し, 咬合接触面積の減少を図り少ない咬合咀嚼圧でも食塊形成できるよう咬合接触を軽減するといった治療計画を策定することにした(**図11-17, 18**).

診療計画の立案

以上のように, 問診, 口腔内所見およびパントモグラフィーからの器質的な診断情

291

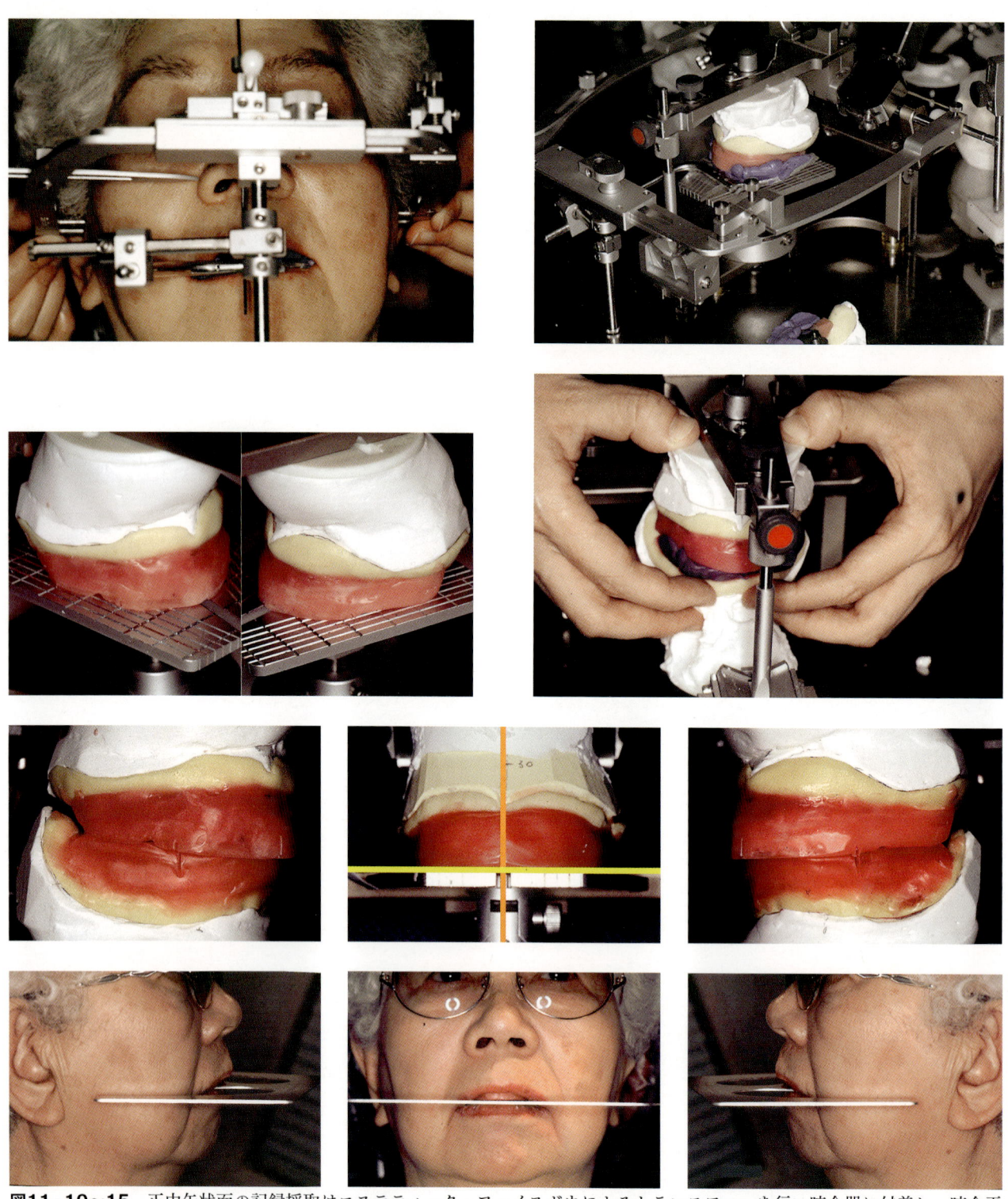

11 リニア・テクニックによる総義歯調製法の実際

図11-10～15 正中矢状面の記録採取はエステティック・フェイスボウによるトランスファーを行い咬合器に付着し，咬合平面設定に対する診断を行った．上顎歯槽結節の挺出もなく，咬合平面の設定は可能であると評価でき，かつ上顎咬合床の口腔内試適においても同様な結果が得られた．

報のほか，ゴシックアーチ・トレーシングによる顎機能所見，ならびに咬合器上の上下顎研究模型所見から，本症例に対する診療計画はティッシュコンディショニング（粘膜調整），下顎位整復などのイニシャルプレパレーション（初期治療）は不要と考え，現状のまま最終義歯調製ができると診断した．患者にその旨を説明し，診療にとりかかることにした．

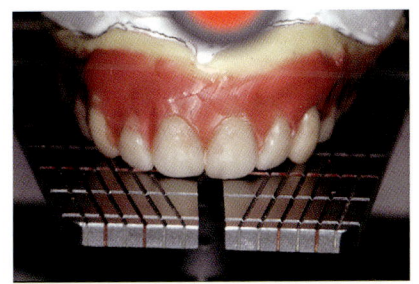

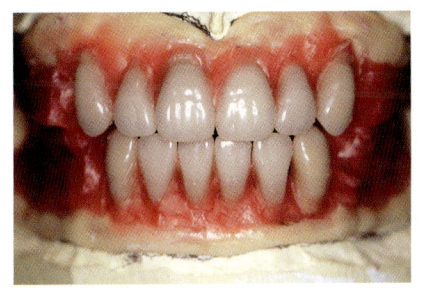

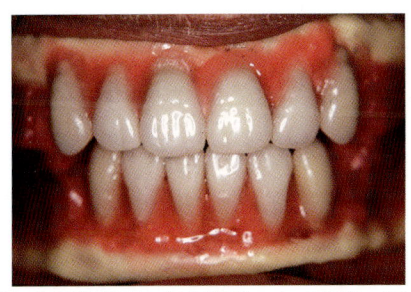

リニア・テクニックによる総義歯調製法の実際

図11-16 診断のための前歯部，第一小臼歯の人工歯排列試行においても，顎間距離，上下歯槽堤の対向関係，人工歯列，咬合関係が予測でき，この問題に関しては良好な予後が期待できると判断した．

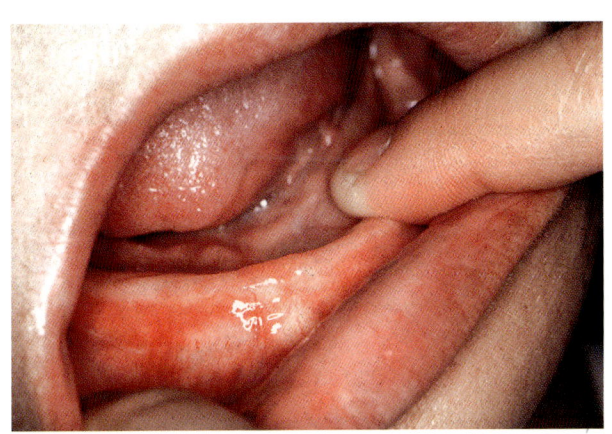

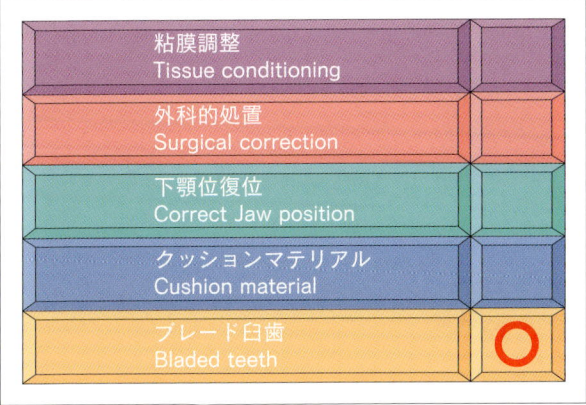

図11-17, 18 咬合咀嚼圧に対する支持性の診査・診断としては，歯槽堤のトポグラフィーの状態，下顎管の露出，オトガイ孔の義歯床下へ開口などはないけれども支持性不良と考え，最終義歯にはH-Aブレード臼歯を活用し，咬合接触面積の減少を図り，少ない咬合咀嚼圧でも食塊形成できるよう咬合接触を軽減する治療計画を策定した．患者からの承諾・委任も得た．

義歯調製の開始

システマティックな診査・診断は有効に生かされ，研究模型は真の中心位関係で咬合器に付着され，かつ前歯部人工歯の排列まで経ているため，そのまま直ぐに最終義歯作製行程に移行することができる．

ワックスデンチャーとオクルーザル・コアの記録

診断時に既に排列されてある前歯部に続いて臼歯部の排列を行い，削合により十分な咬合調整と歯肉形成を行い，ワックスデンチャーを完成させた(**図11-19～21**)．

再度，口腔内に試適を行い，満足した結果が得られたので，上下顎模型をリプレースメント・ジグに付着し，オクルーザル・コアを記録する(**図11-22, 23**)．この目的は，各個トレーとして用いられるワックスデンチャーの内面に対し，同一空間位置で印象材として用いるティッシュコンディショナーを間接的に填入したいことにある．

すなわち各個トレーを活用する印象操作で技法的に最も難しいことは，トレーを口腔内の正位置に的確に戻すことである．この操作は，リプレースメント・ジグの設計機構がエイブ咬合器のマウンティング・プレートと互換性があるため，容易に簡単に行うことができる．

11 リニア・テクニックによる総義歯調製法の実際

ワックスデンチャーとオクルーザル・コアの記録

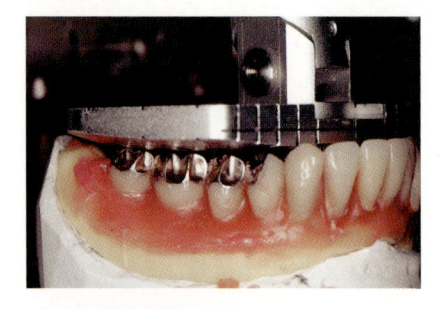

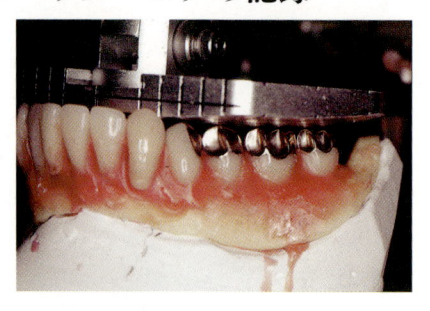

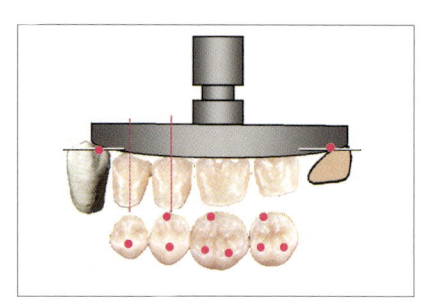

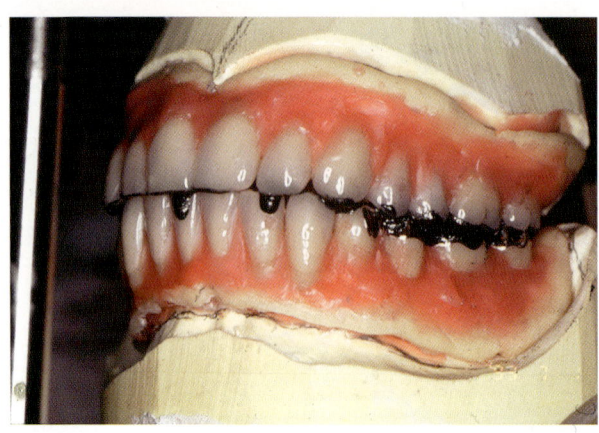

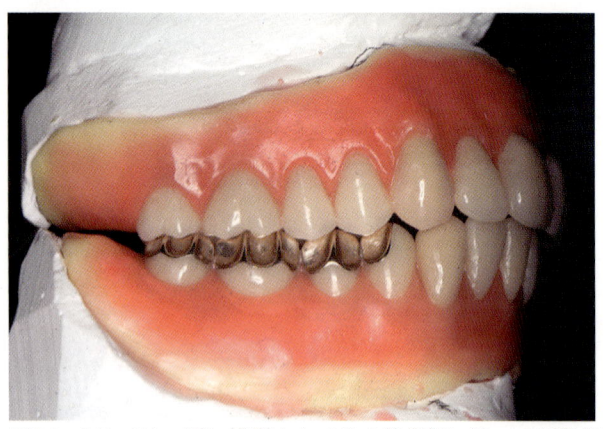

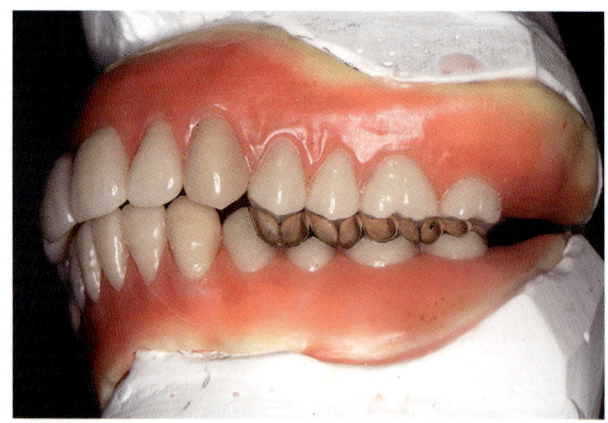

図11-19〜21 既に排列されてある前歯部に続いて臼歯部の排列を行い，削合により十分な咬合調整と歯肉形成を行いワックスデンチャーを完成させた．

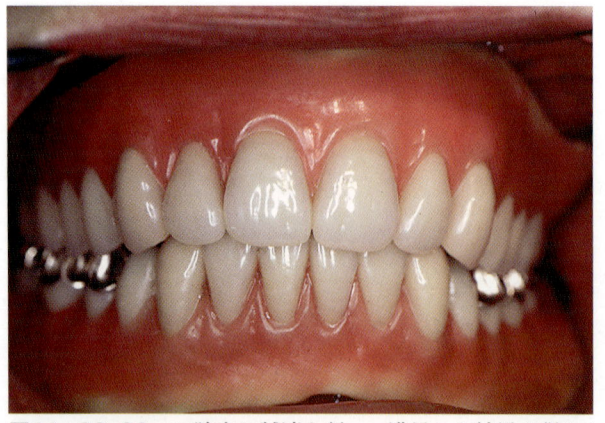

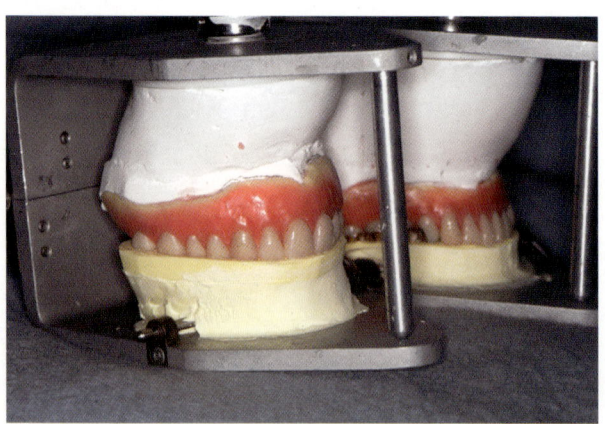

図11-22, 23 口腔内に試適を行い，満足した結果が得られたので，上下顎模型をリプレースメント・ジグに付着し，オクルーザル・コアを記録する．

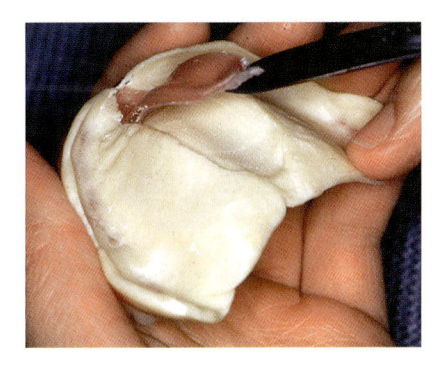

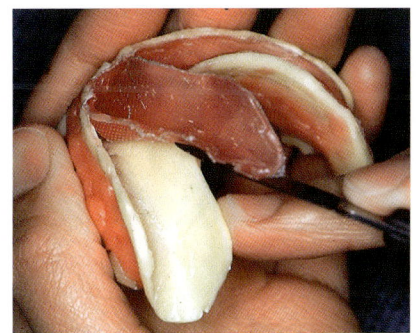

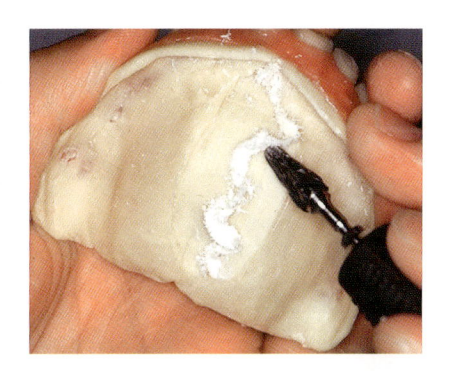

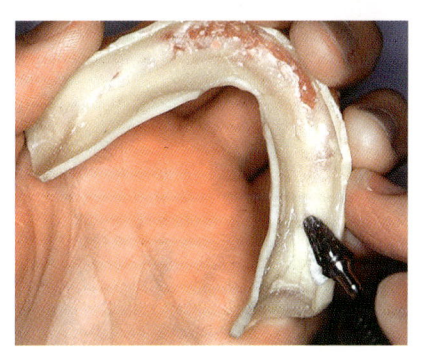

図11-24 ワックスデンチャー内面に設置してあるワックススペーサーを除去し、段差がないように移行形にする.

最終印象

　この操作からが治療計画としてイニシャルプレパレーションが必要になり、治療用義歯を作製する症例とは異なる岐路になる。治療用義歯を作製する場合は、ジグ上で咬合面コア記録後にワックスデンチャーの重合操作にはいる。本症例のように準備・改善処置が不要で直ぐ最終義歯調製に入れる症例では、最終印象操作に移行する。
　ここで特筆したいことは、採用している最終印象技法では、先に義歯内面の印象を先行することである。その目的は、トレーの戻しに誤差を招かないところにあり、結果的に咬合の誤差も生じない。

義歯内面の印象

　ワックスデンチャー内面に設置してあるワックススペーサーを除去し、段差がないように移行形にする(**図11-24**).
　トレーとして活用するワックスデンチャー内面に印象材として用いるティッシュコンディショナーを填入し、リプレースメント・ジグ上に記録してある咬合面コアを介して同一空間位置に戻す(**図11-25,26**).
　研究模型は、アルジネート印象材により無圧印象に近い最小圧印象で口腔内床下面相当部の静態を表現したものである。したがって、ワックスデンチャー内面のティッシュコンディショナーの印象面は口腔内床下面相当部の静態を表現したものといえる。
　この状態の上下顎ワックスデンチャーをジグから外し口腔内に装着し、ジワッと中心咬合させることにより、まだ未重合の上下顎ワックスデンチャー内面のティッシュコンディショナーは同等沈下が期待でき、リリーフが少ない状態の印象面として義歯内面の印象記録が完了する.

295

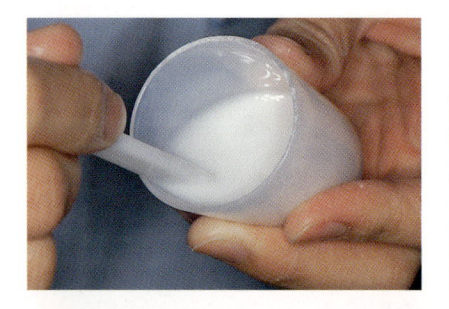

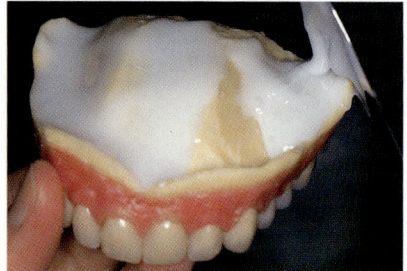

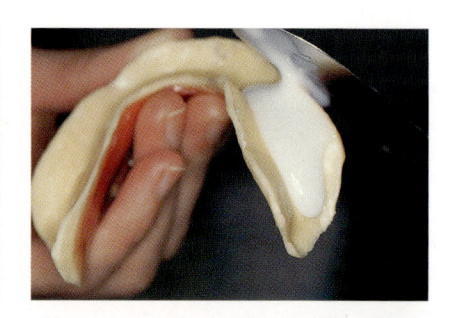

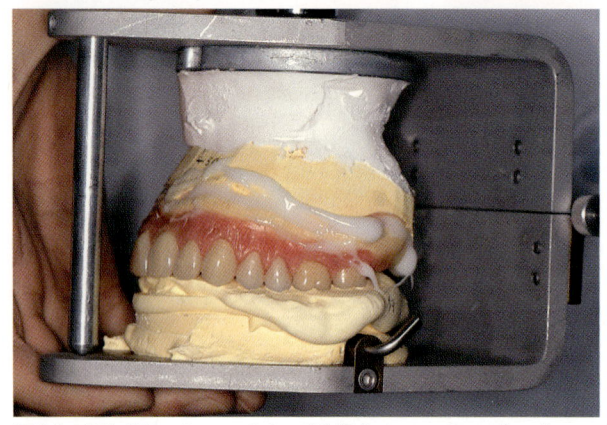

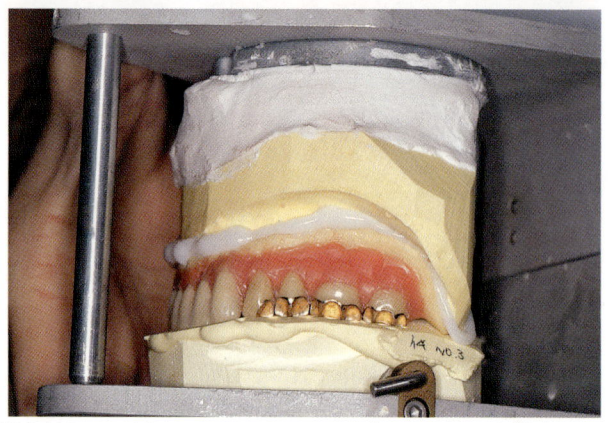

図11-25, 26 トレーとして活用するワックスデンチャー内面に印象材として用いるティッシュコンディショナーを填入し，リプレースメント・ジグ上に記録してある咬合面コアを介して同一空間位置に戻す．

義歯辺縁，把持面（研磨面）の印象

　現時点における筆者の無歯顎印象術式は，トレーの口腔内への正確な戻しを重視し，義歯内面の印象を先行させ辺縁の印象を後に行うようにしている．

　辺縁形成にも採用する材料は，ティッシュコンディショナーである．その理由は，コンパウンドと異なり，辺縁形成の過不足を直接透視できることと，義歯辺縁に関与する義歯周囲筋の動きを無理なく捉えることが可能なこと，短時間でできることである．この技法にしてから，臨床成績は著しく向上し，推奨したい術式と考えている．

・術式

①ティッシュコンディショナーを混和しリボン状に細長くして，義歯辺縁に内面に入らないように注意しながら巻きつける．つなぎ目は，モノマーで湿らせ滑らかな移行形にする．

②口腔内に装着し正位置に復位させる．中心咬合させ，辺縁部のティッシュコンディショナーを指先で口腔前庭に圧接した後，通法的な辺縁形成操作として義歯周囲筋群を活動させる（**図11-27～29**）．

③残っている材料がちぎれる状態になったならば口腔外に取りだし，辺縁の状態をチェックする．もし床材料が露出している個所があれば，そこはオーバーエクステンションと考えてよい．しかし研究模型上に記入した外形線が適切であれば，ほとんどこのような現象は避けられるといえる（**図11-30**）．

④最後に上顎の後縁封鎖，いわゆるポスト・ダムをリボン状のティッシュコンディショナーにより，加圧印象でファンクショナル・ポスト・ダムとして機能的に記録する．結果的にカービングによる方法と異なり，症例の後縁封鎖部の被圧縮度に適したポスト・ダムとなる．

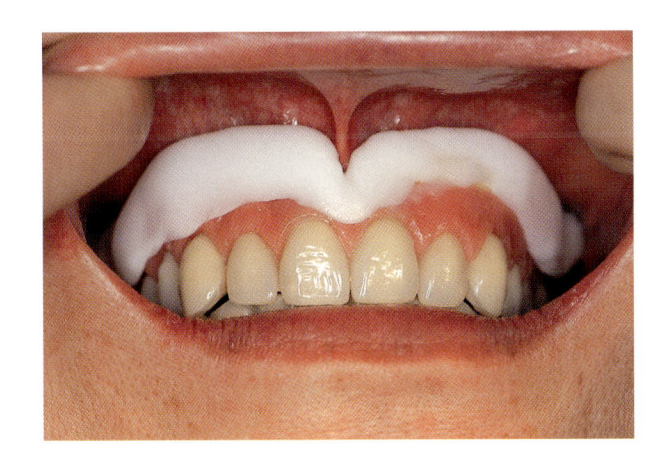

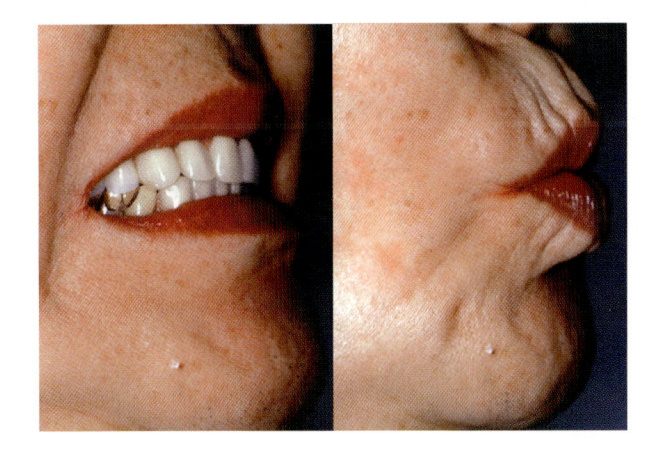

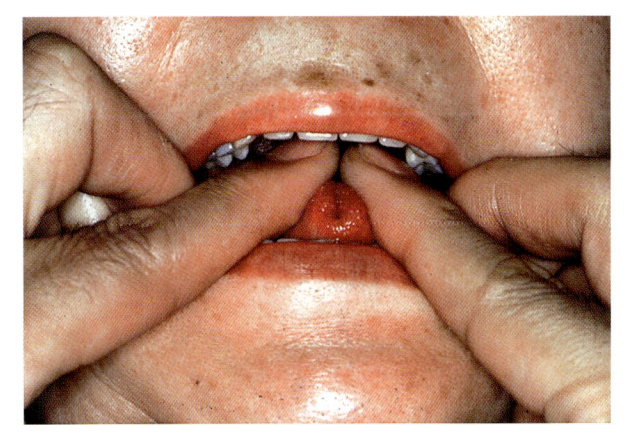

リニア・テクニックによる総義歯調製法の実際

図11-27〜29 ティッシュコンディショナーを混和し，リボン状に細長くして，義歯辺縁の内面に入らないように注意して巻きつける．つなぎ目は，モノマーで湿らせ滑らかに移行形にする．口腔内に装着して正位置に復位させる．中心咬合させ，辺縁部のティッシュコンディショナーを指先で口腔前庭に圧接した後，通法的な辺縁形成操作である義歯周囲筋群を活動させる．

⑤辺縁形成後，内面，辺縁のティッシュコンディショナー印象面に軟性レジン表面滑沢材のニュートップコート(亀水化学工業)を塗布しスムーズな面にする．口腔内粘膜面と接触する義歯内面を滑沢に研磨する目的である(**図11-31**)．
最後に以上で，上下顎の最終印象が完了した(**図11-32,33**)．

・印象技法の特徴

①症例のなかには何らかの不都合で義歯作製が不可能なものもあるが，本術式では作製できるかどうかの診断を経てからの印象である．

②ジグを使用しているため，トレーの正位置への戻しが確実で中心咬合の下，術者・患者両者による機能圧下での義歯内面，辺縁，床翼把持面形態の採得が可能である．
とくにトレーとなるワックスデンチャーの人工歯排列位置は，歯槽頂間線法則やキーゾーンによるものとは異なり，天然歯が萌出・植立していたと思われる位置である筋中立位(ニュートラルゾーン)である．床翼把持面形態は，フランジ・テクニックによるものと同じ結果となるため，辺縁封鎖域の拡張による維持・安定が増強し，優れた予後が得られるのが一般である．とくに下顎義歯の維持性向上は他の印象術式にはみられないものと特筆できる．

③中心咬合位の上下顎に平均した機能圧に等しい咬合圧下で印象のため同等沈下が結果として期待でき，義歯装着後の疼痛がなくリリーフの少ない臨床結果が得られることが多い．

④印象材は可塑性を保つティッシュコンディショナーで長時間相互吸収性があるため，内面と辺縁のつなぎ目も印象面に段差としてでにくい．

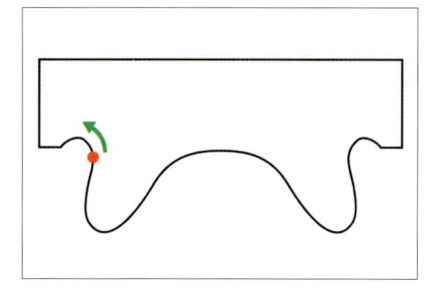

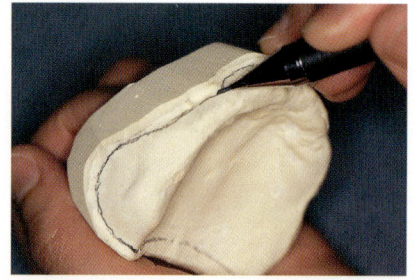

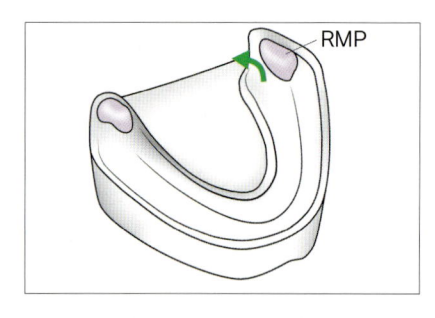

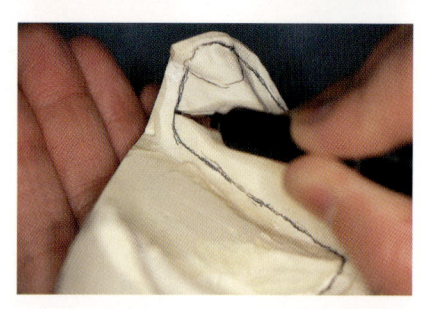

11 リニア・テクニックによる総義歯調製法の実際

図11-30 フローに優れるティッシュコンディショナーによる辺縁形成は無理がなく，残っている材料がちぎれる状態になったならば口腔外に取りだし，辺縁の状態をチェックする．もし，床材料が露出している個所があれば，そこはオーバーエクステンションと考えてよい．しかし，研究模型上に記入した外形線が適切であれば，ほとんどこのような現象は避けられるといえる．

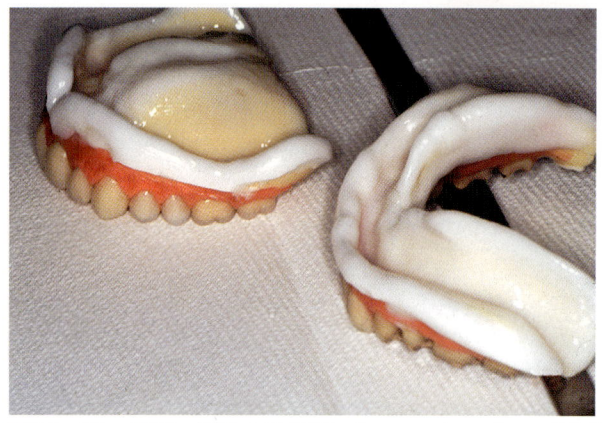

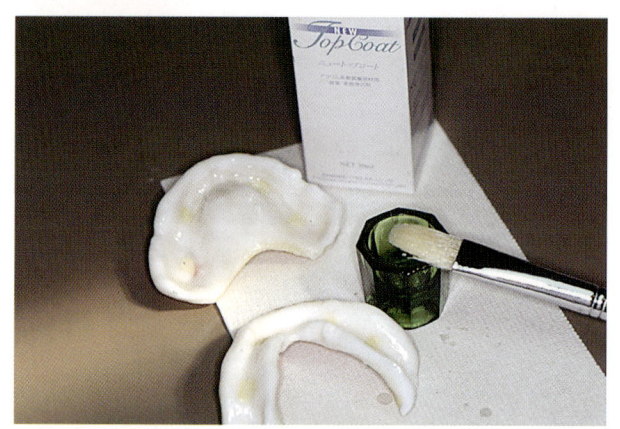

図11-31 内面，辺縁の印象面にのニュートップコートを塗布しスムーズな面にする．

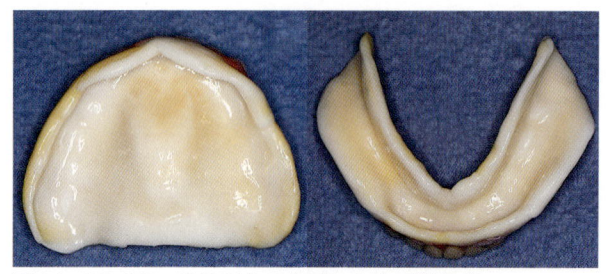

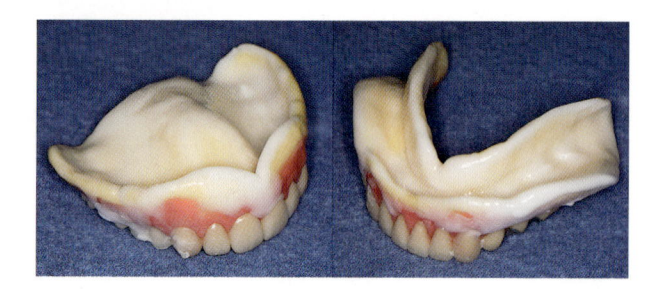

図11-32, 33 最終印象が完了した上下顎義歯．

模型材の注入と重合

　印象辺縁のボクシングを行い，印象面に模型材を注入し重合に備える(**図11-34**)．
　印象に使用したワックスデンチャーは，上顎では基礎床＋印象材のため口蓋面が厚いので，義歯を外さないまま口蓋面をくりぬき，ベースプレート・ワックス1枚により構音機能を考慮しSカーブを備えた口蓋面に修正する．
　なお，印象の際に溢れたティッシュコンディショナーによる辺縁，唇・頬面ならびに下顎舌側面は，筋中立位(ニュートラルゾーン)としての床翼形態であるので，この表面形態を利用し義歯把持面形態に修正する(**図11-35**)．

298

模型材の注入と重合

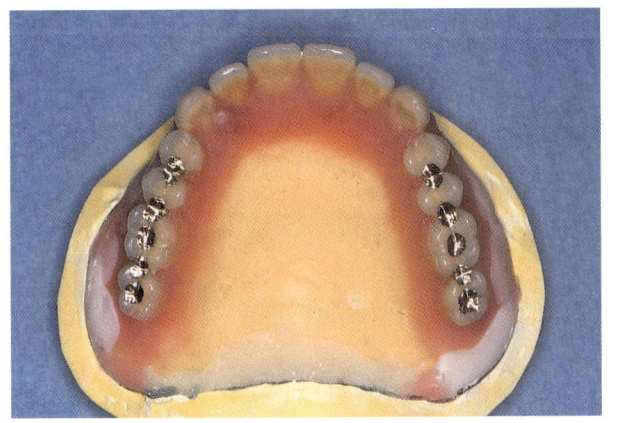

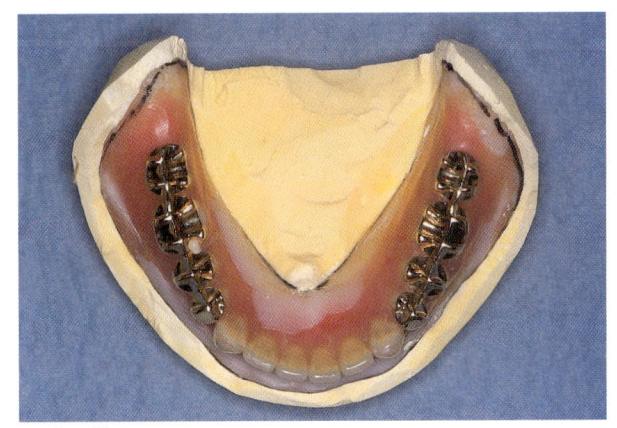

図11-34 印象辺縁のボクシングを行い，印象面に模型材を注入し重合に備える．

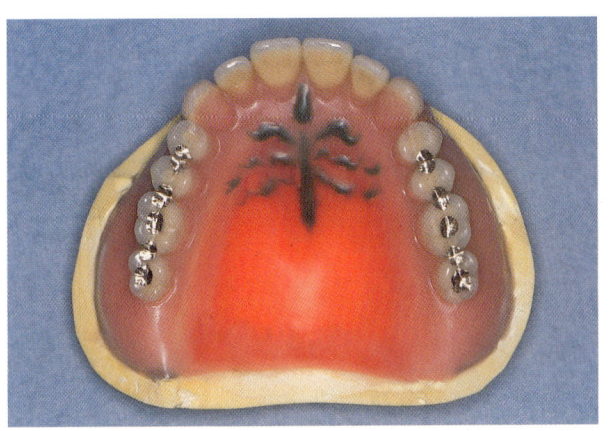

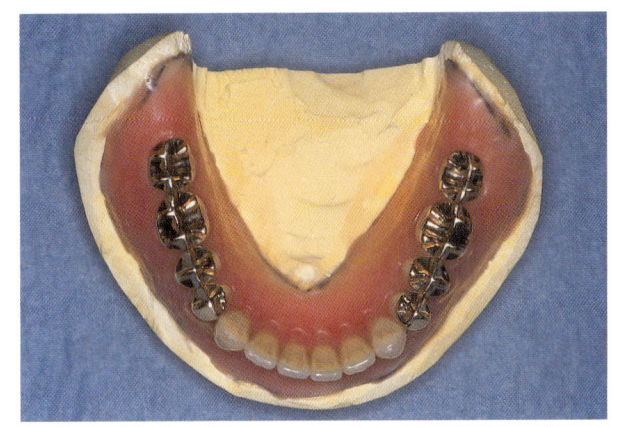

図11-35 印象後の口蓋面は厚いので，構音機能を考慮しワックス1枚の口蓋面に修正する．なお印象の際，辺縁に溢れた面はニュートラルゾーンとしての床翼形態であるので，この面形態を利用し義歯研磨面（筆者は把持面といいたい）形態に修正する．

　重合は，寸法精度・物性に優れるイボカップ・システムを採用している．本法は，クローズド・フラスコテクニックであり，オープン・フラスコテクニックのようにレジン填入後にプレスを繰り返しバリをとった一定量のレジンを重合するのではない．
　上下フラスコにワックスデンチャーをフラスキング，流蝋後，フラスコ・プレッシャー・フレームにより上下フラスコを3トンの圧力でクランピングし，フラスコ上部のレジン注入管から餅状のレジンをプレッシャー・インジェクション・デバイスのプランジャー（ピストン）により6気圧で圧入し収縮した分を補いながらの重合であるため，寸法精度，レジンの物性に優れる（**図11-36, 37**）．
　この工程により，重合，研磨が完了する（**図11-38, 39**）．

完成義歯装着前の調整

・義歯床辺縁，内面のチェックと調整

　義歯床辺縁，義歯研磨面（把持面）ならびに義歯床内面のチェックは，プレッシャー・インディケーティング・ペースト（PIP）を活用し行われる．
　義歯床辺縁ならびに義歯研磨面（把持面）は，フローに優れるティッシュコンディショナーによる辺縁，把持面なので，ほとんど調整は不要といえ，この印象技法の特性が表現されているといえる．

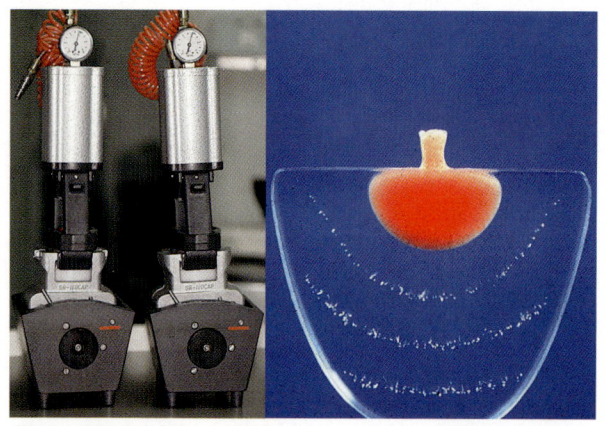

図11-36 重合は，イボカップ・システムを採用している．この重合技法は，レジンを6気圧で圧入しながらの重合あるため，収縮した分(歯肉色レジン)を補いながらの重合である．圧をかけなければ気泡が発生する．寸法精度に優れた方法である．

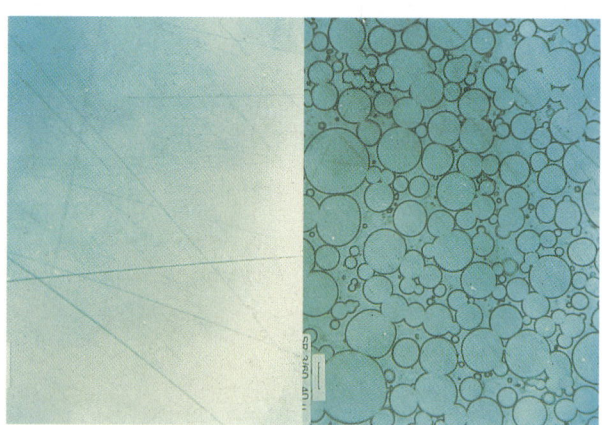

図11-37 レジンの分子間構造を示す顕微鏡写真．左はイボカップ・システムによるもので，分子間構造は非常に密でモノマーの残留が極めて少なく，物性に優れることがわかる．

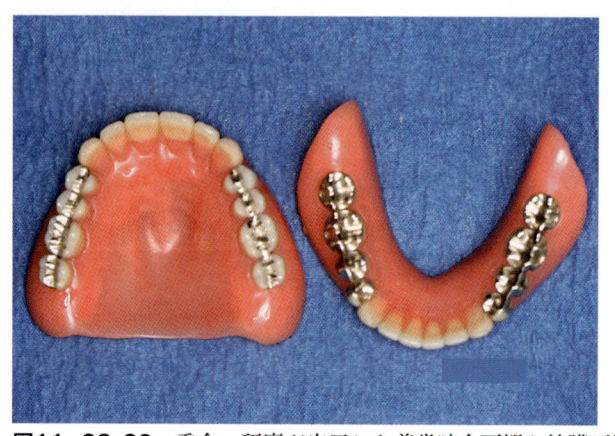

図11-38, 39 重合，研磨が完了した義歯咬合面観と粘膜面観．

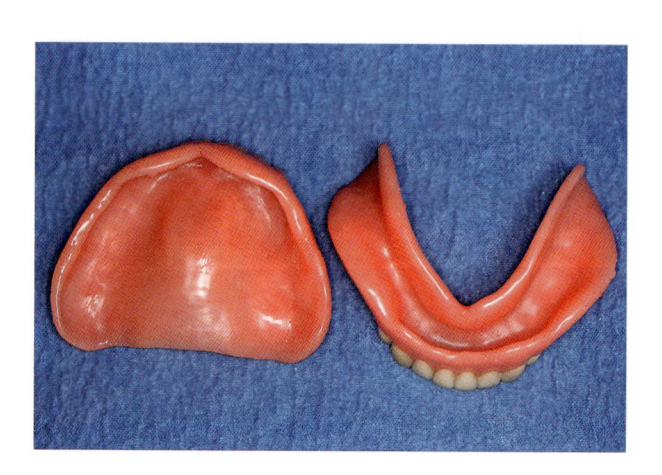

　義歯床内面のチェックは，リリーフの要・不要のチェックであり，咬合面に咀嚼圧が働いた場合に義歯が同等沈下しているかの調整といえる(**図11-40**)．このチェックに対しフィット・チェッカーを活用している症例をよく目にする．しかし，筆者の意見としては，決して優れたチェック材とは思わない．

　というのは，クラウン対支台歯とか，ガラス板同士のような剛体対剛体の適合試験で，もし両者間の適合が悪く間隙があれば，フィット・チェッカーは厚い層となる．逆に両者間の適合が優れているとすれば，試験材としてのフィット・チェッカーは介在せず，すべて押しだされ残らないはずである．

　被圧縮度が部位によって異なる無歯顎粘膜面と剛体としての義歯床の間に介在させた場合，被圧縮度が高い柔らかい粘膜部には材料が厚く溜み停滞し，被圧縮度が低い硬い部位には停滞することはなく薄くはじかれてしまい，極論すれば材料は残らないはずであり，適合試験は不可能であり，同等沈下しているかどうかの判断ができないからである(**図11-41**)．

咬合関係のチェックと調整

　一般には，確実な顎位の採得，ワックスデンチャーにおける優れた咬合の付与，寸法精度に優れた重合が効を奏して，咬合関係は大きな誤差を示さないことが普通であ

完成義歯装着前の調整

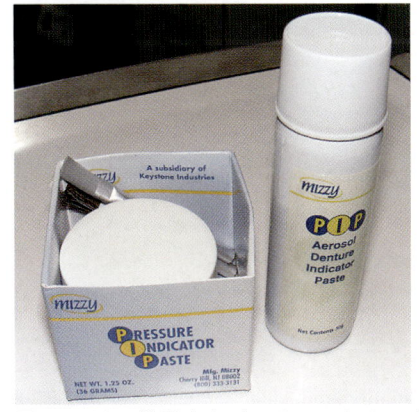

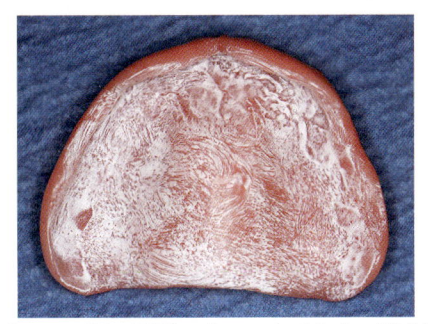

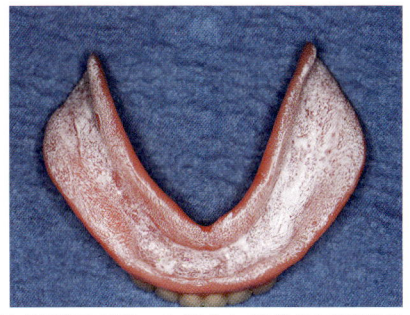

図11-40 義歯床内面のチェックは，リリーフの要・不要のチェックであり，咬合面に咀嚼圧が働いた場合に義歯が同等沈下するように調整する．

図11-41 フィット・チェッカーでは，適合試験はできない．被圧縮度が部位によって異なる無歯顎粘膜面と剛体としての義歯床の間に介在させた場合，被圧縮度が高く柔らかい粘膜部には材料が厚く澱み停滞する．被圧縮度が低く硬い部位には停滞することはなく薄くはじかれてしまい，適合試験は不可能であり，同等沈下しているかは判断できない．
　これは2枚のガラス板の間にフィットチェッカーを入れれば，剛体：剛体だからすべてはみだしてしまう現象で理解できる．

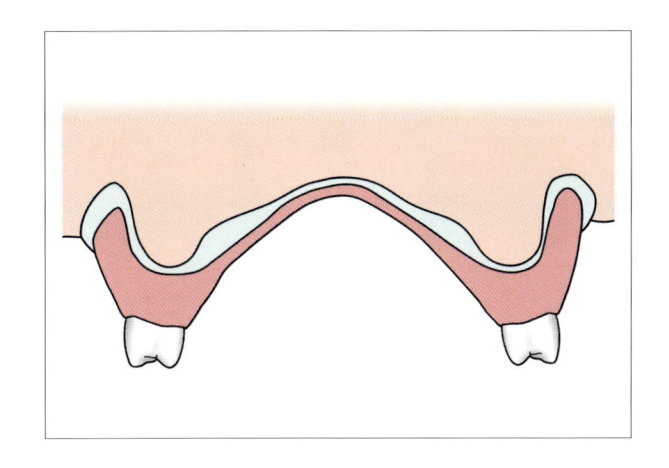

る．口腔内で咬合紙を嚙ませポイント削合後，カーボランダム・グリセリン泥による自働といった微調整で済むことが多い．
　チェックの結果，微調整で満足できない場合は，チェックバイトを採取しリマウントを行い，咬合器上での咬合調整が必要となる（**図11-42，43**）．
　以上のような義歯辺縁，義歯内面といった対軟組織，ならびに咬合関係に対するチェックと調整が満足した状態であれば，いよいよ義歯の引き渡し，いわゆる装着工程にはいる．完成義歯の引き渡しは，術者側でまだ調整不全と思われる場合には，絶対に装着しないことを強調したい．というのは，患者は装着できなければせっかく新義歯を装着したにもかかわらず，「また駄目か……」といった心理的なダメージを受け，後日調整しても受け入れにくくなってしまうからである．

完成義歯の装着

　以上のように完成義歯が装着できる状態に調整が完了したならば，口腔内装着を行う（**図11-44～47**）．
　最後に，総義歯に対する金属床活用について私見を述べる．
　一般に，金属床の利点は口蓋部が薄くできるから異物感がないといわれる．また，温度的な感覚の向上を指摘する意見も多く，わが国の保険医療制度にも特定医療費として金属床が導入されている．

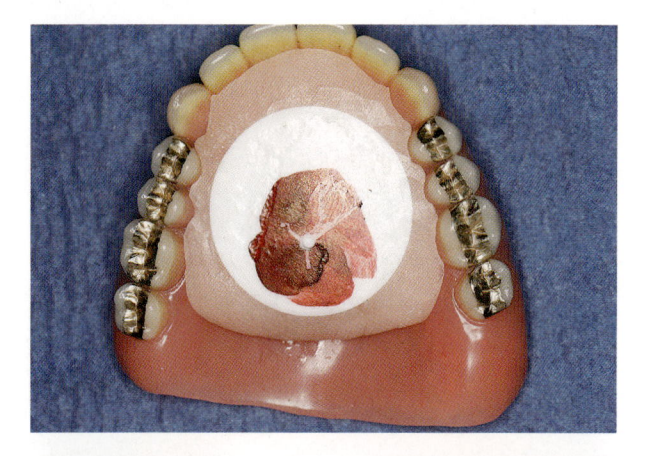

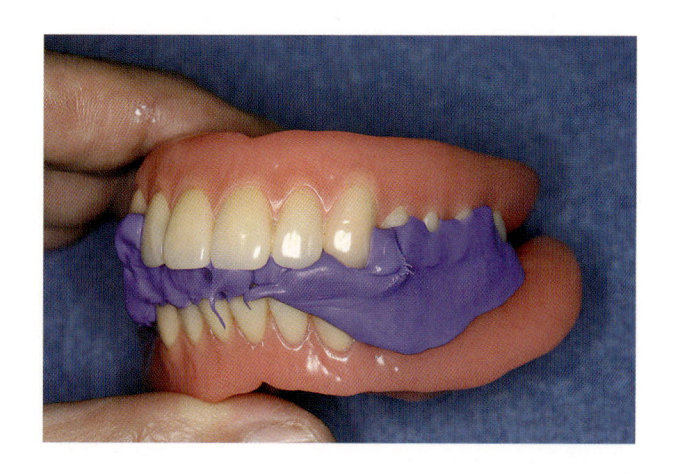

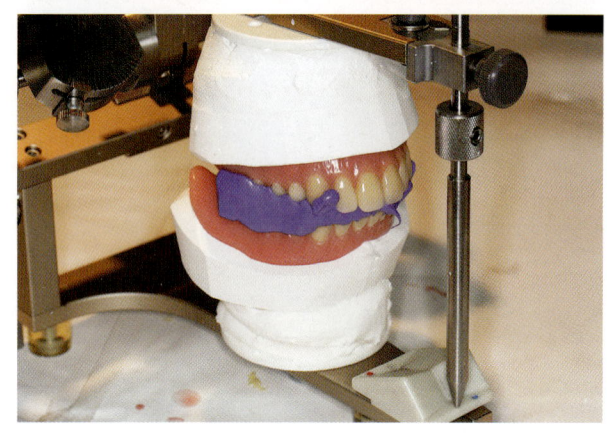

図11-42, 43 咬合チェックの結果，微調整では満足できない場合は，チェックバイトを採取しリマウントを行い，咬合器上での咬合調整が必要となる．

　ここで総義歯に対する金属床には，いろいろな問題が生じることを提唱したい．
① 無歯顎上顎において前歯部から小臼歯部の口蓋雛襞部，ならびに大臼歯部口蓋面について考察すると，有歯時にはS字状隆起で豊隆しているが，抜歯をするとその部は窪んだ形態になり，総義歯製作時その部に豊隆を与えなければ，破裂音のタ行，摩擦音のサ行などの構音障害が起きる．したがって，薄いのが良いのではなく悪いのであって，構音機能に適した口蓋面形態の形成は金属床ではうまくいかない場合が多い．

　ここで，そうであるならばその豊隆の必要な部はレジンにより豊隆を与え，金属床部を小さくすれば解決するのでは？　とか，口蓋浮揚法により金属床による豊隆を与えれば？　という意見もでるだろう．
② 前記の理由で上顎金属床の床下粘膜接触部を狭め，口蓋面を0.3～0.5mmの厚さの薄い金属床にしたとしよう．

　総義歯に最も重要なことは，"義歯があたって痛い"ことであり，咬合・咀嚼圧がかかった状態が同等沈下していないためリリーフが必要である．一般にあたる好発部位（リリーフ・エリア）は上顎では硬い口蓋隆起部であり，一般教育のごとくはじめから上顎口蓋隆起部に緩衝腔（リリーフ）を非科学的にカンに頼った厚み，範囲で予め設定したとしてもその過不足は不明であり，多すぎればスペースがあり過ぎ，不適合から時には前癌症状ともいわれる乳頭様過形成の原因にもなりうる．
③ また上顎総義歯の後縁封鎖として維持に重要なポスト・ダム域は，印象時に加圧して機能的ポスト・ダムを設置しても，時には強弱の調整が必要である．カービング法によるポスト・ダムはカンに頼ったもので非科学的な方法であり，優れたポスト・

完成義歯の装着

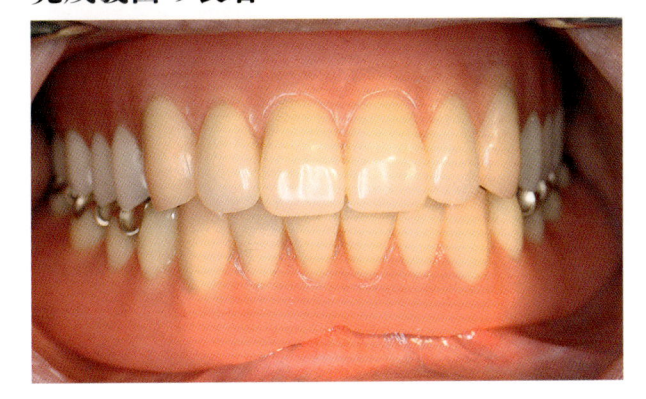

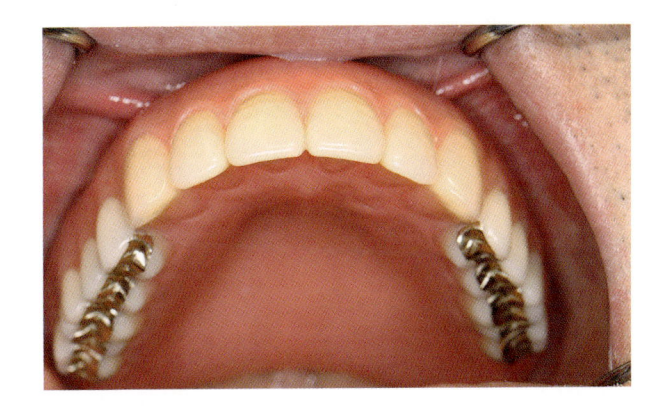

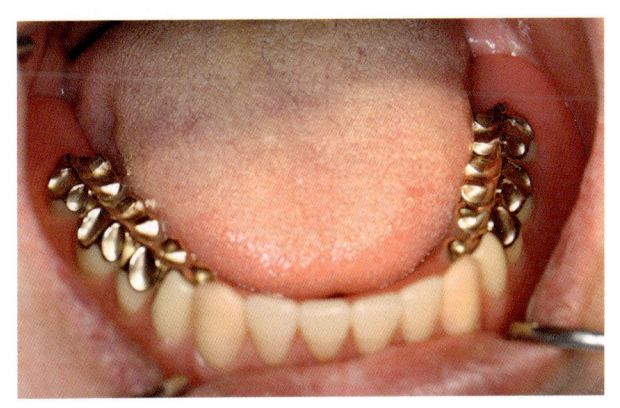

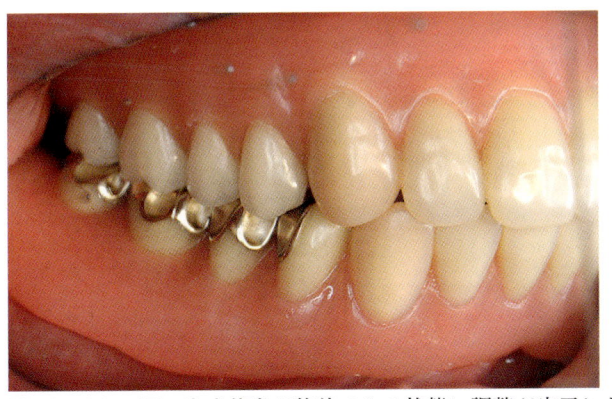

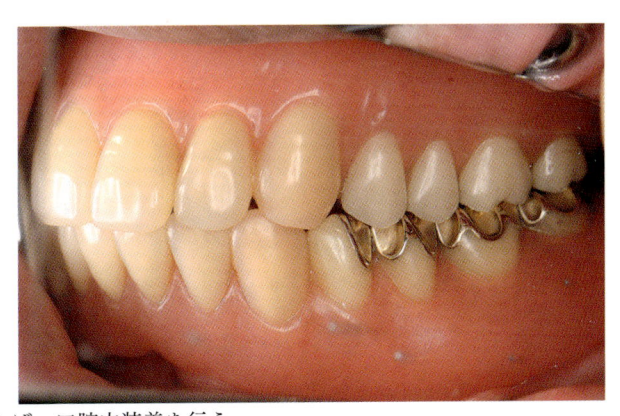

図11-44〜47 完成義歯が装着できる状態に調整が完了したならば，口腔内装着を行う．

ダムの設置は金属床では無理といえ，時には当該部のみをレジンにしている症例もある．しかし，当該部は薄いため金属とレジンとの結合は弱くなりがちで，繋ぎ目から唾液が漏出した経験もある．

このような事柄から，極論すれば上顎には金属床にする場所がないことになる．
④さらに無歯顎歯槽堤は，経時的に形態変化する．装着後ある年数がすぎれば維持・安定不良となり，必ずリベースが必要な時期が到来する．

とくに下顎では，歯槽堤の経年的形態変化は想像以上に大きく，義歯床粘膜面は必ずレジンでなければならず，リベースできる状態にしておかなければならない．この場合，金属床では優れたリベースは不可能であり，金属床では適応できない．しかし

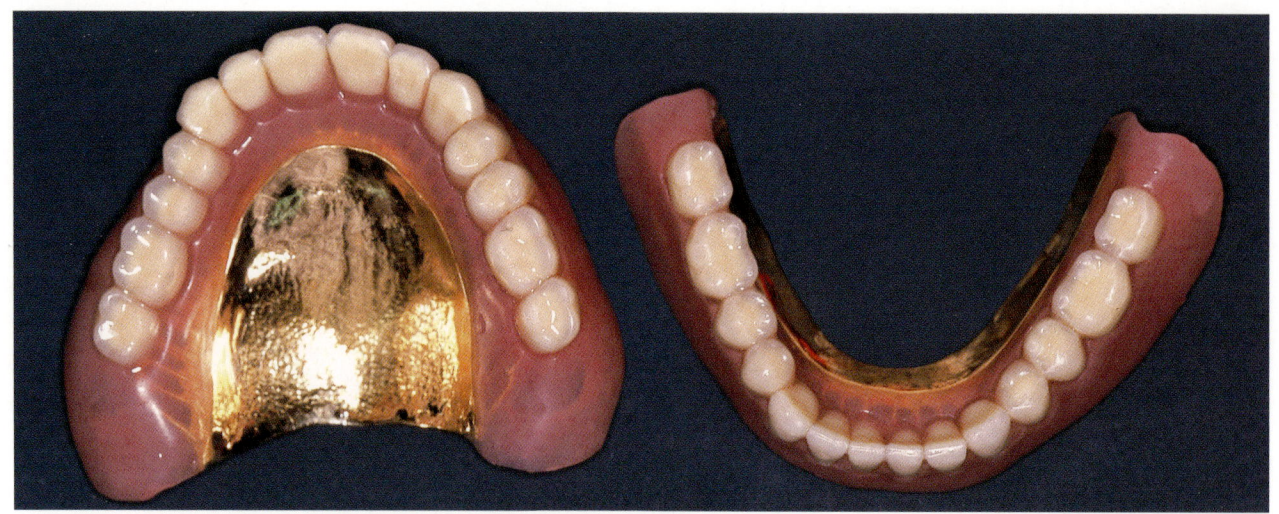

図11-48 金属床の活用は，総義歯においては意味がないと考えている．総義歯による疼痛の原因は，同等沈下していないためであり，リリーフが必要になる．口蓋面などを金属床にした場合，リリーフが完全に行えないことが多い．また，構音に適した口蓋面形態の形成は金属床ではうまくいかない場合が多い．一方，下顎総義歯に対する金属床の活用は，強度的にはよいとしても，辺縁封鎖に重要な義歯床翼形態にはならない．
　さらに，無歯顎歯槽堤は経時的形態変化するため，必ずリベースが必要な時期が到来する．この場合，金属床では優れたリベースは不可能である．

　残念なことではあるが，下顎歯槽頂部を金属床にしている症例に遭遇することもある．
　また，下顎総義歯に対する金属床の活用は，多くは舌側辺縁を含み床翼把持面領域に用いられるが，強度的にはよいとしても，辺縁封鎖，把持に重要な義歯床翼形態にはなりにくく，極論すれば下顎も金属床にする場所がないことになる．
　以上のような事由から一般的金属床の活用は，総義歯において意味がないものと考えている(**図11-48**)．総義歯の金属床は，パーシャルデンチャーにおけるメジャーコネクターとしてのバーやレスト，クラスプといった機構を優れた精度を追求したメタルフレームとはニュアンスを異にする．
　河邊は[1]，40歳代から総義歯装着者になったという．総義歯のさまざまな問題点が発生したときは自分自身を被験者にしながら，術者，患者双方の立場から数多くの総義歯の問題を提起し，悩みそして解決してきた．
　彼は自書のなかで，自分の経験から総義歯における一般的金属床に対して，構音機能，ポスト・ダム，リリーフ，リベースなどの問題から金属床を完全に否定し，どうしても金属床にする場合は，金属床の問題に適応できる方法として粘膜と接触する義歯床下面はレジンにした，総義歯の強度に重点を置いた方法を述べている．
　筆者も，約35年前から一般的総義歯金属床を否定し，どうしても金属床にしたいのなら，構音機能，ポスト・ダム，リリーフ，リベースなどの問題に適応できる方法を述べている[2]．
　以上のような点で，読者諸氏に提言したいことは，総義歯の金属床というものを理解して，長期にわたる使用を鑑み，咬耗しないよう臼歯部咬合面にむしろ金属を用いるべきと強調したい．

参考文献

1. 河邊清治ほか：総義歯の真髄．東京：クインテッセンス出版，2001；19-20．
2. 阿部晴彦：総義歯に強くなる本．東京：クインテッセンス出版，1983；45-52．

12 治療用義歯を活用した総義歯調製

治療用義歯

治療用義歯の役割

　総義歯調製の可否に重点をおいた診査・診断の結果，治療用義歯による準備修正医療が必要な一症例をあげ，最終義歯調製行程までの大概を解説する．

　治療用義歯は，病的な床下粘膜組織を有する症例に対しては，ティッシュコンディショナーによる粘膜調整を行う．外科的改善処置が必要な症例に対しては，Pre-Surgical Denture として創傷の保護，血腫形成の防止，機能回復に用いられる．また顎機能異常の症例に対してはスプリントとして，心理面に問題が多い症例に対しては，より高度な診査・診断に役立つ診断義歯(Diagnostic Denture)，あるいは本義歯の範となる水先案内義歯(Pilot Denture)として，優れた予後獲得のために活用範囲は広い．

　とくに現代社会では，日常生活での不都合が生じない範囲で社交上の審美性も要求され，食事，談話ができる状態で修正医療が進行できるクオリティーの高い医療が要求される．したがって，治療用義歯を装着しながらイニシャルプレパレーションを経て，最終義歯調製に対応することが重要となる．

　治療用義歯による臨床の利点は，これを用いた後に機能的な印象調製と，改善された状態での機能的な下顎位の採得が自動的に可能となることである．つまり治療用義歯を修正して最終義歯にする場合もあれば，治療用義歯からの情報を生かして新たに最終義歯を調製することもできる．

　すなわち治療用義歯を装着すれば，咬合調整を行いながら最終的顎位に漕ぎ着けるので，確実性のある中心咬合位の獲得ができる．また，ティッシュコンディショナーの材料特性を生かしたダイナミック印象として機能的辺縁，および同等沈下を，精度高く表現した印象面として最終印象に用いることが可能になる．

治療用義歯

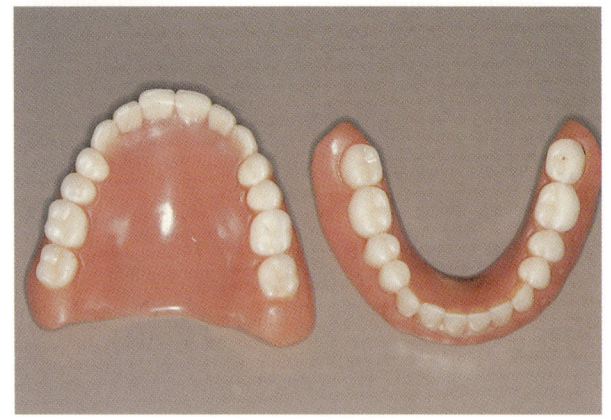

図12-1 初診時に装着してきた義歯を示す．

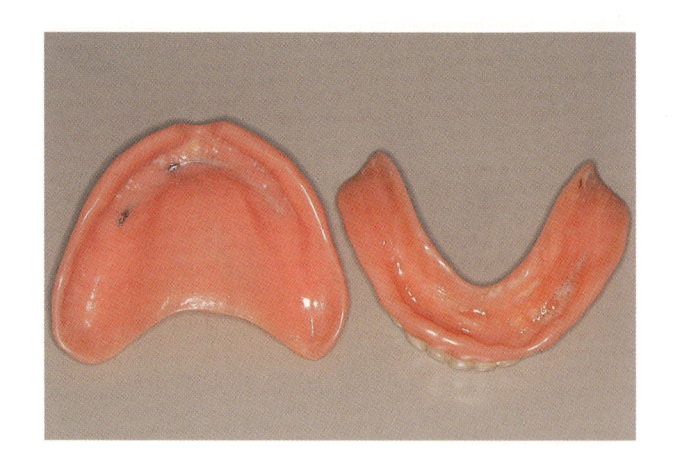

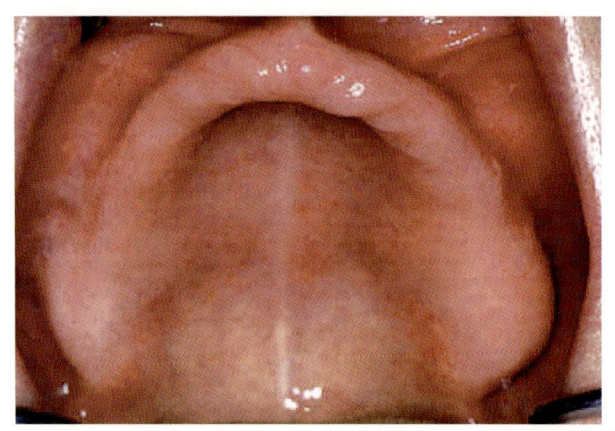

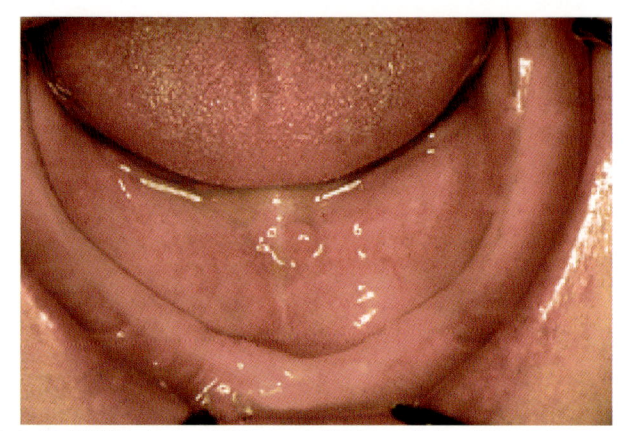

図12-2 口腔内の義歯床下組織を観察所見．不適合な旧義歯による床下組織に対する軽傷と，内部歪みの存在が認められる．

臨床例

患者：女性，65歳

主訴：下顎床下組織の疼痛による咀嚼機能不全，顔が曲がっている審美上の不満，しばしば開口障害，顎関節痛がある．全身的には偏頭痛，肩こりがひどい．図12-1に，初診時に装着してきた義歯を示す．

システマティックな診査・診断の結果をまとめてみる．

①口腔内の義歯床下組織の観察所見では，装着に差し支えるような著しいアンダーカット，支持性を低下させるぐらいの著しく不良なトポグラフィーの存在はないけれども，不適合な旧義歯による床下組織に対する軽傷と内部歪みが認められる(図12-2)．

②予備印象を行い(図12-3)研究模型を作製した(図12-4)．

③咬合平面設定可否に対する診査・診断を兼ね，正中矢状面を基準にした咬合器付着を行う(図12-5,6)．またゴシックアーチ・トレーサーを組み込み，顎機能検査に備えた(図12-7)．

治療用義歯

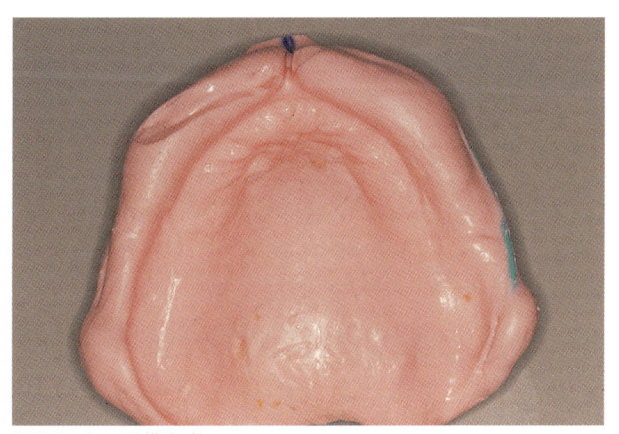

図12-3　予備印象.

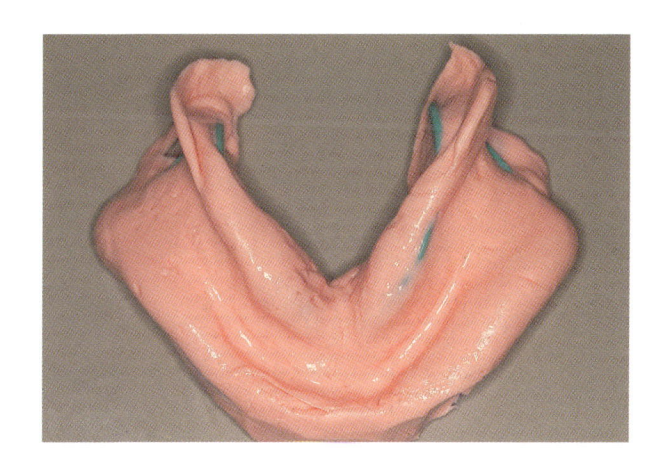

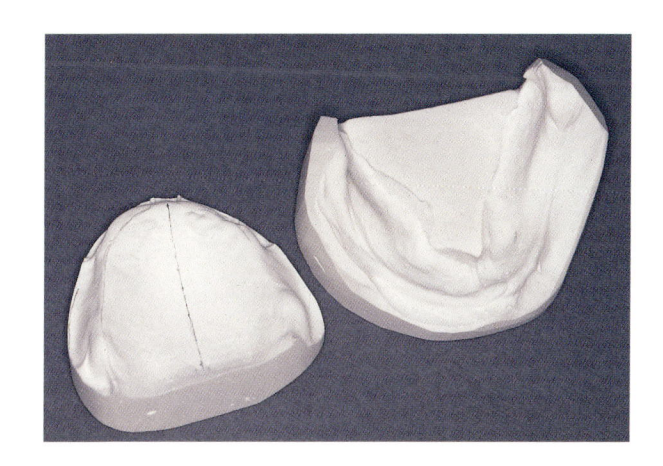

図12-4　研究模型.

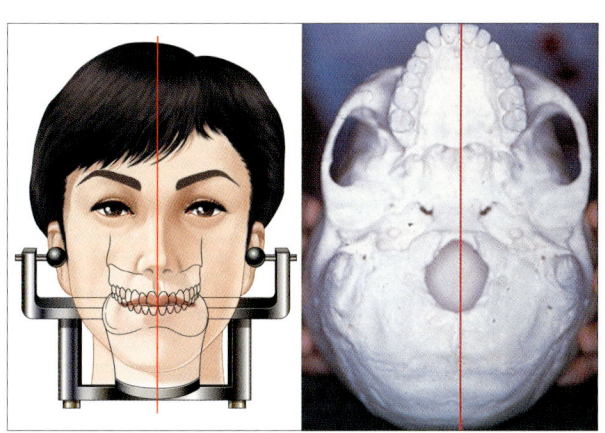

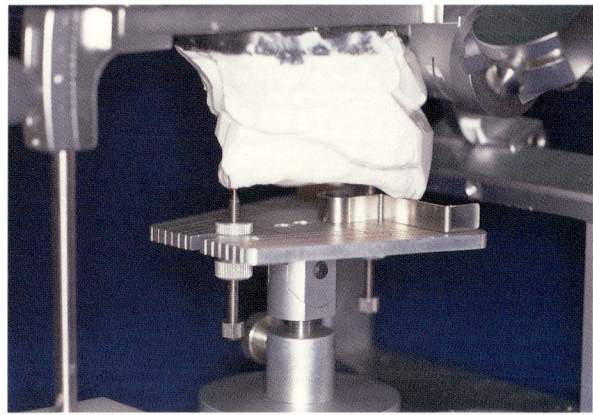

図12-5,6　咬合平面設定可否に対する診査・診断を兼ね正中矢状面を基準にした咬合器付着を行う.

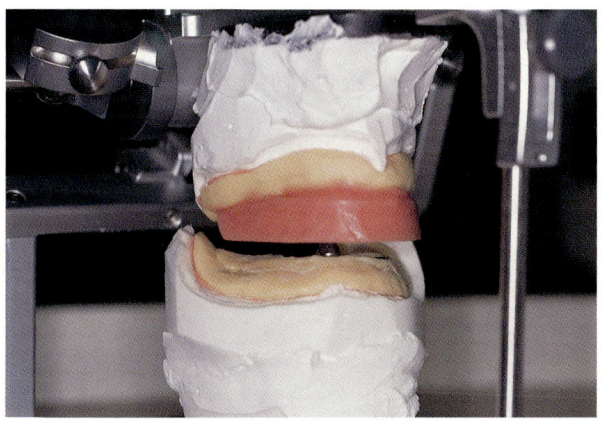

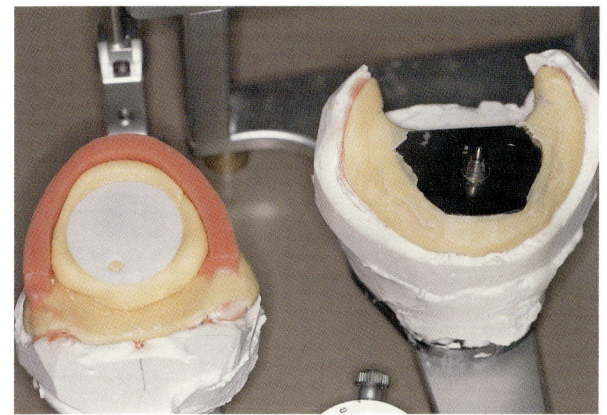

図12-7　顎機能検査に備え，ゴシックアーチ・トレーサーを組み込んだ.

307

12 治療用義歯を活用した総義歯調製

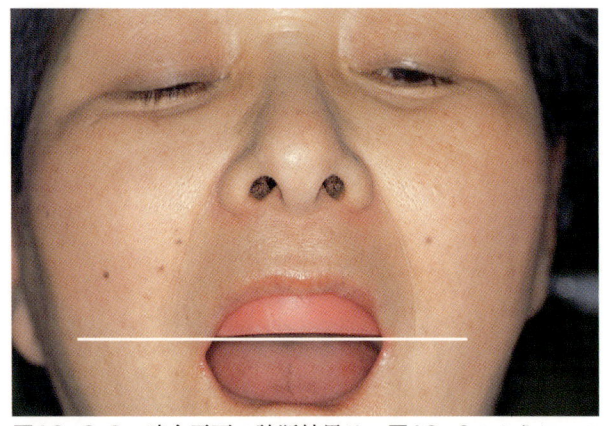

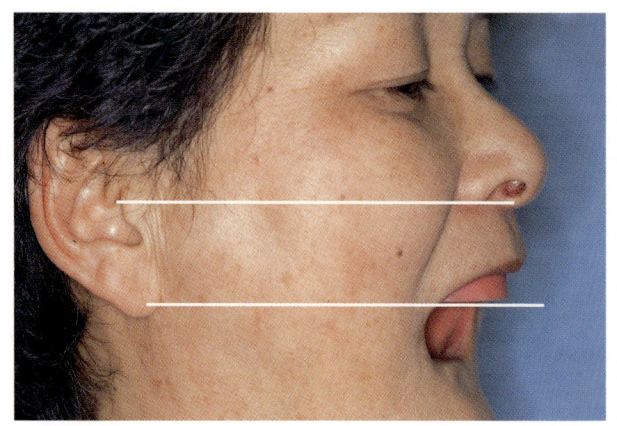

図12-8,9 咬合平面の診断結果は，**図12-6**のようにハミュラーノッチ部を7mmの支持盤を介して模型付着が可能であったことから，上顎歯槽結節の挺出もなく咬合平面の設定は可能であると評価ができ，かつ上顎咬合床の口腔内試適においても同様な結果が得られた．

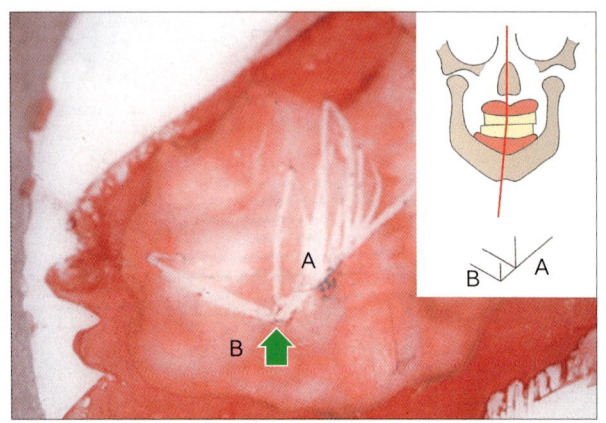

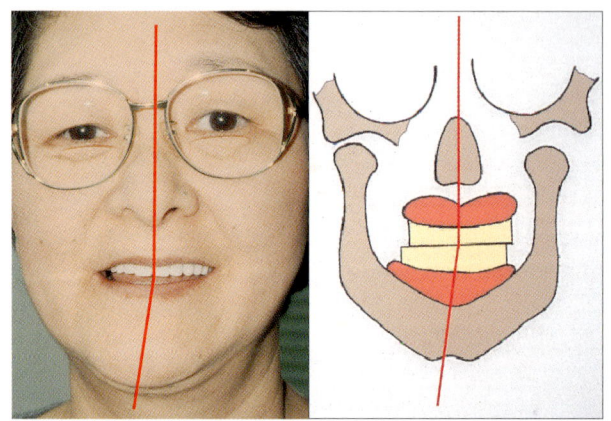

図12-10,11 ゴシックアーチ・トレーシングによる顎機能に対する診査・診断．ゴシックアーチのアペックス（B）における顔貌の観察から，下顎右側偏位と診断した．参考まで持参してもらった昔の写真からもその傾向は存在している．

咬合平面の診断結果は，**図12-6**のようにハミュラーノッチ部を7mmの支持盤を介して模型付着ができたことから上顎歯槽結節の挺出もなく咬合平面の設定は可能であると判断できた．また上顎咬合床の口腔内試適においても同様な結果が得られた（**図12-8,9**）．

④ゴシックアーチ・トレーシングによる顎機能に対する診査・診断，顔貌の観察から下顎右側偏位と診断した（**図12-10,11**）．

⑤整復したい下顎位は，顔面前額面観で顔面上部の正中矢状面と顔面下部のそれとが一直線になるような位置と考え，ゴシックアーチ上でその位置を確認し，顎位記録を採取し，下顎模型をリマウントした（**図12-12～15**）．

⑥診断のための前歯部，第一小臼歯の人工歯排列試行においても，顎間距離，上下歯槽堤の対向関係，人工歯列，咬合関係が予知でき，この問題に関しては良好な予後が期待できると判断できた（**図12-16,17**）．

⑦咬合咀嚼圧に対する支持性の診査・診断としては，歯槽堤のトポグラフィーの状態，下顎管の露出，オトガイ孔の義歯床下へ開口などはないけれども支持性不良と考え，最終義歯にはS-Aブレード臼歯を活用し，咬合接触面積の減少を図り，少ない咬合咀嚼圧でも食塊形成できるよう，咬合接触を軽減するといった治療計画を策定した．

治療用義歯

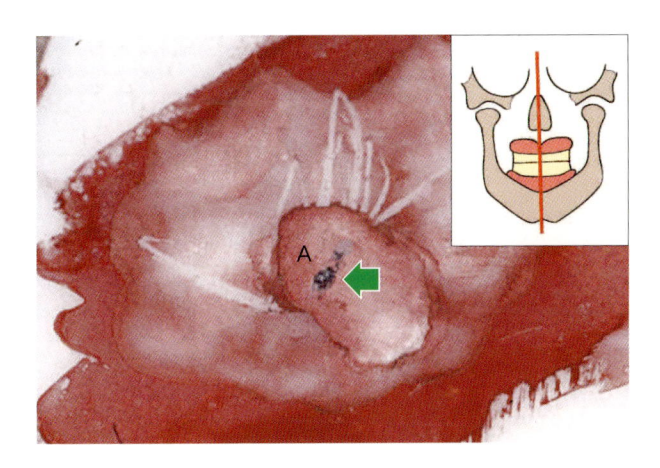

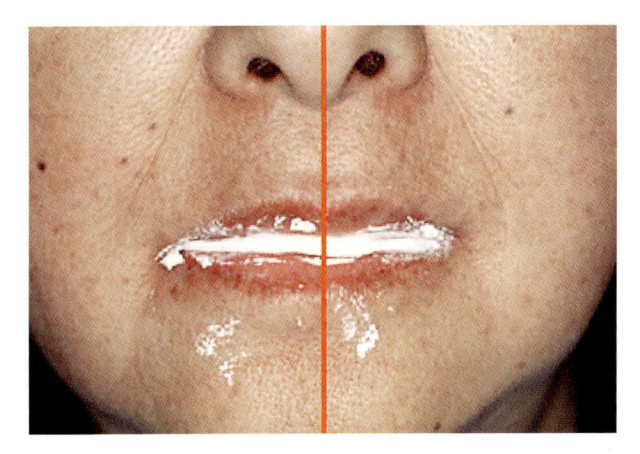

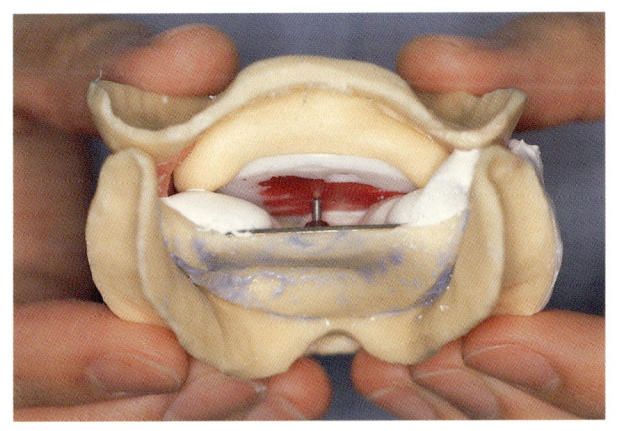

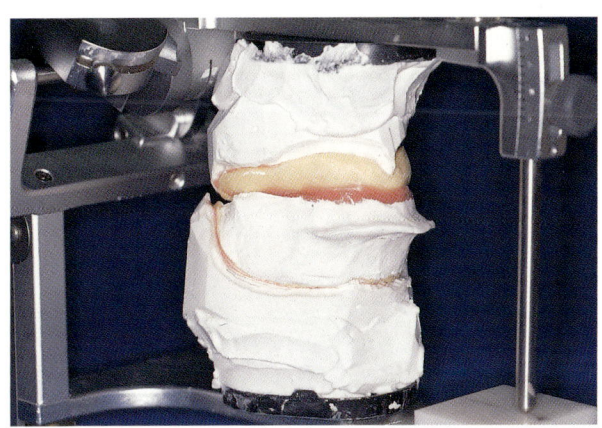

図12-12〜15 整復したい下顎位は，顔面前額面観で顔面上部の正中矢状面と顔面下部のそれとが一直線になるような位置と考え，ゴシックアーチ上でその位置(A)を確認し，顎位記録を採取し下顎模型をリマウントした．

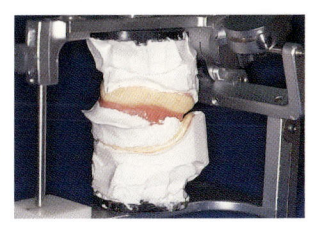

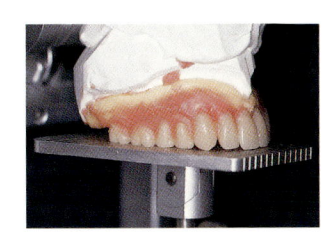

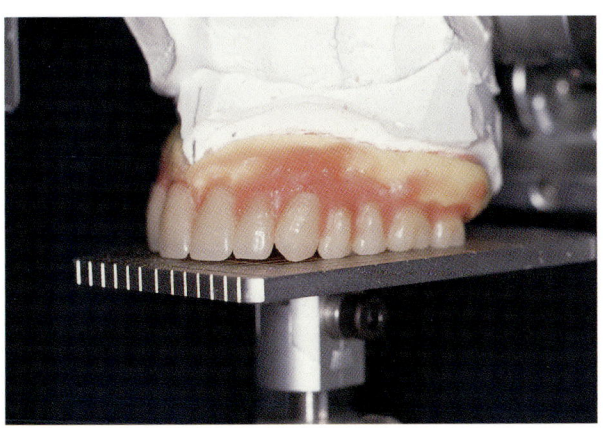

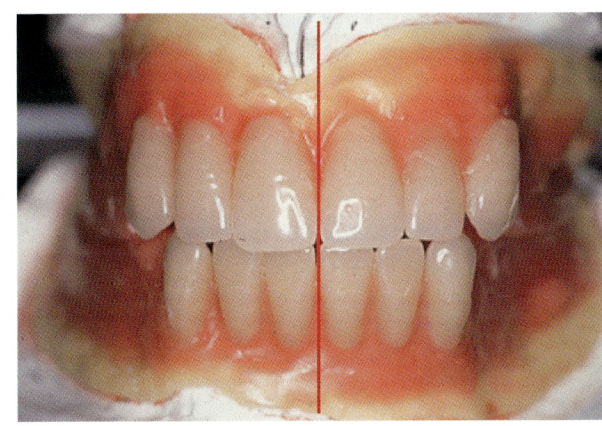

図12-16, 17 診断のための前歯部，第一小臼歯の人工歯排列試行においても，顎間距離，上下歯槽堤の対向関係，人工歯列，咬合関係が予知でき，この問題に関しては良好な予後が期待できると考察した．

309

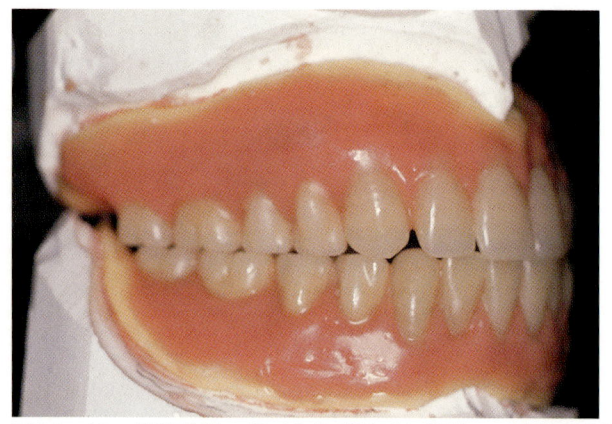

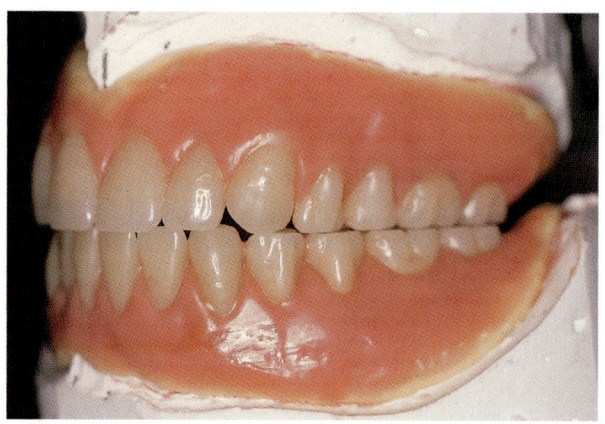

図12-18 診断結果に基づき治療計画を説明し，医療の委任が得られたので，臼歯部の排列を行い，治療用義歯の作製に移行した．

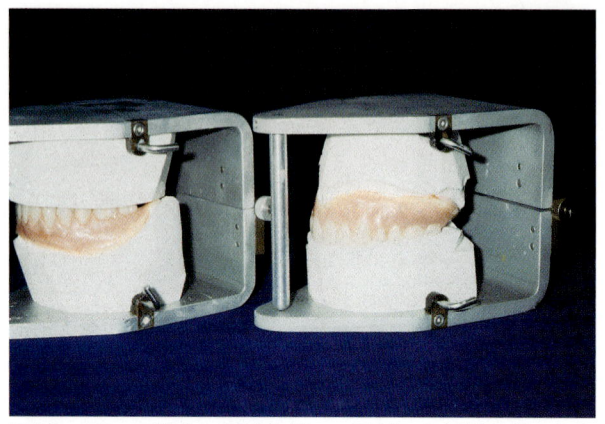

図12-19 口腔内に試適を行い，満足した結果が得られたので，上下顎模型をリプレースメント・ジグに付着し，オクルーザル・コアを記録した．

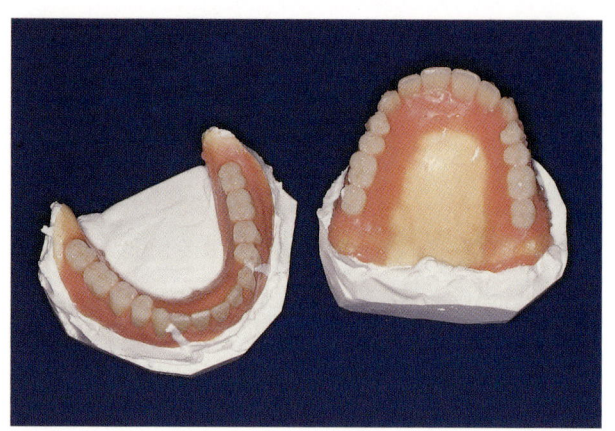

図12-20 ワックススペーサーが除去されたワックスデンチャー．粘膜面を段差がないよう移行形に修正するとともに，内面を若干削除し，直接，石膏泥を注入して重合のための模型を作製し，重合に備える．

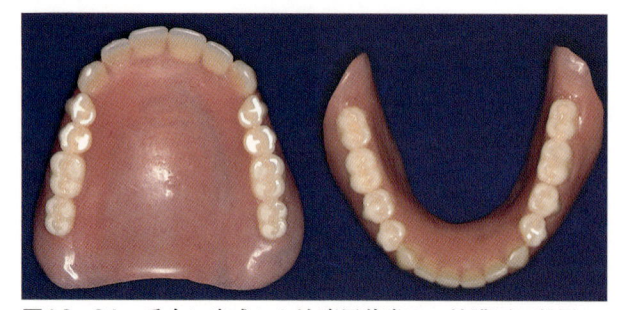

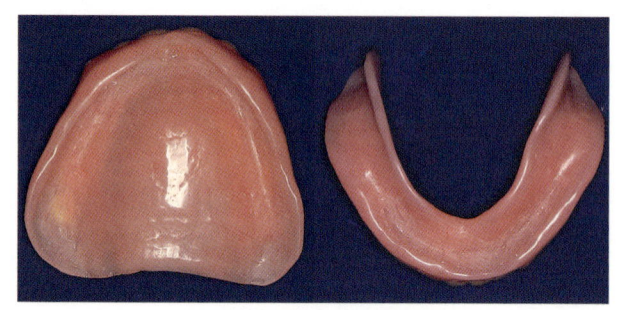

図12-21 重合し完成した治療用義歯は，粘膜面に設置されたワックススペーサー分の空間を備えたものである．

診療計画の立案

　問診，口腔内所見およびパントモグラフィーからの器質的な診断情報のほか，ゴシックアーチ・トレーシングによる顎機能所見，ならびに咬合器上の上下顎研究模型所見から，本症例に対する診療計画は準備・改善処置として粘膜調整（ティッシュコンディショニング），下顎位整復といったイニシャルプレパレーションが必要と診断された．
　したがって，まずティッシュコンディショナーが入る容器としての機構を備え，か

つ下顎位整復のためのスプリントとしての治療用義歯の作製を先行した．その義歯を活用しイニシャルプレパレーションを行った後，最終義歯を調製するという診療計画を策定し，患者に説明し，診療にとりかかることにした．

治療用義歯の作製

治療用義歯を視野に入れた治療計画を行うためには，先のシステマティックな診査・診断は有効に生かされ，研究模型は真の中心位関係で咬合器に付着され，かつ前歯部人工歯の排列まで経ているため，そのまま直ぐに目的に応じた治療用義歯作製行程に入ることができる．

ワックスデンチャーとオクルーザル・コアの記録

診断時に既に排列されてある前歯部に続いて臼歯部の排列を行い，削合により十分な咬合調整と歯肉形成を行い，ワックスデンチャーを完成させた(**図12-18**)．

再度，口腔内に試適を行い，満足した結果が得られたので，上下顎模型をリプレースメント・ジグに付着し，オクルーザル・コアを記録する(**図12-19**)．

この目的は，ワックスデンチャーを重合後に完成する治療用義歯を同一空間位置で粘膜調整材を間接的に填入したいことにある．すなわち，各個トレーを活用した印象操作において技法的に最も難しいことは，トレーを口腔内の正位置に的確に戻すことである．また，旧義歯をリライン・リベースする場合の印象にしても同様であり，正位置に戻しにくく本来の下顎位での咬合関係を損なう結果になりやすい．

以上のような理由から，将来，治療用義歯を正確に口腔内に戻す手段として，リプレースメント・ジグを用いて上下顎ワックスデンチャーのオクルーザル・コアの記録を先に採取しておく．この操作は，リプレースメント・ジグの設計機構がエイブ咬合器のマウンティング・プレートと互換性があるため，容易に簡単に行うことができる．

治療用義歯の重合

ワックススペーサーが除去されたワックスデンチャー粘膜面を段差がないよう移行形に修正するとともに，内面を若干削除し，直接，石膏泥を注入して重合のための模型を作製し，重合に備える(**図12-20**)．すなわち，研究模型を重合に使用するのではない．

この状態のワックスデンチャーに石膏を注入して完成した模型をフラスコ埋没し重合を行う．

以上の操作により，重合し完成した治療用義歯は，粘膜面に設置されたワックススペーサー分の空間を備えたものである(**図12-21**)．

周知のごとく，システマティックな診査・診断から連携した流れとして，治療用義歯の作製が必要な場合も，容易にその治療目的にあった治療用義歯を完成することができるのも本技法の特長といえる．

イニシャルプレパレーション

ティッシュトリートメント粘膜調整

ティッシュコンディショナーの装填

ティッシュコンディショナーの装填に際し，リプレースメント・ジグと治療用義歯

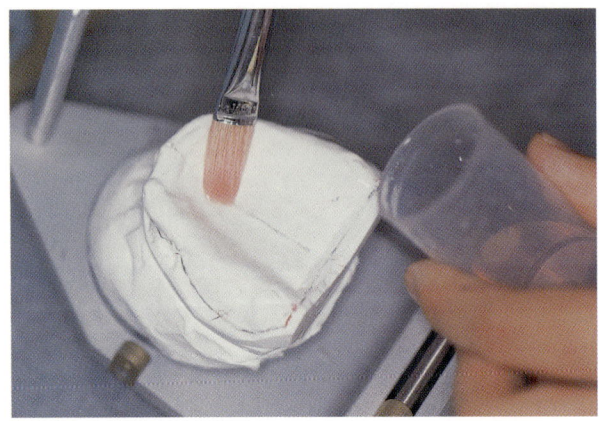

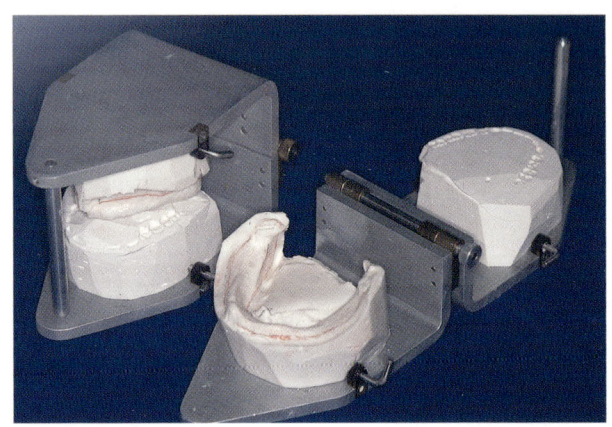

図12-22 ティッシュコンディショナーの装填に際し，リプレースメント・ジグと治療用義歯を用意し，ジグ上の模型にアルジネート分離材を塗布しておく．

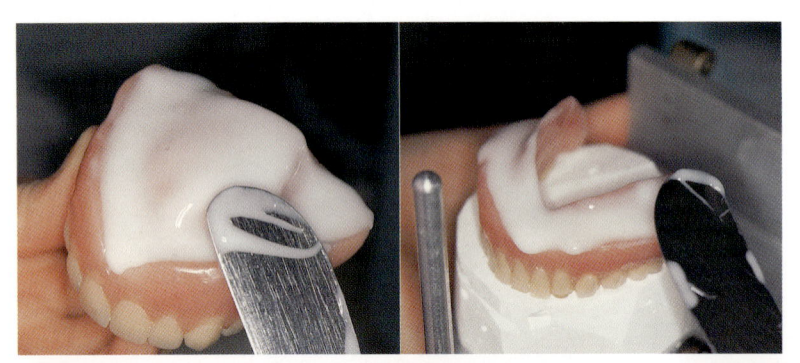

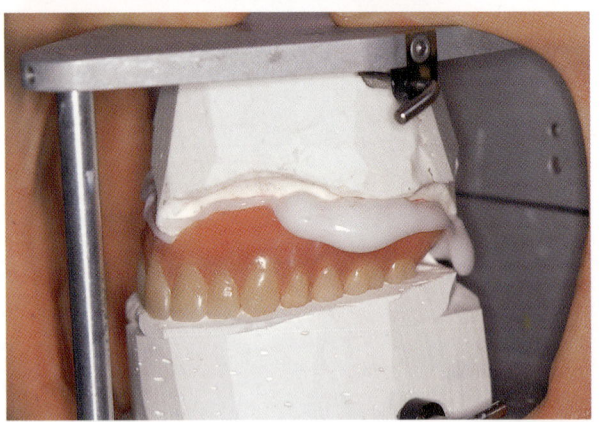

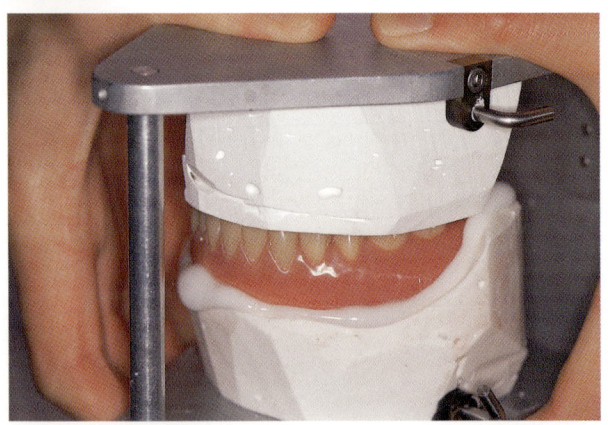

図12-23, 24 ティッシュコンディショナーの混和比を守って必要量容器にとり混和し，軟らかい餅状になるまで約3分間密閉した状態で待ち，治療用義歯内面ならびに必要があれば模型面にも装填して，義歯を研究模型とオクルーザル・コアをガイドにジグ上の空間位置に復位させる．

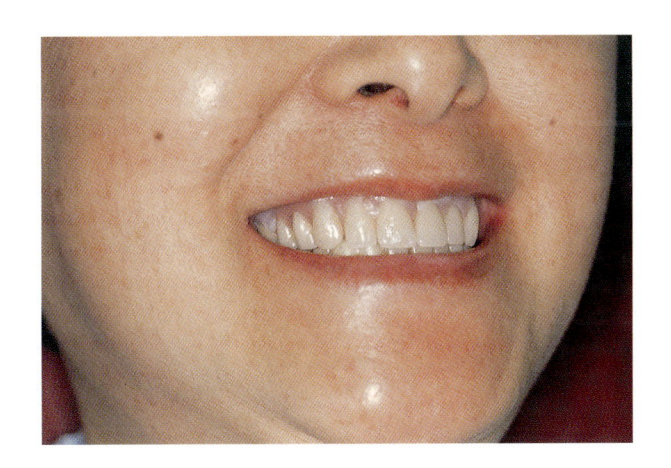

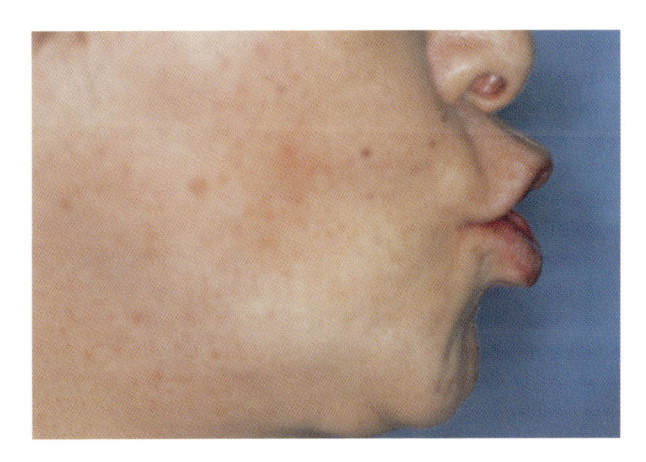

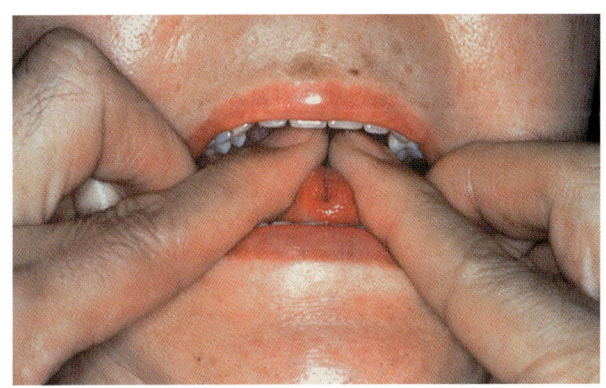

図12-25 義歯辺縁にリボン状のティッシュコンディショナーを巻きつけ，口腔内に装着し咬合させ，指先で辺縁部ティッシュコンディショナーを圧接した後，舌突出，口角後方牽引，口唇突出など義歯周囲筋群を活動させる．

を用意し，ジグ上の模型にアルジネート分離材を塗布しておく(**図12-22**)．

　ティッシュコンディショナーの混和比を守って必要量容器にとり混和し，軟らかい餅状になるまで約3分間密閉した状態で待ち，治療用義歯内面ならびに必要があれば模型面にも装塡して，義歯を研究模型とオクルーザル・コアをガイドにジグ上の空間位置に復位させる(**図12-23, 24**)．

　膠化が始まったならば，表面活性剤の入った微温湯中に浸した後，治療用義歯を模型から外し，辺縁から外側に溢れでているティッシュコンディショナーを辺縁に沿って内方に斜めに歯肉鋏でトリミングし，口腔内に装着し軽く咬合させた状態で膠化させる．

口腔内への搬入と辺縁形成

①ティッシュコンディショナーを混和し，ニュートンフローがなくなる状態まで待ち，リボン状に細長くし，義歯辺縁に内面に入らないように注意して巻きつける．つなぎ目は，モノマーで湿らせ滑らかに移行形にする．

②口腔内に装着し正位置に復位，咬合させ，辺縁部のティッシュコンディショナーを指先で口腔前庭に圧接した後，通法的な辺縁形成操作として義歯周囲筋群を活動させる(**図12-25**)．

③残っている材料がちぎれる状態になったならば口腔外に取りだし，辺縁の状態をチェックする．もし床材料が露出している個所があれば，そこはオーバーエクステンションと考えてよい．その際は，当該部を削除し再度辺縁形成を行う．削除にあ

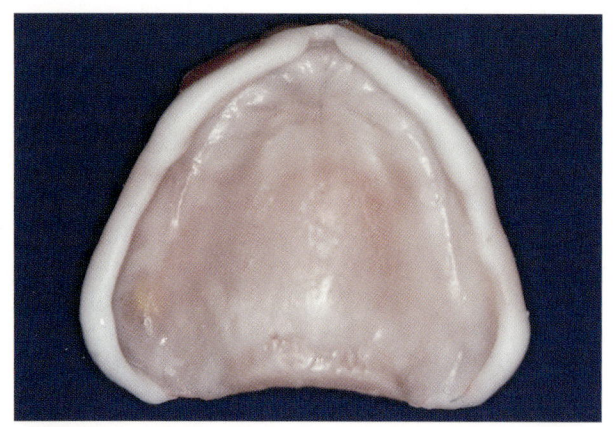

12 治療用義歯を活用した総義歯調製

図12-26 辺縁形成が完了した上下治療用義歯.

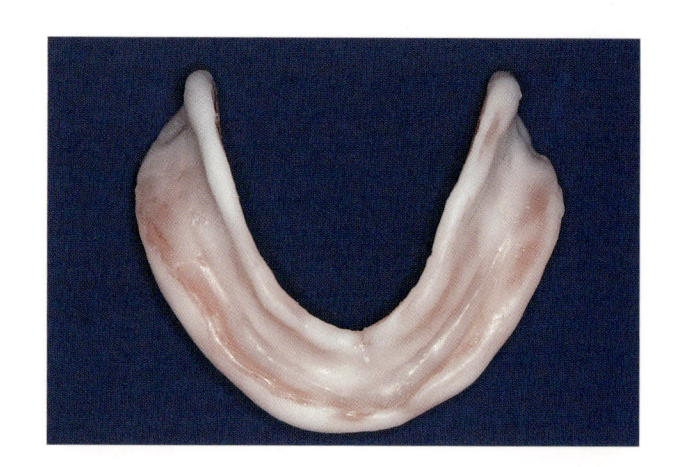

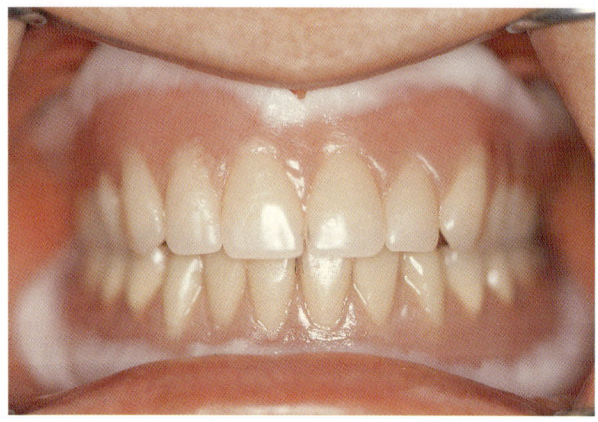

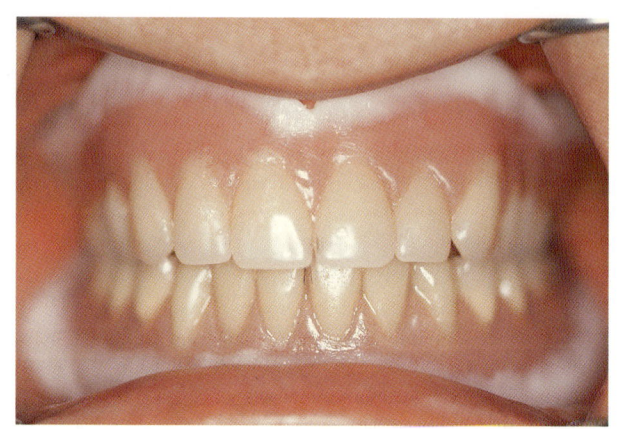

図12-27 治療用義歯の装着. 上下前歯部の正中観察から, 下顎は右側に戻りたがっていることがわかる. 右図は1週間後の来院時であるが同じ傾向が続いている.

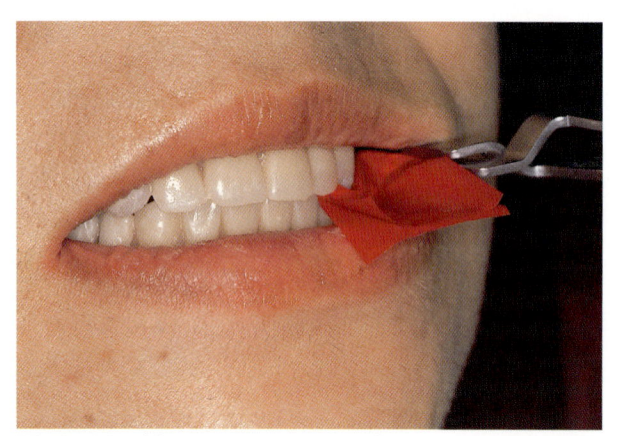

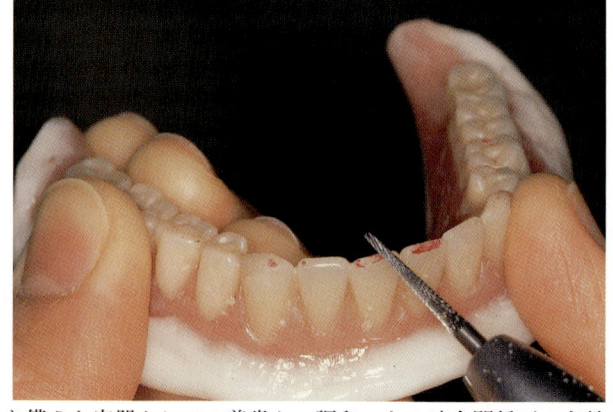

図12-28 優れたティッシュコンディショニングは, 的確な辺縁を備えた容器としての義歯と, 調和のある咬合関係下で有効に進行するため, 常に咬合調整が必要であることを忘れてはならない.

たっては, 義歯内面を表面活性材の入った液で濡らし, 削りかすが内面に付着しないようにする.

辺縁形成後, 当日はまだ材料が柔らかいためトリミングは最小限に留め, 翌日アポイントメントを組み行った方がよい. 以上で, 辺縁形成を完了する(**図12-26**).

治療用義歯の装着と咬合調整

治療用義歯を装着しティッシュコンディショナーによる粘膜調整治療を開始するが,

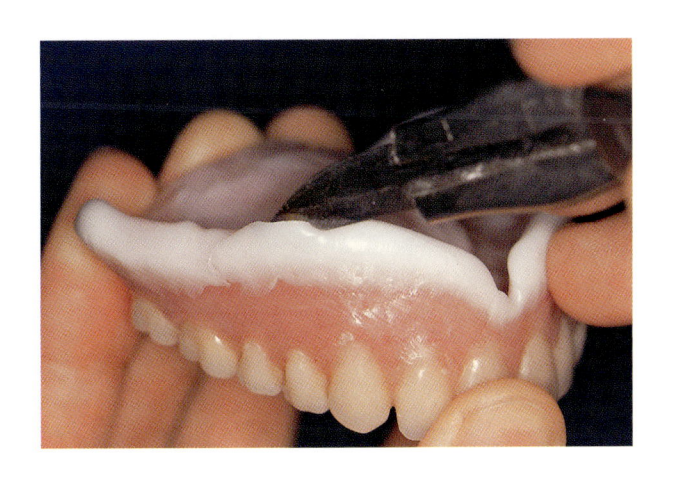

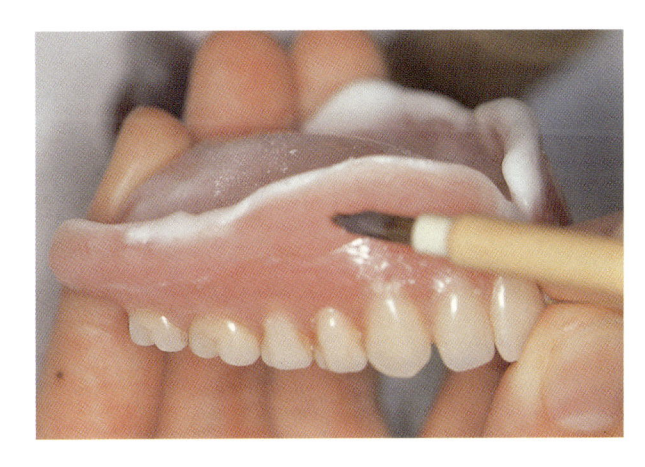

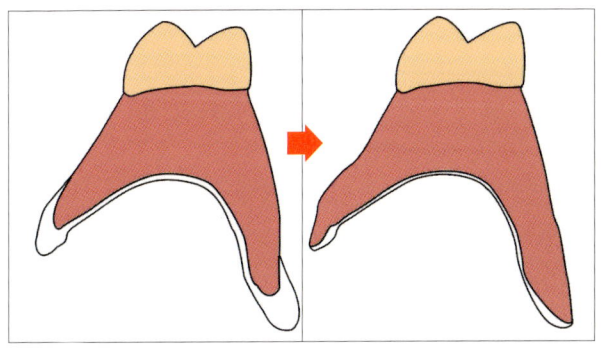

図12-29 辺縁が延びすぎたり，リリーフにより床が薄くなった場合は，必要に応じて即時重合レジンでバックアップを行う．

　これは単に粘膜組織の調整だけを目的とするのではなく，この行程を行いながら人工歯列の修正，咬合高径の改善による最終義歯調製のための下顎位の決定とティッシュコンディショナーによる動的印象を記録することを目的としたものである．
　優れたティッシュコンディショニングは，的確な辺縁を備えた容器としての義歯と，調和のある咬合関係下で有効に進行するため，常に咬合調整が必要であることを忘れてはならない（**図12-27, 28**）．
　以上の行程を踏んだ治療用義歯を口腔内に装着する．優れた咬合関係でワックスデンチャー，治療用義歯が作製され，ティッシュコンディショナーの装填も可及的に精度よく操作されていれば，装着された治療用義歯は優れた咬合関係を示すのが一般である．
　しかし材料的，技術的誤差は当然存在するし，真の機能下での下顎位を追求し，約1週間の間隔で患者を来院させチェックし，必要に応じて咬合調整することが大切である．咬合調整は，下顎運動は咬合接触後にファセットにより誘導されるといった考え方に立脚し，下顎が真前方に，また左右同等な側方運動を誘導できるような咬合斜面を付与することと理解している．その場合，真前方の基準となるものは，外観的に顔面上部の正中矢状面と下顎体の正中矢状面とが一致することが一つの目安である．また，その結果を示す中心咬合位は，前後的にまた左右的に安定した顆頭位でなければならないため，削合や築盛により行われる．

ティッシュコンディショナーによる粘膜調整と同等沈下

　治療用義歯を装着した翌日は，膠化したティッシュコンディショナーを必要に応じ

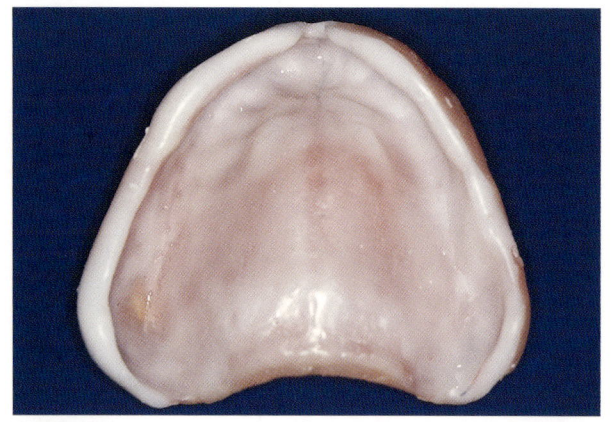

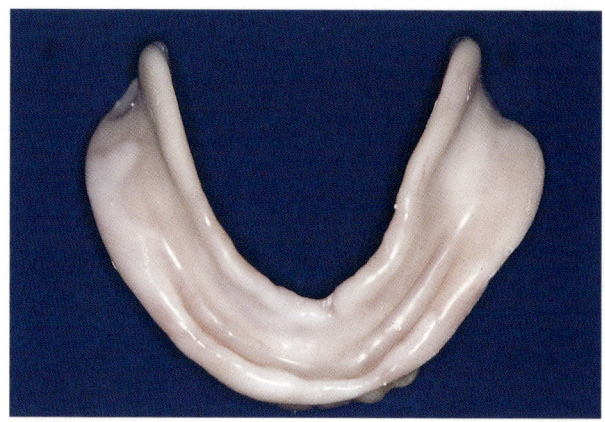

12 治療用義歯を活用した総義歯調製

図12-30 ティッシュコンディショナーは，約1～2mmの厚さに裏装され，備え持つ粘性と可塑性により歯槽粘膜に密着し，その弾性に負うフィジオテラピー効果により，内部歪みを持つ病的な床下組織の炎症を癒す．

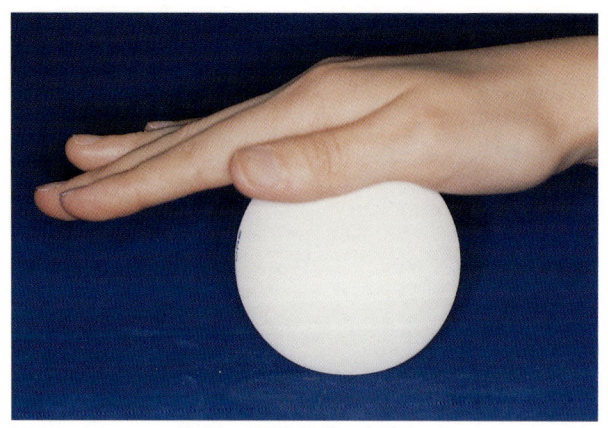

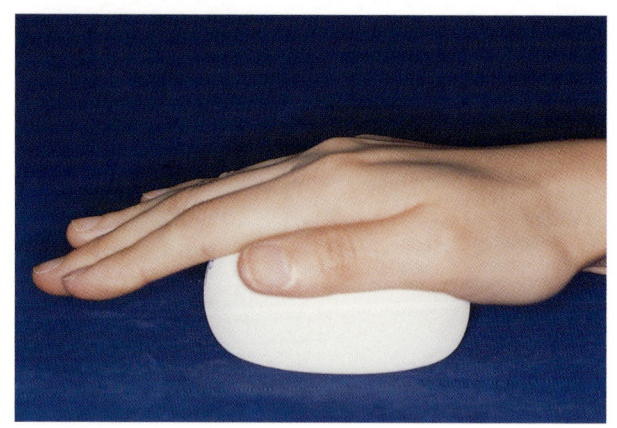

図12-31 ゴム鞠（床下粘膜組織の細胞）は加圧されれば潰れてしまい，内部歪みを持つ病的な状態となる．ティッシュコンディショニングにより正常な状態に戻す一方，同等沈下した最終印象結果を期待する．

TISSUE CONDITIONER

Phase & Character	EFFECT
1 : LIQUID	Newton flow
2 : VISCOSITY	Fit well
3 : GELATION	Plasticity, Function
4 : ELASTISH	Physiotherapy
5 : HARDENING	Rough, Smell

SUPPORTING AREA, OCCLUSAL CONTACTS

図12-32 ティッシュコンディショナーの状相変化．ティッシュコンディショニング効果は，2，3，4のみであり，5の状相になったならば全面交換が必要である．

図12-33 ティッシュコンディショニング治療．4，5日から1週間に1回ぐらいの間隔でチェックし，必要に応じて，モノマーの塗布，リリーフ，全面交換，咬合調整を行う．

てトリミングする．ティッシュコンディショナーにより辺縁が延びすぎたり，リリーフにより床が薄くなった場合は，必要に応じて即時重合レジンでバックアップを行う（図12-29）．

咬合調整を行い約1週間義歯を試用させ，義歯による疼痛の有無や口腔内の床下粘膜の状態を観察し，必要に応じて対処する．

ティッシュコンディショナーは，約1～2mmの厚さに裏装され，備え持つ粘性と

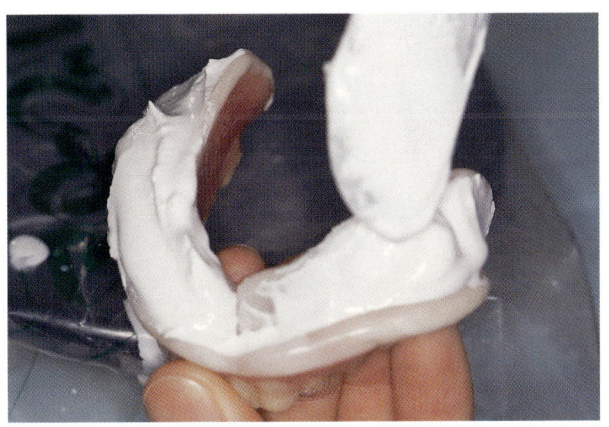

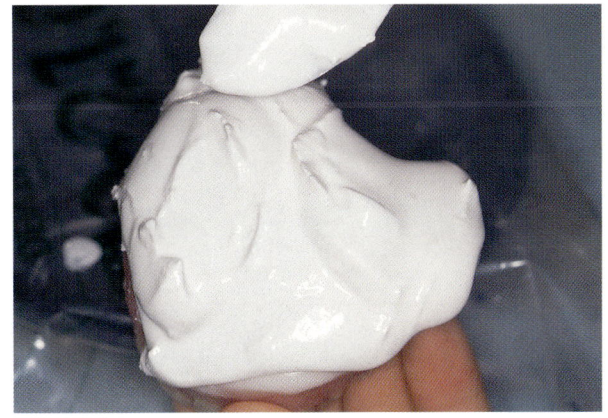

図12-34 全面交換操作の開始．口腔内に正確に戻さないと咬合も狂うので，リプレースメント・ジグを活用して間接法で行うため，まず石膏模型を製作する．

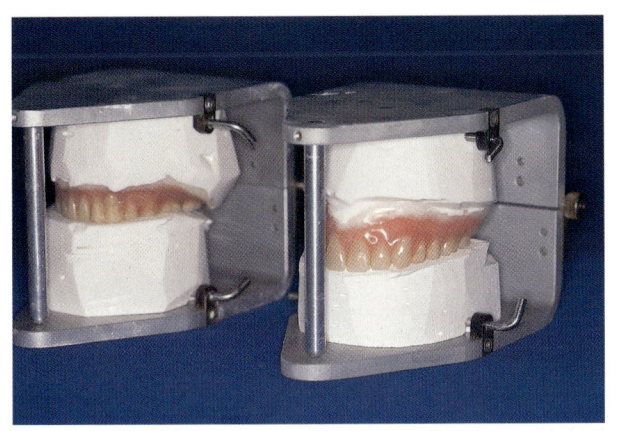

図12-35 リプレースメント・ジグにマウントし，咬合面コアを採得する．

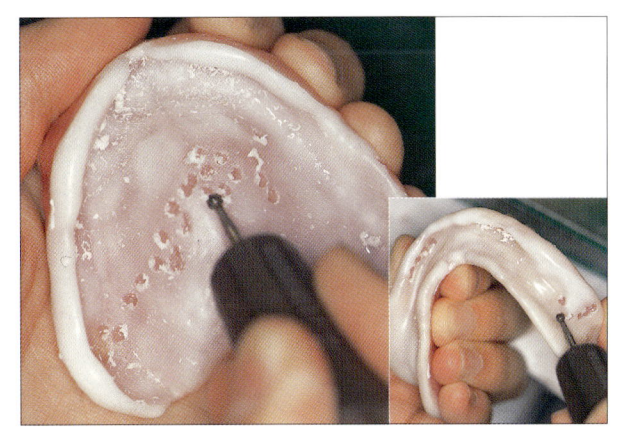

図12-36 直径2mmの8番のラウンド・バーを活用し，床材料が透過しているところのみ，約1.5〜2mmの深さでリリーフ後，旧材料を全面削去する．

可塑性により歯槽粘膜に密着する．またその弾性によるフィジオセラピー効果により，内部歪みを持つ病的な床下組織の炎症を癒す（**図12-30, 31**）．一方，機能圧でフローし，機能圧による辺縁形成と同等沈下した内面の状態を最終印象として期待するものである．

したがって，その性質をできるだけ長期間保つことが要求される．しかし，経時的にモノマー中の可塑剤とエタノールの消失により，粘性，可塑性，弾性を失う．その要因をカバーする目的で，約1週間に1度，表面にモノマーを補充的に塗布し，より粘性，可塑性を与えながら装着しておくことが大切である．

不等沈下部が存在する場合には，若干のびらんによる疼痛を訴えてくる．当該部は床材料が露出しているので簡単に判明できるので，リリーフして新たにティッシュコンディショナーを追加し，義歯内面に液を塗布しより粘性を与え，装着し帰宅させる（**図12-32, 33**）．

ティッシュコンディショナーの全面交換

同一のティッシュコンディショナーが2週間以上の長期におよぶ場合には，材質の劣化もでてくるので，その際はリプレースメント・ジグに再度マウントし，全面交換

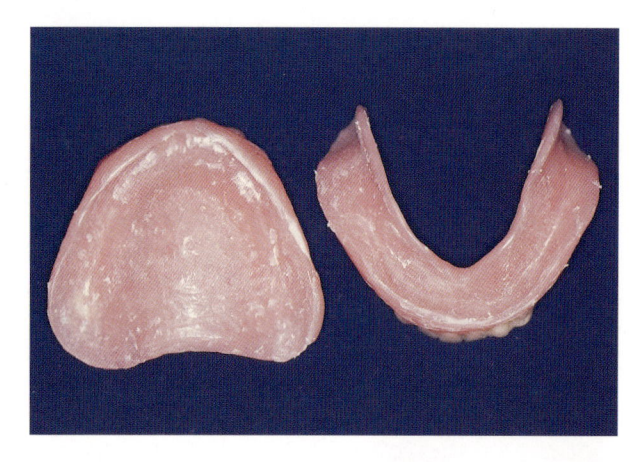

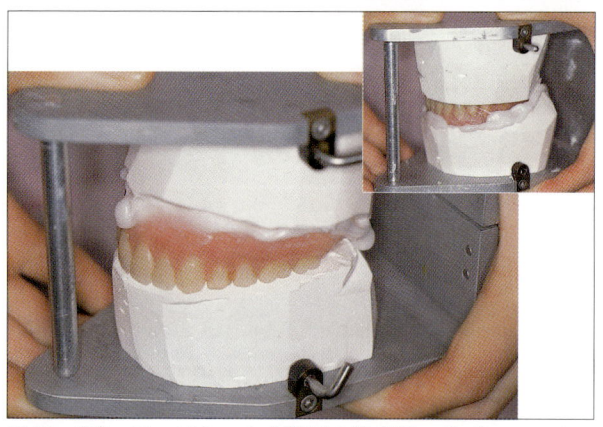

12 治療用義歯を活用した総義歯調製

図12-37 旧材料を全面削去が完了した治療用義歯内面．

図12-38 アルジネート分離材の塗布後，リプレースメント・ジグ上の模型と咬合面コアを介し，新材料を正確な位置に填入する．

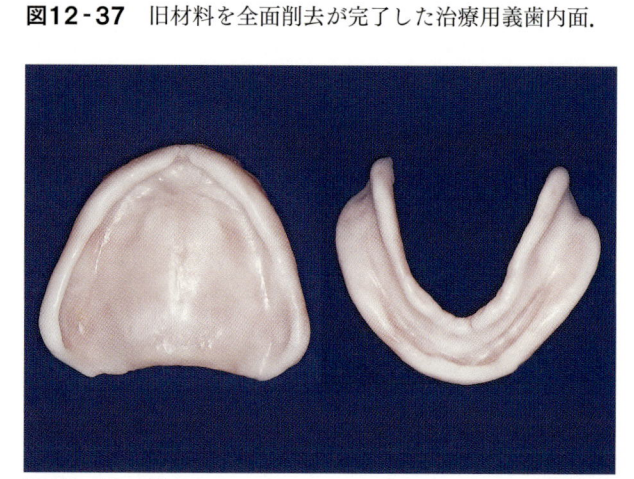

図12-39 新しいティッシュコンディショナーに全面交換された上下顎の治療用義歯．

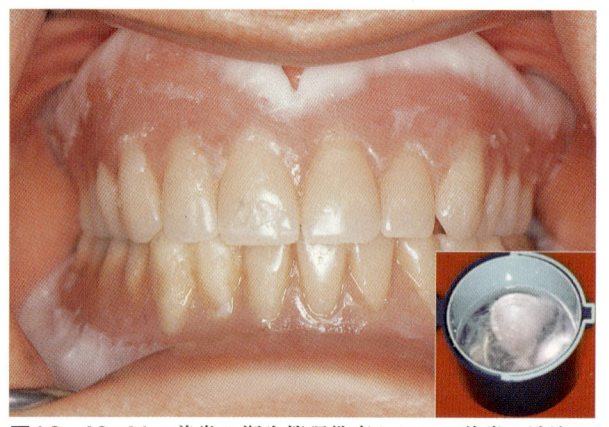

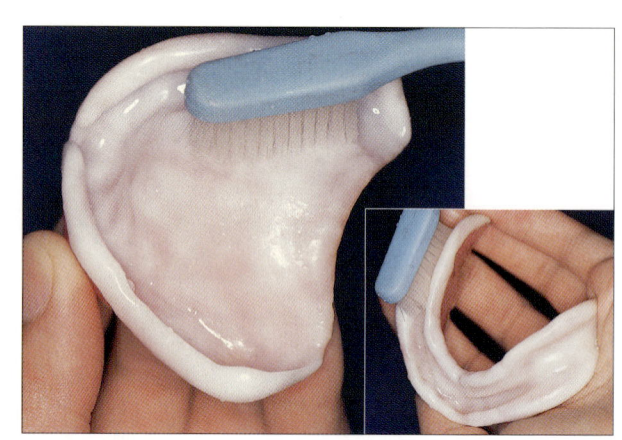

図12-40，41 義歯の衛生管理教育として，義歯の洗浄と口腔衛生思想を徹底させ，とくにカンジダ・アルビカンスの抑制指導を行う．

を行う（**図12-34～39**）．しかし，せっかく漕ぎ着けて得られた咬合関係を狂わせないよう十分な注意が必要である．

　治療用義歯使用に関する患者教育として，義歯の衛生管理のためデンチャーボックスと義歯洗浄剤，デンチャーブラシの使用法を説明し，柔らかい歯ブラシによる口腔衛生思想の教育，とくにカンジダ・アルビカンスの抑制指導を行う（**図12-40，41**）．

　装着当日は，食事後，義歯内面を流水下で洗い，義歯洗浄剤の入っている液中に人工歯部を下に向けて1時間は毎日浸すこと，口腔内粘膜はフィジオセラピーも兼ね，

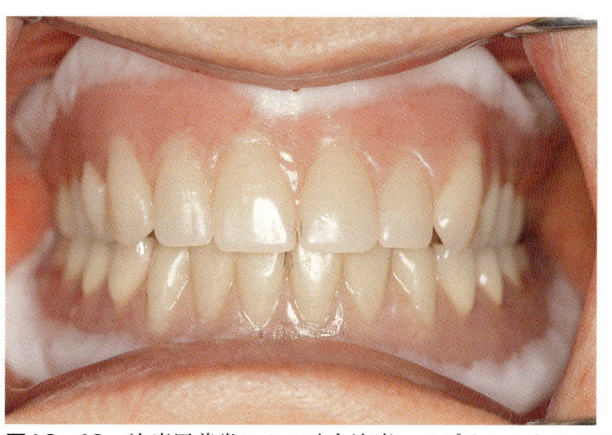

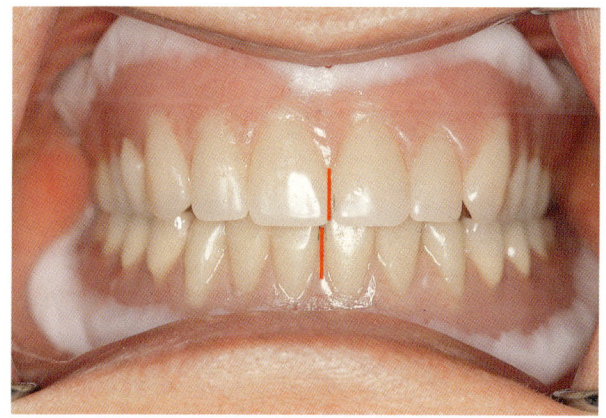

図12-42 治療用義歯による咬合治療．スプリントとしての総義歯は，アンカーがないため，義歯を置き去りにして顎のみが習慣性咬合位の顎位に戻りたがる．右図は下顎位整復開始時．

柔らかい歯ブラシで清掃させる．装着後，2日後からはティッシュコンディショナーも膠化した状態になるのでブラシ洗いをさせる．毎日このようなことを励行させ，装着を継続させる．

以上，粘膜調整行程について解説したが，実際の臨床では以下述べる下顎位整復行程と併行し行われる．

修正治療としての下顎位整復

スプリントとしての治療用義歯の作製

トレーシングしたゴシックアーチ上で，顔貌正面観で顔貌上部と顔面下部の正中矢状軸とが一致する位置を試行錯誤的に探し，当該部でチェックバイト記録を採取した（**図12-13, 14**参照）．

このチェックバイト記録を採取した基礎床を真正面から観察しても，また後方から観察しても，下顎位は変位した状態ではなく，最終目的の整復したい下顎位と考え，治療用義歯の中心咬合位とした．

治療用義歯による咬合治療

ティッシュコンディショナーで裏装した上下顎総義歯を装着した（**図12-42**）．

スプリントとしての総義歯は，当然，無歯顎上に装着してあるため，アンカーとして固定源のクラスプもないため，義歯を置き去りにして顎のみがいままでの習慣性咬合位の顎位に戻りたがり，付与した犬歯誘導の咬合様式も顎のみが乗り越えたがり，義歯の維持・安定性が損なわれやすく，またそれに伴う義歯による疼痛を訴えやすい．この現象は，アンカーとしての歯根植立機構と咬合面とが合体している有歯顎におけるスプリント療法とは比較にならないほど厄介なものである（**図12-43**）．

スプリント効果を考え，上顎にブレード臼歯を採用する場合も多い．この際，下顎臼歯部のオクルーザル・テーブルを即時重合レジンで築盛し，中心窩に下顎がスライ

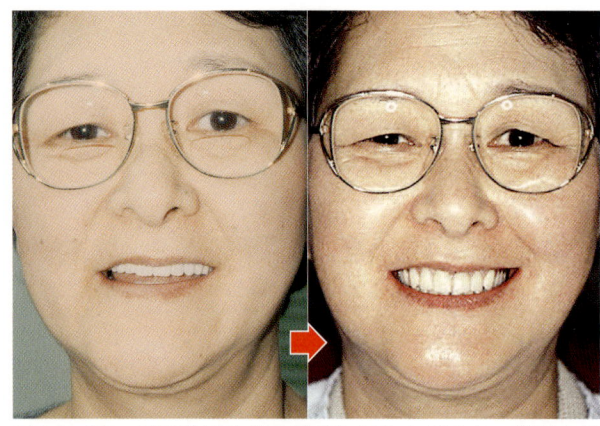

図12-43 習慣性咬合位の顎位に戻りたがるが，術前と比較し復位は進んでいる．

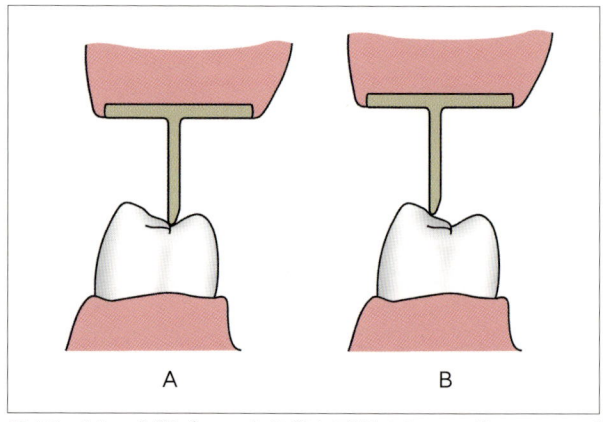

図12-44 上顎ブレード臼歯と下顎オクルーザル・テーブルによる咬合接触効果で下顎位整復を期待する．

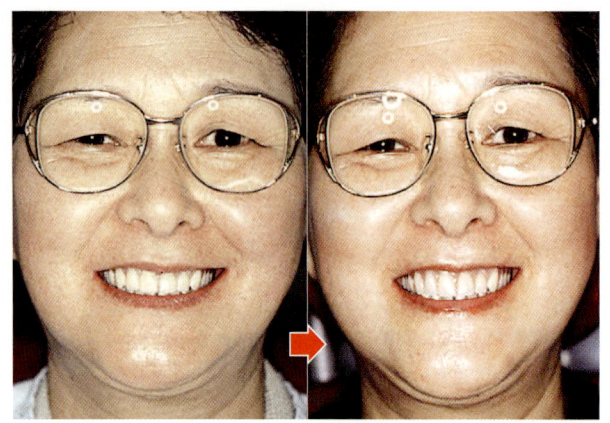

図12-45 下顎の習慣的顎位（右側偏位）への復帰阻止と左側移動の誘導を図り，上顎右側犬歯舌側面，下顎右側犬歯尖頭にストッパーとしてレジンを追加築盛し咬合調整を継続した．

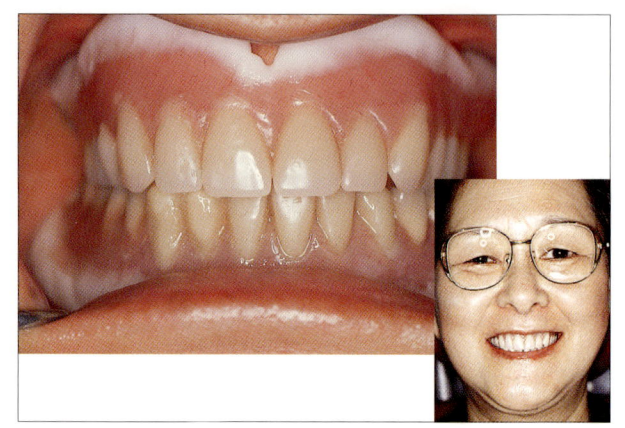

図12-46 約6か月後あたりから右側への顎位復帰阻止が奏功し，復位は安定してきた．

ドしやすい咬合斜面を備えた環境を作り，下顎位整復を期待する（**図12-44**）．

しかし，本例での咬合接触機構はフラット・カスプによるものである．下顎は，習慣的に右側に戻りたがるため，上顎右側犬歯舌側面，下顎右側犬歯尖頭にストッパーとしてレジンを盛り，下顎の右側への戻りを阻止しながら咬合調整を継続していった．

患者は，右側だけが衝突して噛みにくいと訴えてくるが，そのときは当方の意図した効果がでていると解釈し，だましだまし使用を継続させる．

経過観察中に，より左側に復位した方がよいという判断の下で，下顎の右側移動を防御するとともに左側移動を誘導する目的で，下顎右側犬歯尖頭と臼歯部にレジンを追加し咬合調整を行い，経過観察を継続した（**図12-45, 46**）．

最終義歯の調製と装着

本症例のように下顎位変位を整復した後の最終義歯の作製方法には，治療用義歯を預かってリベースを行うのも一法である．

しかし顎位偏位と簡単にはいうものの，顎位は二次元的なものではなく三次元的なものであり，非常に複雑である．したがって，スプリントとしての治療用義歯をリベー

イニシャルプレパレーション

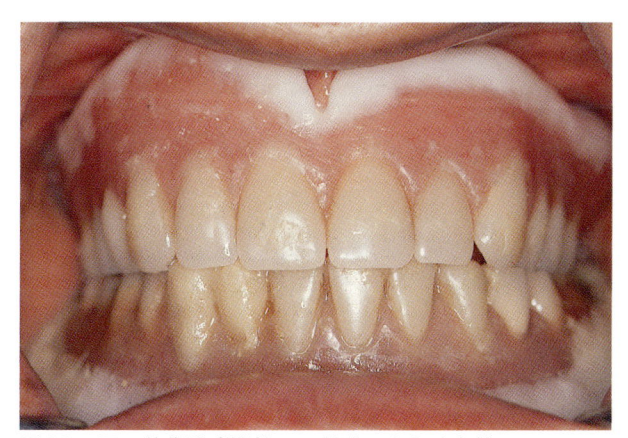

図12-47 整復治療開始9か月時の中心咬合位．

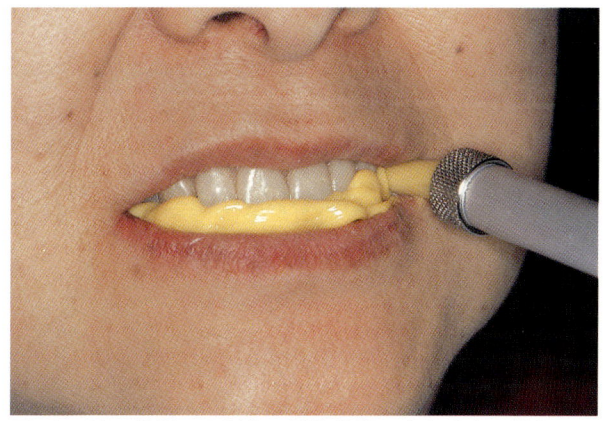

図12-48 整復した顎位で最終義歯の中心咬合を付与すべく，その位置で咬合採得を行う．技法としては，患者に中心咬合位で咬合を保持させ，開口させず唇・頬側面から記録材を注入する方法をとる．

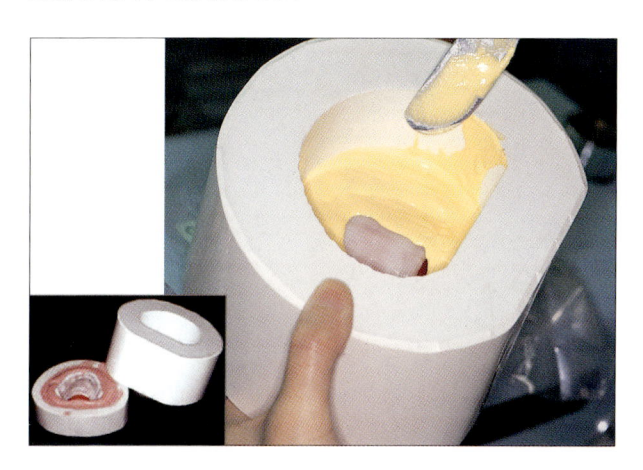

図12-49 動的印象された治療用義歯をボクシング・フラスコでボクシングし，模型材を注入し作業模型を完成する．

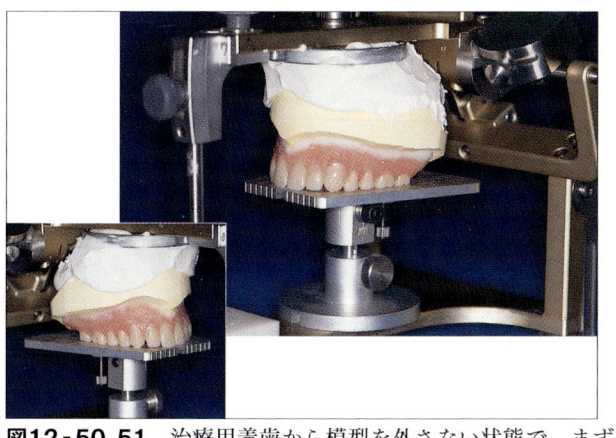

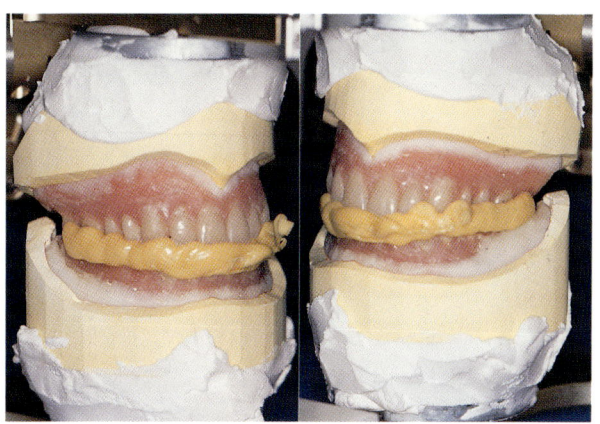

図12-50，51 治療用義歯から模型を外さない状態で，まず上顎模型を咬合器下弓につけたSHILLA Ⅱの正中矢状面を基準に咬合器付着を行う．また，下顎模型は顎間関係記録を介して咬合器付着を行う．

スのため預かっている間に，また元の偏位した状態に戻ることが懸念されるので，スプリントとしての治療用義歯を使用させておきながら，最終義歯を作製する方法をとることが奨められる．

最終印象と咬合採得

本症例では，約1年間のスプリントとしての治療用義歯による調整期間を経て，顎

321

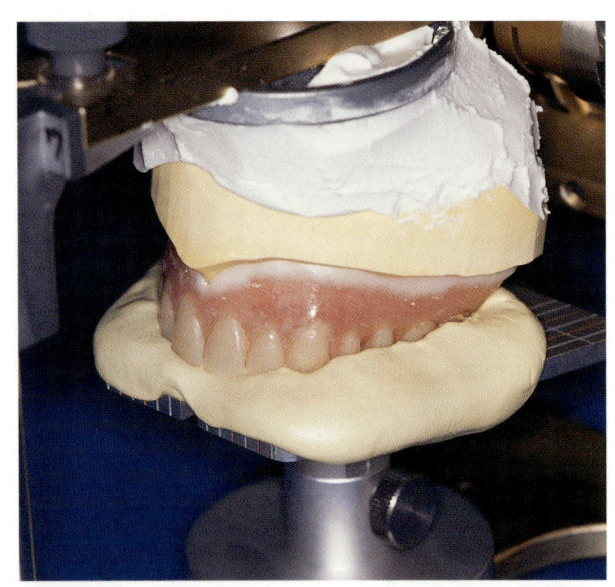

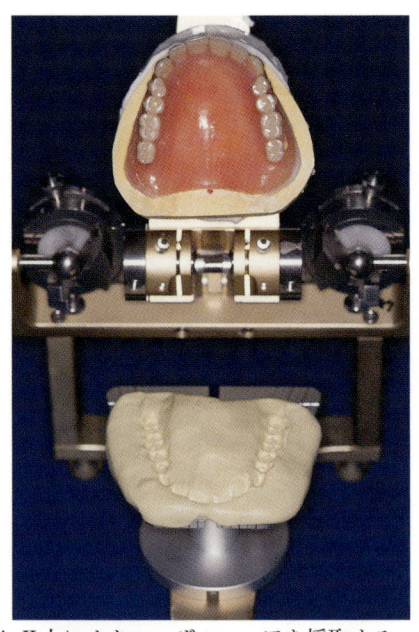

| 12 治療用義歯を活用した総義歯調製

図12-52 最終義歯の人工歯排列操作の便宜性を考慮し，SHILLA II上にオクルーザル・コアを採取する．

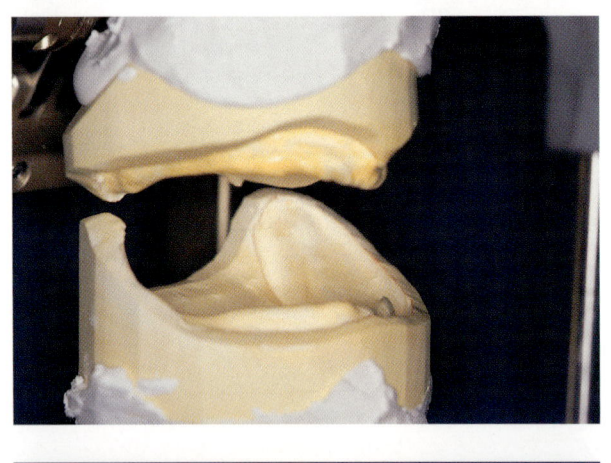

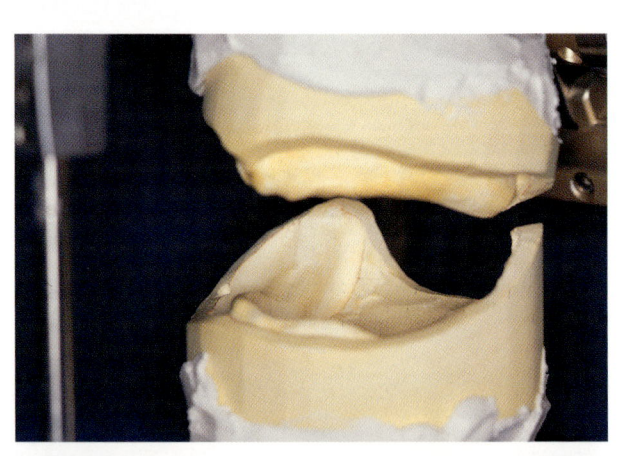

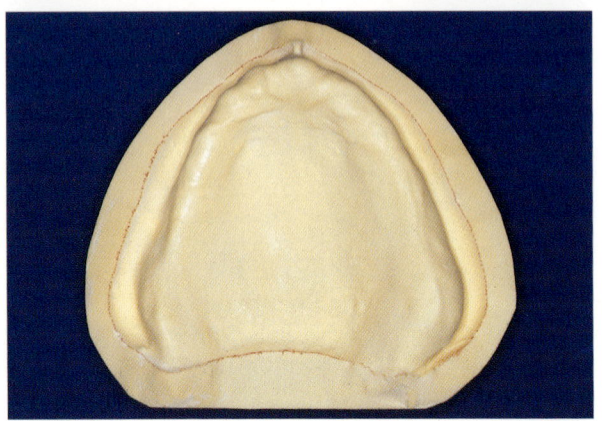

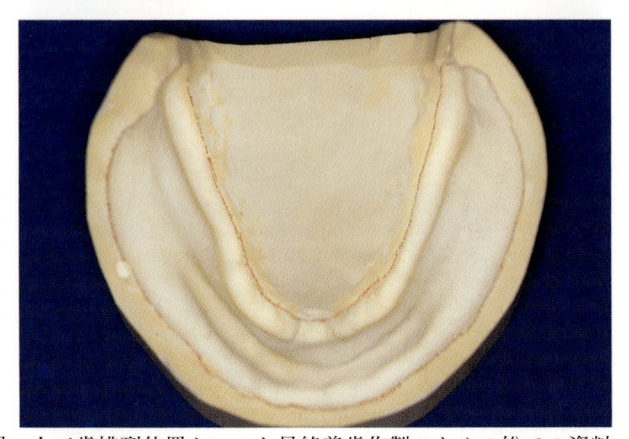

図12-53, 54 咬合高径も含め顎間関係記録，咬合平面通過位置，人工歯排列位置といった最終義歯作製のための総ての資料が咬合器上に収集できた．

位が予期した位置に整復し，それが長期にわたり落ちついたと判断したので，最終義歯の調製に移行した．

ここで，①印象採得は同等沈下が期待できる動的印象，②咬合採得は咬合調整の結果漕ぎ着けた下顎位を顎間関係記録としたい，といった2つの意図で，ティッシュコ

イニシャルプレパレーション

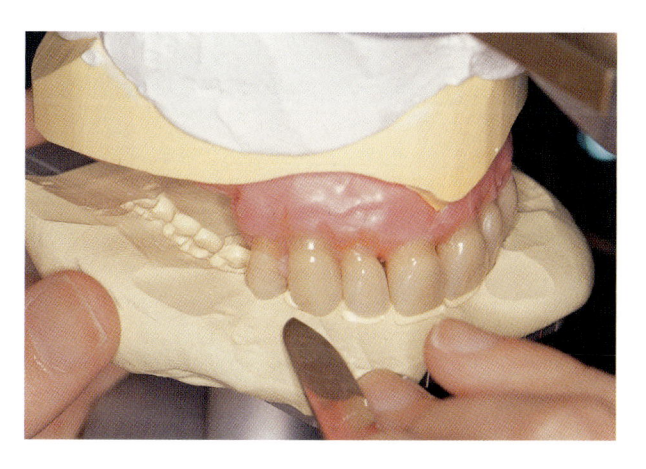

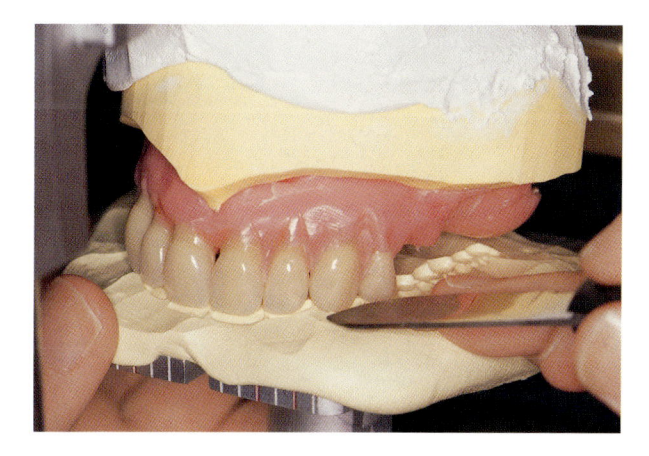

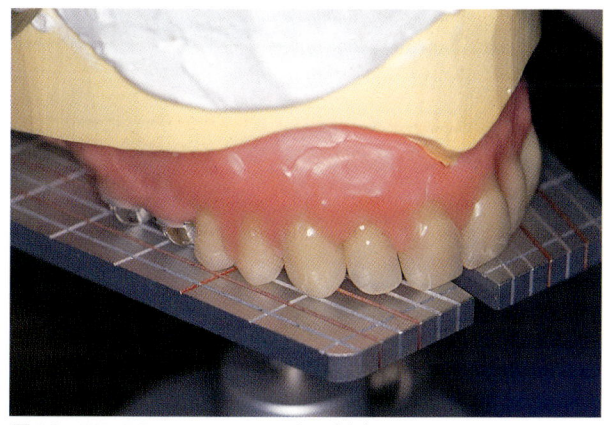

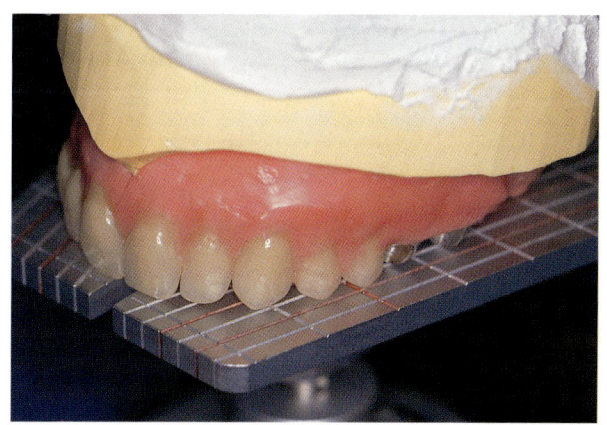

図12-55, 56 SHILLA II上に採取してあるオクルーザル・コアをガイドとして上顎人工歯排列を行い，続いて下顎前歯部の排列を行う．

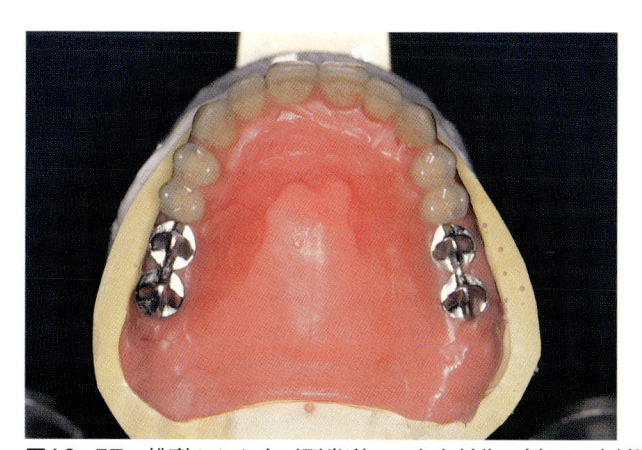

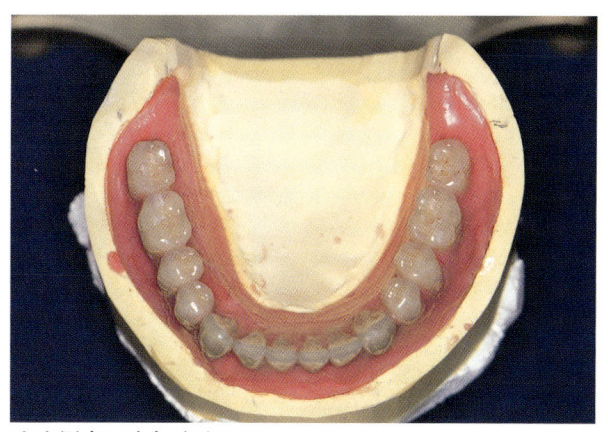

図12-57 排列された上下顎歯列は，左右対称，優れた咬頭嵌合，左右同高な咬合平面を示す．

ンディショナーの装填・交換は，同一空間位置を守り咬合が狂わないよう注意しなければならない．

整復した顎位で最終義歯の中心咬合を付与すべく，その位置で咬合採得を行う．技法としては，患者に中心咬合位を保持させ，唇・頬側面から記録材を注入する方法をとる（**図12-47, 48**）．

作業模型の咬合器付着

ボクシング・フラスコにより印象面に模型材を注入し作業模型を完成する（**図12-**

323

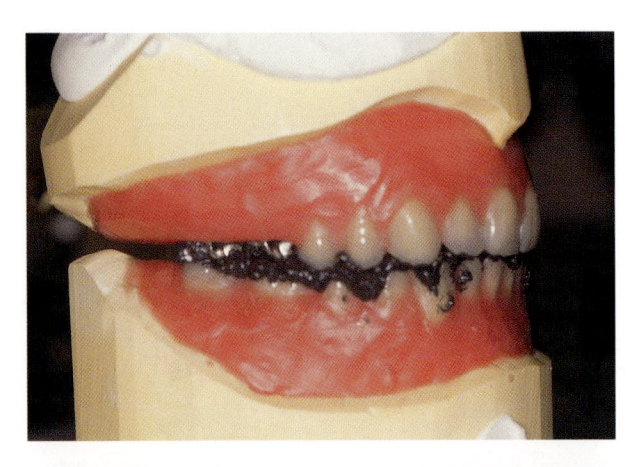

図12-58 再び顎位変位を惹起しないよう，上顎犬歯を河川の堤防，下顎犬歯を河川の流れと考えた有機咬合の下で優れた咬合接触を示すよう削合を行い，歯肉形成を行い，ワックスデンチャーを完成した．

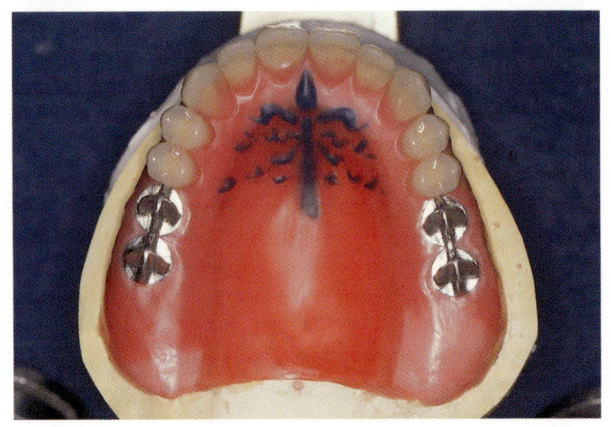

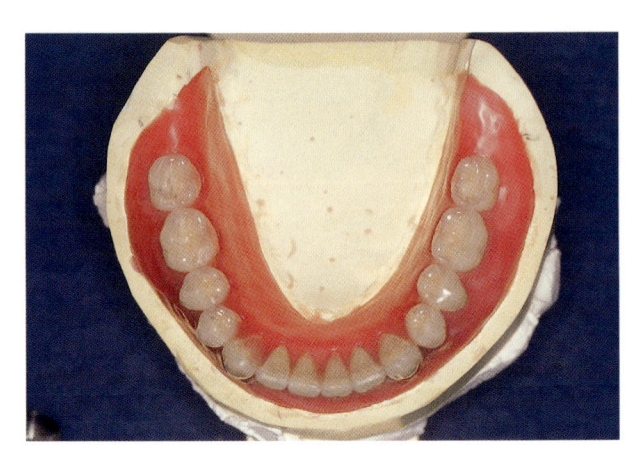

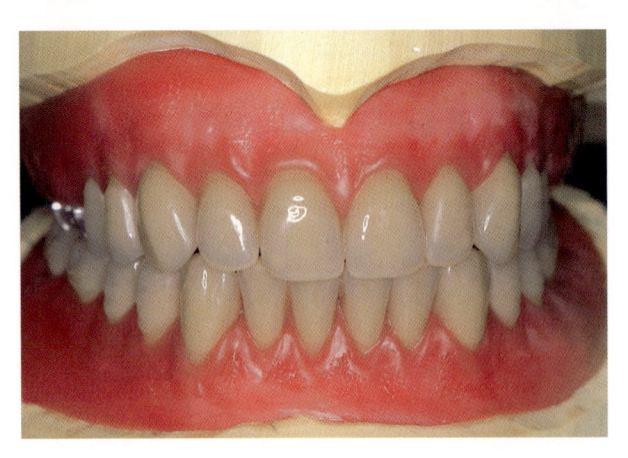

図12-59, 60 ワックスデンチャーの口腔内試適，歯肉形成が完了したワックスデンチャー．

49)．模型から治療用義歯を外さないでそのままの状態で，まず上顎模型を咬合器下弓につけた SHILLA Ⅱの正中矢状面を基準に咬合器付着を行う．また，下顎模型は顎間関係記録を介して咬合器付着を行う(**図12-50, 51**)．

最終義歯の人工歯排列操作の便宜性を考慮し，SHILLA Ⅱ上にオクルーザル・コアを採取する(**図12-52**)．また，義歯を印象し研究模型にしておく．

義歯を模型から外し，内面にティッシュコンディショナーのモノマーを塗布し，口腔内に装着し使用を継続させる．

人工歯排列と蝋義歯の完成

以上の操作により，最終義歯作製のための総ての資料が咬合器上に収集できた(**図12-53, 54**)．

イニシャルプレパレーション

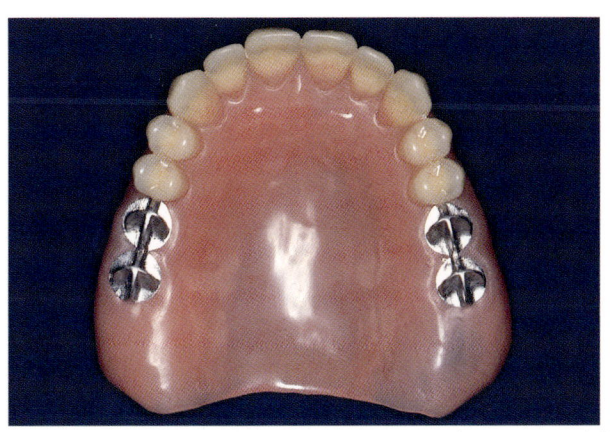

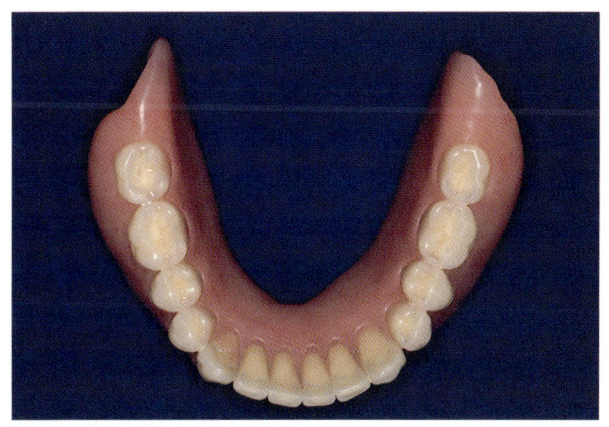

図12-61 ワックスデンチャーをイボカップシステムで重合して完成した上下顎最終義歯.

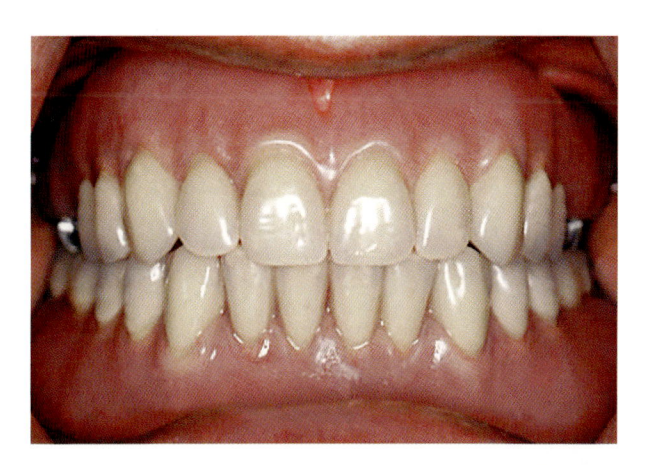

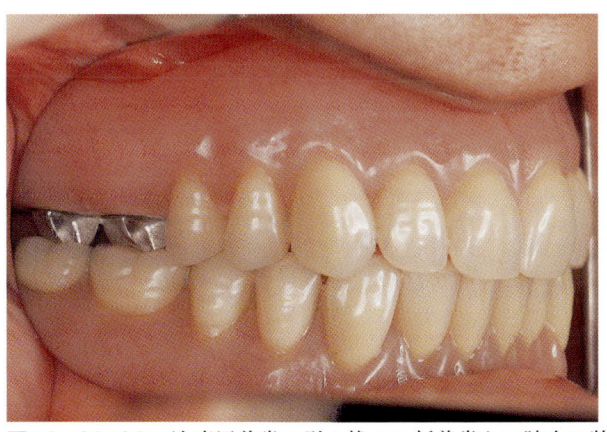

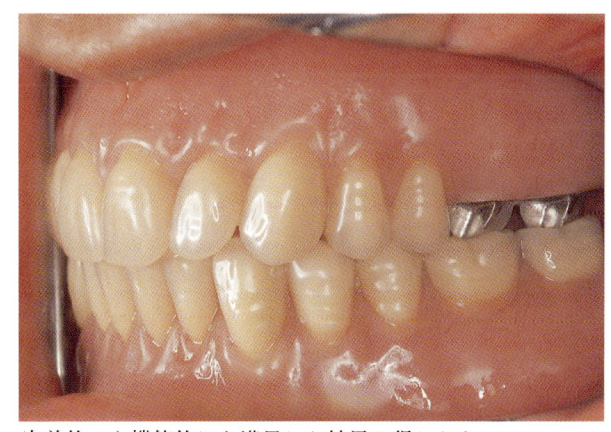

図12-62, 63 治療用義歯と引き換えに新義歯を口腔内に装着し，審美的にも機能的にも満足した結果が得られた．

　SHILLA II上に採取してあるオクルーザル・コアをガイドとして上顎の人工歯排列を行い（**図12-55, 56**），続いて下顎前歯部の排列を行う．
　続いて臼歯部を左右対称，優れた咬頭嵌合，左右同高な咬合平面を示すよう排列し（**図12-57**），再び顎位偏位を惹起しないよう，上顎犬歯を河川の堤防，下顎犬歯を河川の流れと考えた有機咬合の下で優れた咬合接触を示すよう削合を行い，歯肉形成を行い，ワックスデンチャーを完成する（**図12-58〜60**）．

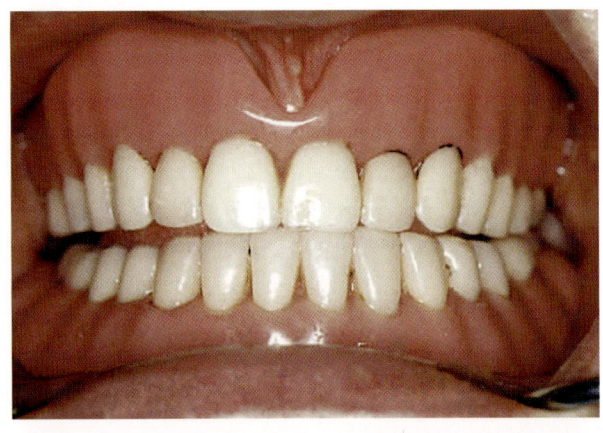

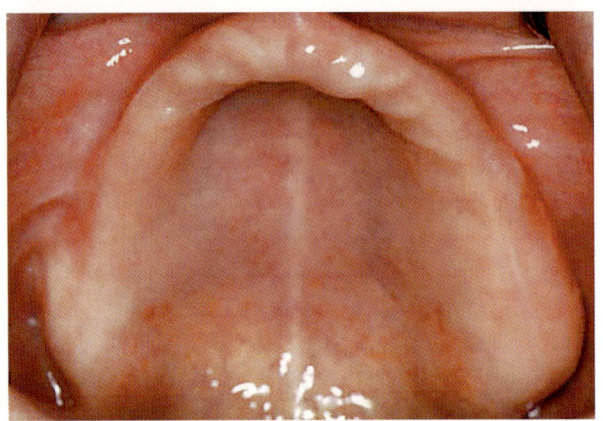

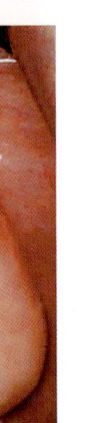

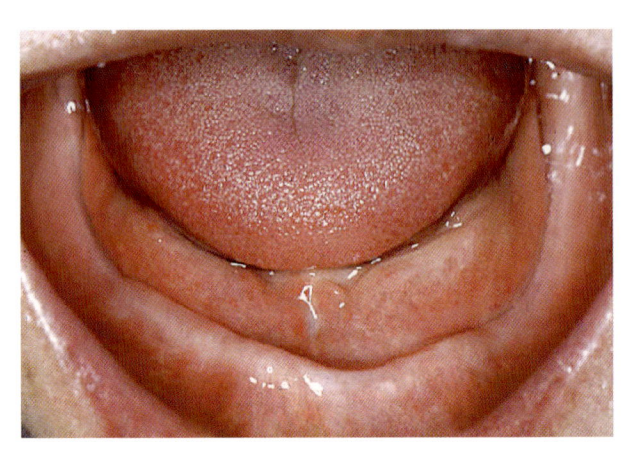

図12-64 整復した下顎位の下では，初診時装着持参してきた旧義歯を装着してももはや咬合を示さない．

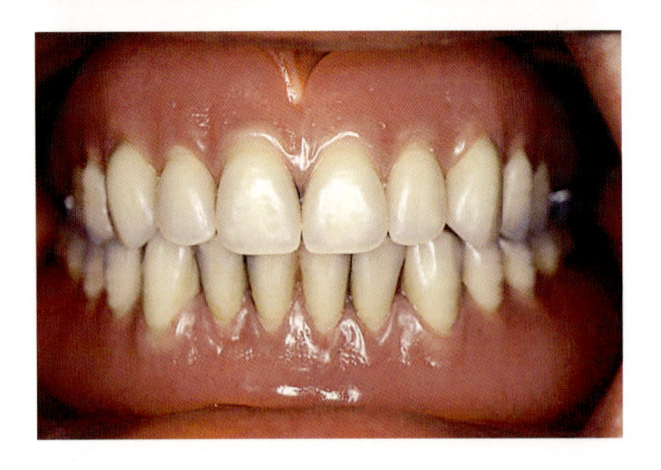

図12-65, 66 7年後のリコール時における健全な床下粘膜と整復されたままの下顎位．装着前における愁訴はすべて解消され優れた予後を経過している．

最終義歯の完成と装着

ワックスデンチャーを重合して最終義歯が完成し(**図12-61**)，治療用義歯と引き換えに新義歯を口腔内に装着し，審美的にも機能的にもほぼ満足した結果が得られた(**図12-62, 63**)．この時点で整復した下顎位の下では，初診時装着持参してきた旧義歯を装着してももはや咬合を示さない(**図12-64**)．

予後と考察

粘膜調整，下顎位整復を経て最終義歯装着後，7年経過したリコール時においては，床下粘膜も健全で，下顎位の後戻りもなく，装着前における咀嚼機能不全，審美上の不満，開口障害，顎関節痛，偏頭痛，肩こりなどはすべて解消され優れた予後を経過している(**図12-65, 66**)．

使用器材一覧

診査・診断	エイブトレー無歯顎用一式(東京歯材社)
研究模型	50cc カテーテル用ディスポーザブル・シリンジ(テルモ)
	インク・ペンシル(Eberhard Faber, 丸善)
	ハミュラーノッチ・ロケーター(東京歯材社)
	カーバイドカッターKomet-H79SG(Komet)
咬合採得	咬合平面ガイドスパチュラ(東京歯材社)
模型分析	キープ・ポア絆創膏(ニチバン)
咬合器付着	トランスポア絆創膏(3M)
	トレー・マテリアル イボレン(IVOCLAR, 白水貿易)
	エグザ・バイト(GC)
	ブルームース・スーパーファスト(PARKELL, フィード)
	HA ゴシック・アーチ・トレーサー一式(東京歯材社)
	エステティック・フェイス・ボウ一式(ハーマンズ)
	SHILLA I (ハーマンズ)
	SHILLA II (ハーマンズ)
	SHILLA III (ハーマンズ)
	エイブ007型咬合器(ハーマンズ)
	メカニカル切歯指導板(クリエンテス)
スプリント	S-A ブレード臼歯(GC)
テンポラリー・クラウン	H-A ブレード臼歯(山八歯材工業)
人工歯排列	咬合紙(GHM)
	イボミル(IVOCLAR, 白水貿易)
	ラッピング・ペースト(松風)
	酸化アルミナ120ミクロン&グリセリン
	ビューティーピンクワックス EX ハード(フィード)
最終印象	リプレースメント・ジグ(ハーマンズ)
	ティッシュコンディショナー(松風)
	デンチャーソフト II (亀水化学工業)
	トップ・コート(亀水化学工業)
	インプレガムミディアムボディ(3M)
重合操作	重合器 イボカップ・システム一式(IVOCLAR, 白水貿易)
完成義歯の装着	PIP(Mizzy 社, サンデンタル)
	デンスポット(昭和薬品)

[器材および学術実習会問いあわせ先]
クリエンテス(担当:松川義雄) TEL:03-3441-5801

索引

ア
Adaptol　87
圧診　44
アルジネート印象材　94
アルジネート分離材　100
アンダーカット　252

イ
池見西次郎　23
一般的診断技法の問題点　271
イニシャルプレパレーション　94, 312
インサイザルテーブル(切歯指導板)　165
　　各個調製法による――　169
　　メカニカル・――　168
印象技法の分類
　　加圧量から――　86
　　開口度から――　90
印象面の滑沢化　108
Impression wax sticks　87

ウ
Williamson　197

エ
H-Aブレード臼歯　239
エイブ007咬合器　160
エイブ007咬合器の仕様　161
エイブ・エステティック・フェイス・ボウ　128
　　――の機構　128
　　――による記録採取の術式　131
　　――の構造　129
エイブトレー　94
S-Aブレード臼歯　232
　　――の開発　232
　　――の特性　232
　　――排列の要点　234
"S"clearance　20, 177
エステティック・フェイス・ボウ　128
"S"position　176
エックス線診査　41
エリック・バーン　23
遠心部歯槽舌側溝域　77

オ
オーバーエクステンション　86

カ
加圧印象　86, 106
開口印象　92
開口障害　42
顔の表情　16
下顎位　114
下顎位の設定　195
下顎義歯舌側辺縁に関与する筋の走行　77
下顎臼歯部の排列位置とPound's Triangle　176
下顎唇側・頬側の歯肉形成　248
下顎舌側床翼面形成　248
下顎前歯部の排列　217
下顎の咬合堤設置　190
下顎ブレード臼歯　239
　　――の排列　241
　　――排列の要点　240
下顎偏心位のチェックバイト記録　258
下顎隆起　47
顎位設定が決まりやすい症例　283
顎位設定に迷う症例　284
顎間関係位での咬合器付着　95
顎関節の評価　42
顎の大きさと骨吸収度　54
各個トレー　64
　　――の構造　81
　　――の作製　65
顆路測定についての見解　203
患者教育　265

索 引

患者の性格　41
患者のメンタル・アティテュードの分類　41
緩衝　253
完成義歯
　　──装着前の調整　299
　　──の検査と調整　251
　　──の装着　265, 301
顔面正中長軸のトランスファー　135

キ

既往歴および健康状態　39
義歯研磨面のワックスアップ　245
義歯床辺縁の評価　254
義歯洗浄剤　84
義歯内面の印象　295
義歯の管理　267
義歯の清掃とオーラルフィジオセラピー　267
義歯辺縁，把持面（研磨面）の印象　296
基礎床の作製　184
基礎床部の検査と調整　251
機能印象　62
旧義歯の評価　50
臼歯部人工歯
　　──の大きさの選択　212
　　──の咬合面形態の選択　213
　　──の材質の選択　213
　　──の色調の選択　212
　　──の選択　212
頬支持　17
頬棚遠心側口腔前庭部　74
頬棚頬側口腔前庭部　75
筋圧中立位（ニュートラル・ゾーン）　105
　　──に排列位置を求める方法　177
　　──の人工歯排列　178

ケ

研究模型　95
　　──の作製　276
犬歯部咬合堤唇面位置の設置　187

コ

口蓋皺襞の形成　248

口蓋反射　49
口外法　208
口蓋面形成　247
口蓋面形態と口蓋隆起　46
口腔内所見　42
咬合関係の検査と調整　254
咬合関係のチェックと調整　300
咬合器付着　98
咬合採得
　　咬合堤による──　196
　　ゴシックアーチによる──　200
　　ブレード臼歯の──　234
咬合床　184
咬合調整
　　──と選択点削合　259
　　作業側の──　260
　　試食による──　264
　　前方側の──　263
　　中心関係位の──　260
　　治療用義歯の装着と──　314
　　平衡側の──　263
咬合堤の設置
　　──法　184
　　上顎の──　184
咬合平面
　　──が設定できるかを診査・診断　276
　　──の設定　195
　　──の評価と顎機能に対する診査・診断　280
咬合平面・設定器具　140
咬合平面・設定器具 SHILLA II の構造　140
咬合面形成　264
咬合面接触面積の減少　227
咬合湾曲面診断・設定器具　154
口唇支持　17
口内法　207
後方基準点としての THA の考察　114
後方傾倒支持桿（インクライン・サポーター）　170
高齢化社会　21
高齢社会　21
高齢者に配慮した診療室　35
ゴシックアーチ・トレーサーの付着　280

INDEX

ゴシックアーチ・トレーシングによる顎機能の評価　282
ゴシックアーチ・トレース　97
ゴシックアーチ・トレースと中心位採得　96
骨面のトポグラフィー　44
コミュニケーション能力の回復　16
コレクタワックス　86, 87
コンサルテーション　56

サ

最終印象　100, 295
　　　　──材　103
　　　　──材の装填　100
　　　　──できるかどうかを診査・診断　273
　　　　──と咬合採得　321
　　　　私の主張したい──　93
最終義歯の完成と装着　326
最終義歯の調製と装着　320
最少圧印象　87
最大咬頭嵌合位(中心咬合位)の記録　194
作業模型の咬合器付着　323

シ

シェードガイド　206
シェードの選択　206
自我　23
視覚的コミュニケーション　16
視診　43
システマティックな診断　269
歯槽結節遠心側口腔前庭部　70
歯槽結節頰側口腔前庭部　70
歯槽頂がない場合の下顎臼歯部の排列位置　182
歯槽頂間線法則　174
　　　天然歯植立位置と──　174
歯槽堤
　　　──形態の変化への対応　29
　　　──の状態　43
　　　──粘膜の状態　45
歯槽堤の吸収パターン　175
　　　臼歯部における上・下顎──　175
　　　前歯部における上・下顎──　175
自動削合　263

歯肉唇・歯肉頰移行部　48
就寝時における義歯　268
修正治療としての下顎位整復　319
終末蝶番咬合位　114
終末蝶番軸の理論　113
上顎臼歯の排列　242
上顎臼歯部排列における垂直的関係　218
上顎咬合堤の設置　185
上顎作業模型における人工歯排列位置の基準点　214
上顎歯槽結節　47
床下組織の健全保護　233
床下粘膜　28
小臼歯部咬合堤の頰舌的位置の設置　192
職業と趣味　39
食の回復　14
人工歯排列　98, 214
　　　筋圧中立位の──　178
　　　──と蝋義歯の完成　324
　　　構音機能からの──　176
　　　診断のための──　285
人工歯列
　　　──に対する考察　173
　　　力学的思考からの──　173
　　　──と歯槽堤との関係　51
　　　生理学的思考からの──　176
診査・診断
　　　義歯調製と優れた連携を図る──　271
　　　総義歯の調製可否の──　94
　　　咬合咀嚼圧に対する支持性の──　286
　　　咬合平面が設定できるかを──　276
　　　咬合平面の評価と顎機能に対する──　280, 286
　　　最終印象できるかどうかを──　273
　　　──技法の基本　119
　　　──の重要性　269
Synthetic Occlusal Plane Wax　72
唇側口腔前庭部　71, 76
診断情報からの診療計画の立案　288
診断と予後　33
審美性　267
SHILLA Ⅰ　121
SHILLA Ⅰによる記録採取の術式　124

331

索引

SHILLA Ⅲ 154
SHILLA Ⅲ の基本的活用法 155
SHILLA SYSTEM 111
SHILLA SYSTEM における診査・診断技法の基本 119
SHILLA SYSTEM の理論的基本 120
SHILLA Ⅱ 140
SHILLA Ⅱ の基本的活用法 143
心理性の回復 21
診療計画に対応性のある咬合床 280
診療計画の立案 55

ス

垂直・正中矢状座標と水平・側方座標の具現化 139
スティック・コンパウンド 66
スティプルの形成 247
ストッパーを内側に備えた上下顎トレー 88
スプリントとしての治療用義歯の作製 319
スプリント療法 42
スマイルライン 215

セ

正中線と水平基準点 125
正中線の印記 124
正中矢状面 111
　　——の意義 111
　　——の記録 121
　　——の分析 126
　　——分析器具 121
　　——分析器具 SHILLA Ⅰ の構造 123
　　——を基準にした上顎模型の咬合器付着 147, 276
舌の姿勢と大きさ 49
Celenza 114
Celenza FV 197
前歯部人工歯 205
　　——の大きさの選択 207
　　——の材質の選択 211
　　——の色調の選択 205
　　——の選択 205
選択圧印象 89

セントリック・ラッチ 170
前方部歯槽舌側溝域 80

ソ

総義歯難症例の要因 274
総義歯の問題点 27
咀嚼機能と構音機能 266
咀嚼機能の回復 14
咀嚼のための訓練法 266
ソフトプレートワックス 87

タ

大臼歯部咬合堤の頬舌的位置の設置 192
唾液 50

チ

中央部（顎舌骨筋部）歯槽舌側溝域 78
中心位採得 97
中心関係位のチェックバイト記録 255
中切歯の輪郭 210
中切歯部咬合堤唇面位置の設置 187
超高齢社会 21
治療用義歯 305
　　——による咬合治療 319
　　——の作製 311
　　——の装着と咬合調製 314
　　——の役割 305

テ

定期的点検の必要性 268
ディスキネジア 40
ティッシュコンディショナー 67, 82, 87, 100, 102, 103, 108
ティッシュコンディショナーの全面交換 317
適正顆頭位でのチェックバイト 285
適正顆頭位への下顎位誘導 197
デンタル・スタッフの態度 35
デンチャーライン 67, 82
天然歯と総義歯との咀嚼機能差 224
天然歯に近い咀嚼効果 227

ト

疼痛点　251
動的印象　82
同等沈下　100, 315
　　　──する印象面　103
　　　──を意図した調整　253
　　　──を目標とした義歯内面の印象　100
トポグラフィーの改善処置として外科的処置　286
トレーサーの設置　95

ネ

粘膜静止印象　60
粘膜静止の概念　59
粘膜調整
　　　ティッシュコンディショナーによる──　315
　　　ティッシュトリートメント──　312
年齢, 性別の表現　215

ハ

Verti-Centricのもつ意味　176
バイトフォークの位置づけ　133
House MM　41
発音・談話機能の回復　18
発音のための訓練法　266

ヒ

表情筋　17
ヒンジ・アキシス　114

フ

フィジオセラピー　82, 267
フェイス・ボウ・トランスファーに対する考察　113
フェイス・ボウ・トランスファーの問題点と
　SHILLA SYSTEM　162
フェイス・ボウの装着　133
フェイス・ボウの問題点　115
不等沈下点の削除　253
フランジ・テクニック　177
ブレード臼歯　223
　　　──の咬合採得　234
　　　──の誕生　230
　　　──排列における注意点　234

プロビジョナルレストレーション　168

ヘ

閉口印象　90
Page H.L..　59
Patient
　　　Indifferent ── 42
　　　Exacting ── 41
　　　Hysterical ── 41
　　　Philosophical ── 41
辺縁形成　313
　　　下顎における──　73
　　　支持面積の拡大をはかった──　28
　　　上顎における──　69
　　　スティック・コンパウンドによる──　68
　　　ティッシュコンディショナーによる──　80
　　　──材　66, 104
　　　──の操作　104
辺縁封鎖域拡張のため義歯把持面の印象　105
辺縁封鎖性に富む義歯辺縁の印象　103

ホ

ポスト・ダム
　　　──域　48
　　　──（口蓋後縁封鎖部）の印象　106
　　　──の設置　48
　　　──の設置　72

マ

マウンティングプレート着脱機構　169
マズローの欲求のピラミッド　31
McCollum　114

ム

無歯顎
　　　──者のリハビリテーション　13
　　　──患者に見受けられる心理　34
　　　──粘膜面に対する考え方　93
　　　──の印象調製　59
　　　──の特性　63

索引

モ
モールドガイド　208
モールド表　208
模型材の注入と重合　298
模型支持部　142
模型付着のための支持点の設置　127
モデリング・コンパウンド　87
問診する内容　37

ユ
有効な咬合面接触形態　228
有歯顎時の歯牙萌出植立位置への排列方法　178

ヨ
よい聴き手になる　36
翼突下顎縫線部　70, 74
予備印象
　　研究模型作製のための――　64
　　咬合・顎機能診断を前提とした――　273
　　――技法　93

ラ
来院時の接遇　35
乱排技法　215

リ
リップサポートの調整　194
リニア・テクニックによる総義歯調製法　289
リハビリテーション　11
　　無歯顎者の――　13
　　――の概念　12
リプレースメント・ジグによる咬合面コアの採取　100
リマウントによる咬合の検査　255
両側性平衡咬合　259
リリーフ　84, 86, 253
リリーフで対処　286

ワ
ワックススペーサー　88, 96
ワックスデンチャー　90, 99, 245
　　――とオクルーザル・コアの記録　293
　　――の作製　95

[著者略歴]

阿部　晴彦（あべ・はるひこ）

1936年　宮城県仙台市に出生
1961年　日本大学歯学部卒業
1967年　南カリフォルニア大学歯学部大学院課程修了

1961年　日本大学歯学部補綴学教室助手
1968年　岩手医科大学歯学部非常勤講師
1973年　阿部晴彦総義歯研究所・歯科診療所開設
1990年　広島大学歯学部非常勤講師

元日本補綴歯科学会認定・指導医
日本顎咬合学会認定・指導医
日本顎咬合学会評議員
日本顎咬合学会マスター
日本臨床歯内療法学会認定・指導医

〈主な著書〉
1983年　『総義歯に強くなる本』　クインテッセンス出版
1990年　『コンプリート・デンチャーの臨床』　クインテッセンス出版
1999年　『機能・審美的な咀嚼器構築の臨床』　クインテッセンス出版
2006年　『SHILLA SYSTEM の概念とその臨床活用』　クインテッセンス出版

診査・診断に基づく総義歯の臨床
―――――――――――――――――――――――――――――
2009年9月10日　第1版第1刷発行

著　　　者　阿部　晴彦

発 行 人　佐々木　一高

発 行 所　クインテッセンス出版株式会社
　　　　　東京都文京区本郷3丁目2番6号　〒113-0033
　　　　　クイントハウスビル　電話（03）5842-2270（代表）
　　　　　　　　　　　　　　　　（03）5842-2272（営業部）
　　　　　　　　　　　　　　　　（03）5842-2279（書籍編集部）
　　　　　web page address　http://www.quint-j.co.jp/

印刷・製本　サン美術印刷株式会社
―――――――――――――――――――――――――――――
©2009　クインテッセンス出版株式会社　　禁無断転載・複写
Printed in Japan　　　　　　落丁本・乱丁本はお取り替えします
　　　　　　　　　　ISBN978-4-7812-0095-8　C3047

定価は表紙に表示してあります